临床影像疑难病例解析

主　编　蓝博文　代海洋　杨　健

副主编　唐润辉　周玉祥　林红东　李胜开　曾玉蓉

编　者　(以姓氏笔画为序)

马伟琼　王乐富　王晓冰　王海妍　尹东旭

尹凯文　叶　威　叶新苗　代海洋　朱文丰

孙广华　苏宏邦　李　卉　李　韬　李汉彬

李胜开　李翊葵　杨　健　杨惠元　邹明洋

张志艳　陈文波　陈玉柱　陈惠玲　陈镜聪

林文俊　林红东　罗锦沛　周　睿　周玉祥

周健聪　官倩文　赵铄娜　钟　华　凌梅平

郭泰然　唐润辉　黄丽莹　曾玉蓉　曾祥灵

曾裕镜　蓝博文　蔡冠晖　廖俊杰　黎　昕

人民卫生出版社

·北京·

图书在版编目（CIP）数据

临床影像疑难病例解析 / 蓝博文，代海洋，杨健主编 . —北京：人民卫生出版社，2023.6
ISBN 978-7-117-34803-4

I.①临… Ⅱ.①蓝… ②代… ③杨… Ⅲ.①疑难病 – 影像诊断 – 病案 – 分析 Ⅳ.①R445

中国国家版本馆 CIP 数据核字（2023）第 092314 号

人卫智网	www.ipmph.com	医学教育、学术、考试、健康，购书智慧智能综合服务平台
人卫官网	www.pmph.com	人卫官方资讯发布平台

临床影像疑难病例解析

Linchuang Yingxiang Yinan Bingli Jiexi

主　　编：蓝博文　代海洋　杨　健
出版发行：人民卫生出版社（中继线 010-59780011）
地　　址：北京市朝阳区潘家园南里 19 号
邮　　编：100021
E - mail：pmph @ pmph.com
购书热线：010-59787592　010-59787584　010-65264830
印　　刷：北京华联印刷有限公司
经　　销：新华书店
开　　本：889 × 1194　1/16　印张：30
字　　数：845 千字
版　　次：2023 年 6 月第 1 版
印　　次：2023 年 7 月第 1 次印刷
标准书号：ISBN 978-7-117-34803-4
定　　价：180.00 元

打击盗版举报电话：010-59787491　E-mail：WQ @ pmph.com
质量问题联系电话：010-59787234　E-mail：zhiliang @ pmph.com
数字融合服务电话：4001118166　E-mail：zengzhi @ pmph.com

蓝博文

主任医师、教授、硕士研究生导师，惠州市中心人民医院医学影像科主任及学科带头人，广东省辐射防护协会医学辐射防护专业委员会副主任委员，广东省医药质量管理协会放射诊断专业委员会副主任委员，广东省医学会放射医学分会常务委员，广东省医师协会放射科医师分会常务委员，广东省医院协会医学影像中心管理专业委员会常务委员，惠州市医学会放射学分会主任委员，惠州市管拔尖人才，惠州市名医。

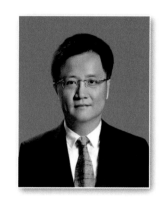

擅长运用普放、CT 和 MRI 诊断各类疑难疾病，尤其擅长 CT 诊断。近年来在国内核心刊物发表多篇学术论文，并发表多篇 SCI 论文，多次获得省、市优秀论文奖，主持或参与的科研项目多次获市科技进步奖。参与编写《心脑血管急症学》《新冠肺炎影像诊断与鉴别诊断》《影像检查技术规范手册 CT 分册》《影像检查技术规范手册 MR 分册》。

代海洋

博士、副主任医师、硕士研究生导师，广东省医学会放射医学分会青年委员会委员，广东省基层医药学会医学影像人工智能专业委员会委员，惠州市医学会放射医学分会委员，惠州市抗癌协会肺癌专业委员会常务委员，惠州市中心人民医院医学影像专科联盟秘书长。2016 年赴德国帕德博恩约瑟夫基金会兄弟医院进修学习。

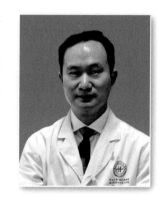

从事医学影像诊断临床及科研教学工作 10 年，擅长 CT 和 MRI 影像诊断。近年来参与国家自然科学基金项目 2 项，主持广东省自然科学基金项目 1 项、广东省医学科研基金项目 2 项，发表 SCI 论著 4 篇，中文核心期刊 10 余篇。

杨健

医学硕士、工学博士、香港大学博士后、主任医师、教授、博士研究生导师、研究员，西安交通大学第一附属医院医学影像科主任及学科系主任，西安交通大学医学部教学名师。2011 年入选教育部"新世纪优秀人才支持计划"。中华医学会放射学分会磁共振专业委员会副主任委员，中国医学影像技术研究会放射学分学会副主任委员，中国抗癌协会肿瘤影像专业委员会常务委员，陕西省抗癌协会肿瘤影像专业委员会主任委员。

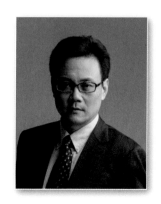

擅长运用普放、CT 和 MRI 诊断各类疑难疾病。在国内外重要刊物上发表论文 200 余篇（其中 SCI 收录论文 100 余篇）。主持国家自然科学基金 6 项。主编、参编影像学相关著作 10 余部。

序

从 1895 年伦琴发现 X 线到现在已经有 100 多年的历史了。在这 100 多年里，医学影像学的发展经历了由模拟成像到数字化成像质的飞跃。近年来，随着计算机技术和医学影像设备的飞速发展，医学影像学已成为医学领域中发展最快的学科之一。影像检查的速度越来越快、图像的分辨率越来越高，检查技术不断完善，从二维成像到三维成像再到功能成像和分子影像，使医学影像学提高至一个新的水平。这些变化给临床诊疗带来了根本性的改变，并有力地促进了临床医学的发展。

相对于影像设备和成像技术的飞速发展，影像诊断水平则处于一种相对平缓的稳步提升状态。一个影像科医生的成长需要经历基础知识学习、临床技能训练、诊断思维培养及临床实践经验积累等长期过程，这个过程往往需要数年甚至数十年。目前对于临床的常见病和多发病，影像科医生大多能做出准确诊断。而对于疑难疾病的诊断则需要更为充足的知识储备、正确的诊断思路与合理的分析方法，才有可能得到正确的诊断结果。高端的影像设备和前沿的成像技术固然可以提供更多有价值的诊断信息，但常规临床影像诊断能力的训练和提高同样不可忽视，甚至更为重要。

作为影像学界的同道，我非常欣慰地看到蓝博文教授及其带领的团队为持续提升影像诊断水平所做的不懈努力。很高兴得知他所带领的学科近年来积累了数万例具有完整临床、病理、实验室及影像学资料的数据库，为临床、教学、科研等打下了坚实的基础。更为欣喜的是，蓝博文教授在此基础上进一步组织多院校、多学科专家团队反复讨论、精心筛选、结合最新技术和文献资料，完成了《临床影像疑难病例解析》的编写工作。该专著从临床实践中来，是对影像分析方法的阐释，是对诊断思路的梳理，是对疾病谱系的回顾，可谓对临床宝贵实践经验的深度总结和升华，是影像病例解析方面为数不多具有实用和学习价值的专著。

本书的编者均是来自临床一线的医生，著书的过程就是对自身知识结构体系的重构和再升华。本书的出版是对辛勤耕耘的医务人员的鼓励和鞭策。我很高兴为本书作序，并积极将此书推荐给同仁们，相信读者能从此书中获得受益和启发。

南方医科大学南方医院影像中心主任
南方医科大学医学影像系主任
广东省医学会放射医学分会副主任委员
广东省医师学会放射学分会副主任委员
广东省放射诊断质量控制中心主任委员
2022 年 12 月

前言

医学影像学是医学领域的重要组成部分，影像检查诊断犹如临床医师的"第三只眼"，是临床治疗和手术离不开的"路标"。临床各科许多疾病都须通过医学影像明确诊断或辅助诊断。

然而，看似简单的影像图像，却蕴含着海量的数据、丰富的信息，要想从中发现蛛丝马迹，准确"揪出"危害人体健康的病灶和元凶，绝非易事，任重且道远。尤其近年来国内医学影像行业快速发展，新设备、新技术层出不穷，唯有学习、学习、再学习，才能持续提升影像报告的准确性，为临床诊治提供更为精确的参考依据。

惠州市中心人民医院医学影像科作为中山大学和广东医科大学临床教学基地，广东省临床重点专科、惠州市临床重点专科、惠州市医学影像专科联盟理事长单位，一直致力于引领区域行业的发展。近年来医学影像科以高水平医院建设和住院医师规范化培训为契机，以例行的阅片会、理论授课、疑难病例讨论、病理随访汇报、科研团队汇报、MDT 讨论、影像专科联盟论坛等形式丰富的学术教学活动为依托，打造了一个开放的学习交流平台，达到开拓思维、教学相长的目的。通过近些年的不懈努力和积累，医学影像科已建立了一个具有完整临床、病理、实验室检查及影像学资料的海量数据库，并通过资源共享联络机制，达到了共同发展和双赢的目的。

海量的资料积累和不懈的学习交流为本书的诞生奠定了坚实基础。在这样的背景下，本书成立编委会，组织影像科、病理科、内科、外科、肿瘤科等 18 个专业学科的专家反复讨论，从一万多例病例资料中精心挑选出 155 例具有代表性且有深度学习价值的临床案例，覆盖头颈、胸部、腹部、泌尿生殖和骨肌关节五个部分。每个疾病通过临床资料、影像学资料、诊断思路分析、临床证据和病例综述等分层进行展示。所选病例既有常见病的不典型表现，亦有少见病的典型表现，还有少见病的不典型表现。病例展示过程侧重影像征象分析、诊断思路训练和疾病谱系的掌握。每个病例信息量丰富又独立成篇，每个章节病例之间又相互印证，形成以点串线、以线带面、以面成网的格局，达到强化临床技能训练和巩固知识结构的效果。本书适合医学影像学科及其相关临床学科的中低年资医师、研究生、住院医师规范化培训生和进修生阅读学习，以提高临床影像诊断水平。

本书的完成倾注了多学科专家团队的辛勤汗水和智慧，特别是在抗击新型冠状病毒感染的特殊时期，部分编委作为抗疫专家或先锋队员仍能克服困难坚持完成编写，在此对他们的辛勤付出表示崇高的敬意和真挚的感谢。同时感谢南方医科大学许乙凯教授团队、中山大学附属第一医院杨智云教授、暨南大学华侨医院张水兴教授和广东省第二人民医院江桂华教授等多位专家学者对本书编写、审阅给予的大力支持和指导。

尽管在编写过程中竭尽全力，但限于编者的学识和水平，书中仍可能存在疏漏乃至谬误，敬请专家及同道批评和指正。

2022 年 12 月

目录

第三章　腹部病例

第四章　泌尿生殖系统病例

第五章　骨肌关节病例

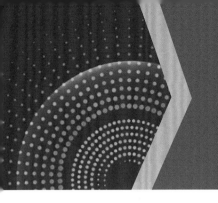

第一章

神经系统及头颈部病例

　　神经系统及头颈部是人体结构最为复杂、疾病种类最为繁多的部位之一。神经系统及头颈部疾病影像学表现复杂，病变在定位及定性征象上各具特点。随着高分辨率 CT 和 MRI 的广泛应用，准确的影像学评估对患者的治疗及预后具有重要意义。

　　本章主要选取了神经系统颅内脑内肿瘤、颅内脑外肿瘤、椎管内肿瘤和头颈部肿瘤及肿瘤样病变等共 30 个病例，不仅包含了常见具有典型影像学表现的病变，也选取了部分不典型部位、具有不典型影像征象的少见病变，具有较强的代表性。我们选取了病灶的主要层面，结合病灶或征象标识，从病变的定位征象出发，结合患者的临床资料、基本影像学及特异性影像学征象对病变进行全面分析，最后依据病理结果对病例予以解析、综述和总结。整个过程符合临床工作习惯，强调临床思维训练，注重引导读者拓宽疾病谱结构，加深疾病认识，有助于读者加深对神经系统及头颈部疾病的认识，形成正确的诊断及鉴别诊断思路。

1-1　中枢神经细胞瘤

临床资料

女，24岁，反复头痛一年，加重半个月。患者于一年前无明显诱因出现头痛，呈间断性，左额颞部为主，休息时可缓解，到当地医院就诊，拟"三叉神经痛"对症治疗，症状可缓解。半年前患者再次觉头痛，呈渐进性加重，伴非喷射状呕吐多次，呕吐物为非咖啡样胃内容物。专科检查无明显异常。

实验室检查无明显异常。

影像学资料　（图 1-1-1）

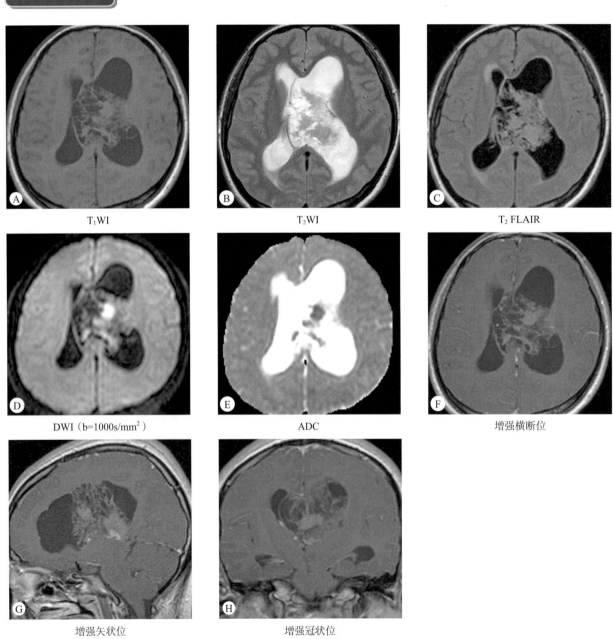

图 1-1-1

诊断思路分析

一、定位征象

本病肿块主要位于透明隔区，需分析此肿块来源于侧脑室或脑实质。

1. 肿块较大，主体位于左侧侧脑室内，呈宽基底与透明隔相连，局部与左侧侧脑室壁粘连，左侧侧脑室扩大。

2. 透明隔结构局部破坏显示不清，右侧侧脑室受压变窄。邻近脑实质（胼胝体、放射冠、基底节）结构基本保持。

综上所述，肿块起源于侧脑室透明隔区可能性大。

二、定性征象

1. 基本征象 肿块为囊实性肿块，实性部分 MRI 显示 T_1WI 呈稍低信号、T_2WI 呈稍高信号，局部实性成分 DWI 高信号、ADC 低信号，增强后强化不均匀，实性部分轻度强化，囊变无强化。

2. 特征性征象

（1）囊实性肿块，呈多囊性病变，为"皂泡样"肿块。

（2）囊壁分隔为等信号条索样结构，并与脑室壁、透明隔及胼胝体粘连，呈"条索样""扇贝样"改变。

（3）实性部分 T_2WI 呈等或高信号，部分实质 DWI 高信号、ADC 低信号，呈弥散受限，推测可能是由于肿瘤细胞密度较高，肿瘤细胞核浆比高，肿瘤组织内排列紧密的瘤细胞呈团状或巢状嵌于神经纤维基质网中，瘤细胞组织间隙组织液少，同时纤维基质网阻碍了水分子弥散。

（4）双侧侧脑室增大，脑室旁白质 T_2WI 及 T_2 FLAIR 信号增高，提示梗阻性脑积水及侧脑室旁白质间质性水肿。

三、综合诊断

女，24 岁，反复头痛一年，加重半个月，有颅内高压症状。影像学检查发现透明隔区肿块伴梗阻性脑积水，肿块呈囊实性"皂泡样"，实性部分轻度强化。综合上述资料考虑为中枢神经细胞肿瘤。

四、鉴别诊断

1. 室管膜下巨细胞型星形细胞瘤 好发于 10～20 岁的青少年，肿块多位于孟氏孔附近，呈圆形或分叶状的软组织肿块，常见小囊变区及钙化；肿瘤血供丰富，增强扫描常呈均匀或不均匀显著强化，多合并梗阻性脑积水，部分患者可合并结节性硬化，表现为室管膜下结节或皮层结节。

2. 脑室内脑膜瘤 好发于中老年女性，多发于侧脑室三角区，主要源于脉络丛或基质的蛛网膜成纤维细胞团。CT 为等或稍高密度，钙化常见；MRI 示肿块多呈灰质样 T_1WI 等信号，T_2WI 呈等或稍高信号，增强扫描呈明显均匀强化，部分可见脉络膜尾征。

3. 幕上室管膜瘤 与幕下室管膜瘤不同，幕上室管膜瘤发病年龄较晚，好发年龄为 30～50 岁；多位于脑实质，囊变、出血和钙化常见，强化不均匀，有沿脑室塑形生长的特点，增强扫描明显不均匀强化。

4. 室管膜下瘤 常见于中老年，肿瘤多位于第四脑室及侧脑室前角，增强后无强化或轻微强化是其特征性表现。

临床证据

1. 术中探查　肿瘤大部分位于左侧侧脑室，右侧侧脑室受压变形，肿瘤范围波及左侧丘脑，左侧侧脑室前角、后角，小心分离、切除。

2. 病理结果

镜下所见：脑室肿物符合小圆细胞肿瘤，部分胞质透明，可见多个钙化灶，未见核分裂象。

免疫组织化学：NSE（+），Syn（+/-），GFAP（-），S-100（-），CK（-），EMA（-），Vim（-）。

结合 HE 形态、免疫组织化学及肿瘤发生部位，病变符合中枢神经细胞瘤。

病例综述

中枢神经细胞瘤（central neurocytoma，CN）是一种神经元和混合性神经元胶质肿瘤，是一种中枢神经系统罕见肿瘤，占全部原发性颅内肿瘤的 0.1%～0.5%，WHO 分级为 Ⅱ 级。好发于幕上侧脑室透明隔区域，多见于 20～40 岁中青年，男女发病率差异不明显。以手术切除为首选治疗方式，预后良好。

CN 在影像上具有一定特征性表现。CN 典型病例多位于幕上、脑室内，大约 50% 的病例位于脑室前角或脑室体部、室间孔附近，大部分位于侧脑室前 2/3，透明隔或孟氏孔区，以宽基底与侧脑室透明隔相连。

CT 上，CN 通常是实性和囊性混合肿块，平扫以稍高密度及等密度为主，钙化常见，出血少见，增强扫描常呈中度不均匀强化，病灶周围常无水肿或轻度水肿。MRI 上，大多数 CN 的 T_1WI 呈不均匀等或稍低信号，T_2WI 呈不均匀等、稍高或混杂信号，增强扫描有轻至中度强化；DWI 上，实性部分呈高或稍高信号，囊性、坏死部分为低信号。CN 的特征性征象有：

（1）瘤内囊变好发于肿瘤的周边，表现"皂泡样"征象。

（2）囊变形态多样，可呈小囊状和 / 或多房状的大囊变，有学者认为囊变与囊变之间呈细网状分隔而酷似"蜂窝"或"丝瓜瓤"改变是其特征性表现。

（3）囊变的分隔常常为等信号条索样结构，并与脑室壁、透明隔及胼胝体粘连，形成宽基底征；部分矢状面上见病灶与侧脑室顶部幕状相连，可见典型的"扇贝征"。

重要提示

侧脑室透明隔区肿块，呈宽基底与侧脑室透明隔相连，呈"皂泡样"，囊壁分隔为等信号条索样结构并与脑室壁、透明隔及胼胝体粘连，呈"扇贝样"改变，需要考虑中枢神经系统肿瘤可能。

（唐润辉　代海洋　蓝博文）

1-2　室管膜下巨细胞型星形细胞瘤

临床资料

女，24 岁，反复头痛 2 年，性格改变、行为异常 2 个月。2 个月前反复出现头痛，逐渐出现性格改变、行为异常，表现为脾气暴躁，但尚能认知家人。近 1 个月来头痛较前加重。专科检查：神志清楚，对答部分切题，理解力、定向力、记忆力下降。双侧肱二头肌反射（++），肱三头肌反射（++），桡骨膜反射（++），膝反射（++），踝反射（++），髌阵挛（−），踝阵挛（−）。

实验室检查：血常规：HGB 107g/L（↓），WBC 13.3×10⁹/L（↑）；凝血 5 项：D-Dimer 1120ng/ml（↑）。

影像学资料　（图 1-2-1）

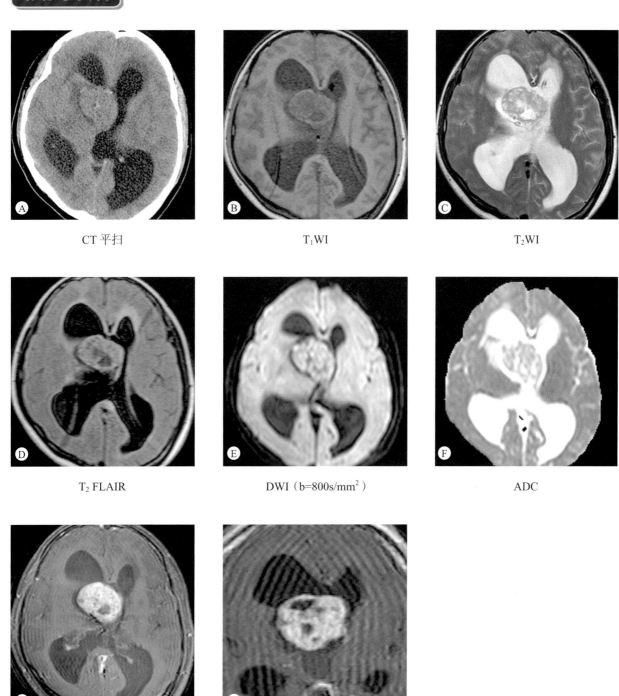

CT 平扫　　　　　　　　　　T₁WI　　　　　　　　　　T₂WI

T₂ FLAIR　　　　　　　DWI（b=800s/mm²）　　　　　　　ADC

增强横断位　　　　　　　　增强冠状位

图 1-2-1

诊断思路分析

一、定位征象

本病肿块位于右侧侧脑室，与外侧壁关系密切，向下延伸至第三脑室上部，透明隔受压弧形向左侧偏移，双侧侧脑室及第三脑室均扩张，以右侧侧脑室扩张为著，提示肿块来源于右侧侧脑室孟氏孔附近区域。

二、定性征象

1. 基本征象　CT 平扫显示肿块呈浅分叶团块状软组织密度，边界清楚，边缘见斑点、小结节状钙化。MRI 平扫肿块 T_1WI 呈稍低信号、T_2WI 呈稍高信号，可见 T_1WI 低信号、T_2WI 高信号囊变影，DWI 未见明显弥散受限，增强后肿块明显不均匀强化，囊变区无强化。透明隔受压向左偏移，脑室系统扩张，脑室旁脑白质见斑片 T_1WI 稍低、T_2WI 稍高信号影，为间质性脑水肿。

2. 特征性征象

（1）肿块位于右侧侧脑室孟氏孔附近，透明隔受压左偏，脑室系统扩张，考虑孟氏孔附近肿块导致脑脊液循环通路受阻引起梗阻性脑积水、脑室旁白质间质性水肿。

（2）肿块呈囊实性，以实性成分为主，内部多发大小不等囊变灶，边缘可见斑点、小结节状钙化。

（3）肿块边界清楚，DWI 无明显弥散受限，提示倾向良性肿瘤可能。

（4）增强后实性成分明显强化，提示肿块血供丰富。

三、综合诊断

青年女性，反复头痛 2 年，性格改变、行为异常 2 个月。右侧侧脑室孟氏孔区附近肿块，囊实性，以实性成分为主，边缘斑点、小结节状钙化，DWI 无明显弥散受限，增强扫描明显不均匀强化，伴梗阻性脑积水、脑室旁间质性脑水肿。综合上述资料考虑室管膜下巨细胞型星形细胞瘤可能。

四、鉴别诊断

1. 中枢神经细胞瘤　好发年龄为 20～40 岁，多位于透明隔及孟氏孔附近，囊变与钙化常见，增强扫描呈轻、中度不均匀强化，可见"丝瓜瓤状""蜂窝状"囊变区及具有特征性的瘤体内血管流空现象。

2. 室管膜下瘤　常见于中老年，40～60 岁好发。肿瘤多位于第四脑室及侧脑室前角，CT 平扫呈低或等密度，T_1WI 呈低或等信号，T_2WI 呈略高信号；钙化少见，偶见出血，增强后无强化或轻微强化是其特征性表现。

3. 脉络丛乳头状瘤　儿童多见于侧脑室三角区，成人多位于第四脑室。肿瘤分泌脑脊液可造成梗阻性脑积水。肿瘤边界清楚，边缘不光整，呈桑葚状、菜花状、分叶状或类圆形实性肿块，呈粗糙颗粒状。CT 呈等或稍高密度，可伴有钙化，囊变及坏死少见。MRI 上 T_1WI 呈等或稍低信号，T_2WI 及 T_2 FLAIR 呈高信号，增强呈明显强化，瘤体内可见桑葚状、细小颗粒状低强化区。

4. 幕上室管膜瘤　常见于儿童和成人，好发年龄为 30～50 岁。约 45%～65% 的幕上室管膜瘤位于脑室外，影像学检查可见位于大脑半球的巨大囊实性肿块，出血和钙化常见，有沿脑室塑形生长的特点，增强扫描明显不均匀强化。

临床证据

1. 术中探查　右侧侧脑室一红色肿物，质稍韧，血供一般，向左侧侧脑室生长并挤压透明隔。

肿物体积减负后，可窥见其基底起源于右侧侧脑室外侧壁并向下延伸至第三脑室，给予尽量切除肿物。右侧侧脑室肿物前外侧与脑室外侧尾状核粘连紧密，考虑患者功能保留问题，给予残留，不强行切除（图 1-2-2A）。

2.病理结果

镜下所见：病变组织（脑室内肿物）见大量节细胞样瘤细胞，或不规则形大细胞，胞核偏位，可见核仁，核分裂象未见，间质血管丰富，未见坏死（图 1-2-2B）。

免疫组织化学：肿瘤细胞 Vim（+）、GFAP（+）、S-100（+）、Syn（散在少量，+）、CK（−）、EMA（−）、ER（−）、PR（−）、Des（−）、MyoD1（−）、Ki67index≤10%。

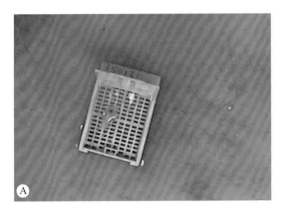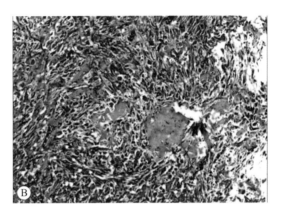

图 1-2-2

综合 HE 形态和免疫组织化学结果，首先考虑室管膜下巨细胞型星形细胞瘤（WHO Ⅱ级），肿瘤可能起源于侧脑室壁。

病例综述

室管膜下巨细胞星形细胞瘤（subependymal giant cell astrocytoma，SEGA）是一种少见的中枢神经系统肿瘤，好发于 10～20 岁的青少年，性别差异不明显，临床多表现为高颅压的症状和体征。SEGA 常合并有结节性硬化，其发生率为 6.1%～40.0%。SEGA 的影像学特点包括：

（1）多位于孟氏孔附近，导致脑脊液循环通路梗阻，合并脑积水十分常见。

（2）CT 平扫肿瘤呈圆形或分叶状，其内可见小囊变区；钙化常见，尤其是周边的结节样钙化，中心钙化亦可发生。

（3）MRI 平扫 T_1WI 多呈等或稍低信号，T_2WI 多呈等或稍高信号，其内可见囊变，边缘常可见长 T_1、短 T_2 信号的结节状钙化信号影。

（4）肿瘤血供丰富，增强扫描常呈均匀或不均匀显著强化，这在发生于孟氏孔区的肿瘤中具有特征性。

（5）可合并结节性硬化，伴有室管膜下结节或皮质结节则高度提示 SEGA 可能。

重要提示

20 岁以下患者，发生于侧脑室孟氏孔区附近的肿瘤合并梗阻性脑积水，伴有囊变、边缘结节状钙化，增强后不均匀显著强化及伴有室管膜下结节或皮质结节，高度提示 SEGA 可能。

（唐润辉　代海洋　蓝博文）

1-3　幕上间变性室管膜瘤

临床资料

女，36岁，反复头痛1周，加重伴呕吐2天。患者1周前无明显诱因出现头痛，呈胀痛，无发热，无抽搐。近2天头痛加重，偶有头晕，并呕吐数次，呕吐物为胃内容物。专科查体：神志基本清醒，呼唤睁眼，简单对答基本切题；双侧瞳孔对光反射迟钝；双侧肢体肌张力正常，四肢肌力Ⅳ级。既往病史：本月确诊右乳乳腺浸润性癌，未治疗。

影像学资料 （图1-3-1）

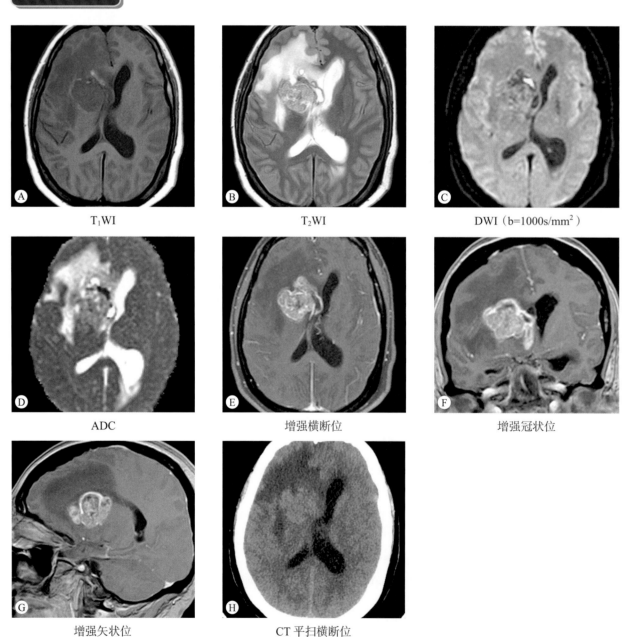

T₁WI	T₂WI	DWI（b=1000s/mm²）
ADC	增强横断位	增强冠状位
增强矢状位	CT平扫横断位	

图 1-3-1

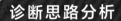

诊断思路分析

一、定位征象

本病例肿块主要累及右侧额叶、基底节及侧脑室，需要分析病变来源于侧脑室还是脑实质。主要定位征象有：

1. 脑室来源的征象

（1）与透明隔呈宽基底相贴：肿块局部突起与透明隔呈宽基底相贴，右侧侧脑室内肿块与脑实质肿块连接处较窄，提示肿块可能起源于透明隔，该征象对提示肿块来源于侧脑室有重要意义。

（2）左侧侧脑室积水、脑室旁白质间质水肿：该肿块造成透明隔、中线结构向左移位，导致脑脊液循环通路障碍，左侧侧脑室脑积水，脑室旁白质间质水肿。

2. 脑实质来源的征象

（1）肿块主体位于脑实质：肿块主体大部分位于右侧额叶深部及基底节，肿块周围脑实质水肿明显，侧脑室内肿块所占比例较小。

（2）右侧侧脑室前角部分受压变窄，但脑脊液环绕征象不明显。

综合上述征象，肿块倾向来源于透明隔并向脑实质侵犯生长，需鉴别脑实质肿瘤向脑室侵犯。

二、定性征象

1. 基本征象 CT 平扫显示病灶呈稍高软组织密度，未见明显钙化，可见分叶征。MRI 显示 T_1WI 呈低信号，边缘见多发条片高信号，T_2WI 呈混杂稍高信号，边缘呈低信号，提示肿块合并出血可能；DWI 提示边缘呈高信号，ADC 呈低信号；增强后明显不均匀强化，边缘强化较明显，内部少许条片状无强化坏死囊变区。

2. 特征性征象

（1）肿块 CT 密度较高，少许囊变，边缘出血，增强扫描实性成分后明显强化。

（2）DWI 边缘呈高信号，灶周水肿较明显，提示为交界性或恶性肿瘤。

三、综合诊断

中青年女性，反复头痛 1 周，加重伴呕吐 2 天。影像学检查发现右侧额叶、基底节及侧脑室肿块，定位倾向侧脑室透明隔来源肿块并向脑实质侵犯，边缘出血、弥散受限，增强后实性部分强化明显。综合上述资料，考虑室管膜瘤（间变性）可能性大。

四、鉴别诊断

1. 中枢神经细胞瘤 好发年龄为 20～40 岁，多位于透明隔及孟氏孔附近，囊变与钙化常见，出血少见。增强扫描呈轻、中度不均匀强化，可见"丝瓜瓤状""蜂窝状"囊变区及具有特征性的瘤体内血管流空现象。

2. 脉络丛乳头状瘤 儿童多见于侧脑室三角区，成人多位于第四脑室。肿瘤分泌脑脊液可造成脑积水。肿瘤边界清楚，边缘不光整，呈桑葚状、菜花状、分叶状或类圆形实性肿块，呈粗糙颗粒状。CT 呈等或稍高密度，可伴有钙化，囊变及坏死少见。MRI 上 T_1WI 呈等或稍低信号，T_2WI 及 T_2 FLAIR 呈高信号，增强呈明显强化，瘤体内可见桑葚状、细小颗粒状低强化区。

3. 淋巴瘤 幕上深部白质多见，CT 平扫为等、稍高密度，MRI 信号特点为 T_1WI 呈等、低信号，T_2WI 呈等、稍低信号，DWI 呈高信号，增强扫描肿块强化明显。典型表现为握拳征、尖角征、缺口征、"脐凹"征。

4. 脑室内脑膜瘤 好发于中老年女性，多发于侧脑室三角区，主要源于脉络丛或基质的蛛网膜成纤维细胞团。CT 为等或稍高密度，钙化常见；MRI 肿块多呈灰质样 T_1WI 等信号，T_2WI 呈等或稍高信号，增强扫描呈明显均匀强化，部分可见脉络膜尾征。

5.胶质母细胞瘤　常位于深部脑白质，好发于 50 岁以上男性，分叶状，混杂密度、信号，肿瘤常合并坏死、出血，呈花环状、不均匀强化，瘤旁水肿明显。

临床证据

1.术中探查　在神经导航引导下选右额叶脑沟探入（避开功能区），进深约 4.0cm 即见肿瘤，呈淡红色鱼肉状，质稍韧，血供丰富，存在假包膜，肿物基底起源于右侧室间孔区，在侧脑室向内挤压透明隔、向外生长推挤基底节区及右额叶。

2.病理结果

镜下所见：送检组织（右额叶、基底节区及脑室占位）肿瘤细胞密度高，形成乳头状结构，病理性核分裂象易见，伴大片坏死及微小血管增生（图 1-3-2）。

免疫组织化学：瘤细胞 Vim（+）、P53（3+）、EMA（+）、S-100（+）、CK（+），余 GFAP（重复二次）、CD34、Syn、TTF-1、NF、CgA、NSE、CK7、CK20、CEACA125 均（−），Ki67index 约 50%。

结合 HE 形态及免疫组织化学结果、发病部位，病变符合间变性室管膜瘤（WHO Ⅲ级）。

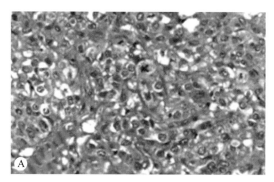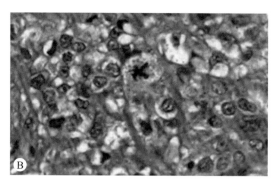

图 1-3-2

病例综述

间变性室管膜瘤（anaplastic ependymoma），又称为分化不良性室管膜瘤或恶性室管膜瘤，WHO 组织学分类属于Ⅲ级。间变性室管膜瘤可由室管膜瘤恶变而来，亦可直接由原始神经胶质细胞发育过程中异位的原始室管膜瘤细胞演变而成。间变性室管膜瘤呈侵袭性生长，进展更快且易随脑脊液播散，预后差。

影像学上多为幕上囊实性肿块，囊变多见，但实性成分较多，通常体积较大，多数位于脑室外，生长于第三脑室者常位于脑室内。CT 上呈不均匀等、稍低密度，可见出血、钙化。MRI 上 T_1WI 呈不均匀等、低信号，T_2WI 实性成分呈等或接近等信号，囊性部分为高信号，常伴有瘤周水肿；T_2^*GRE 或 SWI 由于钙化或出血后含铁血黄素沉着呈低信号；DWI 实性部分可见弥散受限，T_1WI 增强扫描实性部分明显不均匀强化，囊性或坏死部分无强化。

重要提示

本病例诊断的核心在于肿瘤的定位诊断。本病例中肿块大部分位于侧脑室旁脑实质，局部突起与透明隔呈宽基底相贴，是提示脑室来源肿瘤的重要征象，肿块合并出血、弥散受限，实性部分明显强化，灶周水肿明显，考虑交界性或恶性肿瘤，需要考虑间变性室管膜瘤可能。

（唐润辉　代海洋　蓝博文）

1-4 幕上原始神经外胚层肿瘤

临床资料

男，9岁，1周前无明显诱因出现呕吐，进食后明显，伴右侧肢体乏力，诉间断头痛。患者自诉从小右眼视物模糊，具体原因不详，未行就诊。专科检查：神志尚清，呼唤睁眼，懒语言，可简单遵嘱动作，GCS 评分：3+4+6=13 分；颈抵抗（-）；右侧肢体肌力 I 级；左侧肢体肌力 IV + 级；肌张力无明显异常。

实验室检查无明显异常。

影像学资料 （图 1-4-1）

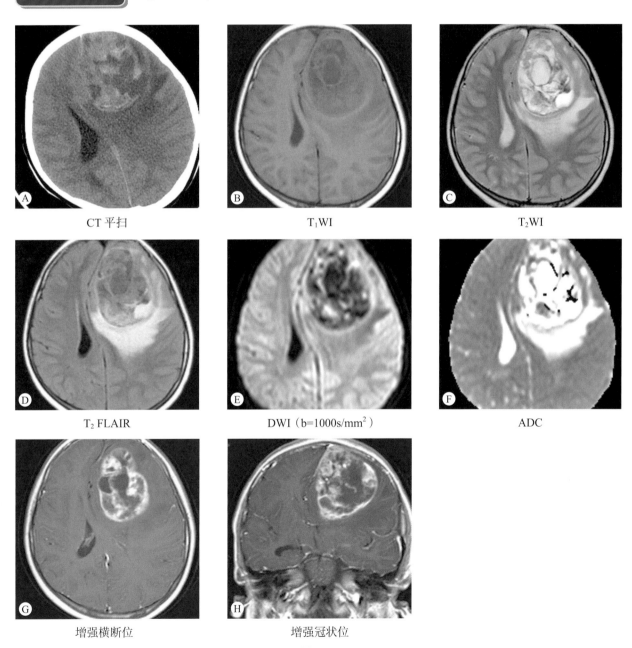

CT 平扫 T₁WI T₂WI

T₂ FLAIR DWI（b=1000s/mm²） ADC

增强横断位 增强冠状位

图 1-4-1

诊断思路分析

一、定位征象

本病例肿瘤体积较大，位于左额叶，瘤周水肿明显，肿块与颅骨、大脑镰间尚见脑实质，呈窄基底，局部与大脑镰、颅骨接触面呈锐角，未见明确脑白质塌陷征，邻近骨质无明显破坏，静脉窦无阻塞，综合考虑肿瘤位于左侧额叶。

二、定性征象

1. 基本征象　CT 平扫显示病灶呈高、低混杂密度。T_1WI 为低信号，内见少量高信号；T_2WI 为高信号，内可见散在低信号，提示肿块内存在出血。增强扫描肿块实性部分明显强化，内部可见不规则大片状无强化囊变、坏死区，肿块侵犯邻近脑膜及大脑镰，灶周水肿明显，中线结构右移。

2. 特征性征象

（1）肿瘤体积大，占位效应明显，边界不清，坏死、囊变明显，周围水肿重。

（2）瘤体及瘤周可见流空血管影，瘤内出血明显，提示肿瘤为富血供成分。

（3）增强后肿瘤不均匀明显强化，坏死、囊变区未见强化，肿瘤侵犯脑膜及大脑镰，提示恶性可能。

三、综合诊断

男性儿童，因呕吐、头痛来诊，实验室检查无明显异常。影像学检查左额叶占位，占位效应明显，伴出血、坏死、囊变，增强扫描呈不均匀明显强化，并侵犯脑膜、大脑镰，倾向为左侧额叶恶性肿瘤病变。结合患者为儿童，考虑原始神经外胚层肿瘤可能性大。

四、鉴别诊断

1. 生殖细胞瘤　青少年多见，男性多见，常见中线区靠近第三脑室、松果体及鞍上，恶性程度高，可沿脑脊液播散种植，增强后均匀或不均匀强化。

2. 幕上血管母细胞瘤　好发于青壮年，男性多见。依大体病理及 MRI 表现分为大囊小结节型、单纯囊型和实质型。实质型血供丰富，以肿瘤内或瘤周迂曲条状血管流空影为特征性表现，增强扫描明显强化。

3. 胶质母细胞瘤　中老年人好发，位于额叶的肿瘤可通过胼胝体跨中线侵及对侧。肿瘤囊变、坏死、出血多见，边界不清楚，瘤周水肿重，占位效应明显，增强扫描不均匀强化，多呈"花环"样强化。

临床证据

1. 术中探查　肿瘤位于脑内左侧额叶，分界欠清，质地中等偏软，为鱼肉状，肿瘤血运丰富，内见部分卒中陈旧出血，切除部分肿瘤送病理检查（图 1-4-2A）。

2. 病理结果

镜下所见：细胞密度高，小圆形，核深，胞质少或无，有个别多核细胞，核分裂不多，可见血管菊形团，肿瘤伴有坏死，亦可见间叶分化（包括软骨、肌性）（图 1-4-2B）。

免疫组织化学（多项指标重复二次）：瘤细胞 CK 少数（+）、EMA（-）、CK8/18 极少（+）、Vim 大多数（+）、GFAP 极少（+）、S100 极少（+）、Syn 极少（+）、NSE（-）、CD56（-）、NF 极少（+）、CD99 部分（+）、Des（-）、Act（-）、SMA 极少（+）、AFP（+）、PLAP（-）、HCG（-）、Ki67index>60%。

结合 HE 形态和免疫组织化学及特殊染色结果，病变符合幕上原始神经外胚层肿瘤。

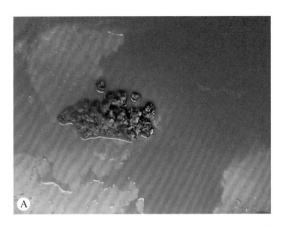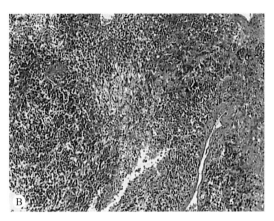

图 1-4-2

病例综述

原始神经外胚层肿瘤（primitive neuroectodermal tumor，PNET）是一组具有多向分化潜能的小圆细胞肿瘤，可发生于中枢神经系统神经上皮细胞及外周间叶组织，在中枢神经系统内具有分化为神经元、胶质细胞和室管膜细胞的潜能。临床上中枢神经系统 PNET 少见，该肿瘤恶性程度高，好发于儿童和青少年，易复发转移，预后差。肿瘤多位于幕上大脑半球，位置较深，额颞叶多见，可位于脑室内，有沿脑脊液种植播散分布的特点。PNET 的临床及影像特点主要包括：

（1）好发于儿童和青少年，男性多见，高度恶性，浸润生长，容易复发转移，预后差。

（2）具有多向分化潜能的恶性小圆细胞肿瘤，肿瘤细胞排列紧密，细胞外间隙少，肿瘤细胞核大，胞质少，核质比高。

（3）肿瘤多位于幕上，体积较大，囊变、坏死多见，可伴出血，钙化少见，瘤体内流空血管影较常见，可沿脑脊液播散，增强扫描为明显均匀或不均匀强化。

重要提示

本病例诊断核心点：儿童，左侧额叶肿瘤病变，边界不清，坏死、囊变、出血明显，瘤体内血供丰富，侵犯脑膜及大脑镰，恶性程度高，结合特征性影像征象和临床表现，考虑 PNET 诊断。

（叶新苗　唐润辉　蓝博文）

1-5 毛细胞型星形细胞瘤

临床资料

女，42 岁。患者 1 个月前无明显诱因出现头痛，呈钝痛，持续数十分钟，休息后好转；1 天前患者再次出现头痛，伴头晕、恶心，无呕吐。专科检查提示右侧 Babinski 征可疑阳性，余未见异常。

实验室检查无明显异常。

影像学资料 （图 1-5-1）

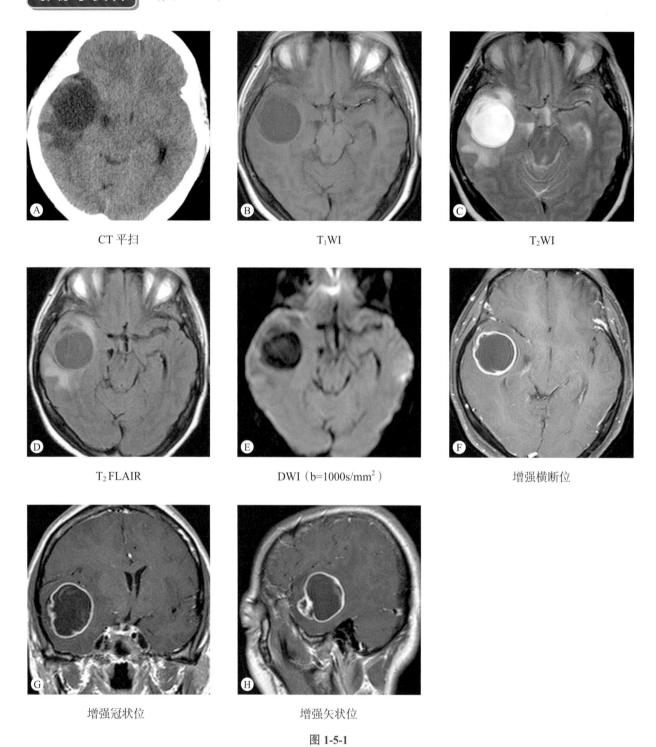

CT 平扫　　　　　　　　　　T₁WI　　　　　　　　　　T₂WI

T₂FLAIR　　　　　　　　DWI（b=1000s/mm²）　　　　　　　增强横断位

增强冠状位　　　　　　　　　　增强矢状位

图 1-5-1

诊断思路分析

一、定位征象

本病例肿块位于右侧颞叶近皮质 / 皮质下区，首先需确定肿块来源于脑内或脑外。主要定位征象有：

（1）肿块外侧尚有部分颞叶脑组织，相应灰质向外侧推移，邻近蛛网膜下腔变窄。

（2）肿块大部分位于右侧颞叶内，未见白质塌陷征、脑脊液环绕征等脑外征象。

上述征象支持肿块来源于右侧颞叶，部分肿块组织邻近脑组织表面。

二、定性征象

1. 基本征象　肿块体积较大，MRI扫描肿瘤边界清楚，T_1WI 呈低信号，T_2WI 呈高信号，T_2 FLAIR 呈稍低信号，内部信号尚均匀，伴有斑片状 T_2WI 及 T_2 FLAIR 稍高信号的瘤周水肿及轻度占位效应，未见明显弥散受限区域，增强扫描病灶呈边缘环形明显强化，形态稍欠规则，大部分环壁厚薄均匀，局部环壁略欠规则并斑片状轻中度强化，中线结构略左偏、右侧脑室略受压变扁。

2. 特征性征象

（1）肿块以囊性为主，边缘清晰，贴近脑表面，T_2WI 为高信号，DWI 未见明显弥散受限，可排除脑脓肿可能。

（2）增强扫描呈环形明显强化，大部分环壁厚薄均匀，局部可见小斑片状轻、中度强化实性成分，提示为良性肿瘤性病变。

三、综合诊断

中年女性患者，反复头痛1个月，加重1天。CT及MRI检查发现右侧颞叶靠近脑表面较大的占位性病变，定位为脑实质病变，T_2WI 呈高信号，未见明显弥散受限，增强扫描呈明显环形强化，局部可见小斑片状实性成分。综上，考虑良性肿瘤性病变，毛细胞型星形细胞瘤可能性大。

四、鉴别诊断

1. 神经节细胞胶质瘤　多发生于儿童或30岁以下成人，好发部位为颞叶，位置较表浅，以囊变伴壁结节为典型表现，壁结节伴钙化有助于此病的鉴别，增强扫描壁结节及实性成分明显强化。

2. 血管母细胞瘤　多见于成年女性，可表现为大囊小结节、单纯囊性或实质性肿块，囊性血管母细胞瘤多见于小脑半球，实质性血管母细胞瘤则多见于脑干、脊髓及小脑蚓部等中线部位，增强扫描壁结节或实性成分呈明显强化，强化程度强于毛细胞型星形细胞瘤，囊壁不强化或轻度强化，瘤周或壁结节内见流空血管影有助于鉴别。

3. 多形性黄色星形细胞瘤　好发于青少年，起源于软脑膜的星形细胞，大脑半球常见，颞叶最常见，位置多表浅，易累及皮质及脑膜。表现为伴有壁结节的囊性肿块，增强扫描可见壁结节强化伴邻近脑膜强化或脑膜尾征，钙化少见。

4. 胚胎发育不良性神经上皮瘤　多见于儿童或青少年，肿瘤发生位置表浅，常伴随皮层发育不良，病灶呈"三角征"，尖角多凸向脑实质，邻近骨质吸收变薄，瘤内多发微囊并分隔是其特征性表现，一般无瘤周水肿及占位效应，增强后多无强化或轻度强化。

临床证据

1. 术中探查　自穿刺道探入见一囊实性肿物，周围水肿明显，囊壁与周围脑组织边界清，实性肿瘤组织呈淡红色鱼肉状，质软，边界不清，切除部分肿瘤组织送冰冻病理检查。冰冻病理结果考虑低级别星形胶质瘤囊性变。

2. 病理结果

镜下所见：瘤组织由具有较长胶质纤维的瘤细胞构成，平行或束状排列，可见大量胶原纤维，肿瘤组织结构较疏松，间质见较多血管，伴囊性变（大囊肿形成)(图1-5-2）。

免疫组织化学：肿瘤细胞GFAP（+）、Vim（+）、EMA（-），Ki67index1%～2%。

结合HE形态和免疫组织化学及特殊染色结果，病变符合毛细胞型星形细胞瘤伴囊性变（WHO Ⅰ～Ⅱ级）。

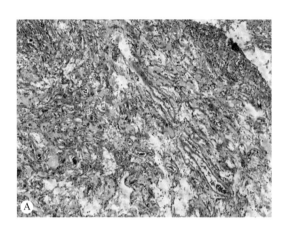
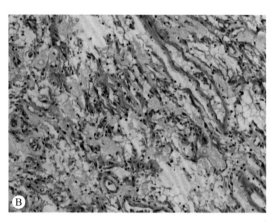

图 1-5-2

病例综述

毛细胞型星形细胞瘤（pilocytic astrocytoma，PA）是一种良性中枢神经系统肿瘤（WHO Ⅰ级），是儿童最常见的胶质瘤，生长缓慢，预后良好，术后5年生存率可高达90%以上。PA的男女发病率相当，好发于儿童和青少年，发病年龄高峰为7～9岁，少见于成人。发病部位以脑室系统周围近中线区多见，其中以小脑半球最常见，少见于大脑半球，发生于大脑半球者则以颞叶及额叶多见。有文献报道儿童PA多发生于幕下，而成人PA则多发生于幕上。PA在影像学上表现为类圆形或不规则病灶，可分为单囊结节型、多囊结节型及囊实性型，其中以单囊结节型最为常见。影像及病理学有以下几个特点。

（1）囊变：囊变是PA的常见表现，呈T$_1$WI低信号，T$_2$WI及T$_2$ FLAIR高信号，DWI呈低信号。文献报道肿瘤的囊变可能是因为肿瘤细胞分泌形成的小囊泡聚集而成，而不是由于肿瘤坏死形成的。

（2）囊壁：囊壁光滑，增强扫描可无强化或轻、中度强化，强化的囊壁代表有活性的肿瘤细胞，不强化的囊壁则代表受压的脑组织和反应增生的胶质细胞。

（3）附壁结节或肿瘤实质部分：呈T$_1$WI稍低信号、T$_2$WI稍高信号，T$_2$ FLAIR呈等信号，DWI为等或低信号，较大的结节或肿瘤实性成分内可见多发小囊变区，呈"囊中有瘤，瘤中有囊"的表现。增强扫描结节呈明显强化，其强化机制不是血脑屏障的破坏，而是与肿瘤血管的自身特点有关，有文献报道可能是因肿瘤血管增生、毛细血管通透性增高所致。

重要提示

本病例诊断核心点：右侧颞叶近脑表面类圆形肿块，边界较清，以囊性成分为主，未见明显弥散受限，增强扫描呈均匀明显环形强化，伴小斑片状实性成分强化，定位脑内肿瘤较明确，结合特征性影像征象和临床表现，可考虑为少见的成人幕上PA诊断。

（李卉　唐润辉　蓝博文）

1-6 神经节细胞胶质瘤

临床资料

　　女，39岁，因"反复幻嗅2个月"步行入病房。入院查体：生命体征平稳，自动睁眼，对答切题，动作配合。眼球运动无障碍，瞳孔直径3.0mm，直接对光反射、间接对光反射均存在，视力、视野正常。鼻唇沟无变浅，鼓腮双侧对称，伸舌居中，咽反射正常，生理反射存在，病理反射未引出，共济运动正常。

　　实验室检查无明显异常。

影像学资料 （图 1-6-1）

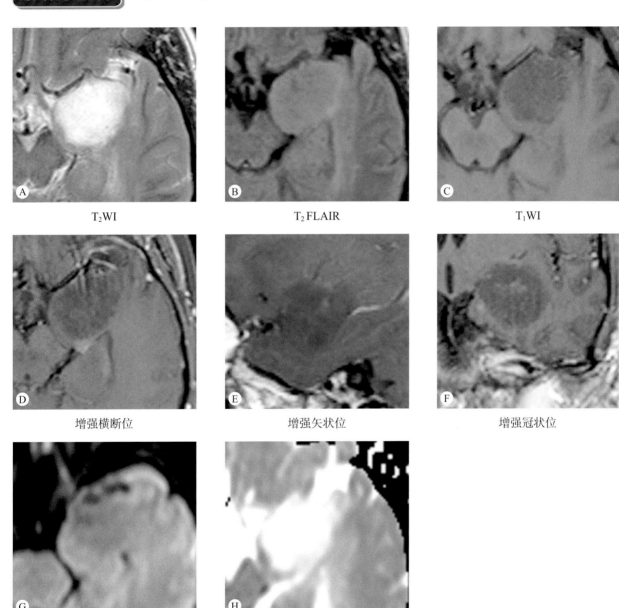

T₂WI

T₂FLAIR

T₁WI

增强横断位

增强矢状位

增强冠状位

DWI（b=1000s/mm²）

ADC

图 1-6-1

诊断思路分析

一、定位征象

左侧颞叶占位，病灶邻近海绵窦及鞍上池，需要分析病变来源于脑内还是脑外。主要定位征象有：

（1）直接征象：颞叶海马头结构肿胀，正常形态消失。

（2）间接征象：鞍上池左侧壁稍内移，左侧大脑脚、左侧侧脑室颞角受压后移，左侧大脑中动脉稍前移，无白质塌陷征，无脑膜尾征。

综合上述征象，肿块定位于脑内，来源于左侧颞叶可能性大。

二、定性征象

1. 基本征象　左侧颞叶见团片状异常信号影，T_1WI 为稍低信号，T_2WI 为高信号，T_2 FLAIR 为稍高信号，DWI 呈低信号，ADC 图呈高信号，增强后可见附壁小结节状稍高强化灶，余未见明显强化；病灶周围见小片状水肿灶，病灶邻近脑回肿胀。

2. 特征性征象

（1）肿瘤位于颞叶表浅部位，呈囊实性，以囊性成分为主，可见强化的附壁结节。

（2）无弥散受限征象，瘤周水肿较轻，提示倾向良性肿瘤性病变。

三、综合诊断

青年女性患者，因反复幻嗅 2 个月入院，实验室检查无明显异常。影像学检查发现左颞叶囊实性占位，定位为脑内病变，可见稍高强化附壁小结节，瘤周水肿较轻。综合上述资料考虑为混合性神经胶质瘤，神经节细胞胶质瘤可能性大。

四、鉴别诊断

1. 毛细胞型星形细胞瘤　好发于儿童和青少年，80% 的患者年龄 <20 岁，以幕下小脑半球多见，可分为单囊结节型、多囊结节型及囊实性型，其中以单囊结节型最为常见。常表现为小脑半球囊性肿块伴有强化的壁结节，瘤旁不同程度水肿多见，钙化少见。

2. 胚胎发育不良性神经上皮瘤　多见于儿童或青少年，肿瘤发生位置表浅，常伴有皮质发育不良，病灶呈"三角征"，尖角多凸向脑实质，邻近骨质吸收变薄，瘤内多发微囊并分隔是其特征性表现，一般无瘤周水肿及占位效应，增强后多无强化或轻度强化。

3. 多形性黄色星形细胞瘤　好发于青少年，起源于软脑膜的星形细胞，大脑半球常见，颞叶最常见，位置多表浅，易累及皮质及脑膜。表现为伴有壁结节的囊性肿块，增强扫描可见壁结节强化伴邻近脑膜强化或脑膜尾征，钙化少见。

4. 血管母细胞瘤　多见于成年女性，可表现为大囊小结节、单纯囊性或实质性肿块。囊性血管母细胞瘤多见于小脑半球，实质性血管母细胞瘤则多见于脑干、脊髓及小脑蚓部等中线部位，增强扫描壁结节或实性成分呈明显强化，强化程度强于毛细胞型星形细胞瘤，囊壁不强化或轻度强化，瘤周或壁结节内见流空血管影有助于鉴别。

临床证据

1. 术中探查　探入左颞叶内侧份，发现肿瘤组织，质地软，呈灰白胶冻状，边界欠清，血供一般。

取样本送检冰冻检查示神经节细胞胶质瘤。

2. 病理结果

镜下所见：肿瘤性胶质细胞核有非典型性，并见不规则排列的体积较大的神经节细胞，间质血管内皮增生（图 1-6-2）。

免疫组织化学：肿瘤细胞 GFAP（+）、Vim（+）、CK（-）、EMA（-）、Ki67index 约 15%。

结合 HE 形态和免疫组织化学结果，病变符合神经节细胞胶质瘤（WHO Ⅱ～Ⅲ级）。

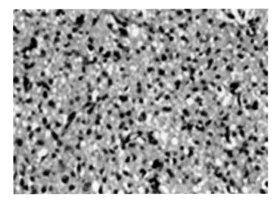

图 1-6-2

病例综述

神经节细胞胶质瘤（ganglioglioma）是一种由星形胶质细胞和不典型的神经节细胞所组成的肿瘤，其在颅内肿瘤中的发生率为 0.30%～0.97%，好发于儿童和青年人，发病年龄在 30 岁以下的患者占 60%～80%，男性较女性多发。神经节细胞胶质瘤可以发生在神经轴的任何部位，最常见于颞叶、额叶及第三脑室底部，其他还可见于下丘脑、小脑半球等部位，少数可发生于松果体、基底节区、脑干、视交叉等部位。肿瘤生长缓慢，预后良好。患者的临床症状与肿瘤发生的部位密切相关，常见的临床特点包括长期顽固性癫痫和头痛。神经节细胞胶质瘤的影像特点有：

（1）好发于大脑半球表浅部分，颞叶多见，额叶及顶叶次之。

（2）囊性与囊实性病灶较为常见，边界清晰，易囊变。

（3）可有钙化，常为结节状、环状、斑片状、点条状。

（4）瘤周水肿轻或无水肿，可引起邻近皮质发育不良、脑回肿胀。

（5）增强扫描实性部分强化不一，可为无强化、轻度或明显强化，囊变伴强化的壁结节为其典型表现。

重要提示

本病例诊断核心点：颞叶囊性病变，强化壁结节，病变区脑回肿胀，瘤周水肿轻，需考虑神经节细胞胶质瘤可能。

（林文俊 唐润辉 蓝博文）

1-7 间变型少突胶质细胞瘤

临床资料

男，61 岁。患者 1 个月前出现头晕、头痛，7 天前加重，伴恶心呕吐，无意识障碍，无肢体抽搐。外院 CT 检查提示"左颞顶叶团片状混杂密度，考虑为肿瘤性病变"。外院 MRI 提示"左侧颞叶肿瘤性病变，以胶质瘤（Ⅱ～Ⅲ级）可能性大，伴邻近子灶或转移灶形成"。体格检查无明显异常。

实验室检查无明显异常。

影像学资料 （图 1-7-1）

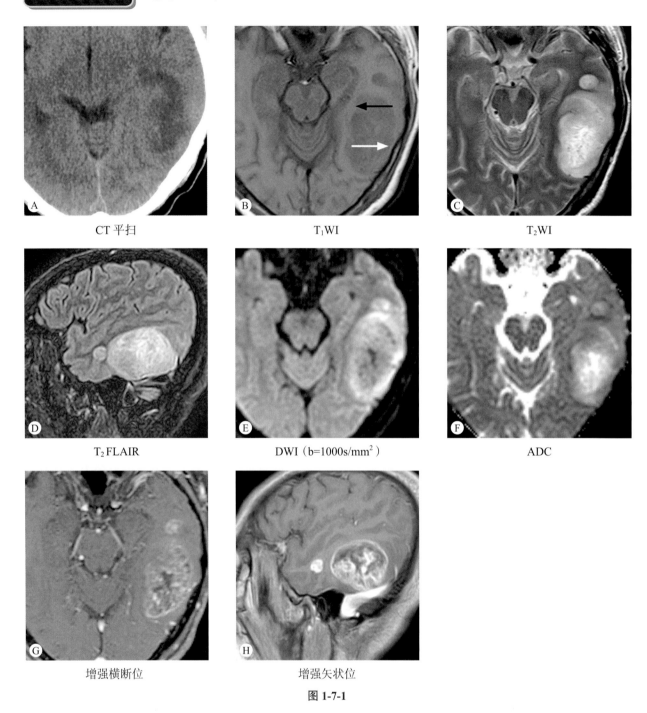

CT 平扫	T_1WI	T_2WI

T_2 FLAIR	DWI（b=1000s/mm²）	ADC

增强横断位　　　　　增强矢状位

图 1-7-1

诊断思路分析

一、定位征象

本病例肿块位于左侧颞叶，紧邻皮质下及侧脑室颞角旁，需要排除病变来源于脑外或侧脑室壁向脑实质生长。主要定位征象有：

（1）肿块组织大部分位于颞叶内，图 1-7-1B（白箭）可见外侧缘覆盖脑灰质，周围未见明显脑脊液环绕征象，可排除脑外来源向脑内生长。

（2）肿块部分与侧脑室颞角壁相邻，图 1-7-1B（黑箭）提示两者之间仍可见薄层脑白质相隔，相应侧脑室颞角受压变扁，可排除侧脑室壁起源向脑实质生长。

（3）图 1-7-1H 提示肿块前方颞叶内可见两个小病灶，强化方式与肿块实性成分信号相仿。

综合以上征象，支持肿块起源于左侧颞叶脑实质，可排除脑外来源。

二、定性征象

1. 基本征象 左侧颞叶可见团块状占位灶，边界欠清，CT 平扫呈不均匀稍低密度。MRI 病灶呈不均匀 T_1WI 稍低、T_2WI 稍高信号。T_2 FLAIR 呈稍高信号，伴瘤周轻中度水肿。DWI（b=1000s/mm²）见病灶边缘信号增高，相应 ADC 图信号减低，增强扫描病灶呈边缘环形明显强化，近边缘部分可见斑片状中度不均匀强化，中央可见斑片状无强化囊变坏死区。肿块前方颞叶可见两个小病灶，信号及强化程度与肿块实性成分相仿。

2. 特征性征象

（1）病灶位于左侧颞叶，邻近皮质 / 皮质下，边界欠清。

（2）病灶边缘部分轻、中度弥散受限并且呈边缘环形强化及实性部分不均匀中度至明显强化，基本可排除感染性病变。

（3）病灶前方尚可见两个信号相仿结节，提示可能为多灶性病变。

以上征象提示肿块为脑实质来源交界性或恶性肿瘤性病变，倾向高级别（WHO Ⅲ～Ⅳ级）胶质瘤。

三、综合诊断

老年男性患者，反复头晕、头痛 1 月余，加重 1 周。影像学检查发现左侧颞叶较大占位，边界欠清，可见轻、中度弥散受限，增强扫描呈边缘环形及斑片状中度至明显强化，伴病灶前方两个强化结节。综合上述资料，考虑为左侧颞叶交界性或恶性肿瘤，多灶性高级别（WHO Ⅲ～Ⅳ级）胶质瘤可能性大。

四、鉴别诊断

1. 低级别星形细胞瘤 发病年龄较小，部位更靠近深部白质，瘤周水肿及占位效应均较轻，增强扫描多无强化或轻度强化，钙化少见。

2. 胶质母细胞瘤 发病年龄更大，坏死、囊变及瘤周水肿、占位效应更明显，钙化少见。

3. 节细胞胶质瘤 好发于颞叶，为良性肿瘤，边界清楚，占位效应及瘤周水肿轻，常表现为大囊伴壁结节及钙化。

4. 室管膜瘤 脑室外的室管膜瘤发病以 40～50 岁为主，幕上的室管膜瘤多发生于侧脑室三角区或额顶叶、颞顶叶交界区。恶性程度越高，越容易囊变、出血，增强扫描实性成分明显强化，可见不规则供血血管。

临床证据

1. 术中探查 颞上沟下约 0.5cm 即见肿瘤组织，肿瘤边界不清，质地较韧，部分肿瘤呈囊性变，血供较丰富，周边脑组织变性明显。术中切除部分肿瘤组织送检（图 1-7-2A），冰冻病理示高级别胶质瘤（WHO Ⅳ级）。

2. 病理结果

镜下所见：肿瘤细胞呈条索或假腺样排列，核圆色深，核分裂象易见，可见核周空晕，伴坏死及黏液变性，并见显著微血管增生（图 1-7-2B）。

免疫组织化学：肿瘤细胞 CK（-），Vimentin 及 GFAP 显示肿瘤细胞短突起阳性，Ki67index（20%+）。结合 HE 形态和免疫组织化学及特殊染色结果，病变符合间变型少突胶质细胞瘤（WHO Ⅲ级）。

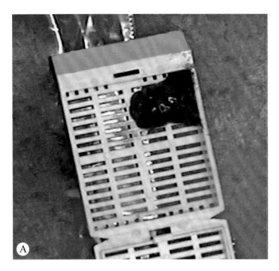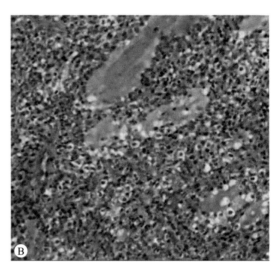

图 1-7-2

病例综述

少突胶质细胞肿瘤起源于大脑白质少突胶质细胞，属神经上皮源性肿瘤，占脑胶质瘤的 5%～10%。2016 年 WHO 中枢神经系统肿瘤分类中将其分为少突胶质细胞瘤（oligodendrocyte，OG）（Ⅱ级）和间变型少突胶质细胞瘤（anaplastic oligodendrocyte，AOG）（Ⅲ级），两者的预后存在差异，OG 患者的平均生存期高于 AOG。AOG 的好发年龄约为 40 岁，无明显性别差异。脑内 AOG 的临床表现与肿瘤的位置引起的压迫及神经侵犯症状有关，患者多表现为癫痫及神经功能障碍。由于少突胶质细胞是中枢神经的成髓鞘神经胶质细胞，因此 AOG 可发生于任何有白质纤维的地方，以额叶最常见，其次为颞叶、顶叶。在病理学上，AOG 呈灰白色，没有包膜，周围血管丰富。AOG 的影像学表现及相应病理特点如下。

（1）病灶部位、形态：多累及大脑皮质或皮层下白质，可呈不规则团片状、类圆形结节或分叶状肿块。可单发亦可多发，易跨脑叶生长。病灶邻近皮质可增厚，有文献认为这是 AOG 特征性影像学征象之一，可能是由于瘤细胞浸润性生长、边界不清及皮层所致。

（2）病灶密度及信号特点：①钙化常见。OG 的钙化率为 70%～90%，表现为病灶边缘的条索状或团块状钙化。②坏死、囊变常见。可表现为囊实性、囊性或偏实性三种类型。③占位效应及瘤周水肿。病灶体积较大，占位效应较明显，但瘤周水肿多呈轻、中度，有文献认为这是 AOG 另一特征性表现。④强化方式。病灶多呈环形、不规则结节状强化，可能与肿瘤的病理级别较高，血供丰富且血管壁发育不完整、通透性增高有关。

重要提示

本病例诊断核心点：左侧颞叶不规则团块状占位，伴轻、中度瘤周水肿，边界不清，边缘弥散受限，增强扫描呈周围实性成分斑片状不均匀明显强化，中央伴坏死囊变，并呈多灶性生长，可提示多灶性高级别（WHO Ⅲ～Ⅳ级）胶质瘤诊断。虽然病灶未见明显钙化征象，但病灶邻近皮层及皮层下生长，可能提示 AOG 的诊断。

（李卉　唐润辉　蓝博文）

1-8 髓母细胞瘤

临床资料

　　男，20岁，头痛伴呕吐1年，视物模糊半个月。患者1年前出现头痛，晨起时及夜间明显，伴头晕、呕吐。半年前出现走路不稳，20天前到当地医院行头颅MRI检查提示"小脑蚓部及鞍上池占位，幕上脑室积水"。起病以来患者神志清，精神尚可，食欲缺乏，大小便无异常。专科检查无明显异常。

　　实验室检查无明显异常。

影像学资料 （图 1-8-1）

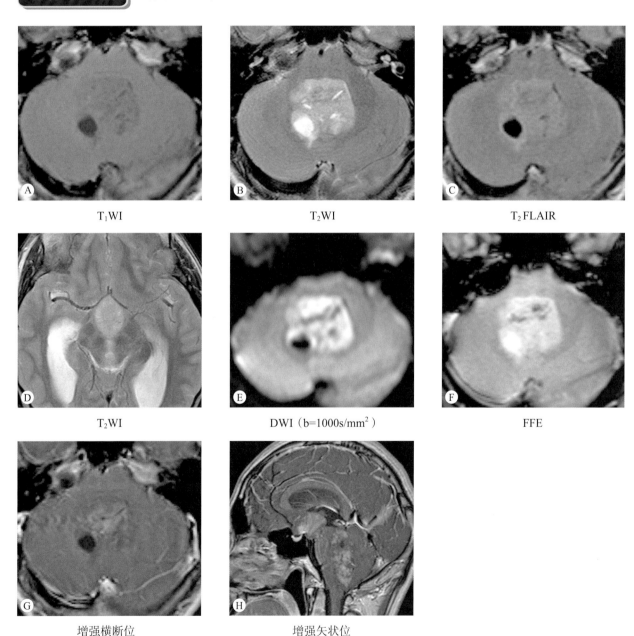

T₁WI　　　　　T₂WI　　　　　T₂FLAIR

T₂WI　　　　　DWI（b=1000s/mm²）　　　　　FFE

增强横断位　　　　　增强矢状位

图 1-8-1

诊断思路分析

一、定位征象

本病例为第四脑室 - 小脑蚓部及鞍上池区肿块，第四脑室 - 小脑蚓部为肿块主要部位，需要对起源进行分析。主要定位征象有：

（1）肿块与第四脑室顶部后髓帆关系密切，与第四脑室底部分界尚清。

（2）脑脊液间隔征：瘤体左前方新月形或弧线形脑脊液信号影。

综合上述征象，肿块来源于第四脑室顶部后髓帆可能性大。

二、定性征象

1. 基本征象　第四脑室 - 小脑蚓部肿块呈囊实性，实性成分为主，实性成分 T_1WI 呈稍低、T_2WI 呈稍高信号，DWI 明显弥散受限，增强扫描实性成分中度不均匀强化，囊变坏死区无强化。

2. 特征性征象

（1）DWI 明显弥散受限，说明肿瘤细胞较密实，细胞外间隙小，水分子弥散受限，提示恶性可能。

（2）鞍上池肿块与第四脑室肿块信号、强化相似，幕上脑室扩张，提示合并梗阻性脑积水，需注意脑脊液播散转移可能。

（3）肿块内少许斑点、条片 T_1WI 稍高、FFE 低信号影，提示少许出血。

（4）肿块填充或压迫第四脑室，瘤周水肿较轻。

（5）小囊变及坏死，提示肿瘤体积较大时，因瘤细胞异生迅速和不均质生长，致肿瘤坏死囊变。

三、综合诊断

男，20 岁，头痛伴呕吐 1 年，视物模糊半个月。定位为第四脑室 - 小脑蚓部肿块，弥散受限，中等程度不均匀强化，肿块周围水肿较轻，合并鞍上池种植播散转移及梗阻性脑积水。综合上述资料考虑为恶性肿瘤，倾向髓母细胞瘤可能。

四、鉴别诊断

1. 室管膜瘤　年龄分布呈双峰样，好发于 1～5 岁儿童和 20～30 岁青年，男性多见。大多数起源于第四脑室底部，瘤周的脑脊液间隙多位于瘤体的后侧方，有沿第四脑室侧孔及中孔往外钻的习性，对周围的脑实质主要是压迫而不是浸润，钙化常见，可伴有出血、囊变和坏死。MRI 多为不均匀长 T_1、长 T_2 信号，DWI 多为等或略高信号，强化程度较高。

2. 不典型畸胎瘤样 / 横纹肌样瘤　好发于年龄较小的儿童，出血概率高，桥小脑角受累更常见，影像学上与髓母细胞瘤常难以鉴别。

3. 脉络丛乳头状瘤　儿童多见于侧脑室三角区，成人多位于第四脑室。肿瘤分泌脑脊液可造成脑积水。肿瘤边界清楚，边缘不光整，呈桑葚状、菜花状、分叶状或类圆形实性肿块，呈粗糙颗粒状。CT 呈等或稍高密度，可伴有钙化，囊变及坏死少见。MRI 上 T_1WI 呈等或稍低信号，T_2WI 及 FLAIR 呈高信号，增强呈明显强化，瘤体内可见桑葚状、细小颗粒状低强化区。

4. 毛细胞型星形细胞瘤　发生于幕下的毛细胞型星形细胞瘤多见于儿童，发病高峰为 7～9 岁。可分为单囊结节型、多囊结节型及囊实性型，其中以单囊结节型最为常见。囊变是其最常见的影像学表现，囊壁光滑，增强扫描可无强化或轻、中度强化，附壁结节或肿瘤实质部分增强后明显强化。

临床证据

1. 术中探查　导入显微镜，自小脑蚓部分离，暴露第四脑室肿瘤，色泽灰白，血供较丰富，大小约 4cm×4cm×5cm，边界欠清，与周围脑干组织有粘连。切除部分肿瘤后，心电监护显示心率偏慢，血压升高，多个位置尝试后，为保证患者生存质量，镜下切除部分肿瘤。

2. 病理结果

镜下所见：（第四脑室占位）小细胞恶性肿瘤，小细胞密集，胞质不明显，核圆形或卵圆形，可见不典型血管菊形团，可见小血管增生、小钙化灶及小坏死灶（图1-8-2）。

免疫组织化学：染色瘤细胞 CK（−），Vim（＋），LCA（−），NSE（＋），Syn（＋），S100 少量（±），Nuroblastoma（−），GFAP（−），CD99（−），Ki67index 约30%，CD34 小血管（＋）。

结合 HE 形态和免疫组织化学结果，病变符合髓母细胞瘤（WHO Ⅳ级）。

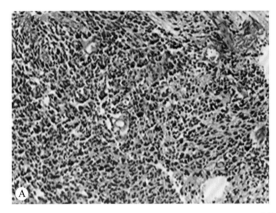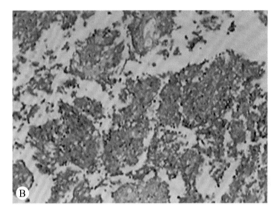

图 1-8-2

病例综述

髓母细胞瘤（medulloblastoma，MB）是高度恶性、具有侵袭性的胚胎源性肿瘤。MB 占儿童后颅窝肿瘤的30%～40%，75%～85%发生于儿童，发病高峰年龄为3～7岁，成人少见，男女比约（2～4）∶1。大部分患者起病急，病程较短，常见临床症状为共济失调、颅内压增高。肿瘤生长速度快，早期即可出现蛛网膜下腔播散转移。有学者认为 MB 起源于第四脑室顶后髓帆神经上皮细胞的残余，随生长发育呈放射状向上并向外移行，形成小脑的外颗粒层。MB 可发生于移行区的任意部位，中线或偏离中线部位（如小脑半球及桥小脑角区）都可发生。肿瘤最早发生于接近中线部位的小脑蚓部，年龄越大，越偏离中线。

MB 多表现为圆形或类圆形的实性肿块，肿瘤细胞密集。CT 表现90%为球形高密度肿块，20%可见钙化，出血少见，40%～50%存在小的囊变或坏死。MRI 上 T_1WI 为等或稍低信号，T_2WI 为稍高信号，DWI 弥散受限呈高信号，ADC 呈低信号。增强后儿童 MB 多呈明显强化，成人 MB 强化方式多样，与病灶血供、病理成分及病理类型有关。成人 MB 常为富结缔组织型，注射对比剂后肿瘤实质部分大多轻至中度强化，并有延迟强化的趋势，这可能与肿瘤内较多的胶原和网织纤维成分有关。MB 约2/3的病例可出现蛛网膜下腔转移或脑室种植转移，与肿瘤细胞脱落并随脑脊液流动种植播散有关。

重要提示

成人 MB 多位于小脑半球，成人第四脑室 MB 相对少见，重点需与室管膜瘤鉴别；室管膜瘤多起源于第四脑室底部，MB 起源于第四脑室顶部后髓帆，定位对两者有重要的鉴别意义。第四脑室顶部高密度囊实性肿块，T_1WI 为等或稍低信号，T_2WI 呈稍高信号，DWI 弥散受限，伴梗阻性脑积水及蛛网膜、脑室种植转移，需要考虑 MB 可能。

（唐润辉　代海洋　蓝博文）

1-9　原发性中枢神经系统淋巴瘤

临床资料

　　女，43岁，患者于20余天前开始无明显诱因出现眩晕，呈天旋地转感。发作时伴恶心、非喷射样呕吐，呕吐物为非咖啡渣样胃内容物，且伴有耳鸣、听力下降。坐起、躺下及在床上翻身时加重，每次发作持续时间不详，平躺休息后可减轻。症状反复，伴食欲缺乏、四肢无力，伴上腹隐痛，伴反酸，无畏寒、发热，无抽搐及大小便失禁。

　　实验室检查无明显异常。

影像学资料　（图 1-9-1）

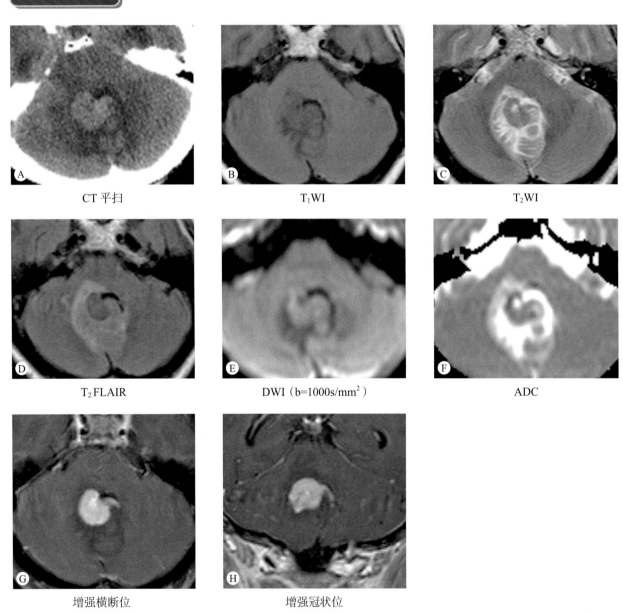

CT 平扫　　　　　　　　　　T_1WI　　　　　　　　　　T_2WI

T_2 FLAIR　　　　　　　DWI（b=1000s/mm²）　　　　　　ADC

增强横断位　　　　　　　　　增强冠状位

图 1-9-1

诊断思路分析

一、定位征象

本病例病灶位于第四脑室右侧旁，需要分析病变来源于第四脑室或是脑实质。肿瘤主体位于第四脑室右侧旁，局部向第四脑室突出，第四脑室呈偏向性受压变窄，邻近右侧小脑半球及小脑蚓部水肿，且水肿位于肿瘤侧。

综上考虑肿瘤定位于右侧小脑半球近第四脑室旁室管膜下。

二、定性征象

1. 基本征象 CT 平扫显示病灶呈实性，边界清晰，无明显囊变、钙化或出血，周围脑实质见轻度水肿。MRI 显示为实性肿瘤，T_1WI 呈稍低信号、T_2WI 呈等及稍高信号，DWI 为等及稍高信号，ADC 为低信号，增强扫描肿瘤呈显著均匀强化，第四脑室后壁见棘突状强化影。

2. 特征性征象

（1）肿瘤 CT 平扫密度较高，T_2WI 及 T_2 FLAIR 与灰质信号相似；DWI 提示弥散受限。

（2）增强扫描显著均匀强化，边缘见"棘突征"。

三、综合诊断

中年女性患者，因反复眩晕检查发现脑内占位，实验室检查无明显异常。影像学检查发现右侧小脑半球近第四脑室旁室管膜下占位性病变。肿块 CT 平扫密度较高，信号与脑灰质相似且弥散受限，增强显著均匀强化并见棘突征。综合上述资料考虑为幕下原发性中枢神经系统淋巴瘤可能性大。

四、鉴别诊断

1. 脑室内脑膜瘤 好发于中老年女性，多发于侧脑室三角区，主要源于脉络丛或基质的蛛网膜成纤维细胞团。CT 为等或稍高密度，钙化常见；MRI 肿块多呈灰质样 T_1WI 等信号，T_2WI 呈等或稍高信号，增强扫描呈明显均匀强化，部分可见脉络膜尾征。

2. 高级别胶质瘤 MRI 信号多不均匀，呈 T_1WI 低、T_2WI 高信号，出血及坏死多见，瘤周水肿重，占位效应明显，增强见不均匀强化，多呈花环状强化。

3. 脉络丛乳头状瘤 儿童多见于侧脑室三角区，成人多位于第四脑室。肿瘤分泌脑脊液可造成脑积水。肿瘤边界清楚，边缘不光整，呈桑葚状、菜花状、分叶状或类圆形实性肿块，呈粗糙颗粒状。CT 呈等或稍高密度，可伴有钙化，囊变及坏死少见。MRI 上 T_1WI 呈等或稍低信号，T_2WI 及 T_2 FLAIR 呈高信号，增强呈明显强化，瘤体内可见桑葚状、细小颗粒状低强化区。

4. 室管膜瘤 年龄分布呈双峰样，好发于 1～5 岁儿童和 20～30 岁青年，男性多见。大多数起源于第四脑室底部，瘤周的脑脊液间隙多位于瘤体的后侧方，有沿第四脑室侧孔及中孔往外钻的习性，对周围的脑实质主要是压迫而不是浸润，钙化常见，可伴有出血、囊变和坏死。MRI 多为不均匀长 T_1、长 T_2 信号，DWI 多为等或略高信号，强化程度较高。

临床证据

1. 术中探查 释放脑脊液后可见第四脑室室管膜增厚，室管膜下见一肿物，质韧，色淡红，供血主要来自右侧小脑下后动脉分支，肿物腹侧面贴敷于脑干上，与脑干背侧尚有菲薄蛛网膜相隔，第四脑室被肿物压迫变窄，脑脊液循环受阻。暴露室管膜下肿物，切下肿物一部分并送病理检查，术中冰冻病理提示小细胞恶性肿瘤。

2. 病理结果

镜下所见：病变组织（第四脑室室管膜下占位）中见大小较一致肿瘤细胞弥漫分布，细胞核异型并见病理核分裂象（图 1-9-2）。

免疫组织化学：肿瘤细胞 LCA（+），CD20（+），Vim（部分 +），CD3（-），CK（-），GFAP（-），CD99（-），Ki67index>90%。

结合 HE 形态及免疫组织化学结果，病变符合非霍奇金淋巴瘤（弥漫大 B 细胞淋巴瘤）。

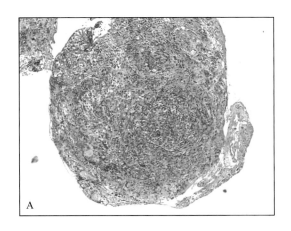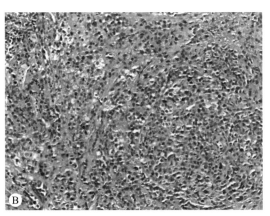

图 1-9-2

病例综述

原发性中枢神经系统淋巴瘤（primary central nervous system lymphoma，PCNSL）为 2016 年 WHO Ⅲ级肿瘤，B 细胞型占 90% 以上，T 细胞型约占 10%。PCNSL 好发于幕上，脑室旁白质、深部灰质核团、胼胝体及室管膜下区为常见发病部位。PCNSL 的临床及影像特点主要包括：

（1）发病年龄与免疫状况相关，免疫正常者 60 岁左右发病，免疫低下者 30 岁左右发病。临床表现多样，无特异性，与病灶所在部位相关。激素治疗有效，激素治疗后部分病灶可消失，少数情况下未经治疗的淋巴瘤也会自发缓解。肿瘤常见于幕上，大脑半球凸面、脑室旁白质、深部灰质核团、胼胝体及室管膜下区多见。

（2）CT 平扫呈稍高密度，增强扫描明显强化。T_1WI 为等、低信号，T_2WI 等、稍高信号，DWI 高信号，ADC 低信号；MRS 可见 NAA 减低，Cho 升高，Lip 高耸，可见 Lac 峰。

（3）免疫抑制患者多为不均匀或环状强化，无免疫抑制患者多为均匀明显强化。肿瘤可以有"握拳征""尖角征"及"裂隙征"等强化特征。累及胼胝体时可呈现典型"蝶翼征"。

（4）脑室旁病灶容易侵犯脑室，导致室管膜下播散。室管膜下播散多表现为实性、均匀强化结节。

重要提示

本病例诊断核心点：第四脑室旁室管膜下区肿块，CT 平扫密度较高，MRI 类似灰质样信号伴弥散受限，增强显著均匀强化，可考虑 PCNSL。

（叶新苗　唐润辉　蓝博文）

1-10　血管母细胞瘤

临床资料

男，66岁，双下肢麻木及站立不稳2年。颈椎MRI检查提示"左侧小脑半球异常信号"。专科情况：神志清楚，查体合作，双侧瞳孔等圆等大，直径约2.5mm，对光反射存在，四肢肌张力正常，肌力Ⅴ级，浅表感觉双侧对称、无明显异常，病理反射未引出。

实验室检查无明显异常。

影像学资料　（图1-10-1）

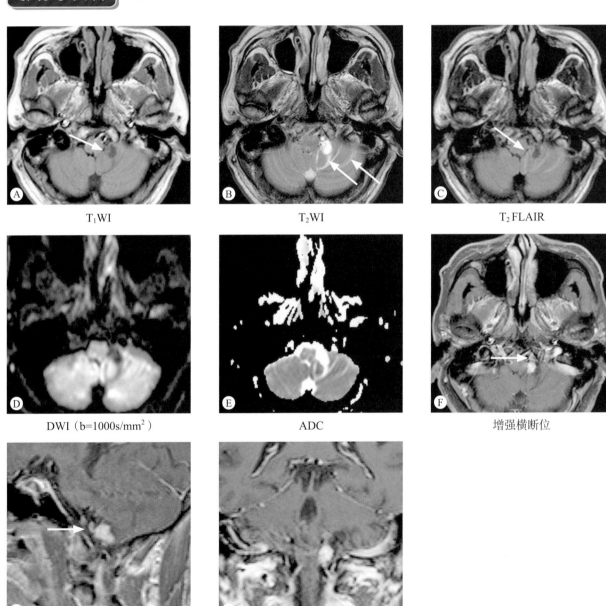

T₁WI

T₂WI

T₂ FLAIR

DWI（b=1000s/mm²）

ADC

增强横断位

增强矢状位

增强冠状位

图 1-10-1

诊断思路分析

一、定位征象

左侧小脑扁桃体区占位，病灶紧邻桥小脑脚池，主要定位征象有：

（1）直接征象：MRI 图像显示病灶主体位于左侧小脑半球扁桃体，与延髓左侧缘之间尚有窄带样间隙（图 1-10-1A、C 白箭），边界清晰，无明显侵犯征象。

（2）间接征象：左侧小脑半球邻近脑回肿胀，左侧小脑半球见"条纹征"（图 1-10-1B 白箭）。

综合上述征象，肿块定位于左侧小脑扁桃体。

二、定性征象

1. 基本征象　MRI 显示瘤呈囊实性，实性成分呈 T_1WI 稍低、T_2WI 稍高信号，囊性成分呈 T_1WI 低、T_2WI 高信号，DWI 实性成分未见明显弥散受限，增强扫描明显强化，邻近左侧小脑半球见斑片状水肿灶。

2. 特征性征象

（1）肿瘤多呈囊实性，囊性成分为主，可见实性附壁结节，增强扫描实性成分明显强化，提示血供丰富。

（2）强化结节周围见增粗、迂曲血管影（图 1-10-1F、G 白箭），提示血管源性肿瘤可能。

三、综合诊断

老年男性患者，颈椎 MRI 检查提示"左侧小脑半球异常信号影"，实验室检查无明显异常。影像学检查发现左侧小脑扁桃体占位，病灶呈囊实性肿块，可见明显强化附壁结节，周围见增粗、迂曲血管影。综合上述资料考虑为小脑扁桃体良性肿瘤性病变，血管母细胞瘤可能性大。

四、鉴别诊断

1. 毛细胞型星形细胞瘤　为小儿最常见的胶质瘤，WHO Ⅰ级，最常见于小脑，发病年龄多为出生后至 20 岁前，以 0~9 岁为高峰。常见症状为躯干共济失调、头痛、恶心、呕吐等。多为边界清晰、囊实混合以囊性为主的占位病变，周围很少见水肿和钙化，壁结节可较大，多朝向软脑膜方向，实性部分及壁结节呈稍长 T_1、稍长 T_2 信号，DWI 弥散不受限，增强明显不均匀强化，囊性包膜可见轻度环形强化。

2. 脉络丛乳头状瘤　儿童多见于侧脑室三角区，成人多位于第四脑室。肿瘤分泌脑脊液可造成脑积水。肿瘤边界清楚，边缘不光整，呈桑葚状、菜花状、分叶状或类圆形实性肿块，呈粗糙颗粒状。CT 呈等或稍高密度，可伴有钙化，囊变及坏死少见。MRI 上 T_1WI 呈等或稍低信号，T_2WI 及 T_2 FLAIR 呈高信号，增强呈明显强化，瘤体内可见桑葚状、细小颗粒状低强化区。

3. 室管膜瘤　年龄分布呈双峰样，好发于 1~5 岁儿童和 20~30 岁青年，男性多见。大多数起源于第四脑室底部，瘤周的脑脊液间隙多位于瘤体的后侧方，有沿第四脑室侧孔及中孔往外钻的习性，对周围的脑实质主要是压迫而不是浸润，钙化常见，可伴有出血、囊变和坏死。MRI 多为不均匀长 T_1、长 T_2 信号，DWI 多为等或略高信号，强化程度较高。

临床证据

1. 术中探查　牵拉小脑下极，暴露左侧小脑扁桃体，抬高左侧小脑扁桃体，见其腹侧贴近脑干处有一黄色占位，质稍韧，极易出血，即给予完整切除肿物，送冰冻病理，提示血管母细胞瘤。

2. 病理结果

镜下所见：肿瘤主要由大量形状不一的毛细血管和富于脂质的间质细胞构成，另见少量小脑组织（图 1-10-2）。

免疫组织化学：肿瘤组织（血管壁）Vim（+），CD34（+），F8（+），GFAP（−），NSE（−），EMA（−），Ki67index 约 5%。

结合 HE 形态和免疫组织化学及特殊染色结果，病变符合血管母细胞瘤。

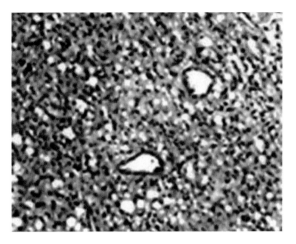

图 1-10-2

病例综述

血管母细胞瘤（hemangioblastoma，HB）起源于中胚层的胚胎组织，是一种少见又富含血管的中枢神经系统良性肿瘤，好发于幕下，其次为脑干及脊髓，亦可见于幕上。占颅内肿瘤的 1%～2%，占幕下肿瘤的 7%。HB 好发于成年人，发病高峰在 35～45 岁，男性多见，男女比为 2：1。

2021 年世界卫生组织（WHO）将其分类为血管来源的肿瘤，WHO 分级为 I 级。患者常见的临床症状包括缓慢进行性颅内压升高，伴有一侧小脑功能障碍，如头痛、头晕、行走不稳、恶心、呕吐及眼球震颤等，少数患者可有红细胞增多症。HB 可表现为大囊小结节型、实质型及单纯囊型，其中大囊小结节型最常见，且多发生于小脑半球；实质型少见，多发生于脑干、小脑蚓及脊髓。HB 的临床及典型影像学表现包括：

（1）好发于成年男性，常有缓慢进行性颅内压升高，伴有一侧小脑功能障碍。

（2）肿瘤常为单发，MRI 表现为大囊小结节征，囊腔张力高，边界清楚，边缘光整，囊腔常呈长 T_1、长 T_2 信号，T_2 FLAIR 呈等或稍低信号，壁结节小，附于一侧囊壁，T_1WI 呈低信号，T_2WI 呈稍高信号，但信号强度低于囊腔，壁结节内及瘤周可见异常血管流空影。

（3）增强扫描后壁结节显著均匀强化，囊液及囊壁不强化，瘤周多轻度水肿。

重要提示

本病例诊断核心点：左侧小脑扁桃体囊实性肿块，伴明显强化附壁结节及增粗、迂曲血管影，需要考虑 HB 可能。

（林文俊　唐润辉　蓝博文）

1-11 过渡型脑膜瘤

临床资料

女，55 岁。5 天前被家属发现口角歪斜，伴有伸舌左偏。发病时神志清楚，无呕吐，无肢体乏力，无抽搐，未予诊治。近2天患者自觉双下肢乏力，于当地医院就诊，行头颅CT提示右颞叶肿块。

实验室检查：糖化血红蛋白6.9%（↑）；余实验室检查无明显异常。

影像学资料 （图1-11-1）

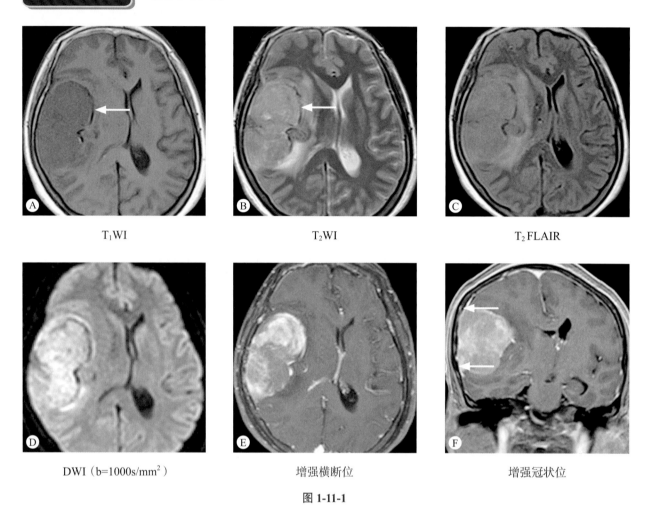

T₁WI   T₂WI   T₂FLAIR

DWI（b=1000s/mm²）   增强横断位   增强冠状位

图1-11-1

诊断思路分析

一、定位征象

本病例肿块位于右侧额顶部，达到大脑半球凸面，需要考虑脑内或脑外肿瘤。

（1）广基征：瘤体边缘呈广基底与右侧额顶部颅骨内板或硬脑膜紧密相连，邻近脑膜增厚、强化明显（图1-11-1F白箭）。

（2）脑回推压征、白质塌陷征：与肿瘤相接触的右侧额顶叶脑回弓状移位和压缩改变，脑组织受压向内侧移位，肿瘤使脑灰质下方呈指状突起的脑白质受压而变形。

（3）假包膜征、脑脊液间隔征：肿块与脑组织之间的一薄层结构为假包膜（图1-11-1A、B白箭），组织学上是脑脊液-血管周围间隙，该征象对确定肿块来源于脑外组织有特征性意义。

综上所述，本病例为右侧额顶部肿块，考虑颅内脑外占位。

二、定性征象

1. 基本征象   MRI显示T₁WI呈等稍低信号，T₂WI、T₂FLAIR呈等稍高信号（与脑灰质相比），增强后肿块明显强化，强化不均匀，可见斑片稍低强化影，邻近脑实质受压内移，并见斑片状 T_1WI 稍低、T_2WI 稍高信号水肿区。

2. 特征性征象

（1）肿块信号均匀，MRI 显示 T_1WI 呈等、稍低信号，T_2WI、T_2 FLAIR 呈等、稍高信号（与脑灰质相比）。

（2）增强后明显强化，且 DWI（b=1000s/mm²）呈稍高信号，提示肿瘤血供丰富、实质较密实。

（3）脑膜尾征：瘤体边缘呈广基底与右侧额顶部颅骨内板或硬脑膜紧密相连，邻近脑膜增厚、强化，提示脑膜来源或受累可能。

三、综合诊断

中老年女性，影像学检查发现右侧额顶部病变，定位为颅内脑外病变，平扫信号均匀，T_1WI 呈等、稍低信号，T_2WI、T_2 FLAIR 呈等、稍高信号（与脑灰质相比），增强后明显强化并见脑膜尾征。综合上述资料考虑为脑膜肿瘤可能性大。

四、鉴别诊断

1. 孤立性纤维性肿瘤 / 血管周细胞瘤　起源于毛细血管的 Zimmerman 细胞，好发于 35～55 岁，男性多见。多发生于颅内血供相对丰富区域，大脑幕上、矢状窦旁及小脑幕区常见，大部分为良性，10%～20% 为恶性或潜在恶性。MRI 表现为 T_1WI 等或稍低信号，T_2WI 呈特征性的等、低混杂信号。肿瘤血供丰富，增强扫描明显不均匀强化，特别是 T_2WI 低信号区明显强化较有特征性。肿瘤内钙化、出血、坏死及囊变少见，瘤周水肿较轻，少数病灶可见脑膜尾征及瘤周见供血血管影。MRI 上 T_2WI 的"黑白相间征"及显著不均匀强化的特点有助于诊断。

2. 原发性硬脑膜淋巴瘤（PDL）　原发性硬脑膜淋巴瘤属于原发性中枢神经系统淋巴瘤（PCNSL）的一个亚类，占 PCNSL 的比例不足 1%。影像学显示肿瘤沿脑膜呈匍匐状生长，CT 呈等或稍高密度，骨窗可见颅板毛糙或骨质破坏；MRI 显示 T_1WI 呈等或稍低信号，T_2WI 呈等或稍高信号，DWI 呈明显高信号，常伴明显的瘤周水肿。增强后肿瘤显著强化，邻近脑膜亦示强化，可呈"拖尾征"，较脑膜瘤的脑膜尾征范围更广。

3. 孤立性浆细胞瘤　颅骨孤立性浆细胞瘤起源于骨髓，中老年多见，无明显性别差异，好发于额顶骨、斜坡及蝶鞍。肿瘤边界清楚，CT 表现为稍高密度的实性肿块，呈溶骨性破坏、膨胀性生长，边缘无硬化，瘤内可见钙化。MRI 上肿瘤 T_1WI 及 T_2WI 信号与脑灰质相似，弥散受限，信号均匀，坏死或囊变均少见，增强后明显均匀强化，邻近脑膜可见线样强化，类似于硬膜尾征。

临床证据

1. 术中探查　探查见右侧额颞顶部部分硬脑膜被肿瘤侵犯，沿骨窗边缘约 0.3cm 环形剪开硬脑膜，显露肿瘤，位于右额颞部颅内脑外，基底部位于右额颞顶部硬脑膜，呈宽基底匍匐状，大小约 10.0cm×8.0cm，质较脆，色灰红，血供较丰富。

2. 病理结果

镜下所见：送检组织（右侧额顶部肿瘤）部分边界清晰，局部可见薄层纤维性包膜，肿瘤细胞较密集，呈梭形排列，胞质轻度嗜酸性，核卵圆形，无明显核仁，无分裂象（图 1-11-2）。

免疫组织化学：Vim（+），EMA（−），PR（−），S-100（−），Ki67index2%，CD56（+），NSE（−）。

结合 HE 形态和免疫组织化学及特殊染色结果，病变符合脑膜瘤（过渡型），WHO Ⅰ级。

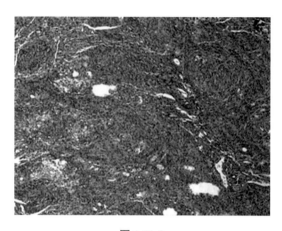

图 1-11-2

病例综述

脑膜瘤（meningioma）是颅内非神经上皮细胞来源的最常见肿瘤，其组织结构有很多变异，分类观点较多。WHO（2000 年）中枢神经系统肿瘤分类将脑膜瘤分为 15 个亚型，过渡型脑膜瘤是其中较常见的一个亚型，属于 WHO Ⅰ级肿瘤，具有脑膜皮细胞型和纤维型脑膜瘤间过渡的特点，血供丰富，常单发，膨胀性生长为主，40～60 岁中老年人常见。脑膜瘤的影像学表现主要包括：

（1）大部分病灶呈类圆形或椭圆形，部分呈分叶状，多数以广基底附着于硬膜上并有脑膜尾征，周围可见假包膜征。

（2）MRI 平扫大部分肿瘤 T_1WI 呈等、稍低信号，部分 T_1WI 呈均匀等信号。大部分 T_2WI 呈高、等、低分层混杂信号，部分呈均匀等信号。

（3）病灶结构成分多样，部分肿瘤可合并囊变、坏死、钙化、玻璃样变。

（4）增强后大部分肿瘤边界清楚，可见脑膜尾征，强化效应显著，部分瘤组织中可见到血管流空 T_1WI、T_2WI 低信号影；肿瘤可侵犯邻近颅骨骨质，部分瘤周无明显水肿或有轻到中度水肿。

重要提示

本病例诊断的核心在于肿瘤的定位。肿瘤具有广基征、假包膜征、脑脊液间隔征、脑回推压征、白质塌陷征等征象，结合肿瘤的信号及强化特点，可诊断为脑膜瘤。

（邹明洋　唐润辉　蓝博文）

1-12　脊索样脑膜瘤

临床资料

男，44 岁，头痛 1 个月伴左侧眼睑下垂 4 天。患者 1 个月前无明显诱因出现间断左颞部跳痛，伴有针刺感，每次发作约半小时。4 天前出现左侧眼睑下垂，伴有左眼颞侧视物模糊，左眼活动受限。专科检查：双侧瞳孔对光反射消失。左眼上视、下视、内侧运动均不能。四肢肌力及肌张力正常，生理反射存在，病理反射未引出。

实验室检查无明显异常。

影像学资料 （图 1-12-1）

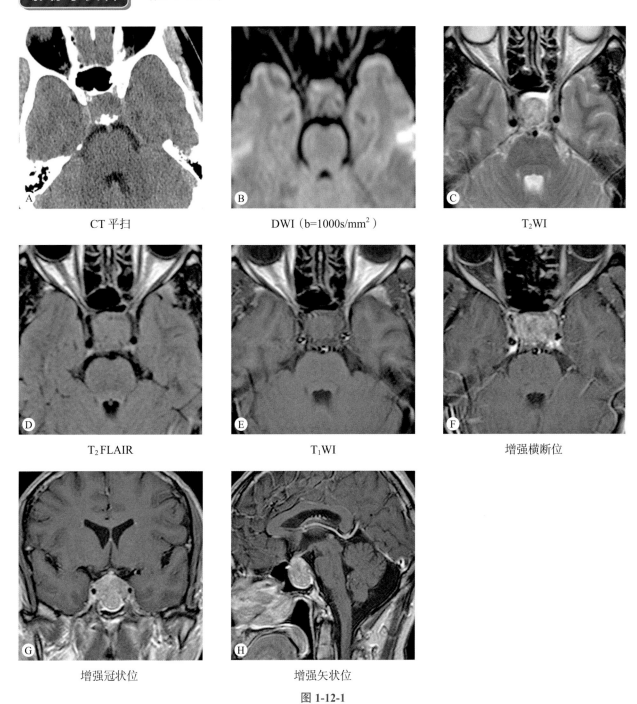

CT 平扫	DWI（b=1000s/mm²）	T₂WI
T₂FLAIR	T₁WI	增强横断位
增强冠状位	增强矢状位	

图 1-12-1

诊断思路分析

一、定位征象

本病例肿瘤位于鞍内及鞍上，蝶鞍明显增大、加深，鞍底骨质欠光整，视交叉受压上抬，垂体柄短缩，垂体观察不清，双侧海绵窦可见侵犯。

二、定性征象

1. 基本征象　CT平扫显示病灶呈实性，呈等及稍低密度，边界清晰，无明显钙化或骨化。MRI显示病灶T_1WI呈稍低信号、T_2WI呈稍高信号，内部见少许条状T_2WI低信号影，未见弥散受限，MRI增强扫描肿瘤不均匀明显强化，未见明显坏死及囊变区域，斜坡处可见脑膜尾征。

2. 特征性征象

（1）肿瘤位于鞍内及鞍上，呈实性，边缘清晰，侵犯垂体、海绵窦及邻近骨组织。

（2）T_1WI稍低信号，T_2WI稍高信号，未见弥散受限，增强扫描肿瘤不均匀强化，可见脑膜尾征。

三、综合诊断

中年男性患者，因头痛、左侧眼睑下垂发现鞍区占位，实验室检查无明显异常。影像学检查发现蝶鞍增大，定位在鞍内及鞍上，肿瘤侵犯海绵窦及鞍底，垂体正常结构消失，增强扫描见不均匀明显强化，可见脑膜尾征，未见转移征象。综合上述考虑为颅内脑外肿瘤性病变，Ⅰ或Ⅱ级脑膜瘤可能。

四、鉴别诊断

1. 垂体大腺瘤　中老年人多见，肿瘤起源于鞍内，较大时可导致蝶鞍增大，骨壁侵蚀，邻近海绵窦受侵。肿瘤向上生长时，因鞍膈束缚肿瘤，冠状面肿瘤呈葫芦状，称束腰征。肿瘤钙化少见，瘤体较大时可有坏死、囊变，增强扫描肿瘤囊壁或囊内实性成分不同程度强化。

2. 脊索瘤　斜坡是脊索瘤的好发部位。典型斜坡脊索瘤的特点为居中线区的肿块，鞍背、鞍底等颅底骨质破坏明显，内见钙化。由于肿瘤富含胶样物质、黏液、钙化以及小灶性出血和坏死等，肿瘤密度或信号混杂。T_2WI为不均匀高信号，T_1WI为等或低信号（出血或黏液可为高信号），增强后呈轻度至明显的不均匀强化，有时可观察到特征性的"颗粒状"强化表现。MRI矢状位上有时可见脊索瘤压迫脑桥腹侧形成"拇指状"凹陷。

3. 孤立性纤维性肿瘤/血管周细胞瘤　起源于毛细血管的Zimmerman细胞，好发于35～55岁，男性多见。多发生于颅内血供相对丰富区域，大脑幕上、矢状窦旁及小脑幕区常见，大部分为良性，10%～20%为恶性或潜在恶性。MRI表现为T_1WI等或稍低信号，T_2WI呈特征性的等、低混杂信号。肿瘤血供丰富，增强扫描明显不均匀强化，特别是T_2WI低信号区明显强化较有特征性。肿瘤内钙化、出血、坏死及囊变少见，瘤周水肿较轻，少数病灶可见脑膜尾征及瘤周见供血血管影。MRI上T_2WI的"黑白相间征"及显著不均匀强化的特点有助于诊断。

临床证据

1. 术中探查　肿瘤组织呈灰白色，质地尚软，血供一般，肿瘤侵犯鞍底突入蝶窦，长入斜坡及海绵窦且部分斜坡骨质破坏。

2. 病理结果

镜下所见：鞍区占位考虑脊索样脑膜瘤（WHOⅡ级）（图1-12-2）。

免疫组织化学：CK（+）、EMA（+）、Vim（-）、Syn（-）、CgA（-）、S100（-）、PR（-）、Ki67index约10%。

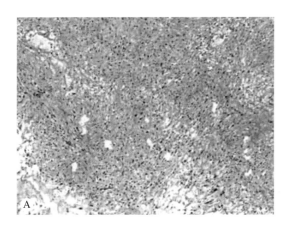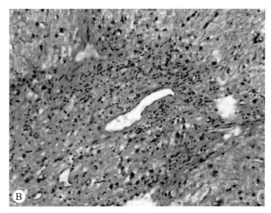

图 1-12-2

病例综述

脑膜瘤起源于蛛网膜帽细胞，是颅内最常见肿瘤病变，分为 15 个亚型，其中脊索样脑膜瘤（chordoid meningioma，CM）是一种少见的特殊类型，被归为 CNS WHO Ⅱ级，具有较高的侵袭性和复发率。病理上由脊索瘤样区和经典脑膜瘤区组成，具有丰富的细胞外黏液基质，部分细胞的胞质空泡化，细胞内外间隙增大使水分子扩散受限不明显。CM 可发生于任何年龄，成年人多见，无明显性别差异，少数年轻患者可伴血液系统异常或 Castleman 病。临床症状无特异性，主要是原发肿瘤占位效应或侵袭周围结构导致的相关症状。好发部位为鞍结节、蝶骨嵴、斜坡、海绵窦等中线区，大脑凸面较少见。CM 的临床及影像特点主要包括：

（1）多见于成年人，无性别差异。好发于幕上，常见于鞍结节、蝶骨嵴等中线区。

（2）病理学上，肿瘤间质富含嗜碱性黏液的脊索样区及局灶性典型脑膜瘤区。

（3）CT 平扫呈等或稍低密度，T_1WI 呈等或稍低信号，T_2WI 呈等或稍高信号，T_2 FLAIR 呈稍高信号，无明显弥散受限，增强扫描明显不均匀强化，常见脑膜尾征。

（4）肿瘤存在较高的侵袭性，邻近骨质可见破坏，但较少侵犯脑实质；术后容易复发。

重要提示

本病例诊断核心点：肿瘤位于鞍区及鞍上中线区，边界清晰，脑膜尾征明显，垂体、鞍底及海绵窦受侵，结合特征性影像征象和临床表现，可考虑 CM。

（叶新苗 唐润辉 蓝博文）

1-13 桥小脑角脑膜瘤

临床资料

女，49 岁。6 个月前无明显诱因开始出现头晕，站立时明显，发作时眼前视物模糊感，站立不稳。后患者头晕症状较前加重，出现左侧额部、眼眶及颌面部麻木不适，舌体合并麻木不适，味觉减退。近 1 个月来患者出现行走不稳，行动较前迟缓。

实验室检查：血小板计数 $314 \times 10^9/L$（↑）；余实验室检查无明显异常。

影像学资料 （图 1-13-1）

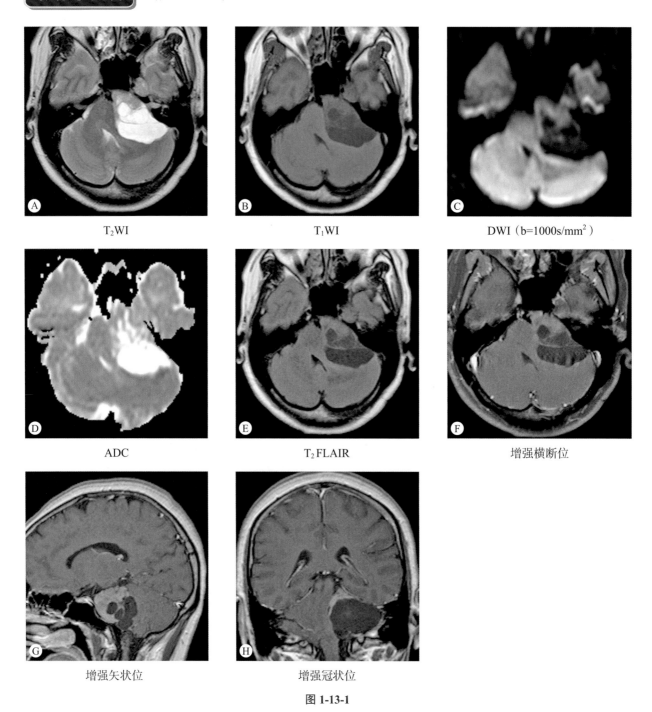

T₂WI

T₁WI

DWI（b=1000s/mm²）

ADC

T₂FLAIR

增强横断位

增强矢状位

增强冠状位

图 1-13-1

诊断思路分析

一、定位征象

本病例肿块位于左侧桥小脑角区，需要分析病变来源于脑外还是脑内。

（1）脑实质推压征：各方位 MRI 图像显示左侧小脑半球及脑干受推压，分别向后方、向右侧方移位，第四脑室受压变形。

（2）脑脊液间隔征：肿块边缘与受压脑组织之间可见 T_1WI 低、T_2WI 高信号的脑脊液征，该征象对确定肿块来源于脑外组织有特征性意义。

（3）与岩骨后壁呈宽基底相贴，听神经无增粗。

综上提示肿块定位于左侧桥小脑区，脑外组织来源可能。

二、定性征象

1.基本征象 左侧桥小脑角区囊实性肿块，实性成分呈 T_1WI 稍低、T_2WI 稍高信号，实性成分中度强化，囊性成分无强化。

2.特征性征象

（1）无跨越中、后颅窝，内听道无扩大，三叉神经及听神经无增粗，提示非三叉神经或听神经来源肿瘤可能。

（2）DWI提示肿块无扩散受限，提示为偏良性肿瘤。

三、综合诊断

中老年女性，头晕、视物模糊，站立不稳6个月。影像学检查发现左侧桥小脑角区囊实性占位，定位为脑外病变，无跨越中、后颅窝，内听道无扩大，三叉神经及听神经无增粗，肿块无弥散受限，增强后实性成分中等强化。综合上述资料考虑为脑膜肿瘤可能。

四、鉴别诊断

1.听神经瘤 肿瘤以内听道为中心生长，病侧神经增粗与肿瘤相连，增粗的神经根与肿瘤信号及增强特点相仿，肿瘤 T_1WI 呈等低信号，T_2WI 呈稍高信号，多数伴有不同程度的坏死或囊变区，增强扫描实性部分显著强化。

2.三叉神经瘤 跨中、后颅窝生长，呈"哑铃状"，中央凹陷部分的颞骨骨质破坏吸收，同时与肿块相连的三叉神经根增粗。位于桥小脑角区的三叉神经一般起源于三叉神经根部或起源于半月节向根部发展，跨过岩骨尖进入后颅窝。

3.表皮样囊肿 CT主要表现为不规则低密度影，MRI表现为 T_1WI 低、T_2WI 高信号，T_2 FLAIR呈不均匀等信号，DWI呈现特征性的高信号，增强无明显强化。

4.幕下室管膜瘤 多位于第四脑室，年龄分布呈双峰样，好发于1～5岁儿童和20～30岁青年，男性多见。大多数起源于第四脑室底部，瘤周的脑脊液间隙多位于瘤体的后侧方，有沿第四脑室侧孔及中孔往外钻的习性，对周围的脑实质主要是压迫而不是浸润，钙化常见，可伴有出血、囊变和坏死。MRI多为不均匀长 T_1、长 T_2 信号，DWI多为等或略高信号，强化程度较高。

临床证据

1.术中探查 仔细探入桥小脑角区，暴露手术野，显露小脑、天幕，可见岩静脉、岩上窦、小脑后下动脉，探及肿物较大，色灰白、表面光滑、边界清晰。切开肿瘤，行瘤内部分切除，见血供一般，质地韧，取样送检冰冻病理检查。面、听神经位于肿瘤内下方，予游离保护；三叉神经位于肿瘤上方，呈束状分散，部分已破坏。深面部分与脑干毗邻，之间有包膜隔开，将肿瘤完整切除，创面彻底止血处理。

2.病理结果

镜下所见：左侧桥小脑占位符合脑膜瘤（WHO Ⅰ级）（图1-13-2）。

免疫组织化学：瘤细胞 Vim（+），EMA（+），S100、P53、GFAP 均（-），Ki67 index 5%。

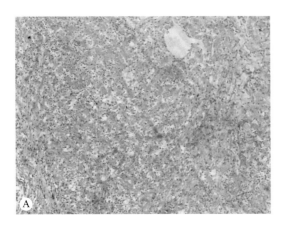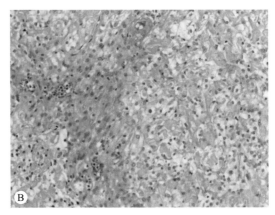

图 1-13-2

病例综述

　　桥小脑角区脑膜瘤是桥小脑角区第二好发的肿瘤，好发于成年女性，男女比为 1：3。绝大多数脑膜瘤起源于蛛网膜粒的帽状细胞，与第 22 对染色体长臂的缺失有关，与神经纤维瘤 II 型的发病机制相关。桥小脑角区脑膜瘤的影像学表现主要包括：

　　（1）肿块广基底与岩骨后壁或硬膜相连。

　　（2）CT 显示等或高密度，可见沙砾状或团状钙化，可伴有邻近骨吸收和 / 或硬化。

　　（3）MRI 显示等或稍长 T_1、等或稍长 T_2 信号，邻近脑实质受压、移位，瘤脑间可见脑脊液间隙。

　　（4）增强检查显示明显均匀强化，较大病灶强化可不均匀，常见硬膜尾征。

重要提示

　　桥小脑角区的肿瘤大多数是脑外来源的占位，但个别的也会出现脑内占位突向桥小脑角区，所以首先需要定位是脑内还是脑外，可以从脑脊液间隙、脑表面血管移位、脑皮质受压移位、邻近的颅骨反应等情况来鉴别。在确定组织学来源方面，从内听道是否受累，是否跨中、后颅窝，三叉神经根是否增粗，岩骨受侵犯情况及脑膜尾征就可以把这个区域大多数的肿瘤区分开来。

（邹明洋　唐润辉　蓝博文）

1-14　侵袭性垂体腺瘤

临床资料

　　女，54 岁。患者 20 余年前在外院体检发现鞍区占位，5 年前无明显诱因出现间断头晕，近 3 年患者自觉双眼视力下降，伴记忆力减退，未予诊治。专科检查无明显异常。

　　实验室检查：性激素 7 项显示黄体生成素 <0.100mU/ml（↓），雌二醇 <5.00mU/ml（↓），孕酮 <0.050ng/ml（↓），催乳素测定 >470.0ng/ml（↑）；皮质醇测定（0 时、8 时、16 时），甲状腺功能 6 项等其他实验室检查无明显异常。

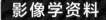 （图 1-14-1）

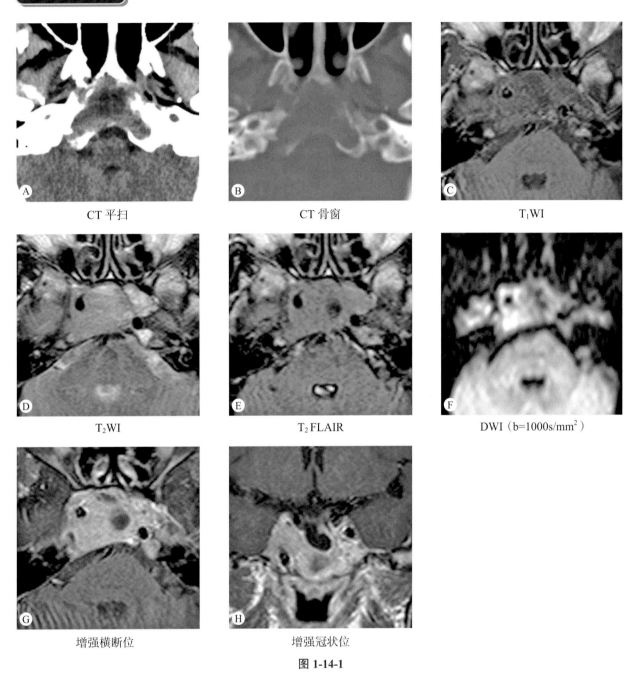

图 1-14-1

诊断思路分析

一、定位征象

本病例病变定位于鞍区，因正常垂体结构未见显示，且斜坡可见大片骨质破坏，需要分析病变来源于鞍区垂体还是斜坡骨质。

1. 鞍区垂体来源的征象

（1）正常垂体结构未见显示，肿块与垂体结构分界不清。

（2）肿块包绕右侧海绵窦、垂体柄中下段生长，垂体柄明显左移，视交叉结构显示清楚，主要以推压为主。

2. 斜坡骨质来源的征象

（1）骨质破坏征：沿斜坡膨胀性改变，骨质破坏，内见肿块生长影。

（2）肿块边缘可见变薄的皮质，肿块前缘、下缘突破骨质突入蝶窦，并与鼻中隔后部分界不清。

综合上述征象，肿块定位于鞍区垂体，侵犯周围结构（海绵窦、垂体柄、鼻中隔后部、斜坡骨质）。鉴别斜坡骨质来源肿块突破骨质侵犯鞍区结构可能。

二、定性征象

1. 基本征象　CT 平扫显示病灶呈不均匀等、低密度影，未见明显钙化；MRI 显示 T_1WI 呈等、稍低，T_2WI 呈稍高、高信号，增强后明显强化，强化不均匀，可见条片状无强化坏死囊变区。

2. 特征性征象

（1）肿瘤内部信号混杂，主体部分在 T_2WI、T_2 FLAIR 信号类似于皮质信号，且 DWI（b=1000s/mm^2）显示为高信号，提示肿块主体弥散受限。

（2）肿块包绕右侧海绵窦生长，右侧颈内动脉海绵窦段管腔较左侧稍变窄，提示侵犯可能。

（3）斜坡骨质大部轮廓尚存，轻度膨胀性改变，前缘皮质结构显示不清，后缘及两侧皮质变薄，但走行延续；斜坡、鞍结节明显骨质破坏，鞍底明显下陷，肿块突破骨质进入蝶窦。

以上征象提示肿块自鞍区生长突破鞍底侵犯颅底斜坡骨质可能性大。

三、综合诊断

中老年女性，体检发现鞍区占位 20 余年，间断头晕 5 年，双眼视力下降 3 年。影像学检查发现鞍区与垂体结构分界不清的肿块，包绕右侧海绵窦生长，斜坡骨质大部轮廓尚存，病灶内未见明显钙化。结合垂体相关激素异常，考虑为垂体来源肿瘤侵犯周围结构（海绵窦、垂体柄、鼻中隔后部、斜坡骨质），侵袭性垂体腺瘤可能性大。

四、鉴别诊断

1. 孤立性浆细胞瘤　颅骨孤立性浆细胞瘤起源于骨髓，中老年多见，无明显性别差异，好发于额顶骨、斜坡及蝶鞍。肿瘤边界清楚，CT 表现为稍高密度的实性肿块，呈溶骨性破坏、膨胀性生长，边缘无硬化，瘤内可见钙化。MRI 上显示肿瘤 T_1WI 及 T_2WI 信号与脑灰质相似，弥散受限，信号均匀，坏死或囊变均少见，增强后明显均匀强化，邻近脑膜可见线样强化，类似于硬膜尾征。

2. 脊索瘤　斜坡是脊索瘤的第二好发部位。典型的斜坡脊索瘤为居中线区的肿块，鞍背、鞍底等颅底骨质破坏明显，内见钙化。由于肿瘤富含胶样物质、黏液、钙化及小灶性出血和坏死等，肿瘤密度或信号混杂。T_2WI 为不均匀高信号，T_1WI 为等或低信号（出血或黏液可为高信号），增强后呈轻度至明显的不均匀强化，有时可观察到特征性的"颗粒状"强化表现。MRI 矢状位上有时可见脊索瘤压迫脑桥腹侧形成"拇指状"凹陷。

3. 软骨肉瘤　好发于颅底软骨（蝶骨、斜坡、岩骨）结合处，表现为分叶状、膨胀性生长的肿块，边界清楚，密度或信号不均。钙化为其特征，表现为点状或弧形钙化。由于肿瘤富含黏液基质，T_2WI 表现为不均匀高信号，T_1WI 为低信号，增强扫描呈"花瓣"状分隔样强化，邻近颅底骨质呈虫蚀状破坏。

临床证据

1. 术中探查　经鼻蝶窦入路打开蝶窦前壁，可见肿瘤侵犯长入蝶窦，向后生长并破坏斜坡，肿瘤呈淡灰红色，质软，血供一般，取瘤钳夹取部分病变组织送冰冻病理检查，刮圈配合吸引器，分块切除蝶窦内及斜坡区肿瘤，暴露鞍底，咬开扩大鞍底，用刮圈配合吸引器刮除病变组织，注意垂体柄等结构。

2. 病理结果

镜下所见：鞍区及斜坡占位符合垂体腺瘤（图 1-14-2）。

免疫组织化学：弥漫或乳头状排列小圆形肿瘤细胞 CK（弱 +）、Syn（+）、NSE（+）、EMA（部分 +）、Vim（部分 +）、CEA（-），E-cad（+），S-100（-），CgA（-），Ki67index 约 2%。

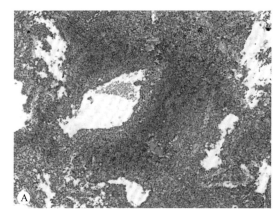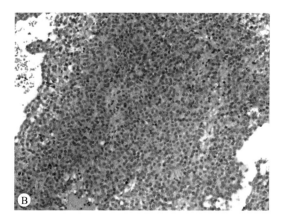

图 1-14-2

病例综述

侵袭性垂体腺瘤（invasive pituitary adenomas，IPA），指垂体腺瘤突破包膜生长并侵犯邻近结构。IPA 在组织学和生物学上多为良性，但具有向周围正常结构包括颅骨、硬脑膜、海绵窦、蝶窦、鞍上、鞍旁等侵袭性生长的特点，若手术没有完全切除，肿瘤极易复发，且病死率高。与普通垂体腺瘤相比，IPA 的发病年龄、临床症状无明显区别，其症状主要为肿瘤占位效应所致的非特异性头痛、头晕、视力下降、视野障碍等。由于瘤体一般较大，肿瘤卒中的发生率高。IPA 可伴有内分泌紊乱，多见无功能腺瘤和催乳素腺瘤。IPA 的影像表现主要包括：

（1）多呈类椭圆形或不规则分叶状肿块，MRI 平扫呈 T_1WI 等信号，T_2WI 等或稍高信号，肿瘤中心可发生坏死、囊变、出血。

（2）肿瘤向上生长时，视交叉及垂体柄可受压移位，视交叉隐窝及漏斗隐窝变形或消失，肿瘤突破鞍膈可呈哑铃形、雪人征；向下侵袭可使蝶鞍扩大，鞍背、鞍结节等骨质破坏，鞍底下陷，并突破骨质进入蝶窦、筛窦甚至鼻腔内。

（3）侵袭海绵窦时可见正常海绵窦结构消失，颈内动脉管径缩小变窄。

（4）当肿瘤组织向周围脑实质内浸润时，要高度怀疑垂体瘤浸润。

重要提示

本病例诊断的核心在于肿块起源的定位。本病例中鞍区肿块与垂体不可区分，向上侵犯垂体柄中下段、向右侧包绕海绵窦，鞍底明显下陷，斜坡及蝶窦破坏，结合实验室检查内分泌激素指标异常，高度提示该肿块自垂体起源并侵犯周围结构。此外 CT 显示肿瘤未见明显钙化，平扫密度不高，T_2WI 显示肿块主体信号不高，可与孤立性浆细胞瘤、脊索瘤、软骨肉瘤等进行鉴别。

（马伟琼　唐润辉　蓝博文）

1-15 异位脑膜瘤

临床资料

　　女，67岁，右眼无痛性视力下降2个月。患者2个月前无明显诱因突发右眼视力下降，伴有头晕，眼前黑影飘动、闪光感，无眼红、眼痛、发痒、畏光、流泪，无恶心、呕吐等。专科检查：右侧球结膜充血，玻璃体轻度混浊，右侧眼底见视盘边界清、色淡红，黄斑中心凹光反射不清。双眼B超见双眼玻璃体混浊。

　　实验室检查：血红蛋白98g/L（↓），白细胞计数3.47×10^9/L（↓），丙氨酸氨基转移酶100U/L（↑）；余实验室检查无明显异常。

影像学资料　　（图1-15-1）

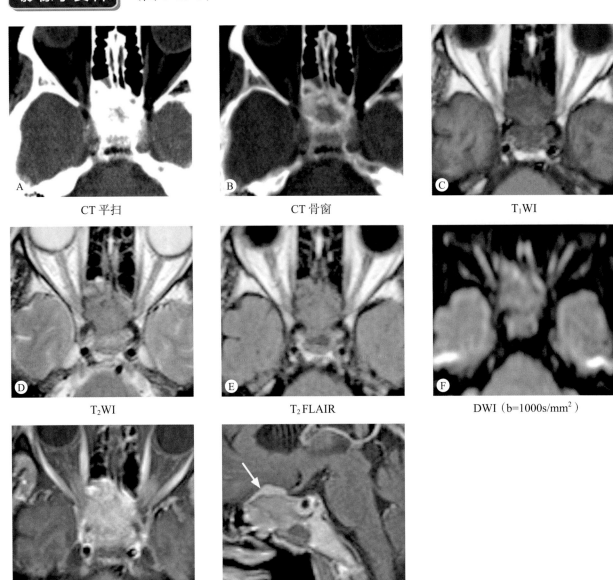

图 1-15-1

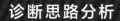
诊断思路分析

一、定位征象

本例软组织肿块主体位于蝶窦，向前突向后组筛窦，蝶窦后壁骨质完整，侧壁海绵窦结构未见异常，下壁鼻咽黏膜无增厚，顶部脑实质未见明显受累。综上，肿块倾向来源于蝶窦。

二、定性征象

1. 基本征象　蝶窦见结节状软组织密度影、突向后组筛窦，CT 密度较高，邻近骨质增生、硬化明显，右侧视神经管变窄；T_1WI 呈等信号，T_2WI 及 T_2 FLAIR 为等、稍高信号，DWI 呈等信号，增强扫描呈中等均匀强化。

2. 特征性征象

（1）肿块信号均匀，T_1WI、T_2WI 及 T_2 FLAIR 以等信号为主。

（2）增强后中等均匀强化，且 DWI 呈等信号，提示肿块无扩散受限。

（3）蝶窦骨质增生、硬化，致右侧视神经管狭窄、视神经受压引起视力下降，提示倾向良性肿瘤。

（4）脑膜尾征：颅底脑膜增厚、强化（图 1-15-1H 白箭），提示脑膜受累可能。

三、综合诊断

中老年女性，右眼无痛性视力下降 2 个月。影像学检查发现蝶窦病变，信号均匀，蝶窦骨质增生硬化明显，肿块无弥散受限，增强后均匀强化并见脑膜尾征，综合上述资料考虑为蝶窦良性肿瘤，异位脑膜瘤可能性大。

四、鉴别诊断

1. 慢性蝶窦炎　蝶窦黏膜增厚，可见积脓积液，受持续性炎症刺激可导致窦腔骨壁硬化增厚，一般无软组织肿块形成。

2. 骨化性纤维瘤　青少年男性多见，常表现为混杂密度肿块，可见骨化影及相对低密度而均质的软组织肿块影，外形不规则或呈分叶状，无囊变区，强化程度相对较轻。

3. 血管瘤　多见于鼻腔，鼻窦者较少见。常反复出血，有时可见高密度静脉石，增强扫描可见明显强化，部分可见粗大的引流血管。

4. 蝶窦恶性肿瘤　常表现为形态不规则的软组织肿块影，常有骨质破坏，鳞癌呈浸润性破坏，窦腔扩大不明显；囊腺癌呈膨胀性骨质吸收，窦腔扩大，呈多囊状改变，并可沿视神经呈跳跃不规则条束状生长，增强扫描肿瘤中度不均匀强化。

临床证据

1. 术中探查　取右侧单鼻孔入路，先予肾上腺素盐水棉片收缩鼻腔黏膜，置入鼻窥撑开鼻腔，找到中鼻甲，再次碘伏消毒术野。导入观察镜，于神经内镜下操作。在中鼻甲相对应处向下切开鼻中隔黏膜，长约 2.0cm，剥离鼻中隔黏膜，见蝶窦前壁，磨除蝶窦前壁并扩大骨窗，见肿瘤侵犯长入蝶窦，探查见肿瘤质硬，钙化明显，并夹杂有少量灰白色鱼肉样组织，血供不丰富，取瘤钳夹取部分病变组织送冰冻病理检查示脑膜瘤（WHO Ⅰ级）。磨头配合吸引器、刮圈分块切除蝶窦内肿瘤，向前开放后组筛窦，辨认右侧视神经管并磨开视神经管下壁及部分外侧壁，小心保护视神经。考虑肿瘤骨化明显，与周围组织界限不清全切困难，为避免过多骚扰正常组织决定予残留部分肿瘤组织，出血点予棉片压迫止血后，再取明胶海绵填塞修补瘤腔和鞍底、蝶窦，止血效果良好。

2.病理结果

镜下所见：鞍区占位符合脑膜瘤（WHO Ⅰ级）(图 1-15-2)。

免疫组织化学：瘤细胞 EMA（+）、Vim（+）、PR（+），余 GFAP、S-100、P53 均（－），Ki67index<2%。

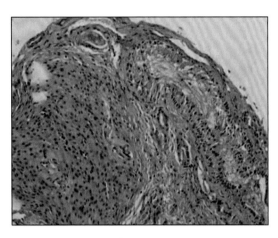

图 1-15-2

病例综述

脑膜瘤是中枢神经系统的常见肿瘤，一般诊断可能来源于硬膜成纤维细胞或软脑膜细胞，大部分来自蛛网膜细胞。异位脑膜瘤（ectopic meningioma，EM）比较罕见，仅占脑膜瘤的 1%～2%，大部分为个例报道，以中年较多，女性多于男性。好发部位依次为眼眶内、头皮及皮下组织、颅骨、鼻窦、鼻腔、脑实质内、硬脑膜外、腮腺、胸腔、肾上腺、手指等。EM 影像学表现与其发生部位及病理类型有关，影像学表现不典型时容易误诊，不同部位的 EM 表现为：

（1）鼻旁窦异位脑膜瘤：CT 表现为较高的混杂密度影，灶周有环形骨化，瘤体可出现条片状不规则钙化灶。MRI 肿瘤实性部分呈等 T_1、等 T_2 信号，钙化呈长 T_1、短 T_2 信号，增强后呈中等显著强化。

（2）颅骨异位脑膜瘤：常见骨质增生，少见膨胀性改变或溶骨性破坏。增生性的异位脑膜瘤 T_1WI 和 T_2WI 均表现为低信号；溶骨性破坏的异位脑膜瘤 T_1WI 表现为与大脑皮层相似的信号强度，可不均匀，T_2WI 为高信号，增强扫描肿块呈明显强化。

（3）眼眶内的异位脑膜瘤：CT 可见贴附或包绕视神经的圆形或椭圆形的肿块，平扫呈均匀略高密度，部分可见瘤内钙化，边界清晰锐利。MRI 表现 T_1WI 呈等或略低信号，T_2WI 为等或略高信号影，信号均匀，边界清晰，增强扫描肿块呈均匀明显强化，轴位像上可见"双轨征"。

重要提示

本病例诊断核心点：蝶窦肿块信号均匀，邻近骨质增生、硬化，增强后均匀强化并见脑膜尾征，结合临床上因蝶窦骨质增生、硬化可引起右侧视神经管狭窄、视神经受压，导致患者视力减退，可考虑 EM 的诊断。

（唐润辉　代海洋　蓝博文）

1-16 颅底软骨样脊索瘤

临床资料

男，33 岁，右眼视力下降 1 年余。患者 1 年前无明显诱因出现右眼视力下降、视物模糊，无眼痛、发痒、畏光等不适。专科检查：右眼裸眼视力 250 度近视，矫正后无改善。OCT（光学相干断层扫描）、VEP（视觉诱发电位）显示双侧视神经受损。

实验室检查：性激素 7 项显示催乳素测定 >16.71ng/ml（↑）。

影像学资料 （图 1-16-1）

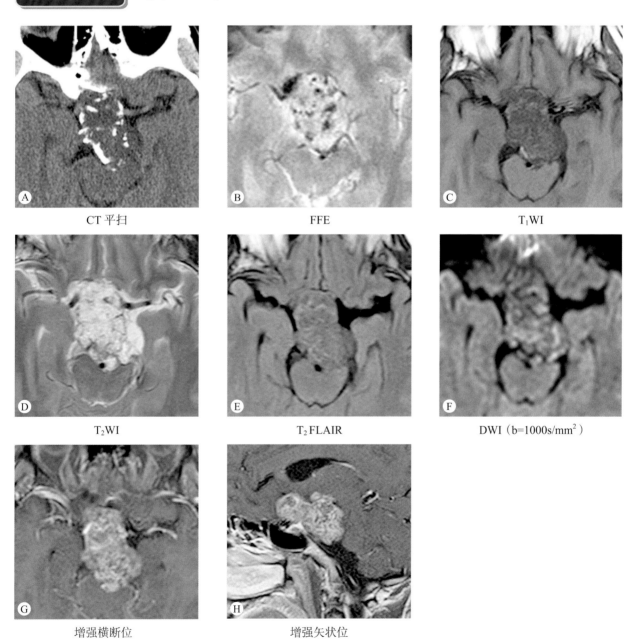

图 1-16-1

诊断思路分析

一、定位征象

本例肿块位于中颅底斜坡上方，鞍结节和垂体漏斗结构显示不清，并向鞍上生长推压视交叉上抬。主要定位征象有：

1.肿块紧贴斜坡背面生长，前方可见正常垂体结构，斜坡轮廓存在，骨质未见破坏。

2.肿块呈前后方向生长，大部向后突入桥前池，局部推压脑桥腹侧形成"拇指状"凹陷。

3.视交叉被推压上抬，鞍结节和垂体漏斗结构显示不清。

综合上述征象，肿块定位于中颅底斜坡背面，起源于斜坡可能大。

二、定性征象

1.基本征象　CT平扫显示病灶呈稍低密度，内见多发斑片状钙化影，以外周边缘分布为主。钙化在FFE显示为低信号；MRI显示病灶主体为T_1WI低、T_2WI高信号，增强后中度强化，强化不均匀。肿块虽以宽基底紧贴斜坡背面硬脊膜，但未见明显脑膜尾征。

2.特征性征象

（1）肿瘤主体T_2WI呈明显高信号，类似于脑脊液信号，增强扫描呈中度强化，该T_2WI高信号可能与肿瘤内部富含黏液成分有关。

（2）病灶呈分叶状生长，局部推压脑桥腹侧形成"拇指状"凹陷。CT显示病灶内多发钙化，MRI显示信号混杂，增强扫描内见多发斑点、小结节状低信号区，呈"颗粒状""蜂房状"强化。

三、综合诊断

青年男性，右眼视力下降1年余。影像学检查发现斜坡背面宽基底占位，局部推压脑桥腹侧形成"拇指状"凹陷。病灶信号混杂，内见多发钙化和富黏液成分，增强扫描呈"颗粒状"强化，首先考虑颅内脊索瘤，需与脊索瘤样脑膜瘤、鞍上（鞍结节和垂体漏斗）起源颅咽管瘤鉴别。

四、鉴别诊断

1.颅咽管瘤　多发生在鞍区，5～14岁儿童及65～74岁老年人多见。钙化是颅咽管瘤的重要特征，约75%的颅咽管瘤可见微小钙化。实性颅咽管瘤呈高、低相间的混杂信号，在T_2WI和T_1WI增强上表现为"椒盐征"。由于肿瘤细胞位于疏松的结缔组织中，水分子扩散不受限，在DWI上表现为均匀的低信号。

2.脊索样脑膜瘤　常位于后颅窝斜坡中线或近垂体缘，MRI常表现为T_1WI及T_2WI等信号，增强扫描呈明显均匀强化。当肿瘤细胞间质黏液样变时，信号类似于脊索瘤。在增强上见到脑膜尾征是其较特征表现。

3.软骨肉瘤　好发于颅底软骨（蝶骨、斜坡、岩骨）结合处，表现为分叶状、膨胀性生长的肿块，边界清楚，密度或信号不均。钙化为其特征，表现为点状或弧形钙化。由于肿瘤富含黏液基质，T_2WI表现为不均匀高信号，T_1WI为低信号，增强扫描呈"花瓣"状分隔样强化，邻近颅底骨质呈虫蚀状破坏。有研究认为软骨肉瘤的ADC值显著高于脊索瘤。

4.鞍区生殖细胞瘤　多见于儿童及青少年，成人少见。起源于第三脑室漏斗部或垂体柄，典型表现为"三联征"，即尿崩症、视力减退和垂体功能低下。早期主要表现为垂体柄增粗，垂体后叶短T_1信号消失；后期逐渐形成肿块，累及垂体后叶、下丘脑部分结构，病灶较大时出现特征性分隔、蜂房状小囊变。密度及信号较均匀，钙化少见，CT为较高密度，T_1WI呈等或稍低信号，T_2WI呈稍高信号，增强呈明显强化。

临床证据

1.术中探查 显微镜下分离,打开侧裂池、视交叉池、终板池、颈动脉池以及右侧颈动脉池、视交叉池,于左侧第一、二、三间隙,斜坡及右侧第一、二间隙均可见肿物,质韧,血供丰富,并见局部骨化、钙化样物,质硬,与肿物其余部分粘连紧密,呈"混凝土"样改变。视交叉及双侧视神经被肿物上顶,隆起,变薄,颜色偏苍白;左侧动眼神经被肿物压迫,迂曲变薄。切除肿物过程中考虑第一间隙与第三脑室底-下丘脑联系紧密,未经该处行肿瘤切除,以免损伤下丘脑功能。

2.病理结果

镜下所见:肿瘤细胞小团状、散在排列,胞质内见大小不等的空泡,细胞周形成软骨细胞样陷窝,细胞间见软骨黏液样基质,未见核分裂象(图1-16-2)。

免疫组织化学:肿瘤细胞CK(+),Vim(+),S-100(+),EMA(+)。

结合HE形态和免疫组织化学,病变符合软骨样脊索瘤,WHO I级。

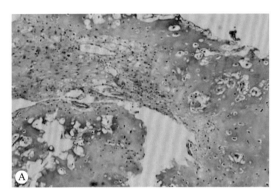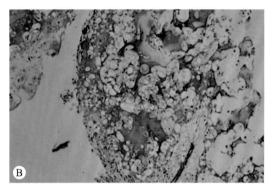

图 1-16-2

病例综述

脊索瘤(chordoma)是起源于胚胎时期残余脊索的低度恶性肿瘤。好发年龄为40岁以上,其中骶尾部肿瘤以中老年人为主,蝶枕部以年轻人为主,男女发病比例约为1.8∶1。肿瘤生长缓慢,可发生于脊柱中轴任何部位,好发于脊柱两端,即骶尾部(50%)中线区及颅底蝶枕软骨结合处(35%)、颈椎(10%)、胸腰椎(5%),极少数见于中轴骨以外的部位。脊索瘤按肿瘤细胞分化程度和形态学特点分为3个亚型,即经典型、软骨样型和去分化型。其中,经典型和软骨样型预后较好,去分化型少见且侵袭性强、预后差。脊索瘤的临床表现与肿瘤大小及生长方式有关,疼痛为最早症状,位于蝶枕部的脊索瘤常致颅内压增高和周围结构侵犯,表现为头痛、视力模糊等神经症状。脊索瘤的影像学表现有:

(1)CT表现为类圆形、分叶状边界清晰的软组织肿块,受累椎体或斜坡呈膨胀性溶骨性破坏,多为混杂密度或等密度,病灶内可见散在分布的钙化或骨化影,40%~60%可见边缘硬化。

(2)MRI信号混杂,T_2WI呈显著高信号,其内可见低信号间隔影;T_1WI呈等或稍低信号,其内出现高信号可能为出血或含黏液蛋白成分所致。

(3)增强扫描肿瘤呈轻度至中度不均匀持续强化,多呈"蜂房状""颗粒状"改变。

重要提示

本病例诊断核心点:颅底斜坡上方分叶状生长肿块,局部推压脑桥腹侧形成"拇指状"凹陷;病灶信号混杂,内见多发钙化和富黏液成分,增强扫描呈"颗粒状"强化,以上特征高度提示脊索瘤的诊断。

(马伟琼 唐润辉 杨健)

1-17　颅咽管瘤（成釉细胞型）

临床资料

　　男，40岁。患者1个月前无明显诱因出现头晕，呈天旋地转感，与体位及头位改变无关，每次持续10～20分钟，闭目不减轻，休息片刻后可稍缓解。有视物模糊，无复视、视野缺损。伴有头痛，程度较轻，额颞极明显，每次持续约数分钟，可自行缓解。

　　实验室检查无明显异常。

影像学资料　（图 1-17-1）

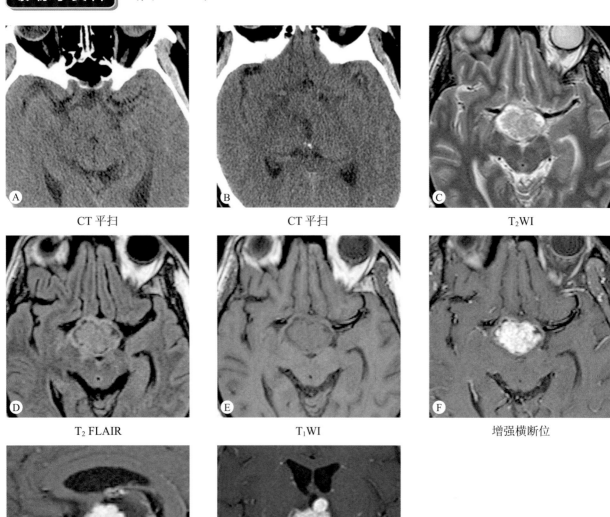

CT 平扫　　　　　　　　　CT 平扫　　　　　　　　　T₂WI

T₂ FLAIR　　　　　　　　　T₁WI　　　　　　　　　增强横断位

增强矢状位　　　　　　　　增强冠状位

图 1-17-1

诊断思路分析

一、定位征象

本病例肿块位于鞍上，向上突入第三脑室，向后压迫中脑，与中脑及第三脑室壁紧贴，边界清晰，部分突入第三脑室，第三脑室、脚间池受压狭窄，视交叉及垂体柄受压，中脑及第三脑室壁可见轻度水肿，肿块增强明显强化，中脑及第三脑室壁未见明显强化，无明显转移征象。

综合上述征象，肿块定位于颅内脑外，鞍上池区。

二、定性征象

1. 基本征象　CT 平扫显示肿瘤呈稍低密度，边界尚清，分叶状改变，无明显钙化或骨化。MRI 显示肿瘤呈囊实性，实性成分为主，T_1WI 呈稍低信号、T_2WI 呈稍高信号，边缘见囊状 T_1WI 低信号、T_2WI 高信号，未见弥散受限，增强扫描见明显强化，肿瘤内部及边缘可见不规则无强化区。

2. 特征性征象

（1）鞍上区囊实性占位，实性成分为主，无弥散受限。

（2）T_2WI 呈高、低相间的混杂信号，即"椒盐征"。

（3）增强后肿瘤明显强化，内见细点状无强化灶，呈"网格样"或"椒盐状"。

三、综合诊断

中年男性患者，因头晕、头痛伴视物模糊来诊，实验室检查无明显异常。影像学检查发现鞍上区占位性病变，定位颅内脑外肿瘤。肿瘤以实性成分为主，无弥散受限，T_2WI 见"椒盐征"，增强后明显强化，内见"网格样"或"椒盐状"无强化灶。综合上述资料考虑为良性肿瘤性病变，颅咽管瘤可能性大。

四、鉴别诊断

1. 鞍区生殖细胞瘤　多见于儿童及青少年，成人少见。起源于第三脑室漏斗部或垂体柄，典型表现为"三联征"，即尿崩症、视力减退和垂体功能低下。早期主要表现为垂体柄增粗，垂体后叶短 T_1 信号消失；后期逐渐形成肿块，累及垂体后叶、下丘脑部分结构，病灶较大时出现特征性分隔、蜂房状小囊变。密度及信号较均匀，钙化少见，CT 为较高密度，T_1WI 呈等或稍低信号，T_2WI 呈稍高信号，增强呈明显强化。

2. Rathke 囊肿　大多数认为其起源于胚胎时期 Rathke 囊的残留，常发生于成年人，男女发病率相近。多数位于鞍内，部分可位于鞍上，一般体积较小，多数无明显症状。MRI 表现 T_1WI 主要与囊内容物（蛋白质、黏多糖、胆固醇等）有关，T_2WI 呈高信号，增强扫描通常无强化。

3. 鞍区脑膜瘤　为成人第二常见的鞍区肿瘤，多见于中老年女性。肿瘤以宽基底与颅骨或硬脑膜相连，T_1WI 多为等信号，T_2WI 为等或稍高信号，增强后明显均匀强化，常见明显强化的脑膜尾征。

临床证据

1. 术中探查　视交叉、视神经、右侧后交通动脉及脉络膜前动脉受压推移，视神经苍白，肿瘤边界清楚，包膜完整，质地一般，肿瘤组织呈鱼肉样，血供较丰富（图 1-17-2A）。

2. 病理结果

镜下所见：鞍上占位符合颅咽管瘤（成釉细胞型）（图 1-17-2B）。

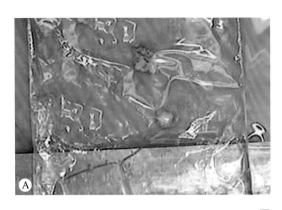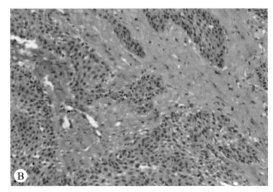

图 1-17-2

病例综述

颅咽管瘤（craniopharyngioma）是颅内较常见的肿瘤，国内统计占颅内原发肿瘤的 3%～6%，国外统计占颅内原发肿瘤的 2%～7%。常见于儿童，也可以发生于成人，其中 5～10 岁和 40～60 岁为两个高发年龄段，男女发病率无显著差异。WHO 中枢神经系统肿瘤分类为 Ⅰ 级。大体病理可分为囊性、囊实性和实性，以囊实性多见；按组织学可分为成釉细胞型、鳞状乳头型和混合型，其中成釉细胞型多见于儿童，鳞状乳头型多见于成人；按肿瘤与鞍膈的关系可分为鞍上型、鞍内型、鞍内鞍上型和脑室型，以鞍上型最为多见。肿瘤生长缓慢，可压迫视交叉、垂体、第三脑室等，从而造成不同的临床症状。颅咽管瘤的影像特点主要包括：

（1）肿瘤呈圆形或卵圆形，少数为分叶。平扫 CT 值变化范围大，含胆固醇多则 CT 值低，含钙质或蛋白质多则 CT 值高。多数肿瘤实体部分及囊壁可见钙化，呈结节状或包壳状。

（2）MRI 表现，囊性和囊实性颅咽管瘤信号复杂，含蛋白质或出血成分多时 T_1WI 呈高信号，实性部分多呈等信号，T_2WI 以高信号多见，钙化为低信号。弥散不受限。

（3）增强扫描，囊性及囊实性颅咽管瘤常见边缘强化，囊内不强化。实性颅咽管瘤血管丰富、缺乏血脑屏障，增强后显著强化，但瘤内胆固醇结晶、矿物质沉积及细微钙化灶无强化，故瘤体内出现细点状无强化灶，呈"网格样"改变，此为其较特征的诊断依据。

重要提示

本病例诊断核心点：鞍上区囊实性占位，无弥散受限，T_2WI 见"椒盐征"，增强后明显强化，内见"网格样"或"椒盐状"无强化灶，结合临床及特征性影像征象，可考虑颅咽管瘤（成釉细胞型）诊断。

（叶新苗　唐润辉　杨健）

1-18　颅咽管瘤（鳞状乳头型）

临床资料

女，51 岁。3 年前无明显诱因出现间断头痛，程度较轻，顶部为主，为钝痛，可忍受，未治疗。近

1 个月疼痛加重，并呈持续性，顶部为主，可波及额部及枕部。神志清楚，言语反应可，四肢遵嘱动作，GCS 评 15 分。双侧瞳孔直径 2.5mm，对光反射尚可。双侧耳、鼻未见异常分泌物，双侧鼻唇沟无变浅，口角无歪斜。颈抵抗（-），四肢肌力检查无特殊，四肢肌张力不高。生理反射存在，病理反射未引出。

实验室检查无明显异常。

影像学资料 （图 1-18-1）

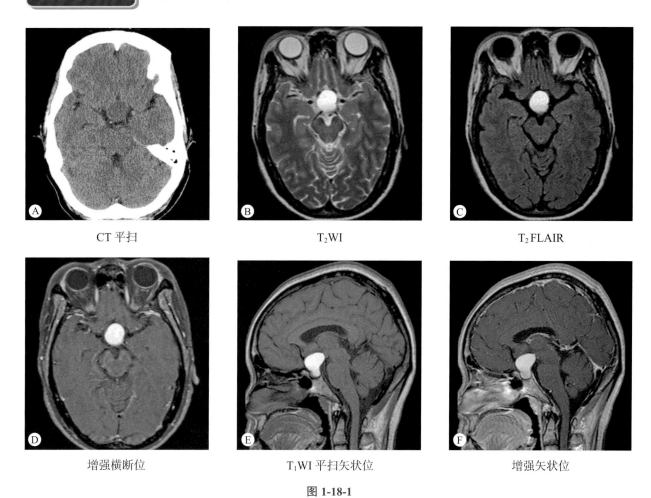

| CT 平扫 | T₂WI | T₂FLAIR |

| 增强横断位 | T₁WI 平扫矢状位 | 增强矢状位 |

图 1-18-1

诊断思路分析

一、定位征象

本病例肿块位于鞍内及鞍上，视交叉受压上抬，垂体变形观察不清。鞍底结构完整，双侧海绵窦未见侵犯。

二、定性征象

1. 基本征象　CT 平扫显示蝶鞍增大，病灶位于鞍内及鞍上，形态呈类圆形，以囊性为主，边界清晰，密度均匀，无明显钙化或骨化；MRI 显示肿瘤形态规则，边界清晰，T₁WI、T₂WI 均呈高信号，病灶信号均匀，呈囊性，未见壁结节、分隔征象，增强扫描未见明显强化。

2. 特征性征象

（1）肿瘤呈囊性，边缘清晰，信号及密度均匀，增强扫描未见明显强化，提示良性可能性大。

（2）肿瘤 CT 平扫为低密度，T_1WI 及 T_2WI 为高信号，提示病灶内含胆固醇或蛋白成分。

三、综合诊断

中老年女性患者，因间断头痛入院，实验室检查无明显异常。影像学检查发现鞍区占位性病变，定位在鞍内及鞍上，肿块密度及信号均匀，无明显强化，未见转移及周围侵犯征象，垂体正常结构消失。综合上述资料考虑为颅内脑外良性肿瘤性病变，颅咽管瘤可能性大。

四、鉴别诊断

1.垂体大腺瘤　成人多见，肿瘤起源于鞍内，较大时可导致蝶鞍增大，骨壁侵蚀，邻近海绵窦受侵常见。CT 平扫为等密度，伴急性出血时为高密度。MRI 上 T_1WI 呈等或略低信号，T_2WI 呈稍高信号。常见坏死、囊变，增强呈轻、中度强化，可强化不均。可出现"雪人征"或"束腰征"。

2.表皮样囊肿　又称胆脂瘤，为胚胎早期神经管闭合时皮肤外胚层残留物发展而成，占颅内肿瘤的 0.2%～2.6%。最常见于中年人的桥小脑角处，其次是鞍区及脑室系统。为良性肿瘤，生长缓慢，有包膜，多为囊性，有"钻缝匐行"的生长特点，易包绕邻近神经和血管。CT 多为低密度灶，MRI 为长 T_1、长 T_2 信号，DWI 表现为弥散受限（可与其他囊性病灶鉴别）。

3.Rathke 囊肿　大多数认为其起源于胚胎时期 Rathke 囊的残留，常发生于成年人，男女发病率相近。多数位于鞍内，部分可位于鞍上，一般体积较小，多数无明显症状。MRI 表现 T_1WI 主要与囊内容物（蛋白质、黏多糖、胆固醇等）有关，T_2WI 呈高信号，增强扫描通常无强化。

临床证据

1.术中探查　前颅窝底鸡冠及视神经后下方可见肿瘤组织，边界清楚，质地软，血供一般，刺破包膜后可见微褐色液体流出，间中有鱼肉样肿瘤组织（图 1-18-2A）。

2.病理结果

镜下所见：鞍区占位符合颅咽管瘤（鳞状乳头型）（图 1-18-2B）。

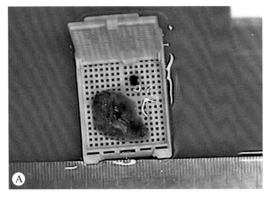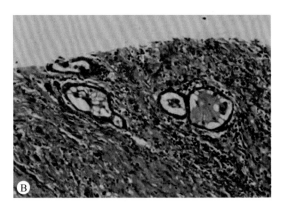

图 1-18-2

病例综述

颅咽管瘤是颅内较常见的肿瘤，发病年龄有两个高峰，分别为 5～10 岁和 40～60 岁。大体病理可分为囊性、囊实性和实性，以囊实性多见；按组织学可分为成釉细胞型、鳞状乳头型和混合型，其中成釉细胞型多见于儿童，鳞状乳头型多见于成人；按肿瘤与鞍膈的关系可分为鞍上型、鞍内型、鞍内鞍上型和脑室型，以鞍上型最为多见。临床表现主要有压迫视交叉时引起视觉障碍，颅内压增高时引起头痛、恶心、呕吐及视盘水肿症状，压迫垂体可产生内分泌症状，如停经、泌乳、肥胖、尿崩等。颅咽管瘤的临床及影像特点主要包括：

（1）肿瘤呈圆形或卵圆形，少数为分叶。平扫CT值变化范围大，含胆固醇多则CT值低，含钙质或蛋白质多则CT值高。多数肿瘤实体部分及囊壁可见钙化，呈结节状或包壳状。

（2）MRI表现，囊性和囊实性颅咽管瘤信号复杂，含蛋白质或出血成分多时 T_1WI 呈高信号，实性部分多呈等信号，T_2WI 以高信号多见，钙化为低信号。弥散不受限。

（3）增强扫描，囊性及囊实性颅咽管瘤常见边缘强化，囊内不强化。实性颅咽管瘤增强后显著强化，但瘤内胆固醇结晶、矿物质沉积及细微钙化灶无强化，故瘤体内出现细点状无强化灶，呈"网格样"改变，此为其较特征的诊断依据。

重要提示

本病例诊断核心点：鞍内及鞍上区单囊类圆形占位，CT密度及MRI信号提示瘤内含胆固醇成分，增强扫描无强化。结合临床及特征性影像征象表现，可考虑颅咽管瘤（鳞状乳头型）诊断。

（叶新苗　唐润辉　杨健）

1-19　眼眶副神经节瘤

临床资料

男，2岁，左眼肿胀20余天。患者20天前无明显诱因出现左眼眼睑肿胀，可扪及肿块，质韧。当地医院眼部B超提示左上眼睑实质性肿块。专科检查：左眼睑肿胀，上抬不能，上眼睑皮肤颜色无改变，左上眼睑触之有肿块，约 2cm×2cm，质稍硬，无压痛，活动差。我院肾上腺彩超显示左侧肾上腺区见一巨大实性占位，大小 10.6cm×6.7cm，致左肾上极受压，边界欠清，形态不规则。

实验室检查无明显异常。

影像学资料　（图 1-19-1）

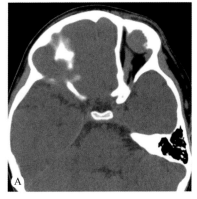
CT 平扫

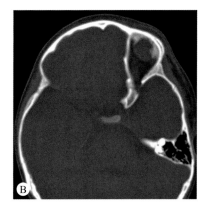
CT 骨窗

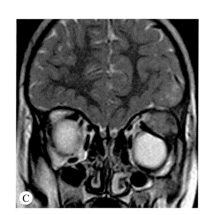
T_2WI 冠状位

图 1-19-1

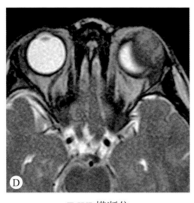

T₂WI 横断位

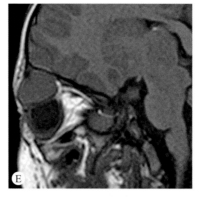

T₁WI 矢状位

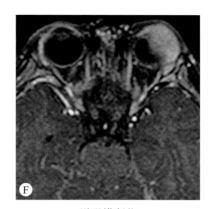

增强横断位

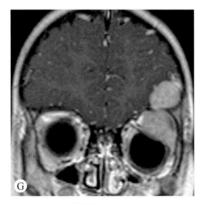

增强冠状位

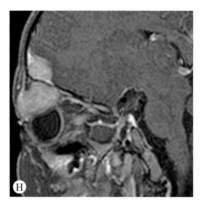

增强矢状位

图 1-19-1（续）

诊断思路分析

一、定位征象

本例病变定位于左侧眼眶上间隙，局部突破眼眶上壁突入到颅内，因病灶与脑膜联系紧密，需要分析病变来源于眼眶上壁还是脑膜。

1. 眼眶上壁来源的征象

（1）病灶与眼眶上壁以宽基底相连，眼球、泪腺推压移位，对应上壁骨质大部压迫吸收变薄。

（2）左眼眶上、外侧壁骨质可见增生硬化，病变主体病灶主要位于眼眶上间隙。

2. 脑膜来源的征象

（1）突入到颅内病灶局部与脑膜紧密相连，病灶周围可见脑脊液、脑膜血管环绕。

（2）增强矢状位显示病灶两侧缘可见宽基底线状强化影，似呈脑膜尾征，结合冠状位 T₂WI 显示为条状流空血管影。

综合上述征象，左侧眼眶上间隙病变定位于眼眶上壁，突破眼眶上壁骨质向颅内生长，并侵犯脑膜。

二、定性征象

1. 基本征象　CT 平扫显示病灶呈软组织密度，密度均匀，周围骨质压迫吸收，可见增生硬化；MRI 显示 T₁WI 呈等、T₂WI 呈稍高信号，增强后明显强化，强化不均匀，可见多发小囊变区。

2. 特征性征象

（1）肿块通过局部变薄的眼眶上壁突入到颅内，钻孔样生长，呈"哑铃状"，且 T₂WI 为高信号，可见多发小囊变区，提示神经来源的可能。

（2）增强后明显强化，脑膜受侵犯，骨质破坏以压迫吸收为主，并见增生硬化，提示占位恶性程度不高，但具有侵袭性生长方式。

三、综合诊断

2岁男童，左眼肿胀20余天。影像学检查发现左眼眶上壁占位，突破眼眶上壁骨质并向颅内生长，呈"哑铃状"形态，病变T₂WI信号高伴多发小囊变区；病灶强化明显，并侵犯脑膜，周围骨质以压迫吸收为主并见增生硬化；另外B超提示左侧肾上腺区巨大实性占位性病变。综合上述资料考虑为神经来源，具有侵袭性的占位，多发性副神经节瘤可能性大。

四、鉴别诊断

1. 脑膜瘤　在MRI上常表现为T₁WI、T₂WI等信号，增强扫描呈明显均匀强化，在增强上见到脑膜尾征是其比较特征的表现。

2. 神经鞘瘤　神经鞘瘤因Antoni B区存在，使其CT密度、T₁WI信号减低，T₂WI信号增高。虽然副神经节瘤和神经鞘瘤均可表现为均匀密度，但神经鞘瘤增强后瘤体中部呈散在云絮状明显强化，周围类环状轻度强化，随着肿瘤体积增大，几乎均有坏死、囊变。

3. 炎性假瘤　一般病程较短，青年女性多见，常伴眼睑肿胀，双侧眼眶受累并不少见。病变可弥漫浸润，不形成肿块。眶内有肿块者，其边界不清，常伴眼外肌的肌腹和肌腱扩大，眼环增厚或泪腺肿大。

临床证据

1. 术中探查　右额颞顶部标注稍扩大翼点入路切口，于颧突根部离断颧弓，完整取出骨瓣（部分额颞骨及眶上、眶外侧壁），见肿瘤为灰红色，血运一般，基底位于眶上壁，并有部分骨质侵蚀缺损，肿瘤向颅内延伸，侵犯额部部分硬脑膜，予切除肿瘤及邻近硬脑膜。

2. 病理结果

镜下所见：小至中等大小体积瘤细胞呈巢状分布，核深染，分裂象易见，并见血管、软组织及骨组织侵犯，间质血管或血窦丰富（图1-19-2）。

免疫组织化学：CgA（弥漫+），Vim（+），Syn（+），NSE（部分+），S-100（少量+），余LCA、CK、MPO、CD34、CD99、Desmin、MyoD1均（-），Ki67index约70%。特殊染色：PAS（-），masson三色（-）。

结合HE形态和免疫组织化学及特殊染色结果，病变符合颅内脑膜及眼眶副神经节瘤。本例提示恶性倾向，依据：①肾上腺外发生；②侵犯血管、骨组织；③出现大量核分裂象；④S-100阳性细胞极少。

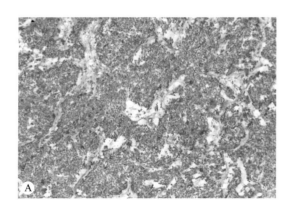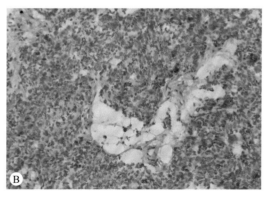

图 1-19-2

病例综述

副神经节瘤（paraganglioma）为一种较少见的肿瘤，主要发生在肾上腺髓质，但在其他具有类似组织的部位亦可发生，这些组织常沿神经和血管分布，如交感和副交感神经节和血管的化学感受器。发生于肾上腺以外的副神经节瘤大部分位于头颈部，其中颞骨至颈动脉鞘迷走神经沿途区域为常见发病部位，罕见发生部位有海绵窦、松果体区、眼眶、咽部、气管和面部等。

副神经节瘤可发生于任何年龄，以 40～50 岁多见，男女之比约为 1∶1。临床表现与肿瘤的发生部位、大小、良恶性有关，多表现为局部肿块及压迫症状，发生于椎管内者可出现疼痛及肢体感觉、运动障碍等脊髓受压表现。部分功能性副神经节瘤可分泌释放儿茶酚胺引起持续性或阵发性高血压、心悸、恶心、视力模糊或意识障碍等症状，部分副神经节瘤可出现甲状腺功能亢进、血糖升高及糖尿病的症状。副神经节瘤的影像学表现主要包括：

（1）CT 平扫呈等或稍低密度肿块，肿块较小时密度均匀，较大者常因肿瘤囊变、坏死、出血而密度不均，钙化少见。增强动脉期呈中度明显强化，实质期进行性明显强化，延迟期强化程度轻度减低。

（2）MRI 表现 T_1WI 呈等低信号，T_2WI 以稍高或高信号为主，常因囊变、坏死、出血信号不均，增强扫描强化明显。DWI 检查呈高或稍高信号，ADC 值减低。

（3）良性者多呈圆形或类圆形，包膜多完整，边界清楚，呈膨胀性生长。恶性副神经节瘤边界模糊，形态不规则，强化不均匀，可侵犯周围组织、血管及伴有淋巴结转移或远处转移，远处转移以肝、肺、骨、肾多见。

重要提示

本例为眼眶 - 颅内沟通性病变，突破眼眶上壁向颅内呈"哑铃状"生长。病变 T_2WI 信号高伴多发小囊变区，增强后明显强化伴邻近脑膜增厚，周围骨质以压迫吸收为主并见增生硬化。综合上述资料考虑为神经来源、强化明显、恶性程度不高但生长方式具有侵袭性的占位，提示眼眶副神经节瘤的诊断。

（马伟琼　唐润辉　杨健）

1-20　眼眶髓外浆细胞瘤

临床资料

女，78 岁。双侧上眼睑无痛性、渐进性增大肿物 1 年。患者 1 年前偶然发现双侧上眼眶皮下各长一肿物，无视物模糊、眼痛、发痒、流泪、眼红等不适。后自觉肿物逐渐增大，遂来诊。专科检查：双侧上眼睑皮下各触及一肿物，右侧大小约 0.5cm×0.5cm，左侧大小约 1.0cm×1.5cm，边界清，活动度可，无压痛。

实验室检查：免疫球蛋白 IgG25.64g/L（↑）；铁蛋白 512.90μg/L（↑）；余实验室检查无明显异常。

影像学资料　（图 1-20-1）

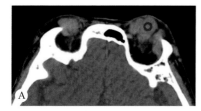
CT 平扫（眼睑层面）

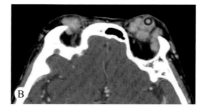
CT 增强（眼睑层面）

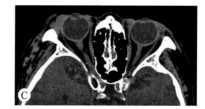
CT 平扫（泪腺层面）

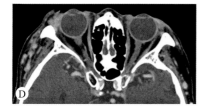
CT 增强（泪腺层面）

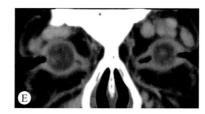
增强冠状位（眼睑层面）

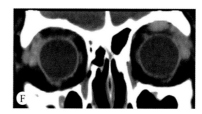
增强冠状位（泪腺层面）

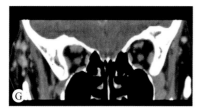
增强冠状位（颞肌层面）

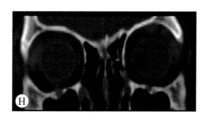
冠状位骨窗

图 1-20-1

诊断思路分析

一、定位征象

本病例病变定位于双侧眼眶上间隙、泪腺区、颌面部、颞肌内，主要位于皮下及肌肉表面筋膜内，与眼球、眼肌、颞肌分界尚清。

二、定性征象

1. 基本征象　CT 平扫显示病灶呈均匀稍高密度（58.5～63.9Hu），增强扫描中度均匀强化（113.5～121.9Hu）。病灶多发，累及多个部位，密度均匀，周围脂肪间隙清晰，未见皮肤及筋膜增厚，周围未见渗出征象。

2. 特征性征象

（1）病灶多发，累及多个部位，呈串珠样、多结节聚集样改变。

（2）病灶边界清晰，部分结节之间见低密度间隔影。

（3）临床提示免疫球蛋白 IgG 升高。

综合上述征象，多发病灶定位皮下淋巴来源，首先考虑髓外浆细胞瘤，鉴别淋巴瘤、多发性骨髓瘤髓外浸润。

三、综合诊断

老年女性，双侧上眼睑皮下无痛、渐进性增大肿物 1 年。影像学检查发现双侧眼眶上间隙、泪腺区、颌面部、颞肌内多发大小不一融合结节影，病灶多发，呈串珠样蔓延生长，有多结节融合倾向。结合患者免疫球蛋白IgG升高，考虑髓外浆细胞瘤可能性大。

四、鉴别诊断

1. 眼眶淋巴瘤　　发生在眼眶区的淋巴瘤以泪腺区多见，也可累及眼眶前部及结膜，可同时累及肌锥内外。影像学表现为孤立、边界清楚的肿块，或弥漫浸润性生长呈铸型改变，占位效应轻或无，一般不引起眼球内部结构改变，罕见侵及眼眶骨质。CT呈等或略高密度，MRI呈T_1WI均质等或稍低信号，T_2WI呈稍低或稍高信号，增强扫描呈轻、中度均匀强化。

2. 多发性骨髓瘤髓外浸润　　多发性骨髓瘤好发部位在中轴骨，如骨盆、肋骨、头颅、脊柱，出现上述骨的多发破坏，临床上伴有贫血、尿本周氏蛋白阳性等。多发骨髓瘤出现髓外浸润时，大部分患者会出现特征性的髓内浸润和骨质破坏的影像学表现，如颅骨穿凿样骨质缺损、脊柱多发椎体的溶骨性骨质破坏、骨质疏松等。

3. 绿色瘤　　又称粒细胞性肉瘤，是指幼稚粒细胞在骨髓外部位形成的局限性实性肿瘤，常见于10岁以下的急性粒细胞白血病患儿。CT表现为单侧或双侧眶壁溶骨性骨质破坏，伴眼眶不规则软组织肿块，边缘不规则，边界清晰，增强扫描呈中度至明显强化。

临床证据

1. 术中探查　　沿肿物表面皮肤做一平行睑缘切口，长约3cm，逐层分离皮下组织，肿物位于眼轮匝肌下，见数个肿物，肿物间呈葡萄串样紧密连接，表面光滑，表面见血管、神经组织伸入肿物，肿物深达眼眶深层，未见基底，沿肿物边缘切除表面四个肿物，整个切除，肿物未见破裂，肿物组织送病理检查。

2. 病理结果

镜下所见：送检病变组织，增生的淋巴组织（含较多淋巴滤泡）间大量成片或弥漫分布、不同成熟程度的肿瘤性浆细胞，肿瘤性浆细胞核较大、偏位，核染色较淡或见染色质颗粒，可见核仁及病理性核分裂象（图1-20-2）。

免疫组织化学：浆细胞LCA（+），CD38（+），CD138（+），CD43（+），Bcl-2（+），CD79a（+），CD5、CD10、CD56（弱+），CD21（-），CD23（-），Ki67index约40%；增生淋巴细胞CD20（+），CD3（+），CD45RO（↑），CD35（-），CyclinD1（-）。

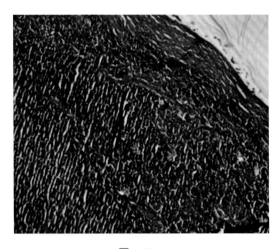

图1-20-2

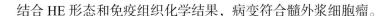

结合 HE 形态和免疫组织化学结果，病变符合髓外浆细胞瘤。

病例综述

浆细胞瘤是一组疾病，属于浆细胞系统的异常增殖引起的恶性肿瘤，包括多发性骨髓瘤、孤立性浆细胞瘤和髓外浆细胞瘤三类。髓外浆细胞瘤是指来源于 B 淋巴细胞、原发于骨髓造血组织以外的浆细胞肿瘤，是最少见的类型。文献报道髓外浆细胞瘤可发生于任何年龄，但大多集中于 50～70 岁，平均发病年龄为 60 岁，以男性多见，男女之比约为 3：1。由于浆细胞分布广泛，本病可发生于任何有淋巴网状组织的器官，总体发病率不高。80% 发生在头颈部，多见于上呼吸道、鼻窦、鼻咽部，其次为腮腺、甲状腺、扁桃体、颈淋巴结、喉、皮肤和颌下腺等部位。

髓外浆细胞瘤的具体病因和发病机制尚不清楚，多认为与病毒感染、呼吸道慢性炎性刺激、各种原因引发的免疫功能抑制等有关。其临床表现多样，无特异性，因肿瘤发病部位不同而不同，病变部位疼痛和肿块压迫不适是主要的就诊原因。确诊依赖于穿刺活检与手术病理证实。

髓外浆细胞瘤的发病率低，缺乏大宗病例影像学研究，大多数学者认为本病没有特异的影像学表现。有学者总结出不同部位髓外浆细胞瘤的影像学共性特征，即具有大病灶、小坏死、中低度强化、可同时累及多个部位、融合倾向大、易形成"夹心饼"征象、DWI 成像病灶弥散受限明显表现等类似恶性淋巴瘤的影像学表现特点。增强后病灶内部见数量不一、形状各异、强化更显著的间隔，这点为本病较为特征的表现，对应组织学上该处为血管丰富的疏松的间质结构，MRI 具有更高的软组织分辨率，能更准确地显示这一征象。

重要提示

本病例诊断的核心在于肿瘤性和感染性病变的鉴别。患者老年女性，慢性起病，影像学检查发现双侧眼眶上间隙、泪腺区、颌面部、颞肌内多发大小不一融合结节影，病灶边界清晰，周围皮肤、筋膜未见增厚，密度均匀，定性为肿瘤性病变。病灶呈串珠样蔓延生长，融合倾向，中度均匀强化并见线状分隔，提示淋巴来源的征象。综合上述资料考虑髓外浆细胞瘤。

（马伟琼　唐润辉　杨健）

1-21 眼眶木村病

临床资料

男，13 岁，右侧眼睑皮下出现无痛性肿物 2 年。患者 2 年前无明显诱因发现右侧眼睑皮下肿物，无视力下降、视物模糊、眼痛等不适。专科检查：右眼眉弓下方可触及不规则肿物，质硬，活动度一般。彩超显示右侧上眼睑皮下探及一低回声团，边界不清，形态不规则，内回声欠均匀，彩超可见点状血流信号，压迫血流信号消失，松开血流信号增多，考虑"血管瘤"。

实验室检查：嗜酸性粒细胞绝对值 2.16×10^9/L（↑），嗜酸性粒细胞百分比 0.277（↑），补体 C3 0.42g/L（↓），补体 C4 0.13g/L（↓），余实验室检查无明显异常。

影像学资料 （图 1-21-1）

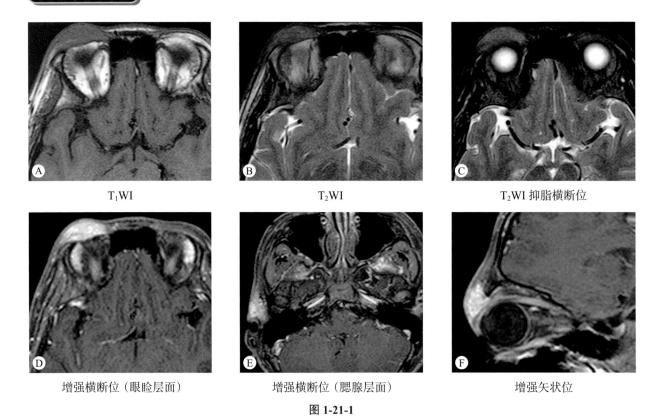

T₁WI   T₂WI   T₂WI 抑脂横断位

增强横断位（眼睑层面）   增强横断位（腮腺层面）   增强矢状位

图 1-21-1

诊断思路分析

一、定位征象

本病例病变定位于右侧眶隔前间隙，与眼球、眼肌及泪腺分界清；另右侧腮腺边缘亦见类似信号及强化影，与腮腺分界欠清。

二、定性征象

1. 基本征象 病灶呈 T₁WI 等、T₂WI 等信号影，压脂像信号略增高，增强扫描明显均匀强化，未见囊变坏死。

2. 特征性征象

（1）右侧眶隔前间隙、腮腺边缘均可见病变，呈蔓延生长，形态欠规则。

（2）病灶边界欠清，可见浅筋膜、皮肤增厚，提示炎性病变可能。

三、综合诊断

男性儿童，发现右侧眼睑皮下无痛性肿物 2 年。影像学检查发现右侧眶隔前、腮腺区蔓延生长占位，有周围筋膜及皮肤增厚等炎性病变征象，病灶强化明显，内见纤维增生分隔，考虑淋巴增生病变，结合实验室检查血嗜酸性粒细胞增多，考虑木村病可能。

四、鉴别诊断

1. 眼眶淋巴瘤 发生在眼眶区的淋巴瘤以泪腺区多见，也可累及眼眶前部及结膜，可同时累及肌锥内外。影像学表现为孤立、边界清楚的肿块，或弥漫浸润性生长呈铸型改变，占位效应轻或无，一般不引起眼球内部结构改变，罕见侵及眼眶骨质。CT 呈等或略高密度，MRI 呈 T_1WI 均质等或稍低信号，T_2WI 呈稍低或稍高信号，增强扫描呈轻、中度均匀强化。

2. 血管淋巴样增生伴嗜酸粒细胞增多症　此病较少见，好发于西方中青年女性，以血管增生为主，常表现为无痛、单发、血供较丰富的皮下结节，多不伴有淋巴结肿大。

3. 腮腺常见肿瘤　多形性腺瘤为腮腺最常见的良性肿瘤，好发于腮腺浅叶，常为单侧、单发。表现为边界清楚的类圆形肿块，密度略高于腮腺，可有坏死、囊变及钙化，增强早期轻度强化，动态增强呈渐进性强化。腺淋巴瘤好发于 50 岁以上男性，与吸烟关系密切。平扫呈等密度，可有裂隙样囊变，增强早期明显强化，呈"快进快出"，病灶内见包绕血管或贴边血管征为特征表现。腮腺恶性肿瘤病程短，多表现为边界不清，常合并出血、坏死，平扫信号不均匀，增强扫描呈不均匀强化。

临床证据

1. 术中探查　眉弓稍下方沿眉弓弧形做皮肤切口，长约 3cm，逐层钝性分离皮下软组织，术中见肿物与正常组织无清晰边界，肿物呈质韧、神经胶质样组织（图 1-21-2A），位于眶隔上方。将可见异常组织分离、剪除，出血部位予电凝止血。

2. 病理结果

镜下所见：增生的淋巴滤泡内被大量嗜酸性粒细胞取代并形成脓肿，滤泡间可见高内皮小静脉增生，部分可伴玻璃样变（图 1-21-2B）。

结合 HE 形态和免疫组织化学结果，病变符合木村病。

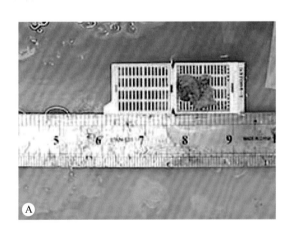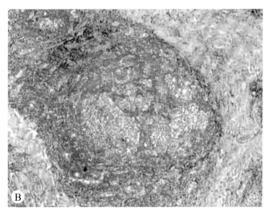

图 1-21-2

病例综述

木村病（Kimura disease），又称嗜酸性粒细胞增多性淋巴肉芽肿（eosinophilic lymphogranuloma ELG），是一种以淋巴结、软组织和唾液腺损害为主的慢性炎性病变，其以淋巴组织增生为主，伴有外周嗜酸性粒细胞增多、血清 IgE 增多为特征。好发于亚洲中青年男性，男女比例为（6～10）：1，发病高峰年龄为 20～40 岁，发病过程缓慢且易复发。本病主要发生在头、颈部，表现为腮腺、耳周、下颌下区、眼眶或邻近皮肤下软组织等区域可触及的无痛性结节或软组织肿块，同时伴有相关引流区域淋巴结病变，有时淋巴结肿大为仅有的表现。木村病的影像学表现主要包括：

（1）头颈部发病率高，特别是腮腺区，其次为耳周、下颌下区等，多较表浅，可为单侧或双侧发病，单一或多发病灶，多发病灶可在数年内先后出现于不同部位。

（2）从形态学上可分为两种亚型，即边界相对清晰的结节样病变（Ⅰ型，结节型）和边界模糊的斑块样病变（Ⅱ型，弥漫型）。

（3）病灶多为实性，未见明显囊变、坏死、钙化、出血。

（4）多数病例合并有病灶主要相关引流区域的成串多发淋巴结肿大，边界清楚，密度或信号均匀，无粘连、融合，部分病例仅表现为淋巴结肿大。

（5）增强扫描结节型呈显著且均匀强化，弥漫型呈中度或显著强化，强化多数不均匀，内见条索状、网格状、斑片状低强化区，病变内纤维组织成分增生导致 MRI 上 T_2WI 信号下降。

重要提示

本例诊断的核心在对炎性病变及增生征象的识别。右侧眶隔前、腮腺区蔓延生长占位，考虑淋巴、血管、神经来源病变可能。病变边界欠清，周围筋膜及皮肤增厚等炎性病变征象，病灶强化明显，内见纤维增生分隔，因此可定性为淋巴增生病变，结合实验室检查血嗜酸性粒细胞增多，可得出木村病的诊断。

（马伟琼　唐润辉　杨健）

1-22　枕部孤立性纤维性肿瘤／血管周细胞瘤

临床资料

女，44 岁。20 年前无明显诱因发现右枕部包块，于外院就诊并行手术治疗，未定期随访。近期患者发现右枕部包块，约呈花生样大小，质稍韧，活动度差，无发热，无周围皮肤红肿破溃。偶有右枕部隐痛伴头晕，转颈活动时出现，无呕吐，无黑蒙。

实验室检查无明显异常。

影像学资料　（图 1-22-1）

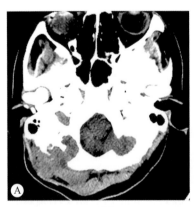
CT 平扫

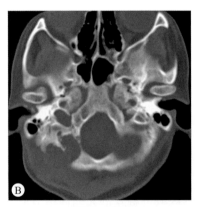
CT 平扫（骨窗）

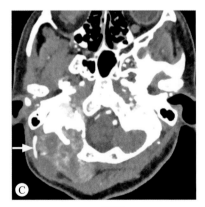
CT 增强

图 1-22-1

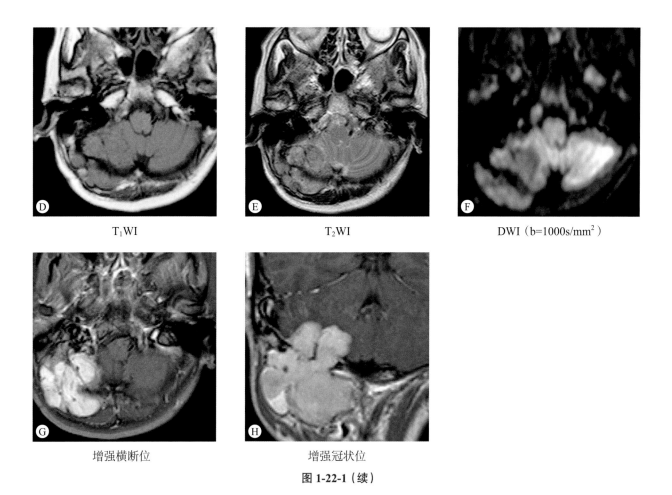

T₁WI   T₂WI   DWI（b=1000s/mm²）

T_1WI T_2WI DWI（$b=1000s/mm^2$）

增强横断位   增强冠状位

图 1-22-1（续）

诊断思路分析

一、定位征象

本病例病变定位于右枕部，为跨颅内外生长的肿块，主要定位征象有：

（1）脑实质推压征：各方位 MRI 图像显示右侧小脑半球脑组织受推压、向右侧后方移位。

（2）假包膜征、脑脊液间隔征：肿块与脑组织之间的薄层结构为假包膜，组织学上是脑脊液 - 血管周围间隙。

（3）颈外动脉分支供血：由右侧颈外动脉分支——枕动脉（图 1-22-1C 白箭）供血，该征象对确定肿块来源于脑外组织有特征性意义。

（4）骨质破坏的征象：图 1-22-1B 显示肿块邻近骨质呈穿凿性骨质破坏，表示颅骨被侵犯。

综合上述征象，右枕部肿块定位于脑外，侵犯并破坏邻近颅骨骨质。

二、定性征象

1. 基本征象 右侧枕骨骨质破坏并见稍低密度软组织肿块影，呈分叶状，沟通颅内外。MRI 平扫 T_1WI 呈稍低信号，T_2WI 呈混杂等、稍低信号，增强后明显强化，强化不均匀。

2. 特征性征象

（1）骨质破坏特点：右侧枕骨呈溶骨性骨质破坏，无硬化边，边界不清，提示肿瘤具有侵袭性。

（2）软组织肿块形态、密度及信号特点：肿瘤跨颅内外生长，形态不规则，呈分叶状。T_2WI 肿块内见特征低信号影，提示纤维成分可能。

（3）血管流空征：肿瘤内部及边缘可见蛇形、迂曲的条状流空血管影，由增粗的右侧颈外动脉分支——枕动脉（图 1-22-1C 白箭）供血，增强后明显强化。

（4）黑白反转征：T_2WI 呈低信号区域而增强扫描呈明显强化，具有特征性，提示肿块具有纤维成分可能。

三、综合诊断

中年女性，右枕部肿块。影像学检查发现右枕部跨颅内外生长的肿块伴颅骨溶骨性骨质破坏，定位为脑外病变，肿块无弥散受限，T_2WI 呈混杂等、低信号，增强后明显强化并见血管流空征，邻近骨质受侵破坏，结合既往右枕部肿瘤复发病史，考虑为孤立性纤维性肿瘤/血管周细胞瘤可能。

四、鉴别诊断

1. 脑膜瘤　好发于 40～50 岁，女性多于男性。肿块多为类球形，部分为分叶状，以宽基底附着于硬脑膜。MRI 信号多较均匀，T_1WI 呈等、稍低信号，T_2WI 呈等、稍高信号，DWI 多为稍高信号，少数为等信号，增强扫描多呈明显全瘤样强化，可见脑膜尾征，可引起邻近骨质增生、硬化。

2. 硬脑膜淋巴瘤　原发性硬脑膜淋巴瘤少见，硬脑膜呈单发或多灶性增厚，增强扫描可见明显强化，邻近软脑膜或脑实质可正常或受侵，病灶的实性部分由于细胞密度大而弥散受限。

3. 孤立性浆细胞瘤　颅骨孤立性浆细胞瘤起源于骨髓，中老年多见，无明显性别差异，好发于额顶骨、斜坡及蝶鞍。肿瘤边界清楚，CT 表现为稍高密度的实性肿块，呈溶骨性破坏、膨胀性生长，边缘无硬化，瘤内可见钙化。MRI 上肿瘤 T_1WI 及 T_2WI 信号与脑灰质相似，弥散受限，信号均匀，坏死或囊变均少见，增强后明显均匀强化，邻近脑膜可见线样强化，类似于硬膜尾征。

4. 颅骨转移瘤　一般发病年龄较大，常有原发性恶性肿瘤病史，病灶变化快，骨质破坏有溶骨型、成骨型及混合型，以溶骨型最常见，常为多发、大小不等的溶骨性骨质破坏，边缘模糊不清，可伴软组织肿块。

临床证据

1. 术中探查　切开右枕部，暴露肿瘤包膜，见肿瘤呈淡红色鱼肉状，质韧，血供较丰富，与周围组织界限清楚，包膜完整，小心探查见枕动脉分支为其主要供血动脉，离断供瘤主要血管，自包膜外小心分离，分块切除肿瘤，继续往深部探查见肿瘤向前外生长至寰椎右侧横突，其部分骨质被压迫破坏，右侧横突孔后部骨质缺如，右侧椎动脉被肿瘤挤压推往腹侧，小心分离并分块切除肿瘤。往上探查见肿瘤突破寰枕筋膜并破坏颅底处枕骨骨质往颅内沟通性生长，扩大骨窗充分暴露肿瘤颅内部分，见肿瘤突破硬膜并往右侧 CPA 区生长，周围小脑组织被挤压推移，分离肿瘤与周围正常组织粘连，完整切除颅内肿瘤及其包膜。

2. 病理结果

镜下所见：肿瘤组织（小脑及椎间孔旁占位）内血管丰富，肿瘤细胞围绕血管生长，瘤细胞多呈梭形，排列密集，核呈椭圆形，染色较深。部分细胞核大，染色深，可见核分裂象，有一定异型性，局部呈侵袭性生长，侵犯周围脑实质（图 1-22-2）。

免疫组织化学：瘤细胞 S-100（+）、Vim（+）、Bcl-2（+）、CD34（+），余 CD31、NSE、GFAP、CD56、EMA、CK、Desmin 均（-），Ki67index<5%，网状纤维染色示细胞周围围绕纤维组织。

结合 HE 形态和免疫组织化学及特殊染色结果，病变符合孤立性纤维性肿瘤/血管周细胞瘤（WHO Ⅰ级）。

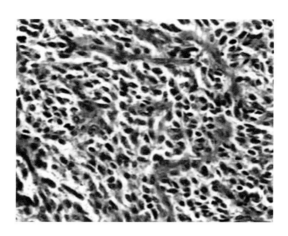

图 1-22-2

病例综述

　　孤立性纤维性肿瘤（solitary fibrous tumor，SFT）是一种细胞丰富的间充质肿瘤。由于 SFT 和血管外皮细胞瘤（hemangiopericytoma，HPC）具有相同的分子遗传谱，2016 年 WHO 采用了联合术语"孤立性纤维性肿瘤 / 血管外皮细胞瘤（SFT/HPC）"来描述这种病变，并根据其恶性程度分为 WHO Ⅰ～Ⅲ级。SFT/HPC 是一种罕见的肿瘤，占所有原发颅内肿瘤的 1% 以下，占所有脑膜肿瘤的 2%～4%，平均发病年龄为 43 岁，男性略多于女性。好发于颅底、矢状窦、大脑镰旁、小脑幕和静脉窦附近。这是一类细胞致密、富含血管的肿瘤，具有侵袭性生长、高复发率和远处转移等特点，转移甚至可以发生在肿瘤全切除的患者，即使完全切除，局部复发也很常见。SFT/HPC 的影像学表现主要包括：

　　（1）SFT/HPC 是等或稍低密度的脑外肿瘤，侵犯并破坏骨质，头皮下的颅外蔓延常见，但没有钙化和反应性增生，CT 增强表现为明显不均匀强化。

　　（2）T_1WI 与灰质等信号，T_2WI 信号可变，可为高、低混杂信号，富含胶原的区域可表现为低信号，有学者认为 T_2WI 条片状或结节状低信号是 SFT 的特征性表现。

　　（3）肿瘤血供丰富，病灶边缘或病灶内可见血管流空信号影，增强扫描可见迂曲血管强化。肿瘤增强扫描多呈明显强化，尤其 T_2WI 低信号区域明显强化，被称为"黑白反转征"，具有特征性。

重要提示

　　本例诊断的核心在于血管周细胞瘤与脑膜瘤的鉴别。本病例中肿瘤形态不规则、侵犯相邻骨质，肿瘤内见多发流空血管影并由颈外动脉分支供血，T_2WI 上条索状低信号且增强显著强化，对诊断 SFT/HPC 具有提示作用。

（邹明洋　唐润辉　杨健）

1-23　颅骨浆细胞性骨髓瘤

临床资料

　　男，62 岁。患者半个月前无意中发现左枕部包块，有轻微疼痛，未予处理。近十天左枕部肿块较前增大，肿块附近呈间歇性钝痛，程度较轻，无恶心，无呕吐。

实验室检查：总钙 2.79mmol/L（↑）；余实验室检查无明显异常。

影像学资料　（图 1-23-1）

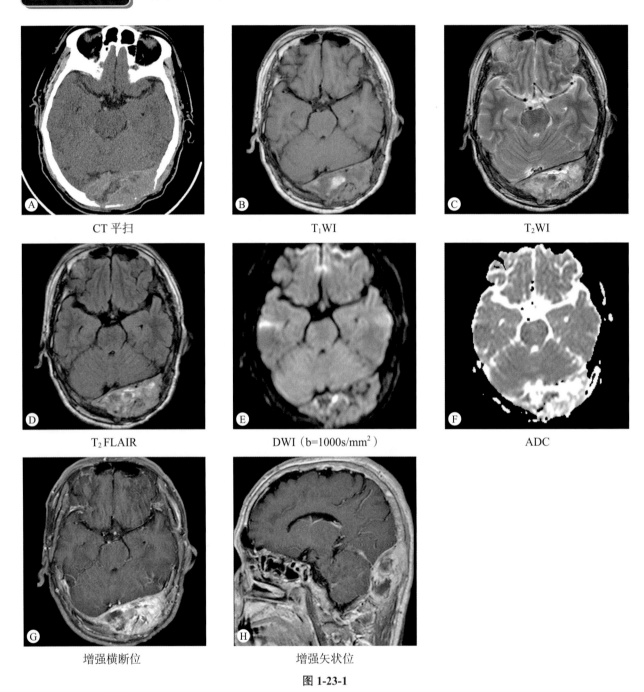

CT 平扫　　　　　　　　　　T₁WI　　　　　　　　　　T₂WI

T₂FLAIR　　　　　DWI（b=1000s/mm²）　　　　ADC

增强横断位　　　　　　　　　增强矢状位

图 1-23-1

诊断思路分析

一、定位征象

本例病变定位于左枕部，与脑实质分界明显，定位征象有：

（1）脑实质推压征：各方位 MRI 图像显示双侧小脑半球脑组织受推压、枕大池受压变扁，提示脑外肿块。

（2）骨质破坏征：以板障为中心骨质破坏并形成双凸形软组织肿块，原始骨板的轮廓尚可分辨，提示颅骨来源肿瘤可能。

综合上述征象，枕部肿块定位于脑外，邻近骨质吸收破坏，提示来源于颅骨可能性大。

二、定性征象

1. 基本征象　枕骨溶骨性骨质破坏并形成双凸形软组织肿块，MRI 显示 T_1WI 呈混杂低信号，内见多发斑片稍高信号影，T_2WI 呈混杂高、低信号，内见更高囊变、坏死信号影，DWI 可见少许斑片高信号，相应 ADC 图呈低信号，FFE 图见多发低信号影。

2. 特征性征象

（1）骨质破坏：以板障为中心骨质破坏并形成双凸形软组织肿块，原始骨板的轮廓尚可分辨，提示颅骨骨髓来源肿瘤。颅内、外板骨皮质中断，提示肿瘤具有侵袭性或恶性可能。

（2）肿块内出血：肿块内多发 T_1WI 高信号、T_2WI 混杂高低信号、FFE 低信号影，提示肿块内出血。

（3）显著强化：肿瘤明显不均匀强化，可见囊变、坏死区。

三、综合诊断

中老年男性，无意中发现左枕部包块并逐渐增大半个月。影像学检查发现枕骨以板障为中心骨质破坏并形成双凸形软组织肿块，肿块内多发出血、囊变及坏死区，增强呈明显不均匀强化，考虑为脑外肿瘤，颅骨浆细胞瘤可能。

四、鉴别诊断

1. 颅骨转移瘤　一般发病年龄较大，常有原发性恶性肿瘤病史，病灶变化快，骨质破坏有溶骨型、成骨型及混合型，以溶骨型最常见，常为多发、大小不等的溶骨性骨质破坏，边缘模糊不清，可伴软组织肿块。

2. 板障型脑膜瘤　为异位脑膜瘤，罕见。以板障为中心的膨胀性或溶骨性骨质破坏，膨胀性骨质破坏者可见放射状骨针，板障隐约可见，骨质破坏区与正常颅骨界限不清。

3. 嗜酸性肉芽肿　儿童及青少年多见，单发多见，CT 表现为圆形或类圆形大小不等的骨质缺损，呈穿凿样、地图样或虫蚀样骨质破坏，由于内、外骨板破坏程度不同，边缘常呈"斜坡状"或"双边状"，破坏区可见"纽扣样"死骨；骨质破坏区见稍高密度软组织填充。MRI 上 T_1WI 多呈等低信号，T_2WI 多呈稍高信号，DWI 呈低信号，增强扫描明显强化。

4. 颅骨血管瘤　好发于顶、枕骨，常见于 40～50 岁人群，单发为主，女性多见。病变区骨质膨胀，呈"栅栏状"或"日光放射状"骨质破坏，未见软组织肿块，增强扫描呈明显强化。

临床证据

1. 术中探查　切开皮肤，见皮下血管异常丰富、出血多；达骨表时，见血管丰富、出血多，考虑患者瘤周、瘤体血供极丰富，预计出血多。仔细游离皮瓣，部分与肿瘤粘连、难分离，下方肿瘤与颈部肌肉关系密切、无明显界限，瘤体破裂后即见多量出血，皮瓣下翻，暴露瘤体，见肿瘤隆起，骨质已明显破坏，切开肿物呈灰褐色鱼肉状，部分坏死，夹杂骨质，血供极丰富，予取样送冰冻病理检查。

2. 病理结果

镜下所见：病变镜下见核深染，异型肿瘤细胞弥漫浸润，部分细胞见核偏位，局部可见多核或巨核瘤细胞。被侵犯颅骨、可疑被侵犯颅骨镜下均见骨髓瘤细胞浸润性生长（图 1-23-2）。

免疫组织化学：Vim（+）、CD38（+）、CD138（+）、PC（部分+），CD79a（部分+），LCA（−）、CK（−）、HMB45（−）、S-100（−），CD20（−）、CD3（−）、CD34（−）、Des（−）、MyoD1（−），Ki67index 约 60%。

结合 HE 形态和免疫组织化学及特殊染色结果，病变符合浆细胞性骨髓瘤（间变性骨髓瘤）。

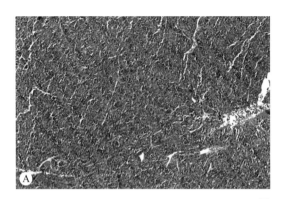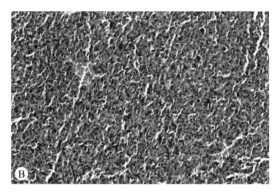

图 1-23-2

病例综述

孤立性浆细胞瘤（solitary plasmacytoma，SP）被认为是一种单克隆丙种球蛋白病，占全部浆细胞瘤的 3%～5%。与其他部位相比，颅脑 SP 最为少见，只占全部病例的 0.7%，且多位于颅底。位于颅盖骨的 SP 则更为罕见，文献中多以个案报道的形式出现。

骨 SP 诊断标准：①影像学检查呈现单个溶骨性肿瘤；②肿瘤组织活检证实为浆细胞瘤；③骨髓检查为阴性；④一般不伴有单克隆免疫球蛋白增多，若有增多，则应随 SP 的根治（放射治疗或手术切除加放射治疗）而消失。必须符合上述四项方可诊断为 SP。尽管其他部位骨的 SP 在数年之后有播散的趋向，但颅盖骨 SP 的预后似乎良好。影响患者预后的主要因素是其可转变成多发性骨髓瘤而非局部复发，因此，在诊断之初必须进行全面检查以排除多发性骨髓瘤。

骨 SP 典型影像学表现为松质骨内穿凿样的膨胀性、溶骨性的骨质破坏，骨皮质变薄、不完整，骨破坏边缘见环形壳状残存的骨质结构，无明显骨膜反应。瘤体穿破骨皮质后形成软组织肿块，MRI 一般表现为等 T_1、等 T_2 信号，增强后强化明显。颅骨浆细胞瘤表现为以板障为中心骨质破坏并被软组织填充，突破内、外板形成双凸状肿块，原始骨板的轮廓可辨，具有一定的特征性。

重要提示

本例患者枕骨以板障为中心骨质破坏并形成双凸形软组织肿块，原始骨板的轮廓可辨，增强扫描明显不均匀强化，提示颅骨骨髓来源肿瘤可能，具有一定的特征性。

（邹明洋　唐润辉　杨健）

1-24 颅骨嗜酸性肉芽肿

临床资料

女，27 岁。10 余天前无明显诱因出现头痛，以左额部为主，为钝痛，程度较轻，无头晕，无呕吐，无抽搐。专科检查无明显异常。

实验室检查无明显异常。

影像学资料　（图 1-24-1）

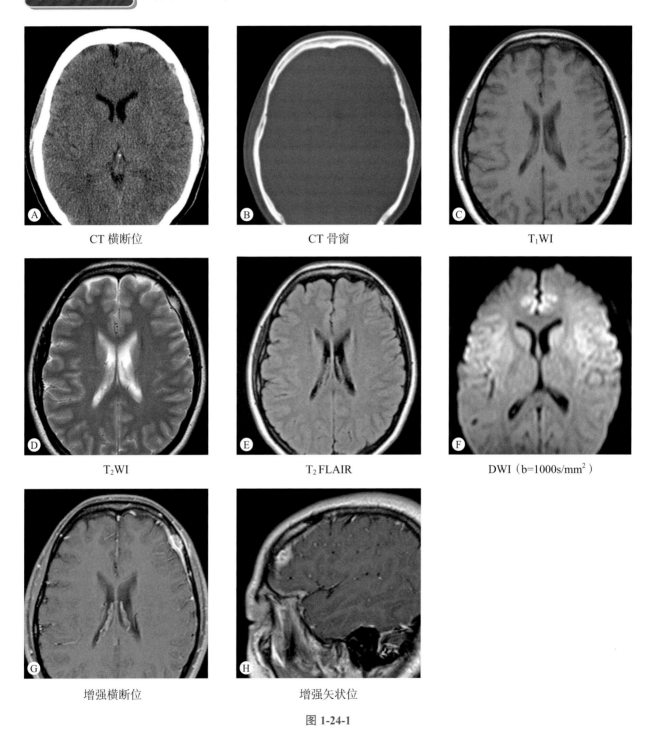

CT 横断位　　　　　　　　CT 骨窗　　　　　　　　T_1WI

T_2WI　　　　　　　　T_2 FLAIR　　　　　　DWI（b=1000s/mm^2）

增强横断位　　　　　　　增强矢状位

图 1-24-1

诊断思路分析

一、定位征象

本病例病变定位于左侧额骨，CT 示左侧额骨内板及板障骨质吸收破坏变薄，MRI 示邻近硬脑膜及帽状腱膜增厚并见条状明显强化。

二、定性征象

1.基本征象　CT平扫显示左侧额骨骨质吸收破坏变薄；MRI显示左侧额骨见结节状软组织信号肿块影，T_2WI为稍高信号，T_1WI为稍低信号，DWI无弥散受限，增强后明显强化，邻近硬脑膜及帽状腱膜增厚、明显强化。

2.特征性征象

（1）颅骨破坏：CT示左侧额骨局限性溶骨性骨质吸收、破坏，颅骨内外侧受累范围不一致，以板障及内板为主，无硬化边，无骨膜反应。

（2）软组织肿块：骨质破坏区见结节状软组织影，增强后明显强化。

（3）邻近组织受累：邻近硬脑膜及帽状腱膜受累，增厚并显著强化。

三、综合诊断

青年女性，头痛10余天。影像学检查发现左侧额骨病变，定位为脑外病变，增强后明显强化，邻近硬脑膜及头皮软组织亦受累。综合上述资料考虑为骨源性肿瘤，嗜酸性肉芽肿可能性大。

四、鉴别诊断

1.骨髓瘤　常见于40岁以上人群，尿液本周蛋白阳性。影像学表现为颅骨多发、边界清晰、无硬化边的"穿凿样"骨质破坏。病变累及颅骨内板可出现"扇贝样"压迹，MRI上可见"胡椒盐征"。

2.颅骨血管瘤　好发于顶、枕骨，常见于40～50岁人群，单发为主，女性多见。病变区骨质膨胀，呈"栅栏状"或"日光放射状"骨质破坏，未见软组织肿块，增强扫描呈明显强化。

3.表皮样囊肿　好发于额、顶骨，常见于20～50岁，表现为缓慢生长的无痛性肿块。CT表现为边界清晰的溶骨性骨质破坏，呈"火山口"样改变，边缘清晰，周围可见硬化边。MRI表现为长T_1、长T_2信号，DWI弥散明显受限，增强后无强化，少数包膜强化。

4.颅骨转移瘤　一般发病年龄较大，常有原发性恶性肿瘤病史，病灶变化快，骨质破坏有溶骨型、成骨型及混合型，以溶骨型最常见，常为多发、大小不等的溶骨性骨质破坏，边缘模糊不清，可伴软组织肿块。

临床证据

1.术中探查　左额骨可见约0.6cm骨质破坏，取出骨瓣，此时见骨瓣中心有大小约$2cm \times 1.5cm$的骨质破坏伴骨质缺损，有土黄色混杂性分泌物，侵犯硬膜，在骨窗下硬膜外填塞明胶海绵，挑开蛛网膜，切除该异常组织，和颅骨、硬膜一并送检病理，冲水检查无明显活动性出血，不透水缝合硬脑膜。

2.病理结果

镜下所见：病变见大量嗜酸性粒细胞及单核朗格汉斯细胞弥漫性浸润生长，瘤细胞核膜薄，可见核沟及小核仁，未见核分裂象（图1-24-2）。

免疫组织化学：肿瘤细胞S-100（+），CD1a（+），CK（-），组织细胞CD68（+），Ki67index（10%+）。

结合HE形态及免疫组织化学结果，病变（受侵犯颅骨、受侵犯脑膜、脑表组织）符合朗格汉斯细胞组织细胞增生症，嗜酸性肉芽肿。

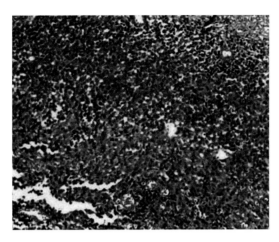

图 1-24-2

病例综述

骨嗜酸性肉芽肿（eosinophilic granuloma，EG）是朗格汉斯细胞组织细胞增生症的一种最常见类型，指局限于骨的组织细胞增生症，好发于儿童和青少年。多见于扁平骨，颅骨为好发部位，可单发或多发，以单发多见。颅骨 EG 的影像学表现主要包括：

（1）骨质破坏：活动期多表现为形态不规则的穿凿样、地图样或虫蚀样骨质破坏，破坏常以板障为中心，颅骨内外板破坏不完全时，破坏区可残留"纽扣样"死骨；内外板破坏范围不一致时，可见"双边征"，可有轻度硬化边。修复期其周边可有较明显骨质增生、硬化，病灶缩小。

（2）软组织肿块：骨质破坏区常见稍高密度软组织充填，T₁WI 多呈等、低信号，T₂WI 多呈稍高信号。软组织肿块范围多大于骨质破坏的范围，突向两侧者呈"工"形，突向一侧者呈"T"形。病变区可跨越颅缝生长，增强扫描后呈明显不均匀或均匀强化。肿块可突破颅骨内板侵犯硬脑膜，使邻近硬脑膜增厚、粘连。

重要提示

本病例诊断核心点：中青年尤其是学龄儿童，颅骨孤立性或多发性骨质破坏伴有软组织肿块，颅骨破坏区内残留小骨块，破坏边缘清楚，伴或不伴有硬化边，应首先考虑 EG 的可能。

（邹明洋 唐润辉 杨健）

1-25 脊髓胶质母细胞瘤

临床资料

男，66 岁。患者于 2 个月前无诱因出现腰骶部疼痛，伴双下肢麻、痛感。近 1 个月右下肢麻痛感加重，疼痛向右足背、足外侧放射，到当地医院对症处理，效果欠佳。半个月前患者双下肢麻痛加重，伴双下肢乏力跛行、大小便失禁。

实验室检查无明显异常。

影像学资料 （图 1-25-1）

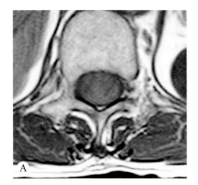

T₁WI 横断位   T₂WI 横断位

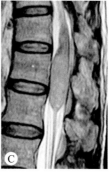

T₂WI 矢状位

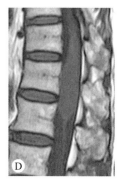

T₁WI 矢状位

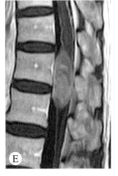

增强矢状位

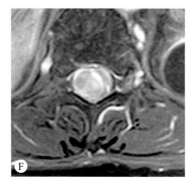

增强横断位

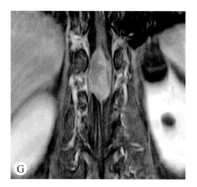

增强冠状位

图 1-25-1

诊断思路分析

一、定位征象

本病例肿块位于第 12 胸椎～第 1 腰椎水平椎管内，需要分析病变来源于髓内还是髓外。

（1）直接征象：病变段脊髓增粗，病灶位于椎管中央，中心性膨胀性生长，上端邻近脊髓呈杯口状，下端马尾居中延伸，无明显偏侧。

（2）间接征象：脊髓圆锥及马尾神经未见其他异常，病灶邻近蛛网膜下腔对称性狭窄。

综合上述征象，肿块定位于髓内。

二、定性征象

1. 基本征象   第 12 胸椎～第 1 腰椎水平椎管内见一椭圆形软组织肿块，边界清楚，病灶信号尚均匀，T₁WI 呈等信号，T₂WI 呈稍高信号，内见斑点状 T₁WI 低、T₂WI 高信号影，增强扫描明显不均匀强化。

2. 特征性征象

（1）肿瘤以实性为主，囊变、坏死较少。

（2）增强后病灶明显不均匀强化，局部呈花环状强化，边界不清，提示肿瘤血供丰富，具有一定侵袭性。

三、综合诊断

患者老年男性，于 2 个月前无诱因出现腰骶部疼痛，伴双下肢麻、痛感，进行性加重伴大小便失禁。影像学检查发现第 12 胸椎～第 1 腰椎椎管内占位性病变，定位为髓内病变，肿块信号欠均匀，增强后明显不均匀强化，无合并脊髓空洞症。综合上述资料考虑为髓内肿瘤性病变，星形细胞瘤可能（中高级别，具有一定侵袭性）。

四、鉴别诊断

1. 室管膜瘤　起源于脊髓中央管的室管膜细胞或终丝等部位的室管膜残留物，是成人最常见的髓内肿瘤。可发生于脊髓的各段，以马尾、终丝区多见，其次为颈髓区。肿瘤呈腊肠状，边界锐利，囊变、出血多位于肿瘤边缘，在肿瘤两端出血后含铁血黄素沉积可出现"盖帽征"。多数肿瘤沿中央管呈纵行对称性膨胀性生长，肿瘤上下两侧常见囊变或空洞形成。MRI 上 T_1WI 呈均匀性低或等信号，T_2WI 呈高信号，其内可见囊变、坏死、出血信号。增强扫描肿块呈均匀强化，囊变坏死区无强化。

2. 低级别星形细胞瘤　好发于儿童、青壮年，颈胸段脊髓多见。T_1WI 呈低信号，T_2WI 呈高信号。肿瘤常位于脊髓后部，呈偏心非对称性、膨胀性生长，边界不清，囊变及流空血管少见，增强后多呈斑片状轻度不均匀强化。

3. 血管母细胞瘤　好发年龄为 20～30 岁，以颈胸段脊髓表浅部位多见。病变常位于脊髓背侧，表现为脊髓弥漫性增粗，可有囊变、出血和脊髓空洞形成。肿瘤内可见流空血管影为其特征，表现为点状或条索状低信号。有些病变可表现为大囊小结节的特点，有助于鉴别。增强后实性部分明显强化。

4. 脊髓瘤样脱髓鞘病变　好发于 20～40 岁女性，颈胸段脊髓多见，常合并颅内脱髓鞘疾病，病理以浆细胞增生为主要特征，激素治疗有效。

临床证据

1. 术中探查　术中切开第 12 胸椎脊髓背侧长约 1.5cm，深 0.5cm 处可见大小约 2.0cm×4cm 肿物，肿瘤呈鱼肉状，边界欠清，血运丰富，局部与脊髓神经纤维粘连紧密。

2. 病理结果

镜下所见：病变符合胶质母细胞瘤（WHO Ⅳ级）(图 1-25-2)。

免疫组织化学：瘤细胞 Vimentin（+），GFAP（+），S100（+），P53（80%，3+），余 CK、EMA、CD10、Syn、NF 均（−），Ki67index 约 50%。

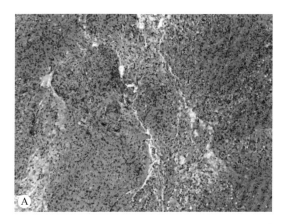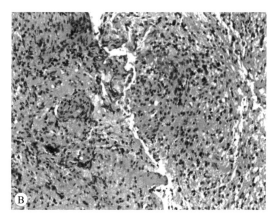

图 1-25-2

病例综述

多形性胶质母细胞瘤（glioblastoma multiforme，GBM）简称胶质母细胞瘤，是神经系统最常见的恶性肿瘤。原发生于脊髓的胶质母细胞瘤罕见，占所有胶质母细胞瘤的 1%～5%，占全部脊髓肿瘤的 1.5%。临床表现与脊髓受累区域有关，早期无特异性，可短时间内进展为神经功能缺陷，受累脊髓可有相应的运动肌萎缩、四肢无力或进行性瘫痪、自主神经功能障碍等临床症状，进展迅速，预后差。脊髓胶质母细胞瘤影像缺乏特征性，主要临床及影像学表现为：

（1）发病年龄多小于 30 岁，好发于颈胸段脊髓。

（2）有学者认为脊髓原发性胶质母细胞瘤病变范围常超越 4 个脊柱水平。

（3）MRI 上表现为 T_1WI 等信号，T_2WI 高信号，增强为不均匀明显强化，花环状强化具有一定特征性。

（4）MRI 的 PWI 和 DTI 技术对常规成像可做补充，rCBV 增高和 FA 减低提示脊髓胶质母细胞瘤可能。

重要提示

本病例诊断核心点：常规 CT、MRI 成像缺乏特异性，因此诊断有一定困难。所以当发现脊髓信号不均匀、边界不清，病变跨越多个椎体层面，增强呈明显不均匀强化或花环状强化，需要考虑到脊髓胶质母细胞瘤可能。

（杨惠元　唐润辉　杨健）

1-26　髓内星形细胞瘤

临床资料

男，65 岁，发现右上肢肌肉萎缩 1 年，加重伴无力 7 个月。患者于 1 年前洗澡时无意间发现右上肢肌肉萎缩，当时肌力尚可。7 个月前右上肢明显无力，并出现右上臂、右肩背、上胸部及颈部疼痛，症状逐渐加重。

实验室检查未见异常。

影像学资料 （图 1-26-1）

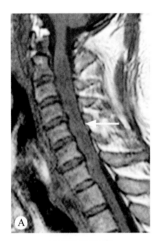 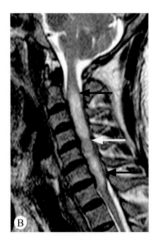 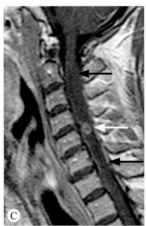 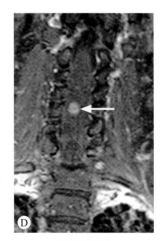

T_1WI 矢状位　　　　T_2WI 矢状位　　　　增强矢状位　　　　增强冠状位

图 1-26-1

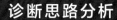

诊断思路分析

一、定位征象

本病例病变定位于椎管内，病灶范围大，约第 2 颈椎～第 7 颈椎椎体水平，脊髓呈梭形膨大，邻近蛛网膜下腔对称性变窄、消失，硬膜外间隙变形。

综合上述征象，本例病变定位于脊髓内。

二、定性征象

1. 基本征象　第 2 颈椎～第 7 颈椎椎体水平脊髓明显增粗，信号不均匀，第 5 颈椎水平见结节状异常信号，T_1WI 呈稍低信号，T_2WI 呈稍高信号，增强扫描呈明显强化。其上下端见大片状 T_1WI 低、T_2WI 囊状高信号影，增强扫描无明显强化，提示为脊髓囊变、空洞形成。

2. 特征性征象

（1）脊髓实性结节：第 5 颈椎椎体水平脊髓内实性结节（图 1-26-1A～D 白箭），增强扫描明显不均匀强化，中心见小囊状无强化影，提示小灶性囊变或坏死可能。

（2）脊髓空洞：实性结节上下两端脊髓广泛囊变（图 1-26-1B、C 黑箭），增强后未见强化，提示为非肿瘤性囊变，即脊髓空洞形成。

三、综合诊断

老年男性，发现右上肢肌肉萎缩 1 年，加重伴无力 7 个月。影像学检查发现颈髓内实性强化结节伴脊髓空洞形成，考虑为髓内占位，星形细胞瘤可能。

四、鉴别诊断

1. 室管膜瘤　起源于脊髓中央管的室管膜细胞或终丝等部位的室管膜残留物，是成人最常见的髓内肿瘤。可发生于脊髓的各段，以马尾、终丝区多见，其次为颈髓区。肿瘤呈腊肠状，边界锐利，囊变、出血多位于肿瘤边缘，在肿瘤两端出血后含铁血黄素沉积可出现"盖帽征"。多数肿瘤沿中央管呈纵行对称性膨胀性生长，肿瘤上下两侧常见囊变或空洞形成。MRI 上 T_1WI 呈均匀性低或等信号，T_2WI 呈高信号，其内可见囊变、坏死、出血信号。增强扫描肿块呈均匀强化，囊变坏死区无强化。

2. 血管母细胞瘤　好发年龄为 20～30 岁，以颈胸段脊髓表浅部位多见。病变常位于脊髓背侧，表现为脊髓弥漫性增粗，可有囊变、出血和脊髓空洞形成。肿瘤内可见流空血管影为其特征，表现为点状或条索状低信号。有些病变可表现为大囊小结节的特点，有助于鉴别。增强后实性部分明显强化。

3. 脊髓炎症　脊髓肿胀程度较轻，呈斑片状异常信号，增强扫描轻度强化。

临床证据

1. 术中探查　切开硬脊膜向两侧牵拉暴露术野，探查见蛛网膜增厚部分与神经根粘连，松解粘连带，梳理神经根。继续探查见该节段脊髓及上下段，脊髓后正中沟探入，张力较高，见灰红色坏死样组织涌出。继续探查见髓内肿瘤，呈灰红色鱼肉状，质软，血供一般，无明显包膜，与脊髓组织粘连紧密，边界不清。钳取部分肿瘤组织送病理检查，使用 CUSA 联合吸引器小心分块切除肿瘤，至镜下可见肿瘤切除干净。

2. 病理结果

镜下所见：符合星形细胞瘤（WHO Ⅲ 级）。

免疫组织化学：不规则形或短梭形瘤细胞 Vim（+），GFAP（+），S-100（+），Ki67index 约 10%。

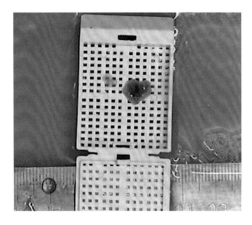

图 1-26-2

病例综述

星形细胞瘤是脊髓内常见肿瘤，儿童脊髓最常见的肿瘤，成人脊髓肿瘤发生率仅次于室管膜瘤，居第二位，平均年龄为 29 岁，男性略多。好发于颈胸段脊髓，其次为腰骶段脊髓。肿瘤沿纵轴延伸，常累及多个脊髓节段，甚至脊髓全长。肿块内常见偏心、小而不规则的囊变，肿块的头、尾端常合并脊髓空洞。脊髓星形细胞瘤的影像特点包括：

（1）脊髓不规则增粗，常累及多个脊髓节段，邻近蛛网膜下腔狭窄，部分可见椎管扩大。

（2）CT 平扫肿瘤边界不清，呈低或等密度，少数呈高密度，囊变、出血常见，钙化少见。增强扫描肿瘤轻度不均匀强化。

（3）MRI 肿瘤 T_1WI 呈低信号，T_2WI 呈高信号，合并囊变或出血时信号不均。增强扫描肿瘤呈明显强化。

（4）肿瘤常位于脊髓后部，呈偏心非对称性，部分呈外生性。肿瘤的两端常见非肿瘤囊变区。

重要提示

本例颈髓梭形膨大，其内信号不均，邻近蛛网膜下腔对称性变窄、消失，颈髓内实性偏心性强化结节伴头尾两端脊髓空洞形成，对诊断星形细胞瘤具有提示作用。

（孙广华　唐润辉　杨健）

1-27　马尾副神经节瘤

临床资料

男，51 岁。患者 1 年前开始无诱因出现腰腿酸痛不适，伴左下肢乏力感，无明显行走跛行，无抽搐，无低热、盗汗、消瘦。于当地医院治疗症状无明显好转，近期症状较前加重，体重无明显变化。专科检查：腰骶部轻微压痛、叩痛，余未见异常。

实验室检查无明显异常。

影像学资料 （图 1-27-1）

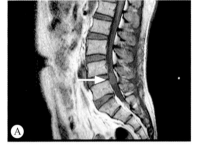
T_1WI 矢状位

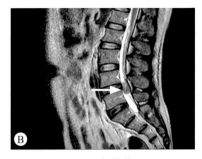
T_2WI 矢状位

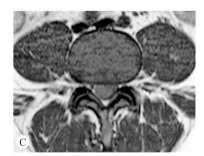
T_1WI 横断位

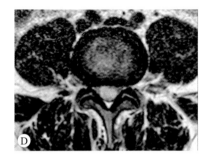
T_2WI 横断位

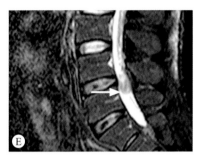
T_2WI 抑脂矢状位

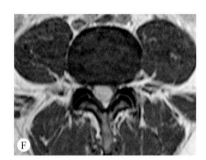
增强横断位

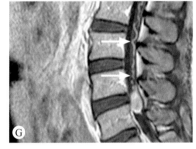
增强矢状位

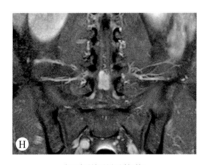
抑脂增强冠状位

图 1-27-1

诊断思路分析

一、定位征象

本病例病变位于第 4 至第 5 腰椎水平椎管内，占据整个椎管，需分析病变来源于髓内（马尾神经）、髓外硬脊膜内还是硬膜外。主要定位征象有：

（1）肿块呈纵行占据整个椎管，与马尾神经分界不清，马尾神经未见受压移位，肿块周围蛛网膜下隙对称性变窄，呈"杯口征"。

（2）肿块与硬脊膜缘呈锐角相交（图 1-27-1B、E 白箭），邻近硬脊膜无明显增厚、强化，"硬膜外征"阴性。邻近椎间孔无扩大变形，无向椎管外生长趋势。

（3）肿块上缘见增粗迂曲的强化血管影，考虑为脊髓动脉供血。

综合上述征象，肿块定位于椎管内，来源于髓内（马尾神经）可能性大。

二、定性征象

1. 基本征象　MRI平扫显示肿块边界光整，T_1WI呈等信号，T_2WI呈稍高信号，信号欠均匀，可见点状低信号，增强扫描肿块呈明显均匀强化，未见明确囊变、坏死无强化区。

2. 特征性征象

（1）肿块内部可见斑点状T_2WI低信号影，呈"胡椒盐样"改变。

（2）血供丰富，增强后明显均匀强化，其上方伴增粗、迂曲血管（图1-27-1G白箭）。

三、综合诊断

中年男性患者，1年前开始无诱因出现腰腿酸痛不适伴左下肢乏力感，进行性加重。影像学检查示第4至第5腰椎水平椎管内实性占位，与马尾神经分界不清，定位于髓内，可见"胡椒盐征"，增强肿块明显强化，其上方见增粗、迂曲血管。综合上述资料考虑为来源于马尾神经的良性肿瘤，副神经节瘤可能。

四、鉴别诊断

1. 室管膜瘤　起源于脊髓中央管的室管膜细胞或终丝等部位的室管膜残留物，是成人最常见的髓内肿瘤。可发生于脊髓的各段，以马尾、终丝区多见，其次为颈髓区。肿瘤呈腊肠状，边界锐利，囊变、出血多位于肿瘤边缘，在肿瘤两端出血后含铁血黄素沉积可出现"盖帽征"。多数肿瘤沿中央管呈纵行对称性膨胀性生长，肿瘤上下两侧常见囊变或空洞形成。MRI上T_1WI呈均匀性低或等信号，T_2WI呈高信号，其内可见囊变、坏死、出血信号。增强扫描肿块呈均匀强化，囊变坏死区无强化。

2. 脊膜瘤　发病率在椎管内肿瘤中居第二位，占椎管内肿瘤的25%。好发于中上胸段，颈段次之，腰段少见。多位于脊髓背侧，CT平扫呈椭圆形或圆形肿块，密度略高于脊髓，有完整包膜，部分瘤体内见钙化，增强扫描肿块呈中度强化。MRI肿块表现为T_1WI呈等或略低信号，T_2WI呈等或略高信号，增强扫描呈持久性均匀强化，邻近的硬脊膜可见"尾巴状"线性强化，为其特征性征象。

3. 神经鞘瘤　多见于20～60岁，男性多见。主要表现为神经根性疼痛及后续的脊髓压迫症状。CT上表现为肿瘤密度略高于脊髓的软组织肿块，常穿过椎间孔向硬膜外生长，典型者呈"哑铃状"改变。MRI上肿块T_1WI呈等信号，T_2WI呈高信号，增强后实性成分呈均匀显著强化，常合并囊变。

4. 血管母细胞瘤　好发年龄为20～30岁，以颈胸段脊髓表浅部位多见。病变常位于脊髓背侧，表现为脊髓弥漫性增粗，可有囊变、出血和脊髓空洞形成。肿瘤内可见流空血管影为其特征，表现为点状或条索状低信号。有些病变可表现为大囊小结节的特点，有助于鉴别。增强后实性部分明显强化。

临床证据

1. 术中探查　术中第4至第5腰椎水平脊髓可触及一椭圆形肿物，切开硬脊膜，见马尾神经上大小约2.0cm×1.2cm的肿物，质硬，边界清晰，滋养血管增粗明显（图1-27-2A）。

2. 病理结果

镜下所见：肿瘤细胞有两种形态。一种呈巢团样器官状分布，瘤细胞大、胞质丰富嗜酸、核圆形；另一种肿瘤细胞密集呈乳头状室管膜样菊形团，瘤细胞胞质嗜酸、短梭形排列于纤维血管周围（图1-27-2B）。

免疫组织化学：S-100（+），NSE（+），Vim（+），CD56（+），CK（+），CgA（+），EMA（−），GFAP（−），Ki67index<1%。

结合HE形态和免疫组织化学结果，病变符合副神经节瘤。

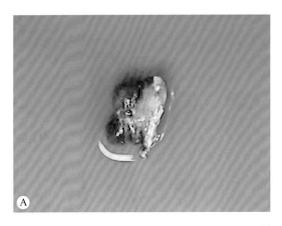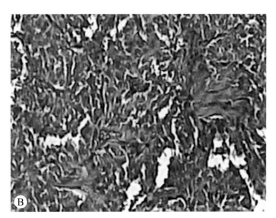

图 1-27-2

病例综述

副神经节瘤又名化学感受器瘤，是一种少见的神经内分泌肿瘤，可分为功能性（即分泌儿茶酚胺）和非功能性两类。组织学上起源于周围神经系统或副神经节的附属器官，可发生于任何交感神经存在的部位，以肾上腺髓质最为好发，占 85%～90%，又名嗜铬细胞瘤。位于肾上腺外者以颈动脉体、颈静脉球多见，约占肾上腺外副神经节瘤的 90%。累及中枢神经系统的副神经节瘤罕见，且多为非功能性肿瘤，常无明显症状。发生于椎管的副神经节瘤多位于腰骶部，以马尾、终丝多见。椎管内的副神经节瘤最突出的临床症状为腰痛及坐骨神经痛，随病情进展也可出现膀胱和肠道功能障碍。若有多个腰骶神经根受压，可表现为马尾综合征等严重症状。椎管内的副神经节瘤的临床及影像特点主要包括：

（1）可发生于任何年龄，其中以中青年多见。原发于椎管内的副神经节瘤一般无均无高血压、心悸、头晕等儿茶酚胺分泌症状。

（2）MRI 平扫通常表现为与椎管平行的长圆形肿块，边界清楚，T_1WI 呈等或低信号，T_2WI 可呈等或高信号，部分可见到含铁血黄素环及血管流空信号影。

（3）肿块血供丰富，常呈明显均匀强化。较大的肿瘤信号不均匀，易出血、坏死和囊变，病灶内或周边可见血管影，增强扫描呈不均匀强化。

重要提示

本病例诊断核心点：定位为椎管髓内（马尾神经）占位，肿块可见"椒盐征"，血供丰富，明显强化，其上方见增粗、迂曲的供血血管，需考虑副神经节瘤可能。

（周睿 唐润辉 杨健）

1-28 椎管内多发神经鞘瘤

临床资料

男，32 岁。患者 6 个月前无明显诱因出现腰部疼痛不适，无肢体乏力、麻木，无跛行、大小便障碍。

实验室检查无明显异常。

影像学资料 （图 1-28-1）

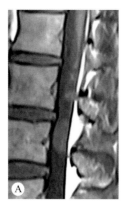
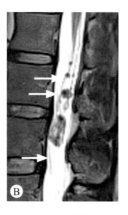
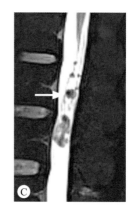

T₁WI 矢状位　　　　　　T₂WI 矢状位　　　　　T₂WI 抑脂矢状位

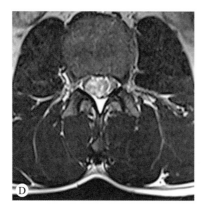
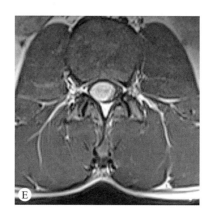

T₂WI 横断位　　　　　　　　　　增强横断位

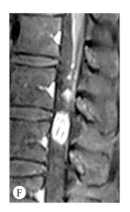
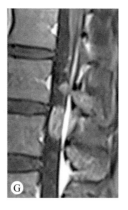
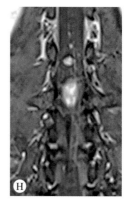

增强矢状位　　　　　抑脂增强矢状位　　　　抑脂增强冠状位

图 1-28-1

诊断思路分析

一、定位征象

本病为椎管内多发病灶，需分析病灶来源于髓内还是髓外。

1. 直接征象　病灶多发且沿马尾神经生长，马尾神经呈受推压移位征象（图 1-28-1B、C 白箭），病灶中央无马尾穿行。

2. 间接征象　较大病灶呈偏侧性生长，病灶两侧硬膜下间隙不等宽，增强后无硬膜尾征。

综合上述征象，肿块定位于髓外硬膜内。

二、定性征象

1. 基本征象　第 2 腰椎～第 3 腰椎水平椎管髓外硬膜内见多发结节状病灶，呈串珠样改变，病灶边界尚清，T_1WI 呈等、稍低信号，T_2WI 呈等、稍高信号，较大病灶内见囊变区，相应部位马尾神经呈受推压、移位征象。增强扫描病灶呈明显强化，较大病灶内囊变区无强化。

2. 特征性征象

（1）椎管内非中心性生长的多发结节及肿块，马尾神经受压移位。

（2）病灶信号不均匀，较大病灶可见囊变，增强扫描明显强化，囊变区无强化。

三、综合诊断

青年男性患者，因腰腿痛 6 个月入院，实验室检查无明显异常。影像学检查发现第 2 腰椎～第 3 腰椎水平椎管内多发结节状占位，定位为髓外硬膜下，肿块边缘尚清，呈偏向性生长，马尾神经受压移位。增强病灶明显强化，较大病灶内见囊变。综合上述资料考虑为椎管内硬膜下良性肿瘤性病变，多发神经鞘瘤可能性大。

四、鉴别诊断

1. 神经纤维瘤　主要由神经鞘膜细胞、成纤维细胞及有或无髓鞘的神经纤维组成，发生囊变坏死的机会较神经鞘瘤低。实性神经鞘瘤和神经纤维瘤只是存在组织学上的差异，影像学上很难将两者进行区分，但以下两点有助于鉴别诊断：①椎管内神经纤维瘤常为神经纤维瘤病的局部表现，该病还易累及皮肤、脑等其他部位；②由于其内部含纤维成分，增强后瘤体内部可见星芒状低信号，此为神经纤维瘤较为特征性表现。

2. 脊膜瘤　以宽基底与硬脊膜紧密相贴，增强后常有脊膜尾征。肿瘤内部常可见不规则钙化，T_1WI 及 T_2WI 均为低信号，有以上两种特征的脊膜瘤诊断较易。不典型者鉴别较为困难，鉴别要点如下：①脊膜瘤好发于女性，上胸段最常见，位于腰骶段者很少见；②脊膜瘤由于细胞致密，质地坚硬，体积通常较小，若肿瘤直径大于 3cm，则神经鞘瘤的可能性更大；③神经鞘瘤由于沿神经根鞘生长，多位于脊髓背外侧，而脊膜瘤无此特点，亦可沿脊髓腹侧生长；④文献报道 T_2^* 能更好地显示肿瘤内部的微小出血灶，对于神经鞘瘤内的微小出血，敏感性高达 93.8%，而微小出血灶几乎只存在于神经鞘瘤。

3. 室管膜瘤　易发生囊变坏死呈混杂信号，增强后亦呈明显不均匀强化，两者增强及平扫表现很相似，鉴别点如下：①终丝室管膜瘤沿椎管纵轴生长，可累及很长范围，呈腊肠状改变，神经鞘瘤很少呈腊肠状改变；②室管膜瘤的囊变常发生于头尾两端，且囊壁增强后无强化，神经鞘瘤可呈多中心囊变，囊壁增强后明显强化；③室管膜瘤易出血，肿瘤头尾两端常见含铁血黄素沉积，T_1WI 及 T_2WI 均为低信号，表现为具有特征性的"盖帽征"，神经鞘瘤无此特点。

4. 海绵状血管瘤　发生于椎管内的海绵状血管瘤不常见，T_1WI 多表现为不均匀等或低信号，T_2WI 多表现为高信号，增强后明显强化，与神经鞘瘤表现类似。以下两点有助于鉴别诊断：①海绵状血管瘤内部信号复杂，可出血、钙化或含铁血黄素沉积而呈"爆米花样"；②椎管内血管瘤累积范围较长，葡匐性生长的趋势，位于椎管内部分常呈"钳状"包绕脊髓，此征象可能有助于定性诊断。

临床证据

1. 术中探查　探查第2腰椎～第3腰椎椎体上缘水平椎管内硬膜下及蛛网膜下见一肿物，淡红色，血供一般，质韧，大小约2.0cm×1.5cm，边界清楚。肿物自一马尾神经部分神经纤维长出，病变神经变性，色苍白菲薄，肿物借菲薄蛛网膜与其余马尾神经相隔，粘连明显，考虑肿物为神经鞘瘤（图1-28-2A）。

2. 病理结果　第2腰椎～第3腰椎水平椎管内多发肿物均符合神经鞘瘤（图1-28-2B）。

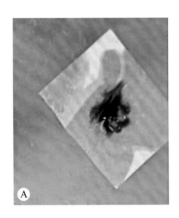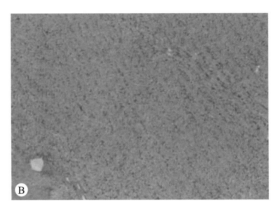

图 1-28-2

病例综述

神经鞘瘤（schwannoma）起源神经鞘膜施万细胞，是椎管内最常见的肿瘤，较少发生在腰段，多发神经鞘瘤更少见，本例患者术后证实为马尾多发神经鞘瘤。椎管内神经鞘瘤一般为圆形、椭圆形或哑铃形，有包膜，20～40岁高发，无性别差异。大多数位于硬脊膜内，病变可以跨硬脊膜内外生长而呈典型的"哑铃状"改变。病变多位于脊髓背外侧，边缘光滑，可发生囊变，当位于脊髓外硬膜下时可引起同侧蛛网膜下腔扩大和脊髓移位。增强扫描实体性肿瘤呈均匀明显强化，囊性肿瘤呈环形强化，少数肿瘤呈不均匀强化，文献报道发生马尾区神经鞘瘤部分可见病变区增粗强化的马尾神经。椎管内多发神经鞘瘤的临床及影像特点主要包括：

（1）好发于青年患者，20～40岁高发。

（2）为脊髓内非中心性生长的实性结节或肿块影，多位于脊髓背侧偏外方或后外方，大部分未累及全部脊髓，大多病灶较小，不超过3个椎体节段。

（3）T$_1$WI以等或稍低信号、T$_2$WI等或稍高信号为主，可有囊变、坏死、脊髓空洞、周围脊髓水肿，增强后肿瘤实质呈较明显均匀强化，边界清晰锐利。

重要提示

本病例诊断核心点：椎管内非中心性生长占位，病变呈类圆形，边缘清晰，无明显恶性肿瘤侵犯征象，定位征象较为明确，结合特征性影像征象和临床表现，考虑多发神经鞘瘤。

（杨惠元　唐润辉　杨健）

1-29 脊髓转移瘤

临床资料

女，47岁。患者半个月前出现左侧肢体麻木、疼痛，疼痛为灼痛，并有颈背部疼痛，渐出现左侧肢体无力，无大小便失禁。专科检查：左上肢肌力约4+级，余肢体肌力无明显异常，浅表感觉检查双侧基本对称，无减退或过敏。生理反射存在，病理反射未引出。既往史：2年前在外院行"直肠癌手术"，当时考虑已有肝、肺等转移病灶，术前术后均行化疗8次，肝及肺部病灶曾行栓塞治疗。

实验室检查无明显异常。

影像学资料 （图 1-29-1）

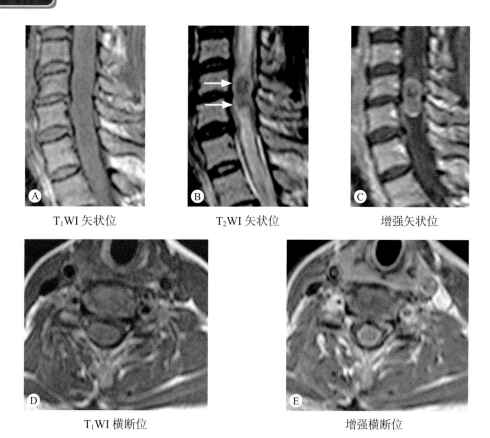

T₁WI 矢状位　　　　　T₂WI 矢状位　　　　　增强矢状位

T₁WI 横断位　　　　　增强横断位

图 1-29-1

诊断思路分析

一、定位征象

本病例肿块位于颈段脊髓内，主要定位征象有：

1.直接征象　病变段脊髓增粗膨大，长轴与脊髓一致，病灶周围尚见薄线样脊髓皮层信号（图 1-29-1B 白箭）。

2.间接征象　病灶上下方脊髓水肿。增强扫描邻近脊膜无增厚，未见硬膜尾征。

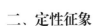

二、定性征象

1. 基本征象　MRI 显示第 5 颈椎～第 6 颈椎水平脊髓见结节状异常信号影，T_1WI、T_2WI 呈稍低信号且信号不均匀，增强后不均匀强化，横断面部分环形强化灶，边界尚清。

2. 特征性征象

（1）颈髓内实性占位，增强明显不均匀强化，内见坏死。

（2）肿瘤邻近周围脊髓水肿。

三、综合诊断

中年女性患者，以左侧肢体麻木、疼痛伴肢体无力来诊，既往有直肠癌并多处转移史，影像学检查发现第 5 颈椎～第 6 颈椎水平颈髓内占位，肿块信号不均匀，增强后明显不均匀强化并见坏死，伴周围脊髓水肿及脊髓空洞形成。综合上述资料考虑为直肠癌颈段脊髓转移可能性大。

四、鉴别诊断

1. 脊髓星形细胞瘤　好发于儿童、青壮年，颈胸段脊髓多见。T_1WI 呈低信号，T_2WI 呈高信号。肿瘤常位于脊髓后部，呈偏心非对称性、膨胀性生长，囊变及流空血管少见。髓内星形细胞肿瘤以低度恶性肿瘤为主，包括毛细胞型和纤维型星形细胞瘤，多呈不均匀斑片状轻度强化。毛细胞型星形细胞瘤边界较清，纤维型星形细胞瘤呈浸润性生长，边界不清。间变型星形细胞瘤和胶质母细胞瘤占星形细胞肿瘤的 10%，肿瘤恶性度高，坏死、囊变和瘤周水肿多见，平扫信号不均匀，强化也不均匀，若无原发肿瘤病史，与髓内转移瘤难鉴别。

2. 室管膜瘤　起源于脊髓中央管的室管膜细胞或终丝等部位的室管膜残留物，是成人最常见的髓内肿瘤。可发生于脊髓的各段，以马尾、终丝区多见，其次为颈髓区。肿瘤呈腊肠状，边界锐利，囊变、出血多位于肿瘤边缘，在肿瘤两端出血后含铁血黄素沉积可出现"盖帽征"。多数肿瘤沿中央管呈纵行对称性膨胀性生长，肿瘤上下两侧常见囊变或空洞形成。MRI 上 T_1WI 呈均匀性低或等信号，T_2WI 呈高信号，其内可见囊变、坏死、出血信号。增强扫描肿块呈均匀强化，囊变坏死区无强化。

3. 血管母细胞瘤　好发年龄为 20～30 岁，以颈胸段脊髓表浅部位多见。病变常位于脊髓背侧，表现为脊髓弥漫性增粗，可有囊变、出血和脊髓空洞形成。肿瘤内可见流空血管影为其特征，表现为点状或条索状低信号。有些病变可表现为大囊小结节的特点，有助于鉴别。增强后实性部分明显强化。

临床证据

1. 术中探查　暴露脊髓，见脊髓肿胀，予脊髓后正中沟处切开脊髓探查见髓内肿瘤，自 C_4 棘突下缘向 C_7 椎板上缘延伸，呈淡红色，血供一般，质地脆，与脊髓组织边界尚清，肿物下极见供血动脉，取标本送冰冻病理示上皮型室管膜瘤。

2. 病理结果

镜下所见：病变（颈 5、6 脊髓内占位）大片坏死组织中核异型细胞呈腺样或乳头状排列（图 1-29-2）。

免疫组织化学：异型细胞 CEA（+），CK8/18（+），CK7（-），GFAP（-），符合恶性腺上皮源性肿瘤。

结合 HE 形态和免疫组织化学及临床"直肠癌"病史，考虑直肠癌髓内转移。

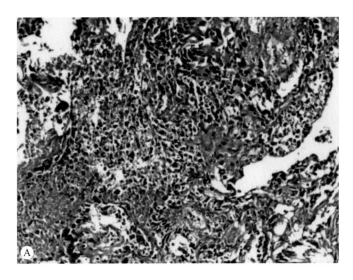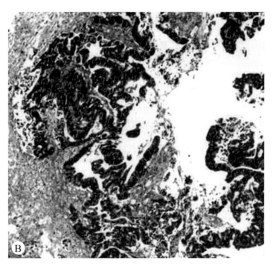

图 1-29-2

病例综述

脊髓转移瘤临床上较少见，占中枢神经系统转移瘤 2.0%～8.5%，在所有癌症患者中的发生率仅 0.1%～0.4%。本病发展迅速，预后差，死亡率高。

脊髓转移瘤可发生于脊髓各段，最常见于胸段，其次为颈段，病灶可单发也可多发，以单发最常见，占 80%。病灶多较小，考虑为病程较短的原因。平扫时 T_1WI 多呈低或等信号，T_2WI 多呈稍高或等信号，病灶内出血、坏死、囊变少见。增强扫描脊髓转移瘤可表现为环形、斑片状、结节状及斑点状强化。脊髓转移瘤的临床及影像特点主要包括：

（1）发病年龄一般较大，有原发肿瘤病史，以急性或近期内进行性脊髓损伤症状来诊。

（2）病灶单发或多发，边界清，邻近脊髓水肿较明显。

（3）增强扫描以环形强化较典型，可以斑片状、结节状、不均匀强化。

重要提示

本病例诊断核心点：有明确原发肿瘤并多处转移病史，脊髓内单发肿瘤，病变长轴与脊髓中心线一致，增强显著强化伴坏死，邻近脊髓水肿。结合临床及影像征象，首先考虑脊髓转移瘤诊断。

（杨惠元　唐润辉　杨健　王晓冰）

1-30　脊髓室管膜瘤

临床资料

男，50 岁，四肢麻木、乏力伴消瘦 2 个月，加重 1 周。患者于 2 个月前无明显诱因出现四肢麻木、乏力，伴有颈部不适。近 2 个月体重下降约 6kg。

实验室检查无明显异常。

影像学资料 （图 1-30-1）

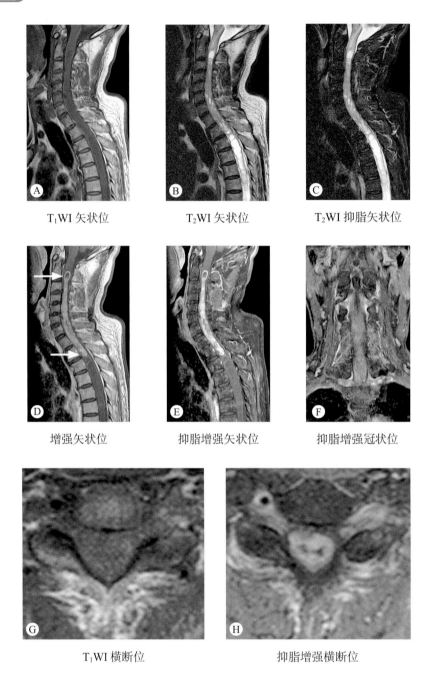

T₁WI 矢状位   T₂WI 矢状位   T₂WI 抑脂矢状位

增强矢状位   抑脂增强矢状位   抑脂增强冠状位

T₁WI 横断位   抑脂增强横断位

图 1-30-1

诊断思路分析

一、定位征象

本病例病变位于颈段和上胸段脊髓内，定位征象有：

1. 直接征象　病变段脊髓增粗，长轴与脊髓一致，病灶周围尚见薄线样脊髓皮层信号，以上下两端明显（图 1-30-1D 白箭）。

2.间接征象　病灶上方颈段脊髓水肿，病灶下端见脊髓空洞形成；增强扫描邻近脊膜无增厚，未见硬膜尾征。

二、定性征象

1.基本征象　MRI 示脊髓增粗，延髓至上胸段脊髓见条片状异常信号影，T_2WI 呈高、稍高信号，内见线状等信号，T_1WI 呈等、稍低信号，增强扫描呈条状、斑片状不均匀明显强化。

2.特征性征象

（1）病变沿脊髓中央管区呈纵行对称性膨胀性生长，累及范围较广，呈腊肠状改变，内见多发囊变。

（2）肿瘤下端脊髓见多发囊变、脊髓空洞形成。

三、综合诊断

中年男性，四肢麻木、乏力，伴消瘦 2 个月。影像学检查见颈段及上胸段脊髓内纵行对称性膨胀性占位，以实性为主伴多发囊变，增强后明显不均匀强化，病灶下端胸段脊髓见多发空洞形成。综合上述资料考虑为髓内占位，室管膜瘤可能性大。

四、鉴别诊断

1.脊髓星形细胞瘤　好发于儿童、青壮年，颈胸段脊髓多见。T_1WI 呈低信号，T_2WI 呈高信号。肿瘤常位于脊髓后部，呈偏心非对称性、膨胀性生长，囊变及流空血管少见。髓内星形细胞肿瘤以低度恶性肿瘤为主，包括毛细胞型和纤维型星形细胞瘤，多呈不均匀斑片状轻度强化。毛细胞型星形细胞瘤边界较清，纤维型星形细胞瘤呈浸润性生长，边界不清。间变型星形细胞瘤和胶质母细胞瘤占星形细胞肿瘤的 10%，肿瘤恶性度高，坏死、囊变和瘤周水肿多见，信号及强化不均。

2.血管母细胞瘤　好发年龄为 20～30 岁，以颈胸段脊髓表浅部位多见。病变常位于脊髓背侧，表现为脊髓弥漫性增粗，可有囊变、出血和脊髓空洞形成。肿瘤内可见流空血管影为其特征，表现为点状或条索状低信号。有些病变可表现为大囊小结节的特点，有助于鉴别。增强后实性部分明显强化。

3.转移瘤　发病年龄一般较大，有原发肿瘤病史，以急性或近期内进行性脊髓损伤症状来诊。病灶呈单发或多发，边界清，邻近脊髓水肿较明显。增强扫描以环形强化较典型，可以斑片、结节状、不均匀强化。

4.海绵状血管瘤　发生于椎管内的海绵状血管瘤不常见，T_1WI 多表现为不均匀等或低信号，T_2WI 多表现为高信号，增强后明显强化，与神经鞘瘤表现类似。以下两点有助于鉴别诊断：①海绵状血管瘤内部信号复杂，可出血、钙化或含铁血黄素沉积而呈"爆米花样"；②椎管内血管瘤累积范围较长，匍匐性生长的趋势，位于椎管内部分常呈"钳状"包绕脊髓，此征象可能有助于定性诊断。

临床证据

1.术中探查　暴露第 1 颈椎～第 2 胸椎段脊髓，见脊髓肿胀增粗，张力较高，结合术前 MRI 所见，考虑肿瘤位于脊髓。自第 2 胸椎处脊髓后中央沟纵向切开，探查见肿瘤组织，肿瘤呈淡灰红色，血运较丰富，质地稍韧，可见假包膜与周围脊髓组织边界基本清楚，周围脊髓组织水肿，分块切除完整肿瘤及包膜。

2. 病理结果

镜下所见：第 1 颈椎～第 2 胸椎髓内占位符合室管膜瘤（WHO Ⅱ级）（图 1-30-2）。

免疫组织化学：肿瘤细胞 Vim（+）、GFAP（+）、S-100（+）、EMA 散在点状（+/−）、Ki67index（3%+）。

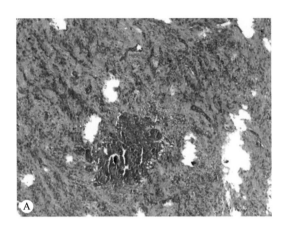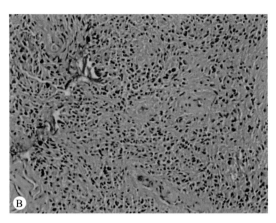

图 1-30-2

病例综述

脊髓室管膜瘤（spinal ependymoma，SE）起源于脊髓中央管的室管膜细胞或终丝等部位的室管膜残留物，是成人最常见的髓内肿瘤。可发生于脊髓的各段，以马尾、终丝区多见，其次为颈髓区。肿瘤易累及同节段脊髓和肿瘤供血血管，导致继发性组织缺血、坏死及囊变，可随脑脊液种植性转移。

在 MRI 平扫像上，SE 在 T_1WI 上与脊髓灰质相比呈低或等信号，在 T_2WI 上呈等或高信号。少数肿瘤内出血在 T_1WI 上可呈高信号，在 T_2WI 上，肿瘤内新鲜出血呈高信号，陈旧性出血表现为肿瘤两端的低信号带，呈"盖帽征"。研究报道约 20%～30% 的 SE 有此表现，并且以颈髓最为多见，可能是由于肿瘤上下两端的牵张力较大，颈部脊髓运动多，肿瘤与正常脊髓之间相互牵拉滑动，肿瘤供血动脉和表面静脉少量多次出血所造成。虽然此征象亦可出现于脊髓其他富血供性肿瘤，然而一旦出现，首先应考虑 SE 的诊断。SE 另一常见征象是肿瘤头端或尾端脊髓反应性囊变，大部分为周围脊髓组织对肿瘤的反应性改变，其囊壁衬有正常的胶质细胞，增强后扫描无强化。而肿瘤内囊变较少见，其囊壁由肿瘤细胞构成，增强后扫描囊壁强化，鉴别两者囊变的不同对手术范围的选择非常重要，因为前者不含肿瘤成分，手术时不需切除而且术后脊髓反应性囊变可消失。

重要提示

本例诊断的核心在于肿瘤的定位。本病例中脊髓呈梭形膨大，其内信号不均，邻近蛛网膜下腔对称性变窄、消失，硬膜外间隙变形，可诊断肿瘤位于脊髓内。结合患者的年龄、临床症状、发病部位，对诊断室管膜瘤具有一定帮助。

（孙广华　唐润辉　杨健　郭泰然）

参 考 文 献

[1] 刘翔浩，牛小东，刘艳辉，等. 中枢神经细胞瘤相关研究进展 [J]. 临床神经外科杂志，2020，17（1）：109-112.

[2] 吴灵智，潘阿善，邱乾德. 结节性硬化症合并室管膜下巨细胞型星形细胞瘤临床及影像学表现 [J]. 医学影像学杂志，

2021，31（9）：1462-1466.

[3] 施豪波，赵闽宁，余一凡，等. 颅内间变性室管膜瘤的多层螺旋 CT 和 MRI 表现及诊断 [J]. 分子影像学杂志，2021，44（4）：608-611.

[4] JAJU A, HWANG E I, KOOL M, et al. MRI Features of Histologically Diagnosed Supratentorial Primitive Neuroectodermal Tumors and Pineoblastomas in Correlation with Molecular Diagnoses and Outcomes: A Report from the Children's Oncology Group ACNS0332 Trial[J]. AJNR Am J Neuroradiol, 2019, 40(11): 1796-1803.

[5] 赵梓霖，黄聪，罗军德，等. 颅内毛细胞星形细胞瘤的 MR 及病理对照分析 [J]. 中国 CT 和 MRI 杂志，2020，18（9）：43-46.

[6] 刘钰，李万泉，陈旺生. 成人颅内毛细胞型星形细胞瘤的 MRI 表现 [J]. 海南医学，2020，31（9）：1152-1155.

[7] 马慧静，王永姣，翟爱国. 儿童颞叶节细胞胶质瘤的临床和 MRI 表现 [J]. 放射学实践，2021，36（3）：340-345.

[8] DEMIR M K, YAPICIER O, YILMAZ B, et al. Magnetic resonance imaging findings of mixed neuronal-glial tumors with pathologic correlation: a review[J]. Acta Neurol Belg, 2018, 118(3): 379-386.

[9] DANGOULOFF-ROS V, VARLET P, LEVY R, et al. Imaging features of medulloblastoma: Conventional imaging, diffusion-weighted imaging, perfusion-weighted imaging, and spectroscopy: From general features to subtypes and characteristics[J]. Neurochirurgie, 2021, 67(1): 6-13.

[10] 申楠茜，张佳璇，甘桐嘉. 2021 年 WHO 中枢神经系统肿瘤分类概述 [J]. 放射学实践，2021，36（7）：818-831.

[11] HARARY M, TUNG J K, SOOD S, et al. Benign purely intraosseous meningioma of the skull: Diagnosis and surgical outcomes[J]. J Clin Neurosci, 2020, 82(Pt A): 36-42.

[12] BAAL J D, CHEN W C, SOLOMON D A, et al. Preoperative MR Imaging to Differentiate Chordoid Meningiomas from Other Meningioma Histologic Subtypes[J]. AJNR Am J Neuroradiol, 2019, 40(3): 433-439.

[13] 张芹. 桥小脑角区占位性病变 CT 和 MRI 影像学分析 [J]. 医学影像学杂志，2019，29（6）：913-916.

[14] LIU C X, WANG S Z, HENG L J, et al. Predicting Subtype of Growth Hormone Pituitary Adenoma based on Magnetic Resonance Imaging Characteristics[J]. J Comput Assist Tomogr, 2022, 46(1): 124-130.

[15] 张振光，段楚玮，张洪，等. 斜坡脊索瘤的 CT 和 MRI 表现 [J]. 临床放射学杂志，2020，39（4）：654-658.

[16] MARTINEZ-BARBERA J P, ANDONIADOU C L. Biological Behaviour of Craniopharyngiomas[J]. Neuroendocrinology, 2020, 110(9-10): 797-804.

[17] 李绍山，杨志芳，付强，等. 颅咽管瘤 MSCT、MRI 影像学特征及与病理学的对照研究 [J]. 中国 CT 和 MRI 杂志，2021，19（11）：23-25.

[18] HUANG N, RAYESS H M, SVIDER P F, et al. Orbital Paraganglioma: A Systematic Review[J]. J Neurol Surg B Skull Base, 2018, 79(4): 407-412.

[19] 危春容，瞿姣，冯瑶杰，等. 髓外浆细胞瘤的 CT 及 MRI 表现 [J]. 临床放射学杂志，2020，39（7）：1282-1285.

[20] RYU S W, COHEN-HALLALEH V. Imaging features of extramedullary plasmacytoma[J]. J Med Imaging Radiat Oncol, 2020, 64(1): 44-51.

[21] 纪志英，何志良. 肌肉原发髓外浆细胞瘤的影像学表现及鉴别诊断 [J]. 中国 CT 和 MRI 杂志，2021，19（5）：160-163.

[22] 马可燃，程敬亮，张晓楠，等. 木村病 MRI 征象分析 [J]. 放射学实践，2019，34（4）：422-426.

[23] LOUIS D N, PERRY A, WESSELING P, et al. The 2021 WHO Classification of Tumors of the Central Nervous System: a summary[J]. Neuro Oncol, 2021, 23(8): 1231-1251.

[24] 管瑜，王璇，吴楠，等. 原发于中枢神经系统的孤立性纤维性肿瘤 / 血管外皮瘤 60 例临床病理学分析 [J]. 中华病理学杂志，2019，48（1）：31-36.

[25] 侯刚强，高德宏，晋龙，等. 颅内孤立性纤维性肿瘤 / 血管外皮细胞瘤 MRI 及病理学特点 [J] 实用放射学杂志，2019，35（4）：519-521.

[26] RAJAKULASINGAM R, SIDDIQUI M, MICHELAGNOLI M, et al. Skeletal staging in Langerhans cell histiocytosis: a multimodality imaging review[J]. Skeletal Radiol, 2021, 50(6): 1081-1093.

[27] Gomez C K, Schiffman S R, Bhatt A A. Radiological review of skull lesions[J]. Insights Imaging, 2018, 9(5): 857-882.

[28] 刘骞娇，焦俊，李登科，等. 原发性脊髓胶质母细胞瘤影像学表现一例 [J]. 影像诊断与介入放射学，2020，29
（2）：144-145.

[29] DIEHN F E, KRECKE K N. Neuroimaging of Spinal Cord and Cauda Equina Disorders[J]. Continuum (Minneap Minn),
2021, 27(1): 225-263.

[30] 李健，乔建民，刘景旺，等. 椎管内副神经节瘤的影像学诊断 [J]. 中国临床医学影像杂志，2019，30（10）：64-66.

[31] KOELLER K K, SHIH R Y. Intradural Extramedullary Spinal Neoplasms: Radiologic-Pathologic Correlation[J].
Radiographics, 2019, 39(2): 468-490.

[32] PALMISCIANO P, CHEN A L, SHARMA M, et al. Intradural Extramedullary Spinal Metastases from Non-neurogenic
Primary Tumors: A Systematic Review[J]. Anticancer Res, 2022, 42(7): 3251-3259.

第二章

胸部病例

　　胸部由于存在肺与外界环境的交通，故胸部疾病的致病因素复杂，途径各异，病种多样。虽然大多数胸部疾病具有典型的影像表现，但部分病变的影像学征象重叠或多样化，易给诊断带来困难或误导。近年来随着高分辨率 CT 和动态增强等检查技术的广泛应用，对胸部疾病的诊断提出了更高的要求。对胸部基本病变的准确认识、对临床及影像学征象的准确把握、临床实践经验的积累以及正确的诊断思路都对疾病诊断至关重要。

　　本章精选了起源于肺、纵隔、胸膜及胸壁等部位的肿瘤及非肿瘤性病变共 28 例，包括了胸部的常见典型病例、常见不典型病例以及少见的典型病例，具有一定的代表性。每个病例从临床资料、影像学表现、诊断思路、临床证据及病例综述等方面进行分析，以临床症状体征为影像诊断切入点，以影像分析为主线，注重培养读者影像诊断分析思路和鉴别诊断能力，力争理论联系实际，增宽读者对疾病谱系的认识，加深对相关疾病的深入系统了解。本章节图文并茂，致力于影像还原真实，有利于培养读者的影像诊断思维、积累知识和提升影像诊断实践能力。

2-1 肺鳞状细胞癌

临床资料

男，52 岁。患者 1 年前于外院体检时胸片发现肺部结节影，3 个月前患者体检发现肺部结节较前增大，大小约 39mm×33mm。患者无咳嗽、咳痰、发热，精神、睡眠一般，大小便正常。近期体重无明显下降。

实验室检查无明显异常。

影像学资料　（图 2-1-1）

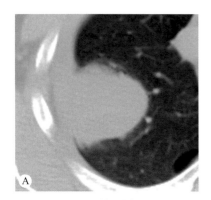

CT 平扫肺窗

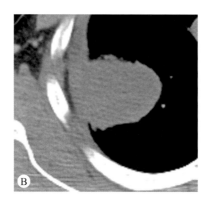

CT 平扫纵隔窗

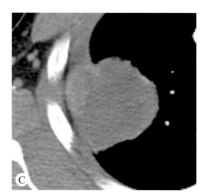

增强动脉期

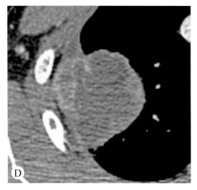

增强静脉期

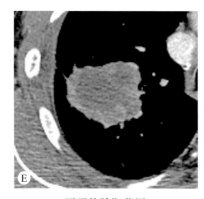

增强静脉期薄层

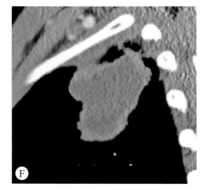

增强矢状位重建

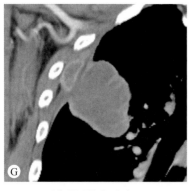

增强冠状位重建

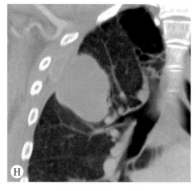

肺窗冠状位重建

图 2-1-1

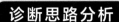

诊断思路分析

一、定位征象

右肺上叶后段占位，以宽基底与胸膜相连，需要分析病变来源于右肺还是胸膜。主要定位征象有：
（1）直接征象：CT图像显示肿瘤主体位于右肺上叶。
（2）间接征象：病灶与邻近肺组织边界模糊，与胸膜夹角呈锐角。
（3）其他征象：肿块与胸膜呈锐角，分界不清，增强扫描胸膜强化方式与肿块相似，呈环形强化。
综合上述征象，考虑右肺上叶肿块侵犯胸膜及胸壁可能性大。

二、定性征象

1. 基本征象　右肺上叶分叶状肿块，边界较清，无明显毛刺，边缘模糊，密度不均匀，邻近胸膜增厚。
2. 特征性征象
（1）肿瘤密度欠均匀，边界欠清，侵犯胸膜及胸壁。
（2）增强扫描明显不均匀强化，以边缘壁强化为主，且壁厚薄不均匀。

三、综合诊断

中年男性，因体检发现肺部结节增大入院，实验室检查无明显异常。影像学检查发现右肺上叶分叶状肿块，边界模糊，密度欠均匀，邻近胸膜增厚，增强扫描明显不均匀强化，以边缘强化为主，强化壁厚薄不均匀，局部呈结节状，内见片状坏死。考虑为右肺上叶恶性肿瘤性病变，肺鳞状细胞癌可能性大。

四、鉴别诊断

1. 肺腺癌　多见于无吸烟史女性，常表现为肺内的孤立性结节或肿块影，呈磨玻璃密度、实性密度或混杂密度影，分叶状，较少位于中央达到肺门或肺门周围，多为边缘分叶状、毛刺，常有血管纠集征、胸膜凹陷征、空泡征、细支气管征等征象。增强扫描可为均匀或不均匀强化，常有纵隔及肺门淋巴结肿大。

2. 类癌　类癌多见于中年女性、非吸烟者，常伴副肿瘤综合征。典型类癌多位于肺内中野，多表现为支气管腔内外结节或肿块，边界清楚，可见钙化。非典型类癌多位于肺外周区，孤立圆形或有分叶的结节影，边界清楚，无坏死、囊变或出血，无钙化。增强扫描类癌可呈中度或显著均匀强化。

3. 结核球　好发于双肺上叶尖后段及下叶背段，可伴干酪样坏死、钙化及卫星灶，边缘光滑，可有长毛刺，少数可呈浅分叶状，密度较高且均匀，增强扫描无强化或轻度包膜样强化。

4. 肺脓肿　发病急，临床常有发热、寒战等表现。CT表现为边界模糊的团块状高密度影，可见支气管充气征，病灶液化坏死可形成脓腔，坏死腔内壁较为光滑，内可见气液平，增强扫描脓肿壁呈环形强化。少见纵隔及肺门淋巴结肿大。

临床证据

1. 术中探查　于右腋中线第6肋间作一长1cm左右切口，置入胸腔镜，腋前线第4肋间作一长5cm左右小切口。探查上胸腔明显粘连，无积液。肿物位于上肺叶，与胸壁粘连，充分松解粘连。查见肿物大小约5cm×7cm，似侵犯壁层胸膜（图2-1-2A）。切取胸膜组织送检，冰冻病理报告示恶性肿瘤。余肺叶、胸壁及纵隔等处未见结节肿物，遂将受侵胸膜充分剥离切除。

2. 病理结果
镜下所见：肿物可见脉管壁侵犯，可见大片肿瘤性凝固性坏死，支气管断端干净，肿物距脏层胸膜≤1mm。（胸膜）纤维结缔组织中可见癌浸润或转移（图2-1-2B）。

免疫组织化学：癌细胞 CK（+）、CK8/18（+）、CK5/6（灶 +/-）、CgA（+/-）、Syn（-）、NSE（-）、CR（-）、MC（-）、Vim（-）、P63（-）、CK7（-）、TTF-1（-）、CK20（-）、Ki67index（90%+）。

结合 HE 形态和免疫组织化学及特殊染色结果，（右上肺肿物）符合低分化鳞状细胞癌。

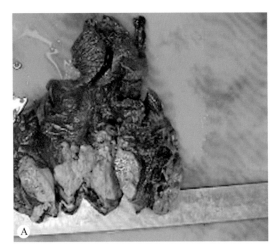
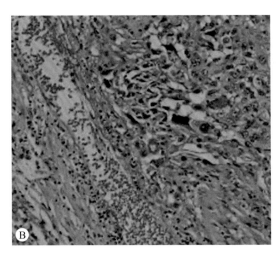

图 2-1-2

病例综述

肺鳞状细胞癌（lung squamous cell carcinoma，LSC）是肺癌中第二常见的类型，约占肺癌的 30%。肺鳞癌好发于老年男性，且与患者吸烟密切相关，常见的临床症状包括咳嗽、咳痰、咯血、胸痛、胸闷、发热等。根据肺鳞癌的发病部位，常分为中央型肺鳞癌及周围型肺鳞癌，中央型肺鳞癌患者较周围型肺鳞癌患者年轻，且在中央型肺鳞癌中纵隔淋巴结的转移更为常见，并更容易出现阻塞性肺炎。LSC 的临床及影像学表现为：

（1）好发于老年男性患者，常有咳嗽、咳痰、咯血、胸痛、胸闷、发热等临床症状。

（2）中央型肺鳞癌常表现为肺门旁的肿块，支气管狭窄，肿块密度常不均匀，可见液化、坏死，坏死物排出后可形成空洞，空洞为偏心厚壁空洞，增强扫描不均匀强化。

（3）周围型肺鳞癌常表现为肺内的孤立性肿块影，边缘呈分叶状，可见毛刺及支气管铸形征，密度欠均匀，液化、坏死可形成偏心厚壁空洞，邻近胸膜者，胸膜常见局限性增厚，增强扫描不均匀强化。

重要提示

本病例诊断核心点：右肺上叶孤立性分叶状肿块，边界模糊，密度不均匀，中央坏死、液化，形成空洞，增强扫描实质部分强化，洞壁厚薄不均，且有壁结节，洞壁与壁结节呈中度强化。结合特征性影像征象和临床表现，符合恶性肿瘤性病变，LSC 可能性大。

（林文俊　周玉祥　代海洋）

2-2　细支气管肺泡癌

临床资料

女，58 岁。患者 1 个月前无明显诱因出现咳嗽、咳痰，咳白色黏痰，以白天咳嗽为甚，伴流涕、咽痛等症状，无胸闷、气促，无呼吸困难，无头晕、乏力，无发热、寒战，经吸氧、抗感染、化痰等治疗，症状稍改善，仍有胸痛，呼吸时明显，呈压榨样，与活动无关。大小便正常，近期体重无明显改变。体格检查双肺呼吸音粗，双肺未闻及干、湿啰音。

实验室检查：白细胞计数 10.3×10^9/L（↑），中性粒细胞绝对值 7.21×10^9/L（↑），肺炎支原体血清学试验阳性 1：40；肿瘤 3 项：铁蛋白 216.20g/L（↑），癌胚抗原 408.60μg/L（↑）。

影像学资料 （图 2-2-1）

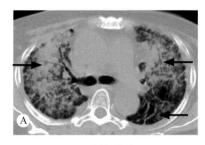

CT 平扫肺窗

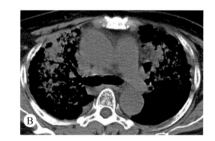

CT 平扫纵隔窗

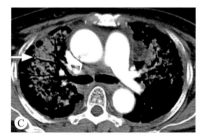

增强动脉期

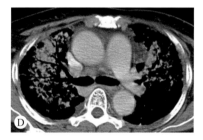

增强静脉期

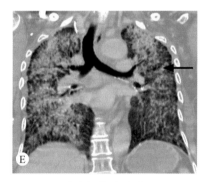

肺窗冠状位重建

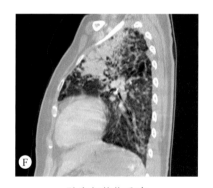

肺窗矢状位重建

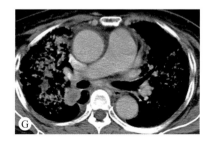

增强横断位

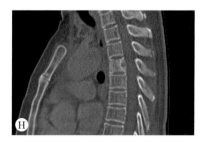

骨窗矢状位

图 2-2-1

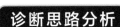
诊断思路分析

一、定位征象

本病例病灶分布于双肺全叶，呈多个结节、斑片状及实变影弥漫分布，主要累及终末支气管及肺小叶，其主支气管及肺叶支气管通畅。病灶累及双侧胸膜，胸膜局部增厚，可见牵拉征象，双侧胸腔可见少量积液。

二、定性征象

1. 基本征象　CT 平扫显示双肺弥漫多发结节状及斑片状模糊影，局部病灶可见实变征象。右侧肺门可见肿大淋巴结影，增强扫描可见环形强化，中央可见坏死征象。第 4 胸椎骨质可见破坏征象。

2. 特征性征象

（1）枯枝征：远端支气管管壁增厚、不规则，普遍性狭窄，呈僵硬扭曲改变，近端大支气管显影通畅，呈现"枯树枝"状。

（2）磨玻璃征：受累肺组织见淡薄密度网格状结构，呈"磨玻璃样"改变。

（3）蜂窝征：病灶内密度不均匀，大小不一，为多发类圆形低密度影，呈蜂房状多发气腔样改变。

（4）血管造影征：病灶 CT 平扫时密度均一的低密度实变区再增强后见树枝状增强血管影。

（5）腺泡样结节：部分实变的病灶外见多发结节状影。

三、综合诊断

中老年女性患者，以咳嗽、咳痰、胸痛症状为主，实验室检查示白细胞及肿瘤指标升高。影像上双肺弥漫多发结节状及斑片状模糊影，并可见枯枝征、磨玻璃征、蜂窝征、血管造影征、腺泡样结节征象。右侧肺门淋巴结影肿大坏死，胸椎骨质可见破坏征象。综合上述资料考虑为双肺弥漫性恶性肿瘤性病变可能，细支气管肺泡癌（肺黏液腺癌）可能性大。

四、鉴别诊断

1. 大叶性肺炎　中青年常见，有急性感染病史，白细胞、血沉及 CRP 炎性指标升高。影像学表现为肺叶或肺段内全部或大部分的实变影，边缘模糊，密度不均，不跨越叶间裂，其内可见支气管充气征，支气管管壁光滑，走行柔和。结合实验室指标（感染指标）升高及抗感染治疗后病灶迅速消退可以鉴别。

2. 干酪型肺炎　青少年多发，常有午后低热、盗汗等症状，痰菌抗酸杆菌常为阳性。影像学表现为肺内片状实变影，以双肺上叶及下叶背段多见，可见空洞及含气支气管影，空洞呈虫噬样改变，支气管走行自然或迂曲变形，狭窄后扩张，血管可以受侵犯。其他肺野内常伴有形态多样的肺结核病灶。

3. 肺淋巴瘤　表现为肺内类圆形结节或肿块，部分呈实变影，边缘模糊，内部常见充气支气管影，但支气管壁受淋巴瘤侵犯导致管壁毛糙增厚，管腔粗细不均，无枯枝样改变，一般不伴有蜂窝征。

临床证据

患者行纤维支气管镜检查，在右肺下叶基底段行透支气管壁肺活检并送病理组织检查。

大体所见：灰白破碎组织一堆，直径 0.6cm，全部取材。

病理结果：肺腺癌，腺泡样为主型（图 2-2-2）。

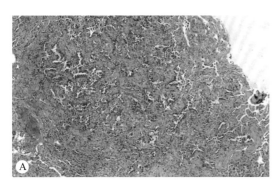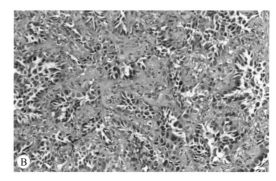

图 2-2-2

病例综述

细支气管肺泡癌（bronchioloalveolar carcinoma，BAC），起源于细支气管和肺泡上皮，分化较高，生长方式主要以沿肺泡壁和细支气管壁生长，但不对支架结构产生破坏，肿瘤细胞分泌的黏液可以充满整个肺泡腔，并经肺泡孔在肺泡间和气道传播。近年来将 BAC 归入肺腺癌，属于肺腺癌的一种特殊亚型。根据病理及影像上肿瘤的形态及分布特点，可将 BAC 分为三种类型，即孤立结节型、多发结节型和弥漫型。

（1）孤立结节型：结节大多孤立分布在肺外周及胸膜下，结节可具有短毛刺征、分叶状、空泡征及胸膜凹陷征。其特征征象有晕征，为高密度结节周围围绕淡薄磨玻璃影，增强扫描病灶可见血管包埋征。

（2）多发结节型：表现为双肺弥漫性分布大小不等结节影，以双肺中下肺野为主，部分结节可融合，较大结节的影像表现与孤立结节型大致相同。

（3）弥漫型：病灶呈现肺叶或肺段实变改变，其特征征象有枯枝征、磨玻璃征、蜂窝征、血管造影征、腺泡样结节征。

重要提示

本病例诊断核心点：肿瘤指标升高，影像上双肺弥漫性多发结节状及斑片状模糊影，并可见枯枝征、磨玻璃征、蜂窝征、血管造影征、腺泡样结节征象，并可见转移征象。结合特征性影像征象和临床表现，可考虑 BAC 诊断。

（叶威　周玉祥　代海洋）

2-3　肺黏液表皮样癌

临床资料

男，38 岁。患者 1 个月前无明显诱因出现咳嗽、咯血，鲜红色血，每次量少约 5ml，每天 5～6 次，无发热，无流涕，无胸痛，无盗汗、潮热、乏力，到我院就诊。行支气管镜检查发现右下肺支气管肿物并肺不张，予口服"阿莫西林"治疗，并择期行支气管镜下肺肿物治疗，间断反复咳少量暗红色血块。半天前患者突然咯大量鲜红色，量约 50ml。患者大小便正常，体重无明显变化。

实验室检查无明显异常。

影像学资料 （图 2-3-1）

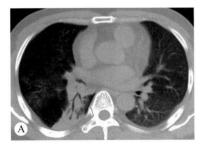
CT 平扫肺窗

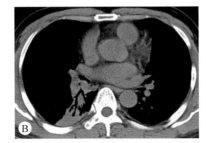
CT 平扫纵隔窗

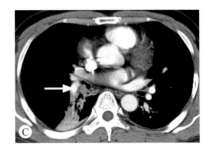
增强动脉期

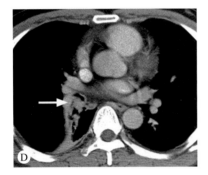
增强静脉期

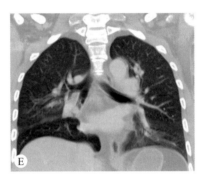
肺窗冠状位重建

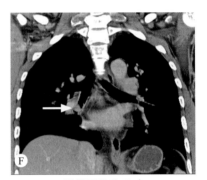
增强冠状位重建

图 2-3-1

诊断思路分析

一、定位征象

本病例病灶位于右肺下叶支气管内，呈结节状软组织密度影，支气管管腔局部狭窄，远端右肺下叶可见阻塞性肺不张及炎症。

二、定性征象

1. 基本征象　CT 平扫显示右肺下叶支气管腔内见结节状软组织密度影，边缘光滑。纵隔及双侧肺门淋巴结未见肿大。

2. 特征性征象

（1）病灶发生于叶支气管内，沿支气管内生长，呈宽基底，长径与支气管长径平行。

（2）增强扫描呈轻度强化。

（3）病灶支气管远端出现阻塞性肺不张及炎症征象。

三、综合诊断

中年男性患者，临床表现以咳嗽、咯血为主。影像上右肺下叶支气管内见结节状软组织密度影，边缘光滑，增强扫描呈轻度强化，支气管远端出现阻塞性肺不张及炎症征象。综合上述资料考虑为肺支气管内肿瘤病变可能。

四、鉴别诊断

1. 肺腺样囊性癌　好发于气管、主支气管内，影像上沿管壁浸润性生长，管壁弥漫、环状增厚，少数也可呈结节状生长。肿瘤多呈均匀低密度，密度多低于肌肉，钙化少见，增强扫描轻度强化或无明显强化。肿瘤恶性程度高，容易复发和转移，多预后不良。

2. 肺类癌　多见于中年女性、非吸烟者，常伴副肿瘤综合征。典型类癌多位于肺内中野，多表现为支气管腔内外结节或肿块，边界清楚，可见钙化。非典型类癌多位于肺外周区，孤立圆形或有分叶的结节影，边界清楚，无坏死、囊变或出血，无钙化。增强扫描类癌可呈中度或显著均匀强化。

3. 中央型肺鳞癌　好发于中老年男性，常有咳嗽、咳痰、咯血、胸痛、胸闷、发热等临床症状。早期中央型肺鳞癌表现为段或段以上支气管腔内结节，支气管壁增厚，伴有支气管狭窄或阻塞性改变。进展期中央型肺鳞癌表现为肺门区肿块和支气管狭窄或闭塞，肿块可位于支气管内或突破支气管壁向外生长，边缘较清楚，可有浅分叶，密度较均匀，可引起阻塞性肺炎或阻塞性肺不张，伴或不伴有肺门或纵隔淋巴结肿大。

临床证据

1. 术中探查　松解下肺韧带及肺门前后纵隔胸膜，显露下肺静脉，充分游离并切断。于肺裂处解剖显露叶间肺动脉干，充分游离下肺基底干及背段动脉并切断。解剖显露中肺静脉，充分游离并切断。充分游离中叶动脉，予以结扎切断。游离中间支气管，距上叶支气管分叉 0.5cm 处将中间支气管切断。

2. 病理结果

大体所见：灰褐色组织一块，大小 14cm×14cm×5cm，距支气管切缘 0.5cm 处见一质硬结节，直径 1.5cm，结节全取（图 2-3-2A）。

免疫组织化学：癌细胞 CK（+）、CK8/18（+）、CK7（+）、Vim（+）、CEA（灶+）、TTF-1（-）、CK5/6（-）、P63（-）、Ki67index（25%+）。

结合 HE 染色及免疫组织化学结果，病变符合浸润性中、低分化黏液表皮样癌（图 2-3-2B）。

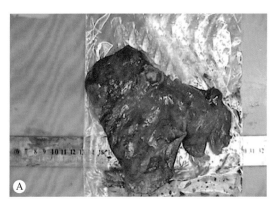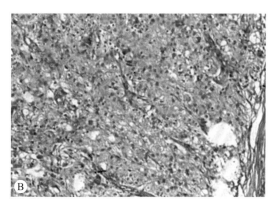

图 2-3-2

病例综述

肺黏液表皮样癌（pulmonary mucoepidermoid carcinoma，PMEC）是一种罕见的肺部肿瘤，占原发性肺癌的 0.1%～0.2%。该肿瘤起源于支气管黏膜下腺体中的导管上皮，其组织学与涎腺的黏液表皮样癌表现相同。临床上发病年龄范围为 3～78 岁，大多数患者小于 30 岁，男女性别上无明显差异。因肿瘤主要局限于气道内生长，主要导致呼吸道刺激或阻塞的症状、体征，以咳嗽、咯血及阻塞性肺炎最常见。组织学上按细胞比例及异型性差别可分为低度恶性和高度恶性，其中低度恶性型约占 75%～80%。PMEC 的主要影像学特征有：

（1）病灶好发于段以上的较大气道，主要表现为支气管内边缘光滑、边界清楚的结节状或分叶状肿块，沿支气管生长，呈宽基底，最长径与支气管长径平行，支气管内可见"空气新月征"。

（2）CT平扫多为不均匀稍低密度，增强后轻、中度不均匀强化。肿瘤内可见斑点状、结节状钙化，肿瘤钙化率可达50%。淋巴结转移少见。

（3）病灶支气管远端可出现阻塞性肺不张及炎症征象。

重要提示

本病例诊断核心点：年轻患者，发生于段以上的较大气道，为支气管内边缘光滑结节状或分叶状肿块，肿瘤内可出现钙化，可合并阻塞性肺不张及炎症征象，淋巴结转移少见。结合特征性影像征象和临床表现，可考虑PMEC诊断。

（叶威　周玉祥　代海洋）

2-4　大细胞神经内分泌癌

临床资料

男，60岁。患者2年前无明显诱因出现咳嗽，呈阵发性单声咳，无声音嘶哑，伴少量白痰，质稀，无咯血，反复发作，未系统服药治疗。2个月前上述症状再发并加重，活动后气促明显，伴有头晕不适，程度轻，伴左侧胸痛，以咳嗽后明显。起病以来，精神、食纳一般，大小便正常，体重无明显变化。既往行胃大部切除（毕Ⅱ式）术。有吸烟史25年，每日约10支，已戒烟半年。

实验室检查无明显异常。

影像学资料　（图2-4-1）

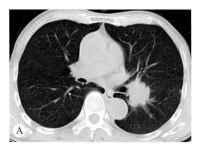
CT平扫肺窗

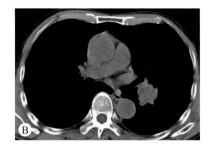
CT平扫纵隔窗

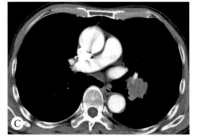
增强动脉期

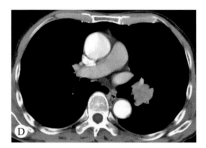
增强静脉期

图2-4-1

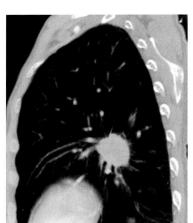
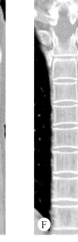

| 肺窗矢状位重建 | 肺窗冠状位重建 |

图 2-4-1（续）

诊断思路分析

一、定位征象

本病例病变定位于左肺下叶支气管及周围，突入支气管腔内，呈局限性软组织肿块影，局部跨叶间裂生长。

二、定性征象

1. 基本征象　左肺下叶近肺门区段支气管周围孤立性肿块影，密度较为均匀，CT 值约 28～52Hu，呈类圆形，浅分叶状，边界较清楚，周围有放射状长毛刺或血管影，病灶内无钙化，无囊变、坏死。增强扫描动脉期 CT 值约 52～72Hu，静脉期 CT 值约 55～92Hu，呈渐进性持续强化，无明显坏死。肿块侵犯局部肺动脉分支，导致局部血管边缘不光滑、管腔不均匀变窄。左肺下叶可见斑片状模糊阴影。

2. 特征性征象

（1）分叶征，肿物呈类圆形或不规则形，边缘分叶状，多表现为浅分叶。

（2）支气管堵塞征，病灶生长于支气管腔内外，导致局部支气管变窄、截断，引起远侧阻塞性肺炎改变。

（3）血管纠集征，肿块周围血管及长毛刺呈放射性向病变中央聚集。

（4）肺动脉侵袭征，肿物包绕侵犯局部肺动脉，导致动脉边缘、形态异常。

（5）增强扫描肿物呈轻、中度强化，无明显坏死。

三、综合诊断

老年男性患者，慢性病程急性加重，合并肺部症状，咳嗽伴胸痛，有长期吸烟史。影像学发现左肺下叶近左下肺门区肿物，累及左侧叶间胸膜及左下肺支气管，支气管、肺动脉受侵，血管纠集等征象。综合上述资料考虑为肺部恶性肿瘤性病变。

四、鉴别诊断

1.肺腺癌 多见于无吸烟史女性，常表现为肺内的孤立性结节或肿块影，呈磨玻璃密度、实性密度或混杂密度影，分叶状，较少位于中央达到肺门或肺门周围，多为边缘分叶状、毛刺，常有血管纠集征、胸膜凹陷征、空泡征、细支气管征等征象。增强扫描可为均匀或不均匀强化，常有纵隔及肺门淋巴结肿大。

2.肺鳞癌 好发于中老年男性。常有咳嗽、咳痰、咯血、胸痛、胸闷、发热等临床症状。中央型肺鳞癌常表现为肺门区的结节或肿块，伴有支气管狭窄或闭塞。肿块可位于支气管内或突破支气管壁向外生长，边缘较清楚，密度较均匀，可引起阻塞性肺炎或阻塞性肺不张，伴或不伴有肺门或纵隔淋巴结肿大。周围型肺鳞癌常表现为肺内孤立性结节或肿块，边缘呈分叶状，可见毛刺及支气管铸形征，密度欠均匀，常见液化坏死及偏心性厚壁空洞，增强扫描不均匀强化。邻近胸膜者，常见胸膜局限性增厚。

3.类癌 多见于中年女性、非吸烟者，常伴副肿瘤综合征。典型类癌多位于肺内中野，多表现为支气管腔内外结节或肿块，边界清楚，可见钙化。非典型类癌多位于肺外周区，孤立圆形或有分叶的结节影，边界清楚，无坏死、囊变或出血，无钙化。增强扫描类癌可呈中度或显著均匀强化。

4.结核球 好发于双肺上叶尖后段及下叶背段，可伴干酪样坏死、钙化及卫星灶，边缘光滑，可有长毛刺，少数可呈浅分叶状，密度较高且均匀，增强扫描无强化或轻度包膜样强化。

5.小细胞肺癌 是最常见、恶性程度最高的原发性肺神经内分泌肿瘤，具有典型"娘小仔大"的特点。肿瘤呈膨胀性生长，形成"鸭蹼状"突起。肿瘤内散在坏死区，增强呈沼泽地样强化，常见"冰冻纵隔""血管包埋征"。

临床证据

1.术中探查 下胸腔严重粘连，予以充分松解。肿瘤位于左肺下肺叶内前基底段，跨肺裂生长侵犯上叶，大小约3.5cm×4.0cm，表面可见"脐凹"征（图2-4-2A）。纵隔、膈肌等处未见结节肿物。

2.病理结果

左下肺肿物符合大细胞神经内分泌癌（图2-4-2B）。

免疫组织化学：癌细胞CK（+）、CK7（+）、CgA（+）、Syn（+），CD56局部（+），余Vim、CK20、TTF-1、CK5/6、P63均（-），Ki67index约40%。特殊染色：PAS（-）。送检淋巴结见部分转移癌（第13组1/3；第11组1/2；第10组0/2；第9组0/2；第7组0/12；第6组0/3；第5组0/2；第4组0/8）。

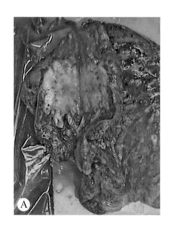
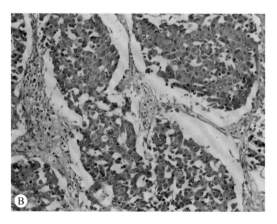

图 2-4-2

病例综述

肺神经内分泌癌根据肿瘤细胞分化程度及细胞形态，分为 4 种类型，即典型类癌（typical carcinoid，TC）、不典型类癌（atypical carcinoid，AC）、小细胞肺癌（small cell lung cancer，SCLC）和大细胞神经内分泌癌（large cell neuroendocrine carcinoma，LCNEC）。按分化程度可分为低级别、中级别和高级别。因其可分泌促肾上腺皮质激素（ACTH）及 5- 羟色胺、儿茶酚胺、组胺等肽类物质，患者可出现类癌综合征（阵发性皮肤潮红、腹泻、哮喘、心动过速心瓣膜病、糙皮病等）、Cushing 综合征（表现为乏力、高血压、糖耐量异常、低血钾、碱中毒、贫血、体重减轻以及色素沉着等）及肢端肥大症等，故把这类肺癌统一归为神经内分泌癌。肺 LCNEC 是起源于支气管及细支气管黏膜上皮和黏膜下腺体神经内分泌嗜银细胞的低分化、高度恶性肿瘤，发病率较低，属于高级别神经内分泌癌，具有侵袭性高、预后差的特点，大部分患者确诊时疾病已处于中晚期，手术治疗效果有限，术后复发概率大。肺 LCNEC 的临床及影像特点主要包括：

（1）中老年人常见，平均发病年龄为 65 岁左右，男性多见，与吸烟高度相关。主要临床症状为咳嗽、咳痰，伴痰中带血、胸痛、气促等，可出现异位激素分泌及副肿瘤综合征临床表现，实验室检查可伴有 CEA 升高、NSE 升高。

（2）X 线：肺外周常见、上叶相对多见，单发结节、肿块，伴分叶，不伴空洞、钙化，可伴有胸腔积液。

（3）CT：常表现为双肺上叶、边界清晰、伴有浅分叶、体积较大的肿块，常伴有多发或大片的坏死，肿瘤内部血管多变细、模糊，肺门及纵隔淋巴结的肿大及坏死亦很常见，但肿块往往缺乏明显毛刺、空洞、支气管空气征的表现，可伴支气管截断、血管纠集征，中央型可伴阻塞性肺不张、远端黏液栓和阻塞性细支气管炎，增强扫描多为不均匀轻、中度强化。

重要提示

本病例诊断核心点：老年男性，有长期吸烟史。CT 示左肺下叶近肺门区孤立性肿块伴支气管截断，类圆形，浅分叶，肿物跨肺裂生长，增强扫描中度强化，无明显坏死、空洞及钙化，无远处转移及侵犯征象。定位、定性征象较为明确，结合特征性影像征象和临床表现，可考虑肺恶性肿瘤，从影像学上较难与其他肺恶性肿瘤鉴别，但结合性别、吸烟史等，应考虑肺 LCNEC 可能。

（周健聪　周玉祥　代海洋）

2-5　肺 NUT 癌

临床资料

男，24 岁。患者 1 个月前无明显诱因出现反复咳嗽，呈阵发性连声咳，程度轻，咳少量白痰，质稀，容易咳出。无声音嘶哑、气促，无端坐呼吸、夜间阵发性呼吸困难，无发热、畏寒，无胸痛、咯血，无心悸、胸闷，无午后潮热及夜间盗汗，无关节痛、皮疹，无双下肢水肿。近期体重无明显变化。

实验室检查无明显异常。

影像学资料 （图 2-5-1）

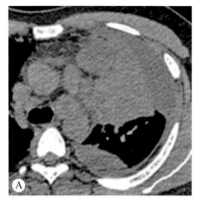

CT 平扫纵隔窗

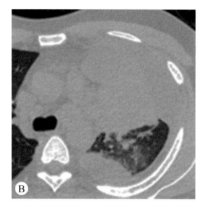

CT 平扫肺窗

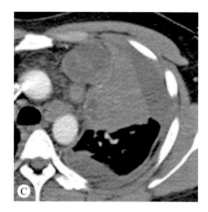

增强动脉期

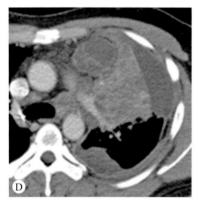

增强静脉期

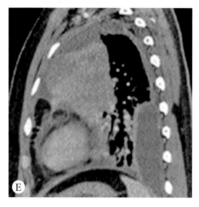

增强矢状位重建

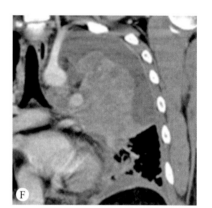

增强冠状位重建

图 2-5-1

诊断思路分析

一、定位征象

本病例病变为左肺上叶团片状实变影，边界模糊，与中纵隔分界欠清，需分析病灶是纵隔来源还是左肺来源。主要定位征象有：

（1）直接征象：肿瘤最大径位于左肺上叶，边界模糊并侵犯中纵隔。

（2）间接征象：病灶周围见片状渗出灶，与胸膜夹角呈锐角。

综合上述征象，肿块定位于左肺上叶。

二、定性征象

1.基本征象　左肺上叶分叶状肿块，边界模糊，密度不均匀，增强扫描不均匀明显强化。

2.特征性征象

（1）肿瘤密度不均匀，边界欠清，侵犯纵隔。

（2）增强扫描不均匀中度强化，左肺门及纵隔多发淋巴结肿大。

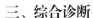

三、综合诊断

青年男性患者，因反复咳嗽入院，实验室检查无明显异常。影像学检查发现左肺上叶团片状实变影，边界模糊，与中纵隔分界欠清，定位为肺内病变，增强后病灶不均匀明显强化，左肺门及纵隔淋巴结肿大。综合上述资料考虑为左肺上叶恶性肿瘤可能性大。

四、鉴别诊断

1.肺鳞癌　好发于中老年男性。常有咳嗽、咳痰、咯血、胸痛、胸闷、发热等临床症状。中央型肺鳞癌常表现为肺门区的结节或肿块，伴有支气管狭窄或闭塞。肿块可位于支气管内或突破支气管壁向外生长，边缘较清楚，密度较均匀，可引起阻塞性肺炎或阻塞性肺不张，伴或不伴有肺门或纵隔淋巴结肿大。周围型肺鳞癌常表现为肺内孤立性结节或肿块，边缘呈分叶状，可见毛刺及支气管铸形征，密度欠均匀，常见液化坏死及偏心性厚壁空洞，增强扫描不均匀强化。邻近胸膜者，常见胸膜局限性增厚。

2.肺腺癌　多见于无吸烟史女性，常表现为肺内的孤立性结节或肿块影，呈磨玻璃密度、实性密度或混杂密度影，分叶状，较少位于中央达到肺门或肺门周围，多为边缘分叶状、毛刺，常有血管纠集征、胸膜凹陷征、空泡征、细支气管征等征象。增强扫描可为均匀或不均强化，常有纵隔及肺门淋巴结肿大。

3.小细胞肺癌　是最常见、恶性程度最高的原发性肺神经内分泌肿瘤，具有典型"娘小仔大"的特点。肿瘤呈膨胀性生长，形成"鸭蹼状"突起。肿瘤内散在坏死区，增强呈沼泽地样强化，常见"冰冻纵隔""血管包埋征"。

临床证据

镜下所见：癌组织浸润支气管，累及脏层及壁层胸膜；癌组织沿血管分布，左上肺内见多个癌症病灶，符合肺内转移；左下肺内见支气管轻度扩张，肺泡腔内组织细胞渗出，间质灶性淋巴结细胞浸润（图2-5-2）。

免疫组织化学：CK5/6（+）、P63（+）、NUT（+）、TTF-1（-）、NapsinA（-）、CgA（-）、Syn（-）、Ki67index（50%+）；特殊染色：黏卡（-）、AB（-）；原位杂交：EBER（-）。

结合HE形态和免疫组织化学及特殊染色结果，病变符合肺NUT癌。

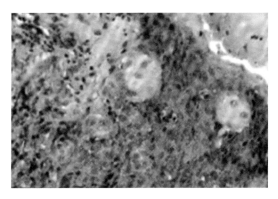

图 2-5-2

病例综述

NUT癌，全称"睾丸核蛋白"基因重排的中线癌，是一种罕见的侵袭性鳞状细胞癌亚型。NUT由染色体易位引起的 NUT 融合癌蛋白驱动，最常见的是 BRD4-NUT。这是一种致死率极高的癌症，所有年龄段的患者均可患病，但患病人群主要是青少年。起源细胞未知，但 NUT 癌最常见于胸部和头颈部，NUT 的诊断主要通过阳性 NUT 核免疫组化染色来确定。在 WHO（2021）肺肿瘤分类中新增了肺NUT 癌，其被归类为其他未分类癌。临床上肺 NUT 癌罕见且分化差，易误诊为其他类型的低分化肿瘤。患者常见的临床症状包括慢性咳嗽、呼吸困难、胸痛等。病因不明，患者常无吸烟史或仅轻度吸烟。肺 NUT 癌的临床及影像学表现为：

（1）好发于青少年患者，常见的临床症状有慢性咳嗽、呼吸困难、胸痛等。

（2）发生部位常为中央型，肿块径线较大，边缘呈分叶状，较少累及支气管腔。

（3）增强扫描不均匀中度强化，常发生远处转移。

重要提示

本病例诊断核心点：左肺上叶肿块，病变呈分叶状，边界模糊，侵犯中纵隔，定位征象较为明确，结合特征性影像征象和临床表现，可考虑肺恶性肿瘤。青年发病，恶性程度高，需考虑到肺 NUT 癌可能。

（林文俊　周玉祥　代海洋）

2-6　肺典型类癌

临床资料

女，49 岁，无明显诱因出现咳嗽半个月。呈阵发性单声咳，无明显时间规律性，咳声低沉，无鸡鸣样及金属声，无声音嘶哑，咳嗽剧烈时伴有左侧胸背痛，为阵发性钝痛，休息可缓解，无放射痛，伴咳白黏痰，偶有黄白痰，较易咳出，质稠。伴有畏寒、发热，体温最高 38.6℃，无咯血，无盗汗、潮热、乏力，大小便正常。患者近 3 个月来体重无明显变化。体格检查双肺呼吸音粗，左上肺可闻及散在湿啰音。

实验室检查：血沉 91.0mm/h（↑）；糖类抗原 CA72-4：10.350U/ml（↑）。

影像学资料　（图 2-6-1）

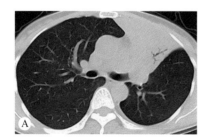
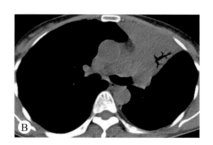

CT 平扫肺窗　　　　　　　　　　　　　CT 平扫纵隔窗

图 2-6-1

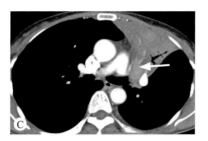
增强动脉期

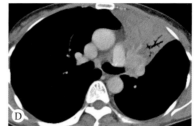
增强静脉期

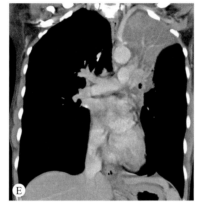
增强冠状位重建

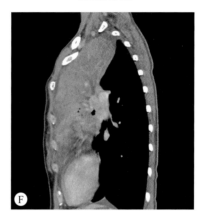
增强矢状位重建

图 2-6-1（续）

诊断思路分析

一、定位征象

本病例病灶位于左肺上叶支气管内，呈结节状软组织密度影，支气管管腔狭窄闭塞，远端左肺上叶可见阻塞性肺不张。

二、定性征象

1. 基本征象　CT 平扫显示左肺上叶支气管内见结节状软组织密度影，左肺上叶可见阻塞性肺不张。纵隔及双侧肺门淋巴结未见肿大。

2. 特征性征象

（1）支气管腔内占位伴阻塞性肺不张。

（2）增强扫描病灶呈明显均匀强化。

三、综合诊断

中年女性患者，临床表现以咳嗽、胸痛症状为主。影像上左肺上叶支气管腔内见结节状软组织密度影，密度均匀，边缘光滑，增强扫描呈明显强化，支气管远端出现阻塞性肺不张征象。综合上述资料考虑为肺神经内分泌癌可能性大。

四、鉴别诊断

1. 肺腺样囊性癌　好发于气管、主支气管内，影像上沿管壁浸润性生长，管壁弥漫、环状增厚，少数也可呈结节状生长。肿瘤多呈均匀低密度，密度多低于肌肉，钙化少见，增强扫描轻度强化或无明显强化。肿瘤恶性程度高，容易复发和转移，多预后不良。

2.肺黏液表皮样癌 好发于段以上的较大气道，主要表现为支气管内边缘光滑、边界清楚的结节状或分叶状肿块，沿支气管生长，呈宽基底，最长径与支气管长径平行，支气管内可见"空气新月征"。CT平扫多为不均匀稍低密度，增强后轻、中度不均匀强化。肿瘤内可见斑点状、结节状钙化，肿瘤钙化率可达50%。淋巴结转移少见。病灶支气管远端可出现阻塞性肺不张及炎症征象。

3.中央型肺鳞癌 好发于中老年男性，常有咳嗽、咳痰、咯血、胸痛、胸闷、发热等临床症状。早期中央型肺鳞癌表现为段或段以上支气管腔内结节，支气管壁增厚，伴有支气管狭窄或阻塞性改变。进展期中央型肺鳞癌表现为肺门区肿块和支气管狭窄或闭塞，肿块可位于支气管内或突破支气管壁向外生长，边缘较清楚，可有浅分叶，密度较均匀，可引起阻塞性肺炎或阻塞性肺不张，伴或不伴有肺门或纵隔淋巴结肿大。

临床证据

1.术中探查 松解下肺韧带及肺门纵隔胸膜，解剖上肺静脉，于肺裂解剖显露叶间干动脉，于主动脉弓下方解剖显露尖前支动脉。充分游离左主支气管及左下肺支气管，靠近上叶支气管分别予以切断，取出标本。

2.病理结果

镜下所见：小圆形肿瘤细胞呈巢团状分布，浸润性生长，核分裂少见（图2-6-2）。

免疫组织化学：肿瘤细胞CK（+）、CD56（+）、NSE（+）、CgA（+）、Syn（+）、Vim（-）、CK5/6（-）、P63（-）、CK7（-）、TTF-1（-）、Ki67index约3%。

结合HE染色及免疫组织化学结果，病变符合肺浸润性神经内分泌肿瘤（典型类癌）。

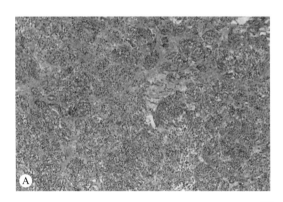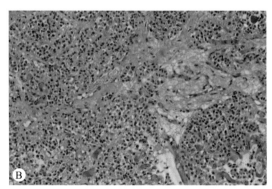

图 2-6-2

病例综述

肺典型类癌（typical carcinoid，TC）是一种起源于支气管黏膜Kulchitsky细胞的肿瘤，占所有肺部恶性肿瘤的1%～2%。肿瘤根据在肺内的位置可分为中央型类癌和周围型类癌，以中央型多见。好发年龄为45～55岁。由于肿瘤细胞多有神经内分泌功能，可以分泌多肽类激素和神经胺，患者可产生类癌综合征，常见的症状包括皮肤潮红、腹泻、心动过速、喘息和感觉异常等。中央型肺类癌主要影像学特征有：

（1）CT表现为支气管腔内结节状、团块状影，多数呈圆形或卵圆形，边缘光滑，密度均匀，远端可见阻塞性肺不张。

（2）支气管腔的结节可向外侵犯周围组织，出现向腔内外生长的骑跨征象（冰山征）。肿瘤较少出现坏死、液化、囊变和空洞。

（3）恶性程度低，淋巴结转移少见。肿瘤内可出现钙化，发生率约为30%。

（4）类癌是比较富血供的肿瘤，增强扫描病灶明显强化，强化程度有时可接近血管。

重要提示

本病例诊断核心点：部分患者有类癌综合征表现，影像上表现为支气管腔内密度均匀结节影，远端可见阻塞性肺不张，可向外侵犯周围组织呈冰山征，肿瘤内可出现钙化，增强扫描病灶明显强化。结合特征性影像征象，可考虑肺类癌诊断。

（叶威 周玉祥 代海洋）

2-7 肺 B 细胞非霍奇金淋巴瘤

临床资料

女，42岁。患者3个月前无明显诱因出现咳嗽，呈阵发性单声咳，无明显时间规律性，咳声低沉，咳少量黄白黏痰，较易咳出，质稠，无明显气促，无发热、畏寒，无咯血、胸痛。外院给予阿奇霉素抗感染、止咳化痰等治疗后症状未见明显好转。患者有干燥综合征病史。

实验室检查：血红蛋白91g/L（↓），红细胞计数 3.06×10^{12}/L（↓），白细胞计数 0.5×10^9/L（↓），中性粒细胞百分比0.001（↓），淋巴细胞百分比0.942（↑），单核细胞百分比0.000（↓），嗜碱性粒细胞百分比0.038（↑），中性粒细胞绝对值 0.0005×10^9/L（↓），淋巴细胞绝对值 0.471×10^9/L（↓），单核细胞绝对值 0.000×10^9/L（↓），嗜酸性粒细胞绝对值 0.0095×10^9/L（↓），血小板计数 91×10^9/L（↓），抗SSA阳性（++），抗SSB阳性（+++）。

影像学资料 （图 2-7-1）

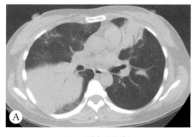

CT 平扫肺窗

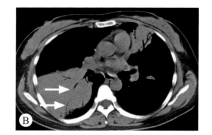

CT 平扫纵隔窗

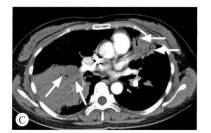

增强动脉期

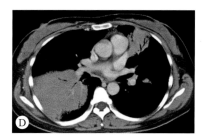

增强静脉期

图 2-7-1

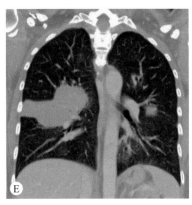
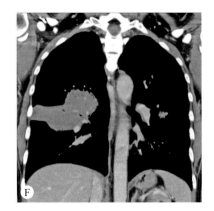

肺窗冠状位重建　　　　　　　　　增强冠状位重建

图 2-7-1（续）

诊断思路分析

一、定位征象

本病例病变显示双肺多发片块状软组织密度影及网格状磨玻璃影，较大病灶位于右肺下叶背段，胸膜无明确受侵，病变主体在肺内，内见支气管充气征象，定位征象明确。

二、定性征象

1. 基本征象　CT 平扫显示双肺病变呈软组织密度，密度基本均匀，无明确坏死、空洞及钙化，增强扫描动脉期轻度均匀强化。纵隔未见明确肿大淋巴结。

2. 特征性征象

（1）不典型充气支气管征：病变内见充气支气管征象，但支气管腔走行不连续（图 2-7-1B 白箭），管壁毛糙，管腔粗细不均，部分管腔内见结节影（图 2-7-1C 白箭）。

（2）增强扫描病变强化程度较低。

三、综合诊断

中年女性，无明显诱因出现咳嗽 3 个月。影像学检查可见双肺多发片块状及网格状磨玻璃影，密度均匀，内见充气支气管征，但支气管腔走行不连续，管壁毛糙，管腔粗细不均，部分管腔内见结节影，增强扫描呈轻度强化。结合抗感染治疗效果不佳，考虑肺淋巴瘤可能性大。

四、鉴别诊断

1. 肺炎型肺癌　中老年多见，临床常有咳白色泡沫样痰。影像学表现为双肺弥漫性多发结节状及斑片状模糊影，并可见枯枝征、磨玻璃征、蜂窝征及腺泡样结节征象，并可见转移。增强扫描病灶轻度强化，可见血管造影征。

2. 大叶性肺炎　中青年常见，有急性感染病史，白细胞、血沉及 CRP 炎性指标升高。影像学表现为肺叶或肺段内全部或大部分的实变影，边缘模糊，密度不均，不跨越叶间裂，其内可见支气管充气征，支气管管壁光滑，走行柔和。结合实验室指标（感染指标）升高及抗感染治疗后病灶迅速消退可以鉴别。

3. 干酪型肺炎　青少年多发，常有午后低热、盗汗等症状，痰菌抗酸杆菌常为阳性。影像学表现为肺内片状实变影，以双肺上叶及下叶背段多见，可见空洞及含气支气管影，空洞呈虫噬样改变，支气管走行自然或迂曲变形，狭窄后扩张，血管可以受侵犯；其他肺野内常伴有形态多样的肺结核病灶。

4.支气管内膜结核及粟粒型肺结核 支气管内膜结核多发生在肺段及段以下支气管，在肺野其他部位多能找到结核灶。粟粒型肺结核CT表现为"三均匀"，结合患者临床症状、痰培养及实验室检查可帮助鉴别。

临床证据

1.病理活检 行经皮穿刺肺活检术。嘱患者取俯卧位，取右肺病灶作为穿刺目标病灶，结合CT图像及DSA类CT扫描于体表定位准确，常规消毒、铺巾、局麻后，取18G活检针自穿刺点向病灶进针约2cm，切割长度约22mm，取出组织基本满意，送病理活检。

2.病理结果

右肺肿物穿刺组织符合弥漫大B细胞性非霍奇金淋巴瘤（图2-7-2）。

免疫组织化学：瘤组织LCA（+）、CD20（+）、CD3（-）、CD5（-）、CD10（-）、Bcl-2（+）、Bcl-6（-）、Ki67index约40%，余CK、EMA、TTF-1、Calcitonin、Syn、CgA、TG、CD56、S100均（-）。

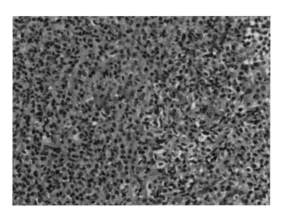

图 2-7-2

病例综述

淋巴瘤为全身性淋巴组织的恶性肿瘤，包括霍奇金淋巴瘤（Hodgkin Lymphoma，HL）和非霍奇金淋巴瘤（non-Hodgkin Lymphoma，NHL），当淋巴瘤累及肺部时称为肺淋巴瘤。根据始发部位和病因分为三类，即原发性肺淋巴瘤、继发性肺淋巴瘤和免疫缺陷相关的肺淋巴瘤。其中原发性肺淋巴瘤仅有肺的淋巴浸润而不伴纵隔、肺门及其他部位的淋巴结病变，以支气管黏膜相关淋巴组织（mucosa-associated lymphoid tissue，MALT）淋巴瘤最为常见，其次为弥漫性大B细胞淋巴瘤（diffuse large B-cell lymphoma，DLBL）。

肺淋巴瘤主要侵犯肺间质和支气管黏膜下组织，侵犯肺间质的淋巴瘤常自肺门淋巴组织沿支气管、血管周围间质向外蔓延，侵犯肺泡间隔时，先使肺泡间隔增厚，后逐渐实变。侵犯支气管黏膜下可形成支气管内结节或肿块，阻塞气道时可引起阻塞性肺炎和肺不张。肺淋巴瘤的主要临床表现除咳嗽、咳痰、胸痛等胸部症状外，多有全身浅表淋巴结肿大，约半数患者有周期性发热，可有肝脾肿大、贫血等症状。肺淋巴瘤的主要影像学特点有以下四种表现形式：

（1）结节、肿块型：呈单发不规则的结节或肿块影，密度多均匀，边缘模糊不清，类似于磨玻璃密度，可有浅分叶，内部可伴有充气支气管征。支气管壁受淋巴瘤侵犯导致管壁毛糙增厚，管腔粗细不均。

（2）肺炎肺泡型：沿肺叶或肺段分布的斑片状模糊影或实变影，内部见充气支气管征，偶可见空洞。

（3）支气管血管淋巴型（间质型）：双肺散在分布的网格样密度增高影或磨玻璃密度影，边缘模糊，邻近胸膜可见增厚。

（4）粟粒型：表现为双肺弥漫多发的点状病灶，直径多 <1cm。

重要提示

本病例诊断核心点：双肺多发病灶伴实变，内见充气支气管征，仔细观察支气管发现其走行不连续，管壁毛糙，管腔粗细不均，部分管腔内见结节影。结合患者抗感染治疗效果不佳，应考虑肺淋巴瘤的可能。

（钟华　周玉祥　代海洋）

2-8　肺炎性肌纤维母细胞瘤

临床资料

男，55 岁，体检发现右下肺占位 1 个月。患者无咳嗽、咳痰，无发热、畏寒，无胸痛、咯血，无心悸、胸闷，无午后潮热及夜间盗汗，无双下肢水肿。有吸烟史 30 余年，平均每日 30 支。

实验室检查无明显异常。

影像学资料　（图 2-8-1）

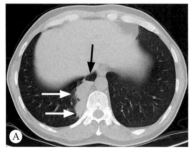

CT 平扫肺窗

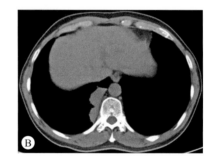

CT 平扫纵隔窗

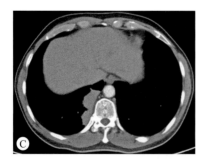

增强动脉期

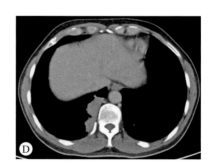

增强静脉期

图 2-8-1

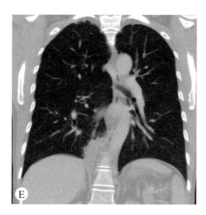
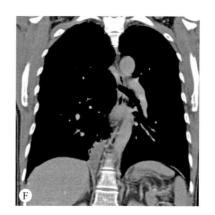

肺窗冠状位重建　　　　　　　　　　增强冠状位重建

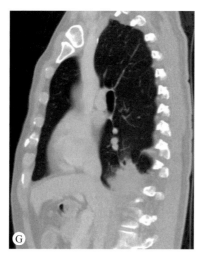
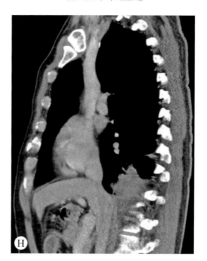

肺窗矢状位重建　　　　　　　　　　增强矢状位重建

图 2-8-1（续）

诊断思路分析

一、定位征象

本病例病变定位于右肺下叶后、内基底段，位于肺外周胸膜下，与胸膜之间脂肪线清晰，周围肺组织模糊，定位征象明确。

二、定性征象

1. 基本征象　CT 平扫显示右肺下叶后、内基底段片状软组织密度影，密度较为均匀，形态不规则，周边呈分叶状或山峰样突起，局部一侧边缘较为平直，局部呈尖角样改变。病灶边缘呈粗长毛刺或棘状突起，毛刺较为柔软，边界模糊，无明显皱缩，无明显胸膜牵拉凹陷征，增强扫描轻、中度均匀强化。

2. 特征性征象

（1）火焰征：病灶内侧缘片絮状突起（图 2-8-1A 白箭）。

（2）平直征：病灶上缘平直，呈刀切样改变（图 2-8-1A 黑箭）。

（3）均匀强化：增强扫描常呈轻、中度均匀强化。

三、综合诊断

中老年男性，体检发现右下肺占位。影像学检查发现右肺下叶后、内基底段不规则软组织肿块样病灶，可见火焰征和平直征，周边稍模糊，边缘毛刺较长、较柔软，有别于肺癌的短毛刺，肿块整体亦无表现出明显的皱缩感，增强扫描轻、中度均匀强化。考虑炎性病变与炎性肌成纤维细胞瘤可能，两者从影像学表现难以鉴别，需结合病理学明确诊断。

四、鉴别诊断

1. 球形肺炎　好发于肺野外围，呈类圆形，无包膜，边缘多模糊，中央相对密度较高，邻近胸膜增厚，增强扫描可均匀强化，病变肺门侧可见多条扭曲、增粗血管，一般半年内可完全吸收消失。通常球形肺炎表现为急性，病程较短，结合病程可以鉴别诊断。

2. 肺鳞癌　好发于中老年男性。常有咳嗽、咳痰、咯血、胸痛、胸闷、发热等临床症状。中央型肺鳞癌常表现为肺门区的结节或肿块，伴有支气管狭窄或闭塞。肿块可位于支气管内或突破支气管壁向外生长，边缘较清楚，可有浅分叶，密度较均匀，可引起阻塞性肺炎或阻塞性肺不张，伴或不伴有肺门或纵隔淋巴结肿大。周围型肺鳞癌常表现为肺内孤立性结节或肿块，边缘呈分叶状，可见毛刺及支气管铸形征，密度欠均匀，常见液化坏死及偏心性厚壁空洞，增强扫描不均匀强化。邻近胸膜者，常见胸膜局限性增厚。

3. 肺腺癌　多见于无吸烟史女性，常表现为肺内的孤立性结节或肿块影，呈磨玻璃密度、实性密度或混杂密度影，分叶状，较少位于中央达到肺门或肺门周围，多为边缘分叶状、毛刺，常有血管纠集征、胸膜凹陷征、空泡征、细支气管征等征象。增强扫描可为均匀或不均强化，常有纵隔及肺门淋巴结肿大。

4. 结核球　好发于双肺上叶尖后段及下叶背段，可伴干酪样坏死、钙化及卫星灶，边缘光滑，可有长毛刺，少数可呈浅分叶状，密度较高且均匀，增强扫描无强化或轻度包膜样强化。

> **临床证据**

1. 术中探查　右侧胸腔无粘连及积液，肿物位于右肺下叶后内基底段，大小约 3mm×6mm，表面未见"脐凹"征，余各肺叶及胸壁未及肿物。

2. 病理结果

镜下所见：右下肺组织慢性炎症伴有肺泡上皮轻度不典型增生，肺间质炎细胞浸润、成纤维细胞及梭形肌成纤维细胞增生（图 2-8-2）。

免疫组织化学：肺泡上皮 CK（+）、TTF-1（+）；炎细胞（含组织细胞）LCA（+）、Lyz（+）；纤维及肌成纤维细胞 Vim（+）、SMA（+）、ALK（-）；Ki67index 约 5%。

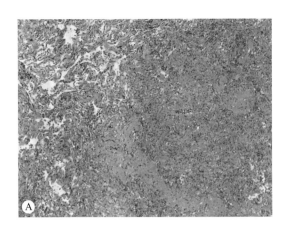
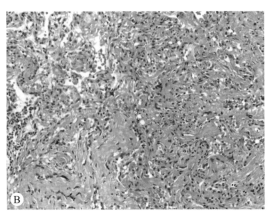

图 2-8-2

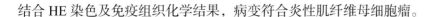

结合 HE 染色及免疫组织化学结果，病变符合炎性肌纤维母细胞瘤。

病例综述

炎性肌纤维母细胞瘤（inflammatory myofibroblastic tumor，IMT），2002 年 WHO 定义为"由分化的肌纤维母细胞性梭形细胞组成，常伴大量浆细胞和 / 或淋巴细胞的一种间叶性肿瘤"。肺 IMT 为少见间叶性肿瘤，占所有肺部肿瘤的 0.04%～1.00%，好发于儿童和青少年，绝大多数在 40 岁以下，无明显性别差异。临床表现有咳嗽、咳痰、呼吸困难、咯血等呼吸道症状，少数伴发热，约 30% 肺 IMT 患者无明显症状。肺 IMT 的影像学表现主要包括：

（1）病灶单发多见，右肺下叶多于其他肺叶，常位于肺周边表浅部位，大多位于肺边缘，病灶可广基贴于脏层胸膜或叶间胸膜。

（2）CT 多表现为邻近胸膜的孤立性球形或类球形团块影，纵隔窗和肺窗肿块大小无明显差别，通常无分叶征，少数可有浅分叶，部分病例可见粗长毛刺及棘状突起。肿块边缘可有桃尖征和平直征、病灶下缘散在结节征，这三征象对肺 IMT 有较高的诊断价值。桃尖征即肿块的边缘形似"桃尖"的尖角样改变，其病理基础是肿块包膜与周围组织粘连或受邻近结缔组织牵引时形成的肿块边缘尖角状突起。平直征即病灶局部边缘平直，是病灶边缘纤维化牵拉，病变发展至肺叶或肺段的边缘而受到阻挡，炎性肿块受细支气管或血管的阻隔而形成的边界。病灶下缘散在结节征即于病灶的下缘由单一的球灶移行为多个分散的结节影。

（3）病灶内部密度均匀或不均匀，可见低密度区，部分见小圆形或椭圆形液性密度坏死影，少数病例可见气体密度影及点状钙化影，个别病例呈多囊或蜂窝状改变。增强扫描病灶实性部分多呈延迟性持续均匀或不均匀强化，内部可见无强化的液化、坏死区。

（4）病灶邻近胸膜局限性增厚、粘连，多无胸腔积液，个别病例见少量胸腔积液，少数肺 IMT 合并肺门及纵隔淋巴结肿大，国内外文献报道个别病例可侵犯邻近肋骨，甚至发生远处转移，但非常罕见。

重要提示

本病例诊断核心点：右肺下叶孤立性不规则肿块影，影像表现出现肿块边缘平直征和火焰征等特点，增强扫描呈轻、中度均匀强化，无明确恶性征象，可提示 IMT 的诊断可能，最终诊断依靠组织病理学明确。

（陈玉柱　周玉祥　代海洋）

2-9　硬化性肺细胞瘤

临床资料

女，31 岁，体检发现肺占位病变半年。无明显咳嗽、咳痰，无咯血，无胸痛，无胸闷、气促，无声嘶，无畏寒、发热，无头晕、心悸，无腹痛、腹胀。

实验室检查无明显异常。

影像学资料　（图 2-9-1）

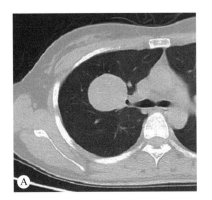

CT 平扫肺窗

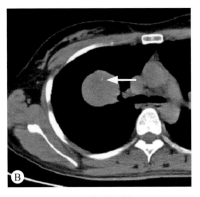

CT 平扫纵隔窗

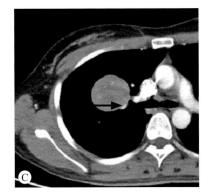

增强动脉期

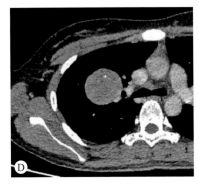

增强静脉期

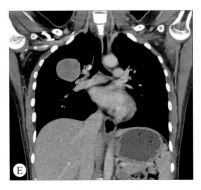

增强冠状位重建

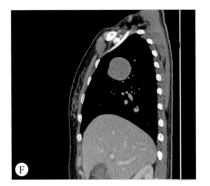

增强矢状位重建

图 2-9-1

诊断思路分析

一、定位征象

本病例病变定位于右肺上叶，肺组织来源肿块，定位明确。

二、定性征象

1. 基本征象　右肺上叶类圆形软组织密度肿块，CT 平扫密度较为均匀，内见斑点状钙化，轮廓光整，边缘清晰锐利，无毛刺，无胸膜牵拉征。增强扫描肿块呈不均匀轻度强化，延迟扫描呈渐进性持续强化，肿块边缘见明显强化的血管影。肿块周围肺组织清晰，未见阻塞性病变，纵隔、肺门未见肿大淋巴结。

2. 特征性征象

（1）血管贴边征：病灶边缘条状明显强化血管影，发生机制是病灶推压周围血管所致。

（2）钙化：病灶内钙化呈斑点状、结节状、不规则状。

（3）增强模式：渐进性、持续性强化。

三、综合诊断

青年女性，体检发现肺内占位，无明显临床症状。CT 发现右肺上叶占位，表现为边缘光滑的类圆形致密肿块影，伴斑点状、结节状钙化，增强扫描病灶不均匀轻度持续强化。肿块密度较为均匀，边缘清晰，增强后病灶边缘可见血管贴边征，考虑硬化性肺细胞瘤可能性大。

四、鉴别诊断

1. **肺错构瘤**　为最常见的肺内良性肿瘤，典型病灶内可见"爆米花样"钙化和脂肪密度影，边缘规整，增强扫描多无明显强化或轻度强化。

2. **肺结核球**　好发于双肺上叶尖后段及下叶背段，可伴干酪样坏死、钙化及卫星灶，边缘光滑，可有长毛刺，少数可呈浅分叶状，密度较高且均匀，增强扫描无强化或轻度包膜样强化。

3. **炎性假瘤**　患者多有肺部感染病史，青壮年多见。为低度恶性和交界性肿瘤，常位于肺外带或胸膜下，形态不规则，边缘不光整，部分呈尖端指向肺门的楔形阴影，可见尖桃征和平直征，邻近胸膜可增厚粘连。增强扫描呈均匀强化或中央低周围高强化。

4. **肺曲霉菌病**　好发于免疫力低下者，常与肺结核相伴出现。病灶多呈空洞或空腔样的孤立性球形灶，周边可有晕征，空气新月征是其特征性改变，是由于凝固性坏死物质经支气管排出，以及梗死中央部、黏液、菌丝的收缩所致。腔内曲霉菌球可随体位改变而移动，增强扫描球体本身无强化。

临床证据

1. **术中探查**　于右腋中线第 6 肋间作一长 1cm 左右切口，置入胸腔镜，腋前线第 4 肋间作一长 4cm 左右小切口，探查见胸腔无粘连及积液，肿物位于上肺叶，大小约 5cm×5cm，表面未见"脐凹"征，基底近肺门，余肺叶、胸壁及纵隔等处未见结节肿物。

2. 病理结果

大体所见：部分肺组织，16.0cm×10.0cm×3.5cm，临床切开处见一暗红色肿物，质中，边界清楚，与周围肺组织易分离（图 2-9-2A）。

镜下所见：肿瘤组织与肺组织边界清楚，可见肿瘤有血管瘤（出血）样区、实性细胞区、硬化区及小部分乳头状增生区，4 种区域中肿瘤细胞呈上皮样，胞质淡染或嗜酸性，部分胞质透明，细胞核呈圆形或卵圆形，部分可见核仁，核分裂象不易见，肿瘤细胞间尚可见灶性肥大细胞，支气管切缘未见肿瘤（图 2-9-2B）。支气管切缘旁见淋巴结 8 枚，未见肿瘤（0/8）。

免疫组织化学：肺泡及乳头状结构表面上皮 CK（部分 +），EMA（+），TTF-1（+），Vimentin（-），间质中圆形细胞 TTF-1（+），EMA（-），Vimentin（部分 +），CgA（散在 +），Syn（散在 +），NSE（-），CD56（-），Ki67index 约 5%。

结合 HE 形态和免疫组织化学及特殊染色结果，病变符合（右上肺）硬化性肺细胞瘤。

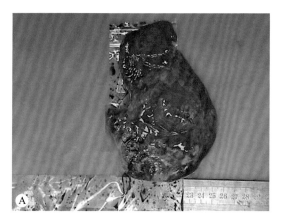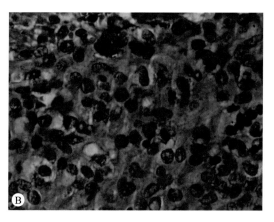

图 2-9-2

病例综述

硬化性肺细胞瘤（pulmonary sclerosing pneumocytoma，PSP）是一种少见的肺良性肿瘤，WHO肺和胸膜肿瘤病理学分类（2015版）将PSP归入肺腺瘤，为一种肺泡细胞起源的肿瘤。本病好发于中年女性，好发年龄为15～76岁，平均年龄为50岁左右。临床症状无特异性，多由体检发现，少数可有咳嗽、咳痰、痰中带血、胸痛等。病理学PSP由类似Ⅱ型肺泡上皮及圆形细胞构成血管瘤样区、腺样乳头区、纤维硬化区及实性细胞区构成。PSP的主要影像学表现包括：

（1）CT平扫：孤立性、边界清楚、边缘光滑或有浅分叶、圆形或卵圆形的结节或肿块，密度与肌肉相仿，30%见点状或结节状钙化。

（2）CT增强：多数明显强化，肿瘤体积较小者，强化较均匀；肿瘤体积较大者因内部有坏死区而表现为不均匀强化。

（3）血管贴边征：病灶边缘点状或条状明显强化血管影，发生机制是病灶推压周围血管所致。

（4）晕征：是指瘤周局部或环绕肿瘤的磨玻璃密度，与肿瘤分界清楚，可能是肺泡内出血或肺泡上皮增生所致。

（5）空气新月征：可位于肿块内部或外部，在内部类似于新月样空洞，在外部由于气流阻塞潴留形成类似新月样表现。两者发生的可能机制不甚相同，前者与肿瘤生长收缩、出血排空等有关，后者与病变累及支气管有关。该征象不多见，但对PSP诊断有一定特征性。

（6）尾征：病灶边缘发起的尾状样突起，偏向肺门一侧，其形成可能与病灶对邻近血管有生长趋向性有关。

（7）肺动脉为主征：病灶周围近肺门端的肺动脉管径增粗，有研究推测可能与该类富血供肿瘤在生长过程中需要更多的肺动脉供血有关。

重要提示

本病例诊断核心点：本例诊断PSP的典型特征性征象较少，但发现病变年龄较年轻，无临床症状，CT影像表现为类圆形稍高密度，密度均匀，边缘光整，无毛刺，钙化呈斑点结节状，具有良性病变的特点，增强扫描呈不典型的轻度延迟强化，给鉴别诊断带来难度，强化程度低可能与其病理类型偏实体硬化型有关。但综合病史及影像征象（如血管贴边征、良性钙化、持续强化等）特点，排除其他常见病变后，可做出PSP的诊断。

（朱文丰　周玉祥　代海洋）

2-10　肺先天性囊性腺瘤样畸形

临床资料

女，3个月29天，发现咳嗽、痰鸣10天，喘息伴呕吐3天。患儿10天前无明显诱因出现阵发性单声咳嗽，与体位无关，伴痰鸣，不易咳出，无发热、鼻塞及流涕，抗感染治疗后症状无好转。近期咳嗽加重，伴有呕吐（为胃内容物），偶有咖啡色物质，约5～6次/天。既往有"新生儿咽下综合征"，出生史、喂养史未见特殊。

实验室检查无明显异常。

影像学资料 （图 2-10-1）

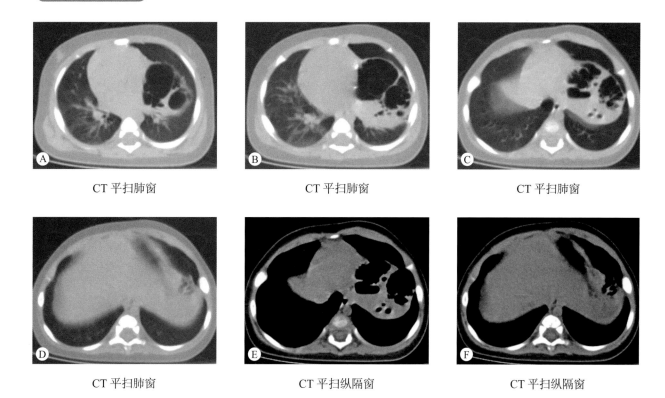

图 2-10-1

诊断思路分析

一、定位征象

本病例病变定位于左肺下叶，呈单发多房囊实性改变，以分隔样多发囊状含气影为主，部分囊内积气、积液，故定位于肺内病变。

二、定性征象

1. 基本征象　CT 检查示左肺下叶混合性囊实性病变，以囊性病灶为主，囊腔大小不等，囊壁厚薄不均匀，部分囊内可见气液平面，病变主要位于左肺下叶，与支气管无明显相通。病灶后部呈软组织密度影，内可见小囊状含气影与胃腔相连，局部膈肌显示不清或缺损。

2. 特征性征象

（1）婴幼儿发病。

（2）肺部多房囊性病灶，内见分隔及积气、积液。

三、综合诊断

婴幼儿发病，抗感染治疗后症状无明显好转。影像学检查发现左肺下叶多房囊性病变，内见分隔样影及气液平面。结合患者为婴幼儿，应考虑肺先天性囊性腺瘤样畸形的诊断。

四、鉴别诊断

1.先天性肺囊肿　常表现为单囊或多囊聚集，囊壁菲薄、光滑，囊腔一般张力较低，纵隔移位不明显。如果囊腔占位较明显，不规则，壁内出现息肉样结构突起时，应注意先天性囊性腺瘤样畸形可能。

2.肺隔离症　好发于左肺下叶后基底段，当与支气管异常沟通或有食管瘘时常形成厚壁含气液面，增强 CT 及 CTA 可显示病变供血来自体循环动脉。

3.肺内支气管囊肿　单发病灶多见，囊壁光滑、壁薄而清楚，增强扫描无强化，无实性成分。

4.肺脓肿　多有发热病史，临床症状重、咳脓臭痰，抗感染治疗可好转，影像表现上常先出现实变，后出现空洞，增强扫描空洞壁明显强化；治疗后病灶可缩小。

5.小儿先天性膈疝　指腹腔内脏器通过先天性膈肌缺损或薄弱点进入胸腔，常见类型包括胸腹膜裂孔疝、食管裂孔疝和胸骨后疝，其中食管裂孔疝的疝内容物主要是胃，胸腹膜裂孔疝和胸骨后疝的疝内容物可为胃、小肠、网膜、结肠及肝、脾、肾等实质脏器。CT 检查可很好的观察疝内容物、膈肌缺损以及肺部的其他病变，诊断较为明确。

临床证据

1.术中探查　在腹腔镜下做膈疝修补及开胸左肺肿物切除术，术中见左外侧膈肌有一 3cm×4cm 缺损，另腹腔镜进入胸腔可见约 5cm 深棕褐色肿物，质软，囊实性，术中考虑系肺囊肿（图 2-10-2A）。

2.病理结果

镜下所见：左下肺病变见大小不一衬覆假复层纤毛柱状上皮的囊腔，囊壁可见平滑肌及软骨组织，腔内积血显著（图 2-10-2B）。

免疫组织化学：囊腔内衬上皮 CK（+）、TTF-1（+），血管内皮 F8（+）、CD34（+）、SMA（+）、D2-40（-）。

结合 HE 形态和免疫组织化学及特殊染色结果，病变符合先天性囊性腺瘤样畸形。

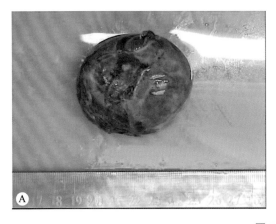
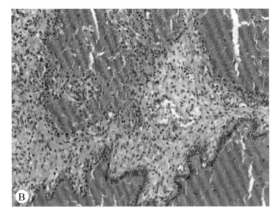

图 2-10-2

病例综述

肺先天性囊性腺瘤样畸形（congenital cystic adenomatoid malformation，CCAM）指病因不明的胚胎期肺黏液过度增殖引起的肺发育畸形，婴幼儿多见，少数发生在成人。大体上指气道发育异常形成结节状、囊状改变，镜下为不同分级的支气管黏膜上皮、肺泡上皮形成的腺体及腺瘤样结构。常因呼吸道反复感染、进行性呼吸困难偶然发现，新生儿发病率在 1/35 000～1/10 000，男婴较多，平均年龄3 岁，病变最早发生在胚胎第 5～10 周，整个肺叶被无功能的囊性组织代替，常与正常支气管无交通。绝大部分为肺循环供血，少数由体循环供血。主要特征是细支气管特别是终末细支气管增生，肺叶明显增大，呈多房蜂窝样囊肿，在肺实质内形成明显界限。绝大多数患儿病变局限在单个肺叶内，以右肺居多，偶有双侧或多叶受累的情况。常误诊为先天性肺囊肿或支气管扩张等疾病。

CCAM 按照大体形态和组织学可分为不同亚型（STOCKER 分型）：Ⅰ 型最为常见，存在大的单个或多个大小不等厚壁囊腔（囊径 >2cm），囊腔内衬有纤毛的假复层柱状上皮、薄层平滑肌和少量弹性纤维，可含软骨；Ⅱ 型由为数众多不等的小囊（直径 1～2cm）组成，囊壁含纤毛柱状及立方上皮、少数不规则平滑肌及弹性纤维，不含软骨成分，50% 并发其他畸形；Ⅲ 型极罕见，由大块实性成分组成，其内为肉眼难辨的毛细支气管样小囊和不规则细支气管样结构，并发畸形较多，常侵犯整叶及患侧肺，预后最差。CCAM 的主要影像学表现包括：

Ⅰ 型：大囊肿型，胸部 X 线片可表现为"气胸样"改变，累及一个或多个肺叶，呈囊性透亮，无肺纹理，可有分隔。CT 表现为一个或多个大小不等薄壁囊腔，含气和 / 或液，周围可见多发含气小囊。有占位效应，可压迫邻近肺组织，纵隔可移位。

Ⅱ 型：多发小囊肿型，呈多囊性肿物，多由直径 1～2cm 的薄壁小囊组成，呈蜂窝状改变。

Ⅲ 型：实变型，呈致密实性肿块，边界规整，可见不规则小囊状透亮区，其占位效应可致纵隔移位。

当继发感染时囊内有气液平面，且病灶旁肺实质出现炎性渗出改变。增强扫描囊壁及病变的实性部分轻度强化，若囊壁增厚且明显强化常提示合并感染。

重要提示

本病例诊断核心点：婴幼儿发病，抗感染治疗后效果不佳，左肺下叶病灶影像特征表现为单发多房囊实性肿块，部分肺组织实变，与正常支气管不相通，囊内含少量气液平面及周围肺实质渗出灶提示合并感染，综合上述资料应考虑肺先天性疾病，肺 CCAM 的诊断。

（朱文丰　周玉祥　代海洋）

2-11　支气管内膜结核

临床资料

男，18 岁，因"咳嗽 3 个月，伴双下肢皮疹 1 周"入院。入院体格检查：体温 36.5℃，呼吸 19次 /min，脉搏 99 次 /min，血压 121/77mmHg，血氧饱和度 96%，神志清楚，全身浅表淋巴结未触及肿大，双肺听诊呼吸音清，未闻及明显干、湿啰音。双下肢散在结节样皮疹，皮疹稍高于皮面，伴持续性刺痛，无瘙痒、红肿、流液，双下肢无水肿。

实验室检查：血小板计数 4.6×10^9/L（↓），白细胞计数 5.5×10^9/L（正常），血沉（快速血沉）73mm/h（↑），超敏 C 反应蛋白 74.82mg/L（↑），纤维蛋白原 6.12（g/L）↑，神经元特异性烯醇化酶定量 19.440（ng/ml）↑，结核杆菌核酸检测（TB-DNA）阴性。

影像学资料 （图 2-11-1 ）

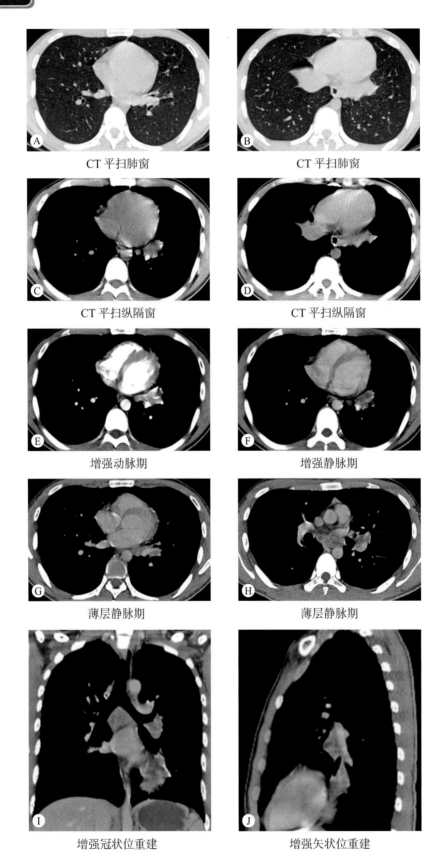

CT 平扫肺窗　　　　　　　　　　　CT 平扫肺窗

CT 平扫纵隔窗　　　　　　　　　　CT 平扫纵隔窗

增强动脉期　　　　　　　　　　　增强静脉期

薄层静脉期　　　　　　　　　　　薄层静脉期

增强冠状位重建　　　　　　　　　增强矢状位重建

图 2-11-1

诊断思路分析

一、定位征象

左肺下叶段支气管腔内见结节状稍低密度影，相应管腔变窄、截断，左肺下叶内基底段呈片状不张改变。纵隔及左侧肺门区见多发肿大淋巴结。故本例定位为支气管腔内病变并纵隔及左侧肺门多发淋巴结肿大。

二、定性征象

1. 基本征象　CT平扫显示左肺下叶内侧基底段不规则片状软组织密度影，密度基本均匀，肿块呈分叶状，局部边缘平直（平直征），并见尖角样改变（尖角征），周边可见斑点状高密度影及伪影，病灶包绕血管、支气管等结构，呈枯树枝样向外延伸，内侧基底段支气管阻塞、中断。纵隔、左肺门多发结节状影，密度均匀，部分融合呈团片状。增强扫描内侧基底段软组织影呈轻度强化，周边可见包膜样或线样强化，局部强化环不完整，肿块包绕血管，被包绕血管走行尚柔软顺畅。纵隔、左肺门淋巴结呈环形强化。

2. 特征性征象
（1）左肺下叶段支气管腔内结节并左肺下叶内基底段阻塞性肺不张，增强后支气管腔内病变强化轻微。
（2）纵隔及左肺门多发淋巴结肿大，增强后呈环状强化，内见坏死。

三、综合诊断

青年男性，咳嗽伴下肢皮疹来诊，实验室检查发现C反应蛋白升高，血沉加快。CT可见左肺下叶支气管腔内病变并左肺下叶内基底段阻塞性肺不张，纵隔、左肺门多发肿大淋巴结并环形强化，内见坏死。患者年轻、临床症状轻，结合实验室检查感染指标升高及影像学特点，综合考虑支气管内膜结核，纵隔、肺门淋巴结结核可能性大。

四、鉴别诊断

1. 中央型肺鳞癌　好发于中老年男性，常有咳嗽、咳痰、咯血、胸痛、胸闷、发热等临床症状。早期中央型肺鳞癌表现为段或段以上支气管腔内结节，支气管壁增厚，伴有支气管狭窄或阻塞性改变。进展期中央型肺鳞癌表现为肺门区肿块和支气管狭窄或闭塞，肿块可位于支气管内或突破支气管壁向外生长，边缘较清楚，可有浅分叶，密度较均匀，可引起阻塞性肺炎或阻塞性肺不张，伴或不伴有肺门或纵隔淋巴结肿大。

2. 肺黏液表皮样癌　好发于段以上的较大气道，主要表现为支气管内边缘光滑、边界清楚的结节状或分叶状肿块，沿支气管生长，呈宽基底，最长径与支气管长径平行，支气管内可见空气新月征。CT平扫多为不均匀稍低密度，增强后轻、中度不均匀强化。肿瘤内可见斑点状、结节状钙化，肿瘤钙化率可达50%。淋巴结转移少见。病灶支气管远端可出现阻塞性肺不张及炎症征象。

3. 肺腺样囊性癌　好发于气管、主支气管内，影像上沿管壁浸润性生长，管壁弥漫、环状增厚，少数也可呈结节状生长。肿瘤多呈均匀低密度，密度多低于肌肉，钙化少见，增强扫描轻度强化或无明显强化。肿瘤恶性程度高，容易复发和转移，多预后不良。

4. 支气管类癌　表现为支气管腔内结节状、团块状影，多数呈圆形或卵圆形，边缘光滑，密度均匀，远端可见阻塞性肺不张。支气管腔的结节可向外侵犯周围组织，出现向腔内外生长的骑跨征象（冰山征）。肿瘤较少出现坏死、液化、囊变和空洞。恶性程度低，淋巴结转移少见，可出现钙化。增强扫描病灶明显强化。

临床证据

1.支气管镜活检　左下肺内基底段支气管见肿物堵塞管腔，予活检＋刷检找癌细胞。左下肺内基底段支气管刷检找抗酸杆菌，余四级以内各支气管通畅，气道内见少许白黏痰，取痰培养（普通＋真菌）、痰 TB-DNA 及痰找抗酸杆菌。

2.病理结果

病理诊断：左下肺内基底段支气管肿物见肉芽肿性炎伴干酪样坏死（图 2-11-2），首先考虑结核，还需结合临床及其他检查。

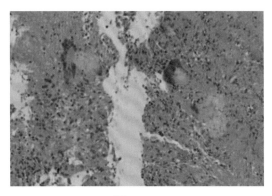

图 2-11-2

病例综述

支气管内膜结核（endobronchial tuberculosis，EBTB）是结核的一种特殊类型，是由于结核杆菌直接入侵，或由结核性淋巴结直接侵蚀支气管，导致支气管黏膜充血水肿、溃疡、肉芽组织增生及纤维瘢痕形成，进而引起支气管狭窄甚至气道完全闭塞，最终可导致肺功能丧失。根据中华医学会呼吸病学分会关于支气管结核的专家共识，支气管结核的诊断有以下标准：

（1）痰结核菌检查阳性（涂片或培养）；

（2）病变标本、病理学诊断为结核；

（3）疑似肺结核患者，经肺部临床 X 线随访观察后，可排除其他肺部病变；

（4）菌阴性结核诊断：①有典型肺结核临床症状和肺部 X 线表现者。②抗结核治疗有效。③临床可排除其他非结核性肺部疾患。④ PPD（5TU）阳性，血清抗结核抗体阳性。⑤痰结核菌 PCR+ 探针检测呈阳性。⑥肺外组织病理证实有结核病变。⑦ BALF 检出抗酸分枝杆菌。⑧支气管组织病理证实结核病变。具备①～⑥中的 3 项或⑦～⑧中任何一项可确诊。

EBTB 的影像学表现有：

（1）支气管壁增厚伴长段支气管腔狭窄；

（2）完全支气管腔阻塞并阻塞性肺不张，可伴有钙化和空气支气管征；

（3）支气管断端多呈鼠尾状或锥形，且无明显软组织肿块；

（4）伴有纵隔、肺门淋巴结增大或钙化。

重要提示

本病例诊断核心点：青年患者，发现支气管腔内结节伴支气管腔狭窄及阻塞性肺不张，纵隔及肺门淋巴结增大伴环形强化及坏死，符合典型 EBTB 征象。

（钟华　周玉祥　代海洋）

2-12　隐球菌病

临床资料

男，60岁，咳嗽1年余。患者1年前无明显诱因出现咳嗽，呈单声干咳，与体位无关，无明显昼夜规律，无畏寒、发热，无流涕，无胸闷、气促，无咯血、胸痛，无腹泻、呕吐，未予治疗，精神及食欲一般，体重无明显变化。

实验室检查：白细胞计数 10.6×10^9/L（↑），中性粒细胞绝对值 7.7×10^9/L（↑），九项呼吸道感染病原体（−），降钙素原定量 0.165ng/ml。

影像学资料　（图2-12-1）

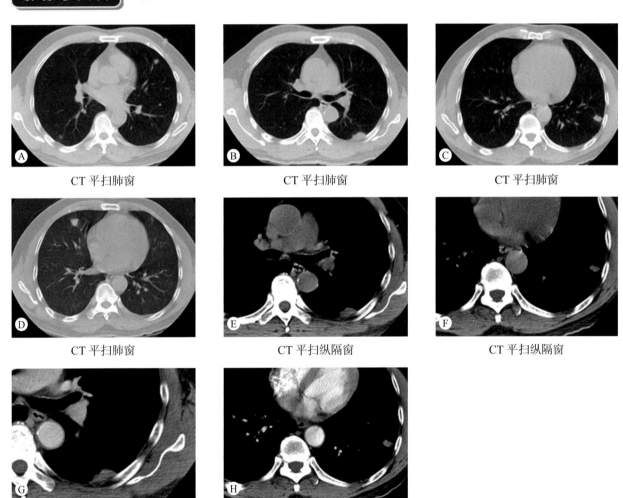

CT平扫肺窗	CT平扫肺窗	CT平扫肺窗

CT平扫肺窗　　　CT平扫纵隔窗　　　CT平扫纵隔窗

增强横断位　　　增强横断位

图 2-12-1

诊断思路分析

一、定位征象

本病例病变为双肺多发，以近胸膜下分布为主，其中左肺下叶背段病变紧贴胸膜，呈宽基底与胸膜相连，呈钝角改变，邻近肺组织有少许毛刺样改变，余病灶呈孤立性结节样改变。

二、定性征象

1. 基本征象　CT平扫显示双肺散在多发病灶，形态类似，呈多发斑片状、结节状浸润性实变影，略呈浅分叶状，病灶边缘稍模糊，周围见少许柔软毛刺及淡薄磨玻璃影，内部密度尚均匀，未见明显钙化灶，增强扫描轻度强化。

2. 特征性征象

（1）晕征：病灶边缘稍模糊，周围可见淡薄磨玻璃影。

（2）病灶位置特殊，多位于肺外带及胸膜下，胸膜无明确侵犯、浸润征象。

（3）纵隔、双肺门淋巴结无肿大。

三、综合诊断

中老年男性，临床症状较轻，病程较长。影像学发现双肺多发病变，散在分布于肺外带、胸膜下，形态类似，边缘稍模糊，周围可见柔软毛刺及淡薄晕征，部分病灶与邻近胸膜病灶呈宽基底相贴，增强扫描轻度强化。综上考虑双肺感染性病变可能性大，需注意特殊类型感染，如隐球菌感染。

四、鉴别诊断

1. 转移瘤　一般发病年龄较大，常有原发恶性肿瘤病史，病灶变化快，多发且形态大致，强化程度与原发肿瘤强化相关。

2. 肺淋巴瘤　表现为肺内类圆形结节或肿块，部分呈实变影，边缘模糊，内部常见充气支气管影，但支气管壁受淋巴瘤侵犯导致管壁毛糙增厚，管腔粗细不均，可出现血管漂浮征、晕征、跨肺裂征等表现。

3. 球形肺炎　好发于肺野外围，呈类圆形，无包膜，边缘多模糊，中央相对密度较高，邻近胸膜增厚，增强扫描可均匀强化，病变肺门侧可见多条扭曲、增粗血管，一般随访半年内可完全吸收消失。

4. 结核球　好发于双肺上叶尖后段及下叶背段，可伴干酪样坏死、钙化及卫星灶，边缘光滑，可有长毛刺，少数可呈浅分叶状，密度较高且均匀，增强扫描无强化或轻度包膜样强化。

临床证据

1. 术中探查　置入胸腔镜见胸腔无粘连，左上肺舌段、左下肺背段扪及肿物，表面无"脐凹"征，楔形切除肿物，送冰冻病理活检示炎性病变。

2. 病理结果

大体所见：左上肺叶肿物为灰红组织一块，大小4.0cm×1.2cm×0.8cm，切面见一灰白结节，直径0.7cm，质中。左下肺肿物为灰红组织一块，大小4.5cm×2.0cm×1.0cm，切面见一灰白质硬结节，直径约1.3cm，边界尚清。

镜下所见：在炎症背景中，局灶可见一些簇状聚集的微小空泡状结构（即隐球菌菌体），呈圆环状，薄壁，偶见空晕，多存在于多核巨细胞胞浆中（图2-12-2）。

特殊染色：PAS（+），六胺银染色（+）。

结合HE形态和免疫组织化学及特殊染色结果，病变符合肺隐球菌感染。

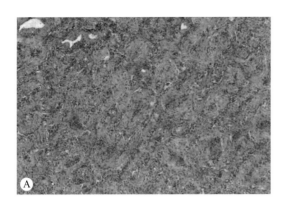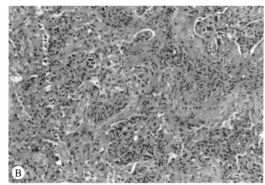

图 2-12-2

病例综述

隐球菌感染是一种由隐球菌引起的系统性或局灶性的感染性疾病，常见于免疫抑制人群，亦可见于免疫功能正常人群。隐球菌感染最常累及肺部，也可通过血液传播至中枢神经系统、骨骼及皮肤，穿刺活检仍是肺隐球菌感染诊断的首要手段。临床约 1/3 患者无症状，多数患者有低热、轻咳等症状。实验室检查多正常，少数可出现白细胞升高。隐球菌荚膜多糖抗原试验阳性（特异性高，敏感性各异）常提示诊断。肺隐球菌病（pulmonary cryptococcosis，PC）的影像学表现主要包括：

（1）分布：病灶多位于胸膜下，可紧贴胸膜，也可与胸膜邻近，病灶长轴与胸膜平行。

（2）支气管和血管：支气管通畅或进入后堵塞，增强可见血管造影征或血管影消失。

（3）强化：增强扫描病灶强化程度各异，从轻度到中度强化，但显著强化相对少见。

（4）晕征：病变早期可出现磨玻璃晕征，为周围炎性渗出或肺间质受累。

（5）坏死：可无坏死，也可出现凝固性坏死，出现空洞，空洞可规则光整呈类圆形，也可以为不规则厚壁，或出现"鬼脸征"。

（6）"葫芦兄弟"：邻近胸膜多发结节，形态接近，排列呈长串状。

（7）收缩力：可以较弱，也可以较明显伴有胸膜牵拉。

（8）少见征象：少见胸腔积液、树芽征、液化坏死、明显钙化、空气新月征、腺泡结节。

重要提示

本病例诊断核心点：中老年患者，慢性病程，病灶呈多发结节状改变，分布于双肺外带近胸膜下，边缘稍模糊，周围可见少许柔软毛刺征和淡薄晕征，增强扫描呈轻度均匀强化。结合临床及影像学特征，可考虑 PC。

（钟华　周玉祥　蓝博文）

2-13　肺孢子菌肺炎

临床资料

男，49 岁，发热、咳嗽、咳痰、气促 1 个月，加重 20 天。胸部 CT 提示"右肺下叶背段及左肺下叶感染性病变"，治疗后（具体不详）症状较前稍有缓解。患者自起病以来，精神一般、睡眠情况较差，大便正常，小便色黄，量较前增多，夜尿 2～3 次／天，近期体重无明显改变。专科检查：双肺呼吸音粗，双下肺可闻及细湿啰音，未闻及干啰音。

实验室检查：白蛋白 30.5g/L（↑），球蛋白 49.00g/L（↑），谷丙转氨酶 89.7U/L（↑），谷草转氨酶 152.5U/L（↑），L- 乳酸脱氢酶 486U/L（↑）；超敏 C 反应蛋白 115.40mg/L（↑）；血沉（快速血沉）47mm/h（↑）。血常规：中性粒细胞百分比 0.824（↑），淋巴细胞百分比 0.111（↓）。总 IgE 定量检测 >2500.00U/ml（↑），降钙素原定量 0.150ng/ml（↑）；肺炎支原体血清学试验 1：80（阳性）；九项呼吸道病原体 IgM 检测：肺炎支原体抗体（MP-IgM）弱阳性（±）；CD 系列（CD3/CD4/CD8）细胞检测：CD4 细胞绝对计数 152/μl（↓），CD4/CD8：0.45（↓）；巨细胞及 EB 病毒核酸检测阳性；HIV 抗体确诊试验阳性并 CD4 细胞数：7/μl（↓）。

影像学资料　（图 2-13-1）

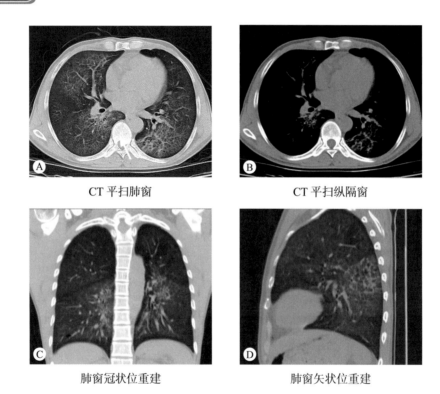

CT 平扫肺窗　　　　　　　　　　　　CT 平扫纵隔窗

肺窗冠状位重建　　　　　　　　　　肺窗矢状位重建

图 2-13-1

诊断思路分析

一、定位征象

病变位于双肺各叶，呈以中心性分布为主的双肺弥漫性病变。

二、定性征象

双肺弥漫性病变，以磨玻璃密度为主，局部呈片絮状密度增高影，边界欠清，双肺下叶部分病灶呈蜂窝状改变伴小叶间隔局部增厚。双肺透亮度增高，右肺中叶、两肺下叶可见数个小肺气囊。考虑为双肺弥漫同时累及肺泡及肺间质的感染性病变。

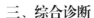

三、综合诊断

中年男性患者，因发热、咳嗽、咳痰、气促 1 月余，加重 20 天入院治疗。实验室检查提示多项感染指标升高，肝功能异常，巨细胞及 EB 病毒核酸检测阳性，HIV 抗体试验阳性。影像学检查发现双肺弥漫病灶，大部分呈磨玻璃状、片絮状密度增高影，边界欠清，双肺下叶部分病灶呈蜂窝状改变，局部小叶间隔增厚；双肺透亮度增高，右肺中叶、两肺下叶可见数个小肺气囊。综合上述资料考虑为双肺感染性病变肺孢子菌肺炎可能性大。

四、鉴别诊断

1.肺水肿 病灶动态变化快。间质性肺水肿表现为血管支气管束增粗、支气管壁增厚（支气管袖口征）、小叶间隔线影及叶间裂增厚或积液；肺泡性肺水肿表现为结节、斑片状及大片状磨玻璃密度影与实变，充气支气管征象。

2.病毒性肺炎 以间质性肺炎为主，其突出特点是临床症状与影像学表现不符。胸部 CT 早期可无异常或仅有肺纹理增粗、模糊，随后两肺出现明显间质性炎症。积极抗病毒治疗后，临床症状明显改善但胸部 CT 显示病灶吸收缓慢。

3.肺泡蛋白沉着症 表现为双肺多发磨玻璃影，部分实变，呈斑片状或地图样分布，小叶间隔增厚，呈"铺路石样"改变。

4.肺曲霉菌病 好发于免疫力低下者，常与肺结核相伴出现。病灶多呈空洞或空腔样的孤立性球形灶，周边可有晕征，空气新月征是其特征性改变，是由于凝固性坏死物质经支气管排出，以及梗死中央部、黏液、菌丝的收缩所致。腔内曲霉菌球可随体位改变而移动，增强扫描球体本身无强化。

临床证据

1.实验室检查 感染指标升高；HIV 抗体确诊试验阳性并 CD4 细胞数显著下降。
2.诊断性治疗 抗真菌治疗后，双肺病灶较前吸收、减小，综合临床及实验室指标考虑为肺孢子菌肺炎。

病例综述

肺孢子菌肺炎（pneumocystis pneumonia，PCP）是由肺孢子菌引起的间质性浆细胞性肺炎。肺孢子菌是一种非特异性的真菌，多见于免疫功能低下或免疫缺陷者。艾滋病患者由于严重的细胞免疫缺陷，特别是 $CD4^+T$ 细胞的严重缺损，可发生各种致命性机会性感染，PCP 是艾滋病患者中最常见的机会性感染和主要的死亡原因。艾滋病患者合并 PCP 的表现形式多样，依据胸部影像学表现特征，以某一种表现类型占优势，将患者的 CT 表现分为 5 种类型：

（1）磨玻璃病变为主型：散在或弥漫磨玻璃改变，常以肺门为中心、对称分布，密度较淡，部分伴小叶间隔增厚。

（2）间质病变为主型：肺纹理增粗，出现较广泛的网格状、索条状阴影，部分有间质纤维化表现。

（3）实变为主型：双肺野片状实变影，病灶内可见空气支气管征，周边常伴磨玻璃密度影。

（4）气囊为主型：磨玻璃病变内出现薄壁囊腔，常多发，也可相互融合，以圆形为主，也表现为蚕豆形、三角形等，部分内有分隔。

（5）混合型：上述影像表现均存在或 2 种以上表现同时存在，但无一占主导地位。

PCP 具有病灶从肺门周围、下叶后基底段向上肺蔓延，并从最初小灶性渗出、磨玻璃样改变向双肺弥漫实变过渡，最后常遗留间质性改变的动态变化特点。早期和进展期肺外围清晰呈现月弓征。发展趋势一般以肺门为中心沿支气管向外围肺野扩散，后成为整个肺弥漫性病变。晚期表现多以一种影像为主多种影像并存的弥漫性全肺浸润，后发展为整个肺弥漫性实变。

重要提示

本病例诊断核心点：HIV 患者，双肺弥漫病灶，大部分呈磨玻璃状、片絮状密度增高影，伴小叶间隔稍增厚，双肺下叶部分病灶呈蜂窝状改变并见多发小肺气囊形成。结合特征性影像征象和临床表现，可考虑 PCP 诊断。

（李韬　周玉祥　代海洋）

2-14　侵袭性胸腺瘤

临床资料 （图 2-14-1）

女，47 岁。因反复头晕在当地医院住院治疗，行胸部 CT 提示"前上纵隔偏左侧不规则占位，考虑胸腺瘤可能性大"。患者自起病以来，精神、食纳一般，大小便正常，近一年来体重减轻约 8kg。实验室检查无明显异常。

影像学资料

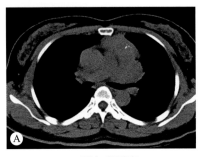

CT 平扫纵隔窗

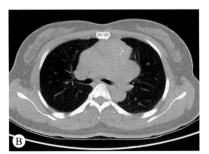

CT 平扫肺窗

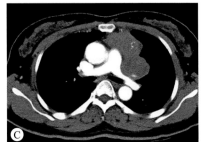

增强动脉期

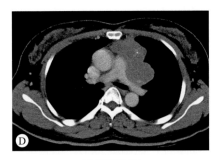

增强静脉期

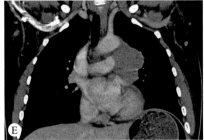

增强冠状位重建

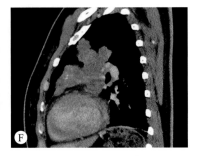

增强矢状位重建

图 2-14-1

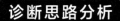

诊断思路分析

一、定位征象

本病例肿块较大，主体位于左前上纵隔，累及中纵隔，前缘紧邻胸骨后，后缘与纵隔血管分界欠清，下缘与心包膜紧贴，左缘与左上肺关系紧密，需要分析病变来源于前上纵隔还是胸腺。主要定位征象有：

1. 前上纵隔来源的征象

（1）直接征象：各方位CT图像显示肿块主体位于左前上纵隔，肿块与受压左上肺夹角呈锐角改变，主肺动脉、左肺动脉干、左上肺静脉受推压、变窄，局部分界欠清晰。

（2）间接征象：左肺固有上叶支气管受压移位、变窄，未见明显侵犯。

2. 胸腺来源的征象　肿块位于前上纵隔主肺动脉旁，向左后方向中纵隔延伸，部分有包绕纵隔血管倾向，提示肿瘤来源胸腺可能性大。

综合上述征象，肿块定位于前上纵隔，来源于胸腺可能性大。

二、定性征象

1. 基本征象　CT平扫显示左前上纵隔实性病灶，边界欠清，略呈分叶改变，内部见少许小斑点状钙化灶。增强扫描动脉期病灶呈中度均匀强化，静脉期病灶进一步强化。病灶下缘与心包膜、左缘与左上肺及后缘与主肺动脉、左肺动脉干、左上肺静脉分界欠清。

2. 特征性征象

（1）胸腺区实性占位，呈分叶状并与纵隔大血管分界不清，提示肿瘤具有侵袭性，局部未除外恶性可能。

（2）纵隔、肺门无肿大淋巴结。

三、综合诊断

中年女性，前上纵隔病变，前纵隔脂肪间隙模糊，纵隔淋巴结未见增大，考虑病变来源于胸腺。肿物局部与心包膜、左上肺及主肺动脉、左肺动脉干、左上肺静脉分界欠清，提示肿物具有侵袭性，增强扫描呈持续较均匀强化。综合上述资料考虑为前上纵隔肿瘤性病变，来源于胸腺，上皮类肿瘤可能性大，诊断需考虑侵袭性胸腺瘤。

四、鉴别诊断

1. 胸腺癌　是起源于胸腺上皮的恶性肿瘤，恶性程度较高。好发年龄为40～60岁，男性发病率高于女性。临床表现为胸痛、咳嗽、乏力、体重下降等。肿块一般较大，无包膜，边界不清，侵犯并推移纵隔血管，包绕血管较少见。病灶内可有弧形或斑片状钙化，易出血、坏死。增强扫描呈明显强化，可发生淋巴结、骨、肝和肺转移等。

2. 胸腺神经内分泌癌　包括类癌、不典型类癌和小细胞神经内分泌癌等。主要发生于成年人，儿童少见。约25%患者有多发性神经内分泌肿瘤综合征Ⅰ型（垂体瘤、甲状旁腺腺瘤、胰腺神经内分泌肿瘤），约17%～30%的成人和50%的儿童伴有库欣综合征。影像学表现类似胸腺鳞癌，增强后部分原发灶和转移灶呈明显强化，部分肿瘤内见小线状强化血管影，约30%肿瘤内部可见钙化。初诊时常见淋巴结、肺、骨、肾上腺及脑转移等，成骨性转移可提示诊断。

3. 胸腺淋巴瘤　常见类型为结节硬化型 HD、弥漫大 B 细胞淋巴瘤和前驱 T 淋巴母细胞淋巴瘤。结节硬化型 HD 一般密度均匀，分叶状，几乎均伴有纵隔淋巴结肿大，常侵及肺，较少包埋纵隔血管。弥漫大 B 细胞淋巴瘤常见坏死，一般轮廓光整，常见包埋血管和侵及肺组织，胸外淋巴结肿大少见。前驱 T 淋巴母细胞淋巴瘤发病年龄轻，常见于儿童，常伴颈部及腹部淋巴结肿大，实质脏器受累常见，肺侵犯少见。

4. 非侵袭性胸腺瘤　一般表现为前纵隔肿物包膜完整，呈圆形、类圆形，肿块各径线较小，较少发生坏死、囊变。肿瘤与心脏纵隔大血管接触面呈光滑弧形，增强主要为中等强化，大多数较均匀。

5. 胸腺增生　发病年龄多为 20 岁以下，女性多见，表现为胸腺弥漫性增大，以左右两叶增厚为主要特征，其外形、轮廓多保持正常，无结节和肿块形成，与胸腺瘤突入一侧胸腔的征象明显不同。但 CT 诊断对胸腺增生的特异性较低。

临床证据

1. 术中探查　左前上纵隔见一不规则肿瘤，大小约 7cm×3cm，质硬，表面凹凸不平，与心包及左上肺粘连紧密。探查肿瘤与主动脉弓、左肺动脉及左上肺静脉亦有粘连，肿瘤范围大，向膈神经方向延长心包切口并将膈神经切断。小心分离粘连，直至将肿瘤内侧、上极、下极游离，心包与肿瘤粘连紧密，将粘连心包一并切除。肿瘤与左上肺静脉及左上肺关系紧密，无法分离。向患者家属说明病情，经签字同意后行左上肺切除术。

2. 病理结果

镜下所见：肿瘤组织广泛取材切片，镜下见大部分区域中等大小圆形或多角形上皮性肿瘤细胞，有轻度异型性，呈实性片状或巢状分布，有纤维组织分隔及散在淋巴细胞浸润。局部区域见较显著细胞异型性（核仁明显）及鳞状细胞分化，并见较多核分裂象（>10 个 /10HPF），伴周围组织（胸膜、肺）浸润（图 2-14-2）。

免疫组织化学：上皮性肿瘤细胞 CK（+），CK5/6（+），CK19（+），P63（+），CD5（部分 +），Vim、CEA、TTF-1、CK7、CD117、CgA、Syn（－），Ki67index 约 30% ；淋巴细胞 CD1α（+），CD5（+），CD20（部分 +），TdT（－）。

结合 HE 形态和免疫组织化学及特殊染色结果，（左上肺及前上纵隔肿物）符合胸腺瘤（B3 型为主，局部考虑 B3 混合 C 型）。

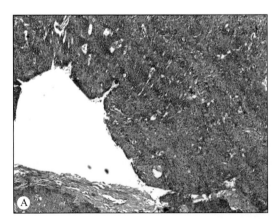
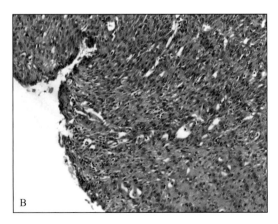

图 2-14-2

病例综述

　　胸腺瘤是前纵隔常见的原发性肿瘤，是一种起源于胸腺上皮细胞的肿瘤，主要由不同比例的上皮细胞和淋巴细胞组成。好发于 40 岁以上，无性别差异，伴重症肌无力者多在 30～40 岁。1999 年 WHO 对胸腺瘤病理组织进行统一标准分类，2004 年做了分类版本的更新，根据胸腺瘤中上皮细胞的形态，将胸腺瘤分为两大类，即梭形和卵圆形上皮细胞为 A 型，树突状或上皮样细胞为 B 型，具有以上两种肿瘤细胞形态者为 AB 型胸腺瘤。B 型胸腺瘤根据上皮细胞和淋巴细胞的比例和肿瘤细胞异型性进一步分为 B1、B2 和 B3 型。胸腺癌为 C 型胸腺瘤。近年来认为胸腺瘤的良、恶性并不依赖肿瘤的组织形态，而主要依据肿瘤的生物学行为，因此把胸腺瘤分为非侵袭性胸腺瘤（noninvasive thymoma，NIT）和侵袭性胸腺瘤（invasive thymoma，IT）两种。一般来说，A 型及 AB 型为常见的 NIT，B 型为 IT，C 型为传统意义的胸腺癌。IT 的临床及影像特点主要包括：

　　（1）好发于 40 岁以上，无性别差异。起病通常隐匿，肿瘤逐渐长大压迫周围组织或结构时才出现相应症状或在体检时发现。其主要症状多为胸痛、胸闷、咳嗽、气短。重症肌无力亦为本病较常见的症状。

　　（2）不规则或分叶软组织肿块，密度不均匀，常见坏死、囊变或钙化，肿瘤心脏大血管接触面形状相互适应，凹凸不平。

　　（3）包膜不完整，脂肪间隙不清，肿块向纵隔固有间隙延伸、包绕。

　　（4）增强扫描时，动脉期多数呈中度均匀或不均匀强化，静脉期病灶进一步强化，强化幅度 >20Hu。

　　（5）侵袭征象：病灶可侵犯胸膜、心包或种植播散，这是一个重要侵袭征象，表现为胸膜增厚、胸腔积液；心包周围脂肪间隙消失，心包增厚或结节状改变。大血管受侵时表现为心脏大血管被挤压、推移或包绕。侵犯肺时瘤 - 肺界面有毛刺影。侵犯其他部位及转移会出现相应的表现，如膈神经受累，心膈角出现软组织块影。

重要提示

　　本病例诊断核心点：IT 的特征有肿瘤多 >5cm；肿块边缘不规则、分叶状，可出现棘突征；紧贴结节旁常见多发小结节；可出现胸膜尾征；周围脂肪间隙模糊等。本例肿块形态不规则，分叶明显，病灶与心脏大血管接触面分界欠清，且有包绕倾向，结合以上影像特征可考虑为 IT 的诊断。

（李韬　周玉祥　代海洋）

2-15　胸腺癌

临床资料

　　男，67 岁，体检发现右上纵隔占位半个月。患者咳嗽、咳痰，伴声嘶半个月，无胸痛、气促，无发热、胸闷、心悸，无腹痛腹胀、呃逆、呕吐、便血。为进一步诊治以"右前上纵隔占位"收入我科。患者自起病以来，精神、睡眠可，大小便正常。近期体重无明显下降。专科检查未见明显异常。

　　实验室检查无明显异常。

影像学资料 （图 2-15-1）

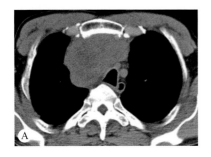

CT 平扫纵隔窗

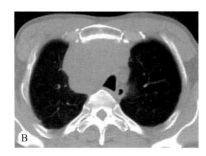

CT 平扫肺窗

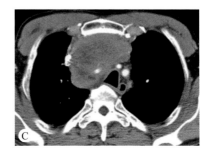

增强动脉期

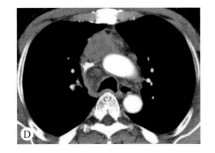

增强动脉期

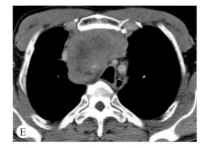

增强静脉期

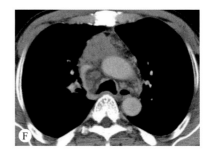

增强静脉期

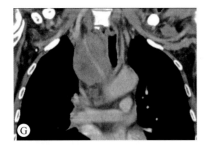

增强冠状位重建

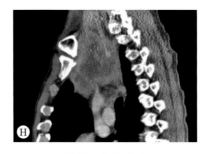

增强矢状位重建

图 2-15-1

诊断思路分析

一、定位征象

本病例肿块较大，病灶主体位于右前上纵隔，向后累及中纵隔，肿块前缘紧邻胸骨后，后缘与纵隔血管分界欠清，包绕部分血管，下缘与心包膜紧贴，右缘与右上肺关系紧密，需要分析病变来源于前上纵隔还是右上肺纵隔旁。主要定位征象有：

1.前上纵隔来源的征象

（1）直接征象：各方位 CT 图像显示肿块主体位于右前上纵隔，上腔静脉向右外侧移位。

（2）间接征象：肿块与受压右上肺夹角呈锐角改变，头臂干及右锁骨下动脉、右颈总动脉近段被包绕、变细，分界欠清。

2.胸腺来源的征象　各方位 CT 图像显示胸腺区正常结构消失，提示肿瘤来源胸腺可能性大。

综合上述征象，肿块定位于前上纵隔，来源于胸腺可能性大。

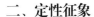

二、定性征象

1. 基本征象　CT平扫显示右前上纵隔实性肿物，密度不均匀，边界欠清，略呈分叶状，增强扫描不均匀中度强化，其内可见片状低强化区。肿物下缘与心包膜、右缘与右上肺、后缘与头臂干及右锁骨下动脉、右颈总动脉近段关系紧密，上腔静脉受压变形并向右外侧移位。

2. 特征性征象

（1）肿物的侵袭性：肿物包绕头臂干、右锁骨下动脉及右颈总动脉近段，左头臂静脉与肿物分界不清，管腔变窄，对比剂回流受阻。

（2）肿物右侧缘与右肺邻近可见少许毛刺征，与心包膜关系紧密，周围脂肪间隙消失。

（3）纵隔可见多发增大淋巴结，不均匀强化。

三、综合诊断

老年男性，咳嗽、咳痰、声嘶半个月。影像学检查发现右前上纵隔占位性病变，定位为来源于胸腺区病变，肿物密度不均匀，边界欠清，对纵隔血管、心包膜、右肺具有侵袭性，纵隔淋巴结肿大，增强扫描肿块不均匀中度强化。综合上述资料考虑为前上纵隔胸腺区来源的恶性肿瘤，胸腺癌可能性大。

四、鉴别诊断

1. 胸腺瘤　成年人好发，常合并重症肌无力。影像学表现为胸腺区软组织密度结节或肿块，低危胸腺瘤一般包膜完整，呈圆形、类圆形、密度均匀，较少发生坏死囊变，与心脏纵隔大血管接触面呈光滑弧形，增强多中等程度均匀强化，A型和AB型可显著强化。高危胸腺瘤形态多不规则，呈分叶状，密度不均匀，常见坏死、囊变或钙化，肿瘤、心脏大血管接触面形状相互适应，凹凸不平，包膜多不完整，脂肪间隙不清，肿块向纵隔固有间隙延伸、包绕，可伴胸膜、心包膜受累及淋巴结转移。

2. 纵隔生殖细胞肿瘤　包括畸胎瘤、精原细胞瘤、恶性非精原细胞瘤（内胚窦瘤、胚胎癌、绒癌等）。成熟性畸胎瘤诊断较易，若增强后可见不规则强化或血管影提示为未成熟性畸胎瘤，或伴有其他恶性成分（如内胚窦瘤）。精原细胞瘤几乎只见于男性，年轻人多见，约10%~30%的患者伴有血清HCG升高，但无AFP升高。CT表现为体积较大的边缘清晰的稍低密度肿块，肿块常侵犯胸膜、心包，包埋纵隔大血管，少数伴肺转移，钙化少见。内胚窦瘤成年患者几乎仅见于男性，儿童男女均可发生，约90%的患者AFP升高；CT密度不均，可见大片坏死，边界不清，可见钙化，常见血行转移，恶性程度高，预后差。

3. 胸腺淋巴瘤　常见类型为结节硬化型HD、弥漫大B细胞淋巴瘤和前驱T淋巴母细胞淋巴瘤。结节硬化型HD一般密度均匀，分叶状，几乎均伴有纵隔淋巴结肿大，常侵及肺，较少包埋纵隔血管。弥漫大B细胞淋巴瘤常见坏死，一般轮廓光整，常见包埋血管和侵及肺组织，胸外淋巴结肿大少见。前驱T淋巴母细胞淋巴瘤发病年龄轻，常见于儿童，常伴颈部及腹部淋巴结肿大，实质脏器受累常见，肺侵犯少见。

4. 胸腺神经内分泌癌　包括类癌、不典型类癌和小细胞神经内分泌癌等。主要发生于成年人，儿童少见。约25%患者有多发性神经内分泌肿瘤综合征Ⅰ型（垂体瘤、甲状旁腺腺瘤、胰腺神经内分泌肿瘤），约17%~30%的成人和50%的儿童患者伴有库欣综合征。影像学表现类似胸腺鳞癌，增强后部分原发灶和转移灶呈明显强化，部分肿瘤内见小线状强化血管影，约30%肿瘤内部可见钙化。初诊时常见淋巴结、肺、骨、肾上腺及脑转移等，成骨性转移可提示诊断。

临床证据

1.术中探查　于右腋中线第7肋间作一探查孔长约2cm，置入胸腔镜，右腋前线第4肋间作一操作孔长约4cm，用卵圆钳探查。见右上肺尖条索状粘连，遂予电钩分离粘连。探查肿物位于右前上纵隔。切取奇静脉上方一部分肿物送检，冰冻病理示胸腺癌。

2.病理结果

镜下所见：右前上纵隔肿物镜下见核深染、圆形或短梭形肿瘤细胞，呈巢片状浸润性生长，局部挤压变形严重（图2-15-2）。

免疫组织化学：肿瘤细胞EMA（+）、CD117（+）、CK（部分+）、CD5（部分+）、CD57（部分+）、Syn（部分弱+）、CgA（-）、Vim（-）、Ki67index≥90%。

结合HE染色及免疫组织化学结果，病变符合胸腺癌。

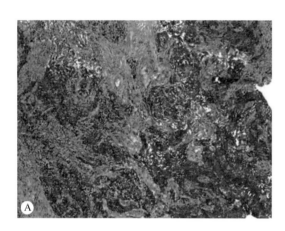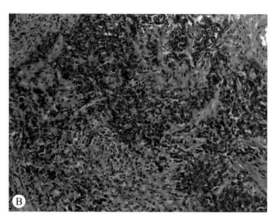

图 2-15-2

病例综述

胸腺癌（thymic carcinoma，TC）为临床少见疾病，约占所有胸腺肿瘤15%~20%，恶性程度较高。好发年龄为40~60岁，男性发病率高于女性。病理上与其他部位鳞癌形态相似，但非角化型鳞癌较多，且多为低分化。与胸腺瘤相比，TC细胞异型性更明显，失去了胸腺典型组织结构，肿块内部几乎被肿瘤细胞占据。胸腺在胚胎期发育过程中自第三、四鳃囊迁徙至前纵隔，所以胸腺上皮肿瘤常发生于前纵隔，偶见于颈部或纵隔其他位置。临床表现多以胸背部疼痛、胸闷为主要症状，与胸腺瘤类似，增加了诊断难度。但胸腺瘤多合并重症肌无力，TC罕见。

研究认为，影像上胸腺癌更容易表现为形态不规则，出现不均匀强化、坏死或囊变和对纵隔结构的侵犯，且侵犯纵隔血管，出现纵隔淋巴结肿大，心包积液和胸腔外器官转移也较胸腺瘤更为常见。而TC和胸腺瘤在肿瘤大小、发病部位、强化方式、肿瘤内出现钙化和伴发胸腔积液等征象之间无明显差异。当胸腺肿瘤伴有纵隔淋巴结肿大、血管侵犯和心包积液时高度提示为TC。

重要提示

本病例诊断核心点：胸腺区实性肿块，密度稍不均匀，边界欠清，对纵隔血管、心包膜、右肺具有较强侵袭性，纵隔可见肿大淋巴结，可考虑为胸腺来源恶性肿瘤，即TC。

（李韬　周玉祥　代海洋）

2-16 胸腺神经内分泌肿瘤

临床资料

女，37岁，发现颈部肿物2周。患者于2周前出现"感冒"症状，诉咳嗽，咳黄色痰，无胸闷、气促、胸痛，无畏寒、发热，无头晕、头痛，无腹痛、腹泻、腹胀。精神状态好，大小便正常，睡眠状态佳，近期体重无明显下降。专科检查：颈根部胸骨上缘可扪及部分肿物，边界清，质韧，无压痛。

实验室检查无明显异常。

影像学资料 （图2-16-1）

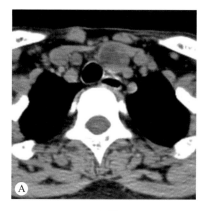

CT平扫

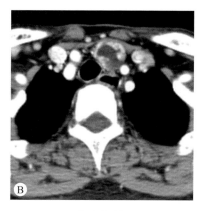

增强动脉期

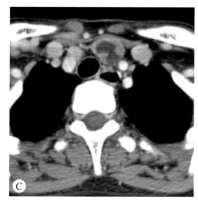

增强静脉期

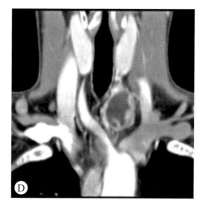

增强冠状位重建

图 2-16-1

诊断思路分析

一、定位征象

病灶位于胸骨上窝气管上段左前方、左侧胸锁乳突肌深面，甲状腺左侧叶下缘的软组织间隙间。肿物内侧缘与上极可见增粗迁曲血管影，为肿物的供血动脉，向下延伸至主动脉弓处，向上与甲状腺左侧叶相连。双侧甲状腺对称，形态、密度正常，未见异常结节影，周围未发现增大淋巴结，加上病灶单发，密度不均匀，可以排除淋巴结、异位甲状腺来源的病变。且该部位神经源性肿瘤较为罕见，故需要考虑胸腺来源的病变。

二、定性征象

病变位于气管前间隙，呈类圆形，边界尚清，其内密度不均匀，可见较大囊变、坏死，囊内壁可见壁结节。增强扫描实质部分呈明显不均匀强化，可见片状低密度无强化坏死区。

三、综合诊断

中青年女性患者，发现颈部肿物入院治疗。影像学检查发现气管颈部左前方、左侧胸锁乳突肌深面囊实性占位性病变，定位为起源于胸腺的病变。肿块边界尚清，其内密度不均匀，可见壁结节，增强扫描实性部分明显不均匀强化。综合上述资料需考虑胸腺肿瘤性病变。

四、鉴别诊断

1.胸腺瘤　成年人好发，常合并重症肌无力。影像学表现为胸腺区软组织密度结节或肿块，低危胸腺瘤一般包膜完整，呈圆形、类圆形，密度均匀，较少发生坏死囊变，与心脏纵隔大血管接触面呈光滑弧形，增强主要为中等强化，大多数较均匀，A型和AB型强化显著。高危胸腺瘤形态多不规则，呈分叶状，密度不均匀，常见坏死、囊变或钙化，肿瘤、心脏大血管接触面形状相互适应，凹凸不平，包膜多不完整，脂肪间隙不清，肿块向纵隔固有间隙延伸、包绕，可伴胸膜、心包膜受累及淋巴结转移。

2.纵隔生殖细胞肿瘤　包括畸胎瘤、精原细胞瘤和恶性非精原细胞瘤（内胚窦瘤、胚胎癌、绒癌）等。成熟畸胎瘤有脂肪、软组织、钙化和囊变等典型CT表现，若增强后出现不规则强化或血管影则提示为未成熟畸胎瘤，或伴有其他恶性成分。精原细胞瘤几乎只见于男性，年轻人多见，10%～30%患者伴有HCG轻、中度升高，CT表现为体积较大、边缘清晰、密度均匀的肿块，可伴有少量低密度区，不伴钙化，常侵犯胸膜、心包，包埋纵隔大血管等，初诊时几乎不伴有肺转移。内胚窦瘤成年患者几乎仅见于男性，儿童男女均可发生，约90%的患者AFP升高。CT密度不均，可见大片坏死，边界不清，可见钙化，常见血行转移，恶性程度高，预后差。

3.胸腺淋巴瘤　常见类型为结节硬化型HD、弥漫大B细胞淋巴瘤和前驱T淋巴母细胞淋巴瘤。结节硬化型HD一般密度均匀，分叶状，几乎均伴有纵隔淋巴结肿大，常侵及肺，较少包埋纵隔血管。弥漫大B细胞淋巴瘤常见坏死，一般轮廓光整，常见包埋血管和侵及肺组织，胸外淋巴结肿大少见。前驱T淋巴母细胞淋巴瘤发病年龄轻，常见于儿童，常伴颈部及腹部淋巴结肿大，实质脏器受累常见，肺侵犯少见。

4.胸内甲状腺肿　多层面连续观察绝大多数病灶与甲状腺相连，异位的甲状腺组织与甲状腺无关联，但其密度也与正常甲状腺或甲状腺病变的密度相仿。CT表现为边缘清楚或分叶状肿块，有包膜，密度常不均匀，可囊变、钙化，增强扫描呈持续性显著强化。常伴有气管及食管受压、移位。

临床证据

1.术中探查　于颈白线纵向切开，分离至甲状腺真假包膜间隙，皮钳两侧牵开肌层，暴露腺体。左侧腺体稍肿大，于甲状腺下方可扪及一个囊实性肿物，直径约2.5cm。于肿物外侧分离，处理周围血管，近端切断后仔细结扎。至肿物游离充分，将之提出切口。予超声刀沿其基底部完整切除，创面充分止血。

2. 病理结果

镜下所见：肿瘤细胞形态较一致，胞质丰富，细胞核呈圆形，染色质细腻，呈巢状、小管状、小梁状分布，间质中血管丰富（图2-16-2）。

免疫组织化学：肿瘤组织 CK（+）、EMA（-）、CK19（+）、TTF-1（-）、Vim（+）、TG（-）、MC（-）、CR（-）、CT（-）、TPO（-）、CD56（-）、CgA（-）、Syn（+）、NSE（+）、S-100（-），Ki67index 约5%。

结合 HE 形态和免疫组织化学及特殊染色结果，病变符合胸腺神经内分泌肿瘤 I 级（典型类癌）。

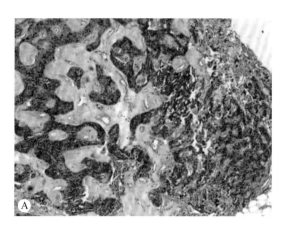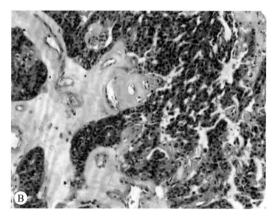

图 2-16-2

病例综述

胸腺通常分为 2 叶，但亦可有 3 叶、4 叶。胸腺位于胸骨柄后方、上纵隔最前部，上极可平胸骨柄上缘，部分可伸至气管颈部前方、甲状腺下缘，少部分可高出甲状腺下缘，并与之重叠。胸腺血供丰富且具有多源性，大多数来源于同侧的胸廓内动脉或甲状腺下动脉，少数来自对侧胸廓内动脉或甲状腺的其他动脉，也可来自主动脉弓、升主动脉或头臂干。

胸腺神经内分泌肿瘤是一类主要或完全由神经内分泌细胞构成的上皮性肿瘤，组织起源尚不明。胸腺神经内分泌肿瘤起源于纵隔罕见，约占全部纵隔肿瘤的 2%～5%。多见于 40～50 岁者，男女比例约（3～4）：1。2015 年 WHO 将其分为四类：典型类癌、非典型类癌、大细胞神经内分泌癌、小细胞神经内分泌癌。胸腺类癌是起源于胸腺中具有神经内分泌功能的 Kultschitzky 细胞的恶性肿瘤，因此与起源于上皮细胞的胸腺瘤区分开来而单独命名。

病理上胸腺类癌与其他类癌的病理形态一致。根据肿瘤细胞的异型性、核分裂活性及坏死、出血等不同，类癌又可分为神经内分泌癌 I 级（典型类癌）、神经内分泌癌 II 级（不典型类癌）及神经内分泌癌 III 级（大细胞神经内分泌癌和小细胞癌）。胸腺类癌多为神经内分泌癌 II 级，即不典型类癌。临床表现无特异性，压迫时可出现胸闷、胸痛、咳嗽，约 10%～30% 患者可出现神经内分泌症状，以库欣综合征多见，肌无力、低丙球蛋白血症等少见。

胸腺类癌的主要影像特征表现为：

（1）前上纵隔类圆形、不规则软组织肿块，肿块体积通常较大，肿瘤最大径在 2～10cm 不等，边界不清晰，与周围组织间脂肪间隙消失，对周围组织产生压迫或侵犯而产生症状。

（2）肿块密度不均匀，可见坏死、囊变表现，约 30% 可见钙化。增强扫描肿瘤呈显著不均匀强化，转移灶亦呈高强化。

（3）初诊时常见淋巴结、肺、骨、肾上腺及脑转移等，成骨性转移可提示诊断。

本病例诊断核心点：肿物位于胸骨上窝气管颈部左前方，关键在于分析病变的组织来源类型，分析前我们需要充分了解胸腺的解剖位置、毗邻和血供情况。通过这些分析和结合肿物的特征性影像学表现，可考虑来源于胸腺的神经内分泌肿瘤的诊断。

（李韬　周玉祥　蓝博文）

2-17　胸腺增生

临床资料

女，44岁。2个月前自觉近期消瘦，遂于当地医院查胸部CT示纵隔内占位影，约4.4cm×3.2cm，疑非侵袭性胸腺瘤。患者无眼睑下垂，无四肢乏力，无吞咽困难、咀嚼费力，无心悸、气促。精神、睡眠、食欲尚可，大小便正常，半年来体重下降10kg。

实验室检查：游离三碘甲状腺原氨酸2.99pmol/L（↓），游离甲状腺素0.00pmol/L（↓），甲状腺素22.43nmol/L（↓），三碘甲状腺原氨酸0.70nmol/L（↓），高敏促甲状腺素6.32μU/ml（↑）。血常规、生化、凝血功能未见异常。

影像学资料　（图2-17-1）

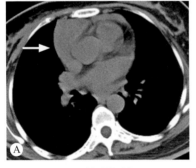

CT平扫纵隔窗

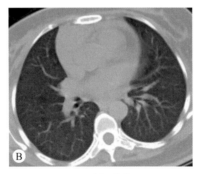

CT平扫肺窗

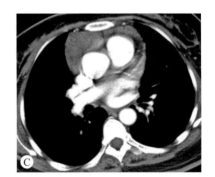

增强动脉期

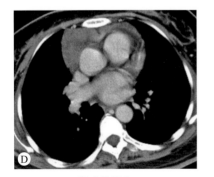

增强静脉期

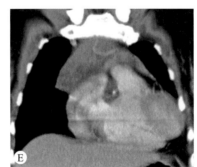

增强冠状位重建

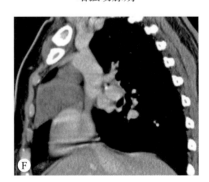

增强矢状位重建

图2-17-1

诊断思路分析

一、定位征象

前纵隔软组织病灶，位于胸骨后方、心脏大血管前方，形态不规则，呈类梯形，边缘光整，未见分叶征，CT 值接近于胸壁肌肉密度。肿块紧贴心脏，纵隔影呈双侧性增宽，综合以上征象定位于胸腺区病变。

二、定性征象

1. 基本征象　前上纵隔类帆状软组织密度影，突向右侧胸腔，形态类梯形，边缘光滑，无明显分叶，密度较均匀，与邻近心脏、血管分界清晰，增强扫描显示均匀强化。

2. 特征性征象

（1）胸骨后前纵隔内胸腺影增大，厚度增加，形态保持正常，呈梯形，边缘光滑。

（2）增大的胸腺影呈肌性密度，密度均匀，无钙化，增强后轻度均匀强化为主，无明显结节状强化。

（3）增大的胸腺影与胸骨、主动脉弓和心前缘接触面较宽，但无对邻近结构侵蚀、包裹，与周围正常结构分界清楚，无淋巴结肿大及胸膜、心包膜受累。

三、综合诊断

中年女性，CT 示胸腺弥漫性增大，形态呈类梯形，边缘光滑。增大的胸腺影密度均匀，无钙化，增强后呈轻度强化。胸腺区形态正常的软组织影、胸腺区脂肪内出现边缘清楚的肿块和直径 >5mm 的边缘模糊的斑片影视为淋巴样滤泡性胸腺增生的典型 CT 表现，综合上述资料考虑为胸腺增生。

四、鉴别诊断

1. 胸腺未退化或退化不全　多见于婴幼儿，临床上无重症肌无力表现。CT 或 MRI 可见未退化、形态对称的胸腺，密度均匀，边缘平直，边缘无隆起。

2. 胸腺瘤　好发于成年人，常合并重症肌无力。影像学表现为胸腺区软组织密度结节或肿块，低危胸腺瘤一般包膜完整，呈圆形、类圆形，密度均匀，较少发生坏死囊变，与心脏纵隔大血管接触面呈光滑弧形，增强主要为中等强化，大多数较均匀，A 型和 AB 型强化显著。高危胸腺瘤形态多不规则，呈分叶状，密度不均匀，常见坏死、囊变或钙化，肿瘤、心脏大血管接触面形状相互适应，凹凸不平，包膜多不完整，脂肪间隙不清，肿块向纵隔固有间隙延伸、包绕，可伴胸膜、心包膜受累及淋巴结转移。

3. 纵隔畸胎瘤　含软组织、钙化或骨化、脂肪结构，位置较胸腺瘤低，瘤内常有脂肪密度和骨骼样密度。

4. 胸腺淋巴瘤　常见类型为结节硬化型 HD、弥漫大 B 细胞淋巴瘤和前驱 T 淋巴母细胞淋巴瘤。结节硬化型 HD 一般密度均匀，分叶状，几乎均伴有纵隔淋巴结肿大，常侵及肺，较少包埋纵隔血管。弥漫大 B 细胞淋巴瘤常见坏死，一般轮廓光整，常见包埋血管和侵及肺组织，胸外淋巴结肿大少见。前驱 T 淋巴母细胞淋巴瘤发病年龄轻，常见于儿童，常伴颈部及腹部淋巴结肿大，实质脏器受累常见，肺侵犯少见。

临床证据

1. 术中探查　于右腋中线第 6 肋间做一长 1cm 左右的探查口，置入胸腔镜，腋前线第 2 肋间做一长 1cm 左右的操作口，锁骨中线第 4 肋间做一长 4cm 左右的小切口，探查肺叶、胸壁及膈肌未见结节肿物，无胸腔积液。见胸腺肿大，约 6cm×8cm 左右，下极多个结节。于胸腺下极基底部切开表面纵隔胸膜，钝性仔细分离腺体，见结节无外侵。基底可见 2 支胸腺静脉，近端用可吸收夹夹闭后超声刀切断，直至将胸腺完整切除，创面仔细止血。标本送冰冻病理检查，报告示胸腺组织增生。

2. 病理结果

大体所见：灰红色组织一块，大小 8cm×5cm×2cm，切面实性、质软，未见明显肿物。

右前上纵隔肿物符合胸腺增生，胸腺组织与脂肪组织比例 8∶2（图 2-17-2）。

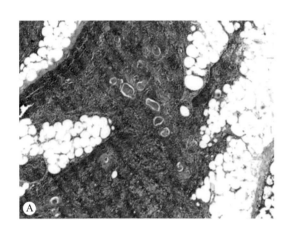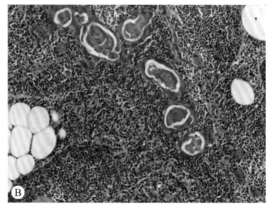

图 2-17-2

病例综述

胸腺增生（thymic hyperplasia，TH）是前纵隔常见的良性病变，根据增生细胞类型不同分为真性增生和淋巴滤泡增生。真性增生的胸腺多呈三角形弥漫性增大，密度均匀，少数伴有结节。淋巴滤泡增生患者中，45% 胸腺形态正常，35% 呈弥漫性增大，20% 呈局灶型肿块样。典型的胸腺淋巴样增生好发于青壮年，多为 15～35 岁女性，化疗后真性胸腺增生多见于儿童。胸腺增生临床表现常无症状，常偶然被发现。当 TH 压迫血管和气管时，患者可有胸痛、心悸、气促、呼吸困难等症状。本病患者有咳嗽、呼吸困难、乏力的临床表现。TH 的影像学表现主要包括：

（1）胸骨后前纵隔内胸腺增大，厚度增加，但形态保持正常，呈类圆形、梯形、长方形或帆形，边缘光整，可有分叶状。

（2）胸腺影密度类似肌样密度，密度均匀，偶见细小钙化，其内可有脂肪浸润样密度影。

（3）胸腺影与胸骨及主动脉弓和心前缘接触面较宽，但对邻近结构无侵蚀、包裹，与周围正常结构分界清楚，无淋巴结肿大及胸膜、心包膜受累等。

重要提示

本病例诊断核心点：前纵隔病变显示肌性密度软组织肿块影，呈类梯形，边缘光滑，密度均匀，无钙化，形态自然，边缘稍膨隆，增强后轻度均匀强化，该征象为诊断 TH 的特征性征象，结合病史可符合前纵隔 TH 的诊断。

（黎昕　周玉祥　代海洋）

2-18　纵隔畸胎瘤

临床资料

女，32 岁，无明显诱因出现胸痛 1 个月。无咳嗽、咳痰，无胸闷、气促，无畏寒、发热。自发病以来精神尚可，无明显消瘦，睡眠正常，大小便正常。专科检查：左肺语音传导稍减弱，无明显胸膜摩擦音，双肺未闻及干、湿啰音。

实验室检查：血红蛋白 98g/L（↓），白细胞计数 3.47×10^9/L（↓），丙氨酸氨基转移酶 100U/L（↑）；余实验室检查无明显异常。

影像学资料　（图 2-18-1）

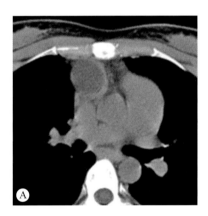
CT 平扫纵隔窗

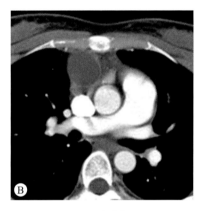
增强动脉期

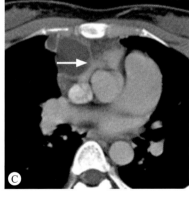
增强静脉期

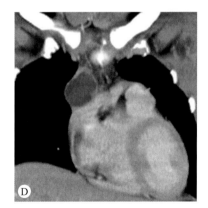
增强冠状位重建

图 2-18-1

诊断思路分析

一、定位征象

本病例病变定位于前上纵隔内，位于升主动脉及上腔静脉的前方，与邻近胸膜形成清晰锐角，右肺组织未见异常改变。

二、定性征象

1. 基本征象　CT表现为密度不均的囊实性肿块，囊性为主，呈多囊改变。囊壁较厚，稍厚薄不均，内壁光滑。增强扫描囊壁呈轻度强化，囊内未见强化。

2. 特征性征象

（1）前上纵隔多发囊实性肿块，囊性为主伴边缘少许实性成分（图2-18-1C白箭）。

（2）囊内容物密度较低，增强无强化。

三、综合诊断

青年女性，胸痛来诊。CT检查发现位于前纵隔的多个囊实性肿块，大小不等，以囊性灶为主，囊壁较厚，边缘少许实性软组织影。肿块与周围组织间脂肪间隙模糊，增强扫描囊壁及实性组织轻度强化，囊性灶不强化。综合上述资料可先排除单纯囊肿性病变，由于囊壁内缘光滑，增强扫描轻度强化，排除胸腺瘤、淋巴瘤等肿瘤的囊变，可考虑为畸胎瘤囊变可能，周围脂肪间隙模糊考虑为伴发感染可能。

四、鉴别诊断

1. 胸腺囊肿　可分为先天性和获得性胸腺囊肿。先天性囊肿影像学表现为囊内密度均匀呈水样，也可因炎症、出血、蛋白成分等因素导致不均匀，壁较薄且均匀，边界光滑，无壁结节或实性成分，囊壁可钙化，增强扫描不强化。获得性囊肿大多数边界清楚，密度不均，可呈单房或多房，囊壁清晰，少数可见弧形钙化，如果合并出血或感染时，囊内密度可增高，呈软组织密度影，易误认为实性肿块。

2. 淋巴管囊肿　多见于前上纵隔，亦可发生于中后纵隔，CT表现为边界清楚，类圆形囊性肿块，呈水样密度，囊腔张力低，可见多房及薄壁分隔，钙化不常见，增强扫描多无强化，部分病灶可呈铸型或包绕血管呈蔓状生长。

3. 心包囊肿　常位于前心膈角区，青壮年多见，常表现为单房，壁薄，以宽基底或蒂状与心包相连但不相通，若相通为心包憩室。影像学表现为类圆形单房囊性肿块，边缘锐利，密度均匀，壁薄，偶见钙化，增强扫描无强化。

4. 胸腺瘤囊变　好发于45～60岁，1/3胸腺瘤患者可有重症肌无力。影像学表现为类圆形或浅分叶形囊性肿块，边缘光滑，边界清晰，壁厚，有壁结节，囊内壁不光整，周围脂肪间隙多清晰，增强后实性部分强化均匀，囊性部分无强化。

临床证据

1. 术中探查　进入胸腔探查见肺与胸壁及肿物粘连，肿瘤与纵隔胸膜粘连致密，将纵隔胸膜一并切除，肿瘤大小约3cm×3cm。

2. 病理结果

大体所见：（右前上纵隔肿物）灰红色组织一块，9cm×5cm×4cm。切开见一囊，直径4cm，内含油脂、毛发（图2-18-2A）。

镜下所见：送检组织肿瘤部分边界清晰，局部可见薄层纤维性包膜，肿瘤细胞较密集，呈梭形排列，胞质轻度嗜酸性，核卵圆形，无明显核仁，无分裂象（图2-18-2B）。

免疫组织化学：Vim（+），EMA（-），PR（-），S-100（-），Ki67index（2%+），CD56（+），NSE（-）。

结合HE和免疫组织化学，病变符合成熟性囊性畸胎瘤伴感染、钙化。

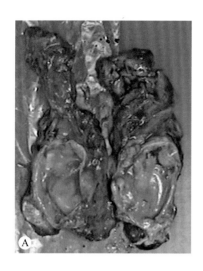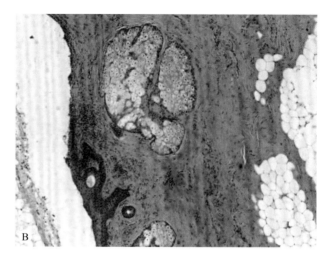

图 2-18-2

病例综述

纵隔皮样囊肿和畸胎瘤约占纵隔肿瘤的 10%，1/3 可以为恶性，好发于 20～40 岁。肿瘤较小时一般无明显症状，当肿瘤增大、感染或恶变时可出现相应的症状，如胸闷、胸痛、咳嗽等。肿瘤起源于原始生殖细胞，绝大多数位于前纵隔区，少数也可位于后纵隔，根据其成分可分为囊性、实性和未成熟型。

囊性者称为皮样囊肿或囊性畸胎瘤，大多数为良性，表现为纵隔类圆形肿物，边界清楚，密度不均，可见钙化；肿物内出现多种组织成分，如水样密度、脂肪组织或液态脂质、钙化或骨化等成分，对诊断具有特异性。囊性成熟性畸胎瘤一般不含或仅含少许软组织成分，或仅有软组织间隔存在。实性者称为畸胎瘤，多数含有脂肪、钙化和软组织成分，以实性团块为主，CT 表现为混杂密度软组织块影，边缘形态多样，包膜基本完整，增强扫描时，软组织成分可呈轻至中度强化。未成熟性畸胎瘤内含有未分化的幼稚组织成分，又称恶性畸胎瘤，CT 表现为混杂密度软组织块影，边缘不规整，大多呈分叶状，肿块内密度不均匀，可见软组织、液体、钙化等组织成分，罕见脂肪、骨骼或牙齿等组织成分；病变与周围组织间脂肪间隙消失，明显推移挤压周围组织，对周围大血管呈全包绕或大半包绕状态（指病变与血管的接触面达血管周径的 3/4 以上），增强扫描软组织成分可呈轻至中度强化。纵隔成熟性畸胎瘤影像学表现主要包括：

（1）成熟性畸胎瘤多边界清晰，包膜、轮廓完整、光滑，与周围组织分界清楚，边缘形态多样，包膜基本完整。

（2）CT 密度不均匀，可见软组织、脂肪、液体、钙化、骨骼或牙齿等成分，增强扫描时，软组织成分可呈轻至中度强化。

（3）MRI 扫描肿块内液性脂肪成分呈 T_1WI 高信号、T_2WI 高信号，较为典型。

重要提示

本病例诊断核心点：肿块位于前上纵隔，呈多发囊实性肿块，大小不等，囊壁稍厚，囊壁及实性组织可呈轻度强化，囊液不强化。由于病灶缺乏钙化、脂肪密度灶，诊断畸胎瘤存在一定难度。另外，病灶周围脂肪间隙模糊，可能存在炎性渗出，为病灶的良恶性诊断带来了更大的挑战。一般前纵隔良性囊性病变表现为无壁或光滑的薄壁，囊内呈均匀水样密度，囊内无分隔，囊壁及内容物无强化。本例囊壁虽然较厚，但内壁光滑无壁结节，增强扫描轻度强化，对纵隔结构无明显侵袭性，周围渗出考虑合并炎性反应性病变，故诊断上偏向于良性病变可能，结合患者无重症肌无力表现，定性上可考虑生殖细胞肿瘤，皮样囊肿或成熟性畸胎瘤可能，但最终诊断仍需病理证实。

（黎昕　周玉祥　代海洋）

2-19　胸腺 B 细胞淋巴瘤

临床资料

女，30 岁，反复咳嗽、咳脓痰半年余，加重半个月。患者半年前无明显诱因反复出现咳嗽、咳脓痰，咳嗽呈阵发性，无金属音，与活动无关，咳痰量中等，呈黄色脓样，偶有血丝痰，偶伴胸痛。近半个月症状加重，伴左侧胸痛，呈阵发性闷痛，随呼吸运动加重。曾行"人流刮宫术"数次，现留置宫内节育器。有"乙肝病毒携带"病史，未治疗。余无特殊。

实验室检查：白细胞计数 $12.1 \times 10^9/L$（↑），中性粒细胞百分比 70.6%（-），中性粒细胞绝对值 $8.5 \times 10^9/L$（↑）。肿瘤三项（甲胎蛋白、癌胚抗原、铁蛋白）未见异常。

影像学资料　（图 2-19-1）

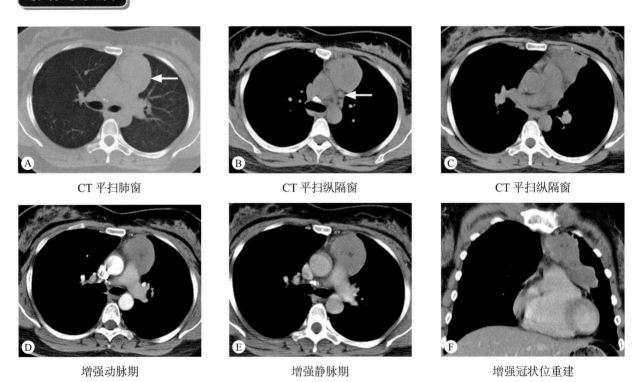

| A
CT 平扫肺窗 | B
CT 平扫纵隔窗 | C
CT 平扫纵隔窗 |
| D
增强动脉期 | E
增强静脉期 | F
增强冠状位重建 |

图 2-19-1

诊断思路分析

一、定位征象

本病例病变肿物位于左侧前纵隔，主动脉弓、肺动脉干左前上方，与肺组织分界清楚（图 2-19-1A

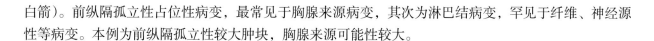

白箭）。前纵隔孤立性占位性病变，最常见于胸腺来源病变，其次为淋巴结病变，罕见于纤维、神经源性等病变。本例为前纵隔孤立性较大肿块，胸腺来源可能性较大。

二、定性征象

1. 基本征象　前纵隔胸腺区软组织密度肿块影，CT 平扫密度较均匀，中央可见斑点状低密度区，形态上轴位呈类圆形，可见浅分叶，冠状位呈"哑铃状"，左侧缘边界清晰，右侧缘与纵隔结构分界不清。增强扫描动脉期呈轻、中度较均匀强化，静脉期持续强化，中央见斑点状低密度区，无明显强化区。

2. 特征性征象　前纵隔胸腺区较大肿块，轮廓光滑，密度基本均匀，无钙化，内部见斑点状坏死区，局部包绕肺动脉根部。主动脉旁见肿大淋巴结（图 2-19-1B 白箭）。

三、综合诊断

青年女性，CT 检查发现前纵隔胸腺区较大实性肿块，影像学表现为沿纵隔纵向走行的"哑铃状"肿块影，密度较均匀，内有小灶状坏死，无出血和钙化，边缘轮廓光滑，内缘边界稍模糊，局部包绕肺动脉根部，无纵隔及胸外淋巴结肿大，增强扫描病灶呈均匀轻、中度持续强化。前纵隔胸腺区实性肿块最常见于胸腺病变（如胸腺瘤/癌、淋巴瘤、畸胎瘤等），根据肿物密度较均匀，强化程度偏低，周围有数枚结节灶等影像学特点，考虑胸腺淋巴瘤可能性大，但仍需与上皮来源的胸腺瘤或癌、生殖源性肿瘤等相鉴别。

四、鉴别诊断

1. 胸腺瘤　好发于成年人，常合并重症肌无力。影像学表现为胸腺区软组织密度结节或肿块，低危胸腺瘤一般包膜完整，呈圆形、类圆形，密度均匀，较少发生坏死囊变，与心脏纵隔大血管接触面呈光滑弧形，增强多中等程度均匀强化，A 型和 AB 型可显著强化。高危胸腺瘤形态多不规则，呈分叶状，密度不均匀，常见坏死、囊变或钙化，肿瘤、心脏大血管接触面形状相互适应，凹凸不平，包膜多不完整，脂肪间隙不清，肿块向纵隔固有间隙延伸、包绕，可伴胸膜、心包膜受累及淋巴结转移。

2. 胸腺癌　是起源于胸腺上皮的恶性肿瘤，恶性程度较高。好发年龄为 40～60 岁，男性发病率高于女性。临床表现为胸痛、咳嗽、乏力、体重下降等。肿块一般较大，无包膜，边界不清，侵犯并推移纵隔血管，包绕血管较少见。病灶内可有弧形或斑片状钙化，易出血、坏死。增强扫描呈明显强化，可发生淋巴结、骨、肝和肺转移等。

3. 纵隔生殖细胞肿瘤　包括畸胎瘤、精原细胞瘤和恶性非精原细胞瘤（内胚窦瘤、胚胎癌、绒癌）等。成熟畸胎瘤有脂肪、软组织、钙化和囊变等典型 CT 表现，若增强后出现不规则强化或血管影则提示为未成熟畸胎瘤，或伴其他恶性成分。精原细胞瘤几乎只见于男性，年轻人多见，10%～30% 患者伴有 HCG 轻、中度升高，CT 表现为体积较大、边缘清晰、密度均匀的肿块，可伴有少量低密度区，不伴钙化，常侵犯胸膜、心包，包埋纵隔大血管等，初诊时几乎不伴有肺转移。内胚窦瘤成年患者几乎仅见于男性，儿童男女均可发生，约 90% 的患者 AFP 升高。CT 密度不均，可见大片坏死，边界不清，可见钙化，常见血行转移，恶性程度高，预后差。

4. 胸内甲状腺肿　多层面连续观察绝大多数病灶与甲状腺相连。异位的甲状腺组织与甲状腺无关联，但其密度也与正常甲状腺或甲状腺病变的密度相仿。CT 表现为边缘清楚或分叶状肿块，有包膜，密度常不均匀，可囊变、钙化，增强扫描呈持续性显著强化。常伴有气管及食管受压、移位。

临床证据

1. 术中探查　肿物位于前纵隔，来源于胸腺，大小约 10cm×6cm，实性，基底活动稍差，外缘与左上肺稍粘连，予以松解。切开纵隔胸膜至对侧，沿膈神经走向清扫前纵隔脂肪及肿大淋巴结。膈神经与瘤体粘连，仔细松解分离。于胸腺下极向上游离，见肿瘤包膜尚完整，未见向外侵犯。解剖显露左无名静脉、右内乳静脉，完整切除胸腺上极（图 2-19-2A）。

2.病理结果

镜下所见：前纵隔肿物镜下见中等偏大核异型肿瘤细胞，呈弥漫分布，部分区域肿瘤细胞体积较大，呈多边形（似 HRS 细胞），核分裂象易见（图 2-19-2B）。

免疫组织化学：肿瘤细胞 LCA（+）、CD20（+）、CD79a（+）、CD43（+）、CD5（+）、Vim（+）、CD99（+）、CD57（+）、MUM1（+）、PAX-5（弱+）、CK（弱+）、CD3（-）、CD30（少量弱+）、Bcl-6（-）、CD10（-）、CD15（-）、PLAP（-），Ki67index 约 70%，Vim（+），EMA（-），PR（-），S-100（-），Ki67index（2%+），CD56（+），NSE（-）。

结合组织形态及免疫组织化学结果，病变符合 B 细胞源性非霍奇金淋巴瘤（弥漫大 B 细胞淋巴瘤，间变性亚型）。

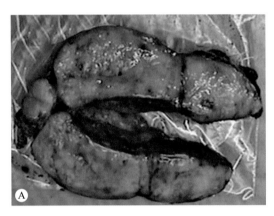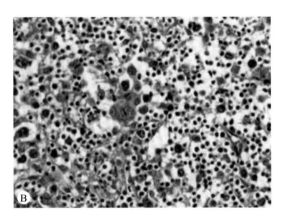

图 2-19-2

病例综述

原发纵隔淋巴瘤（primary mediastinal lymphoma，PML）可原发于淋巴结和胸腺。原发胸腺淋巴瘤（primary thymic lymphoma，PTL）是指临床及放射学上位于胸腺的淋巴瘤，除纵隔外其他部位没有类似病变。研究发现，胸腺淋巴瘤几乎只见于三种病理类型，即经典霍奇金淋巴瘤（大多数为结节硬化型）、大 B 细胞非霍奇金淋巴瘤和 T 淋巴母细胞淋巴瘤。胸腺淋巴瘤临床表现缺乏特异性，起病隐匿，缺乏局部淋巴结肿大的征象，多以肿瘤产生的压迫症状为主，如咳嗽、胸闷，部分可出现上腔静脉压迫综合征。胸腺淋巴瘤的影像学特点有：

1.结节硬化型霍奇金淋巴瘤　表现为前纵隔伴有分叶状轮廓肿块，几乎均伴有纵隔淋巴结增大，很少包埋、侵犯纵隔血管。肿块密度均匀，坏死少见，初诊时几乎不伴胸膜受侵，不侵及实质脏器，可伴有肺受侵，上腔静脉阻塞综合征少见。

2.大 B 细胞淋巴瘤　分叶相对少见，轮廓光滑，体积巨大（多大于10cm），约半数肿块内见坏死。可伴有纵隔淋巴结肿大，但胸外淋巴结肿大罕见，几乎不伴有腋窝淋巴结肿大。包绕血管常见，可出现上腔静脉阻塞综合征。胸膜受累少见，很少累及实质脏器，可直接侵犯肺组织。

3.T 淋巴母细胞淋巴瘤　发病年龄低，儿童和青少年常见，多发生于 20 岁以前。典型者缺乏分叶状轮廓，常见胸外淋巴结受累。约 60% 患者伴有脾大，胸膜受累常见，表现为胸膜的软组织密度影。实质脏器受累常见，但很少累及肺和血管。

2-20　纵隔间皮囊肿

临床资料

女，55岁，无明显诱因出现左侧胸部隐痛5天。疼痛呈阵发性，程度可忍受，平卧及深呼吸时疼痛加重，无放射性疼痛，无胸闷、气促，无咳嗽、咳痰、咯血等。胸部平片示左肺门影增大。

实验室检查：癌胚抗原12.54μg/L（↑）、铁蛋白303.1μg/L（↑），余实验室检查无明显异常。

影像学资料　（图2-20-1）

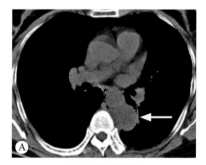
CT平扫纵隔窗

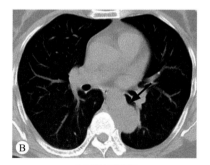
CT平扫肺窗

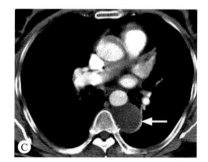
增强动脉期

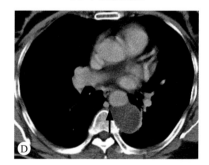
增强静脉期

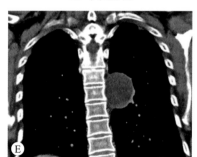
增强冠状位重建

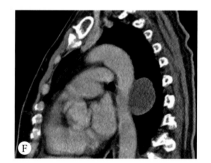
增强矢状位重建

图2-20-1

诊断思路分析

一、定位征象

本例病灶位于降主动脉后方、胸椎椎体左侧旁，肿块紧贴胸椎椎体、降主动脉，需分析病灶是来源于纵隔还是肺组织。主要定位征象有：

（1）瘤肺界面：病灶与邻近肺组织界面清晰，交角呈钝角改变（图 2-20-1B 黑箭）。

（2）条状肺不张：病灶左侧旁见条状影，增强后呈显著强化，考虑为受压局限性不张的肺组织（图 2-20-1A、C 白箭）。

（3）尖角征：病灶左侧缘呈尖角样向椎体前方延伸（图 2-20-1D 黑箭）。

综合以上征象考虑病灶定位于后纵隔。

二、定性征象

1. 基本征象　左后纵隔脊柱旁病变，CT 平扫呈类圆形低密度，瘤体内未见明显出血坏死，边界较清晰，增强扫描未见明确强化，病变外侧缘见条状局限性不张的肺组织。

2. 特征性征象

（1）肿瘤边界清楚，形态规整，推测有包膜或假包膜的存在。

（2）病变呈均匀无强化的低密度改变，推测成分较为单一，呈囊性改变。

三、综合诊断

左侧后纵隔脊柱旁类圆形占位，呈水样密度，边缘光滑锐利，密度均匀，增强扫描无强化。病灶左侧缘见条状受压不张的肺组织，无纵隔及肺门淋巴结肿大。结合患者临床症状无特异性，综合考虑为后纵隔良性囊性病变。

四、鉴别诊断

1. 支气管囊肿　来源于胚胎期腹侧支气管树分支或芽异常，病变与气管或大支气管相连，含假复层柱状呼吸上皮、平滑肌和黏液腺组织。可发生在纵隔任何部位，常位于中纵隔。CT 表现为单发，圆形或类圆形，边界光滑，密度均匀，CT 值可因囊液性质而异，含蛋白或钙盐时 CT 值较高；囊壁偶见钙化。

2. 食管囊肿　常位于后纵隔椎体旁的气管分叉及下方，是胚胎期的残余组织，囊内的壁细胞具有分泌功能。CT 上表现为食管内或旁的囊性占位，呈圆形或类圆形低密度影，密度均匀，囊壁一般比支气管囊肿厚，增强扫描无强化。

3. 淋巴管囊肿　多见于前上纵隔，亦可发生于中后纵隔，CT 表现为边界清楚、类圆形囊性肿块，呈水样密度，囊腔张力低，可见多房及薄壁分隔，钙化不常见，增强扫描多无强化，部分病灶可呈铸型或包绕血管呈蔓状生长。

4. 心包囊肿　常位于前心膈角区，也可位于主肺动脉近端的心包隐窝。常表现为单房，壁薄，以宽基底或蒂状与心包相连但不相通，若相通为心包憩室。影像学表现为类圆形单房囊性肿块，边缘锐利，密度均匀，壁薄，偶见钙化，增强扫描无强化。

5. 囊性神经鞘瘤　影像学表现为椎旁或沿肋间神经走行的肿块，圆形或类圆形，边界清楚、光滑，密度不均，囊壁较厚，增强扫描可强化。病变处神经孔扩大，肿块可伸入椎管或椎间孔。

6. 脊膜膨出　表现为硬脊膜通过椎间孔或缺损的椎体异常疝出，常与神经纤维瘤病有关。CT 表现为椎旁囊性肿块，边界清楚，密度均匀，呈水样密度，椎间孔扩大或脊椎、肋骨畸形、侧弯。

临床证据

1. 术中探查　左后纵隔胸主动脉旁可见一约 3cm×4cm 的囊肿，胸壁、左肺、心包、膈肌、纵隔等处未见结节肿物。囊肿壁用电刀烧一小口，见淡黄色液体流出，吸净囊液，将囊壁从后胸壁处游离切除送冰冻病理。部分囊壁与胸主动脉粘连紧密，无法切除，予碘酊、生理盐水、酒精涂抹囊壁。

2. 病理结果

后纵隔肿物符合间皮囊肿，囊壁纤维组织增生伴出血、散在炎症稀薄浸润（图 2-20-2）。

免疫组织化学：少量内衬间皮 CK（+），Vimentin（+），Actin（-），Desmin（-），CD34（-），S-100（-），Ki67index 约 5%。

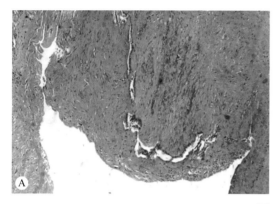
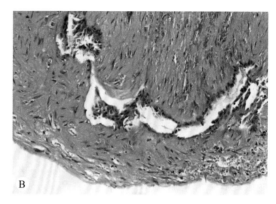

图 2-20-2

病例综述

纵隔间皮囊肿（mediastinal mesothelial cyst，MMC）占各种先天性纵隔囊肿的 4%～7%，发病率约 1/10 万，可发生于纵隔的任何部位，以右心膈角区居多。多数囊肿大小约 3～6cm，大者可达 24cm 以上，较大者可压迫心脏等周围器官使其发生移位，位于左心缘旁者因为邻近左心室而搏动较明显。多呈椭圆形、圆形和半圆形，少数为其他形态或不规则状，边缘多光滑，无分叶，与周围组织粘连时欠光滑。CT 扫描绝大多数囊肿接近水样密度，极少数病例伴有感染、出血等继发改变时可表现为较高密度，增强扫描无强化。本例患者左侧后纵隔降主动脉后方卵圆形低密度影，囊肿边缘锐利、清楚，壁薄，其内密度均匀，呈水样密度，增强扫描未见明显强化，是间皮囊肿的诊断依据。

重要提示

本病例诊断核心点：本例诊断重点在于病灶的定位，根据瘤肺界面、尖角征及条状肺不张等征象可定位于后纵隔病变，结合病灶的形态、密度及强化形式考虑为囊性病变，综合考虑为间皮囊肿，仍需要与纵隔其他囊性病变鉴别。

（黎昕　周玉祥　蓝博文）

2-21　食管神经鞘瘤

临床资料

病例 1：男，48 岁，半个月前开始出现活动后头晕、气促，偶有咳嗽，干咳为主，无恶心、呕吐，无畏寒、发热。近期体重下降 5kg 左右。实验室检查：铁蛋白 998.70μg/L（↑）。

病例 2：女，55 岁，于外院行胃镜体检时提示食管肿物。超声胃镜检查提示食管隆起。平日进食顺畅，无梗阻感等症状，体重无明显变化。实验室检查无明显异常。

影像学资料 （图 2-21-1）

病例 1：

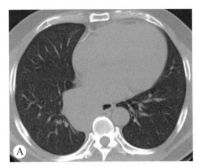

CT 平扫肺窗

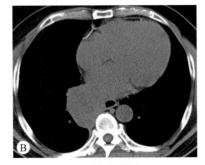

CT 平扫纵隔窗

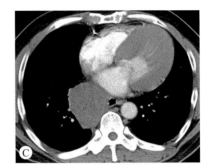

增强动脉期

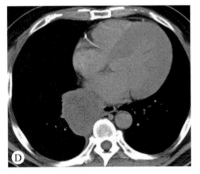

增强静脉期

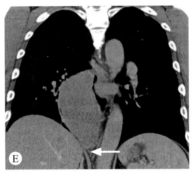

增强冠状位重建

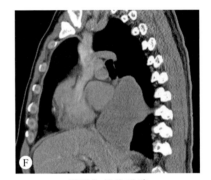

增强矢状位重建

病例 2：

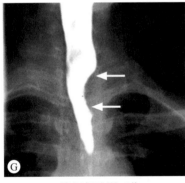

X 线钡餐造影正位

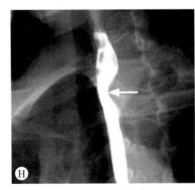

X 线钡餐右后斜位

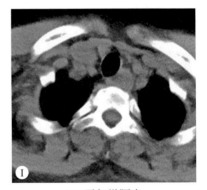

CT 平扫纵隔窗

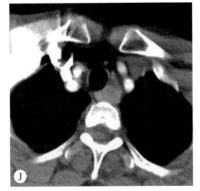

增强动脉期

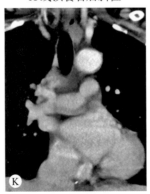

增强冠状位重建

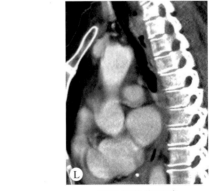

增强矢状位重建

图 2-21-1

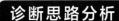 **诊断思路分析**

一、定位征象

病例1：右后纵隔肿块，与食管关系密切，边缘光滑，冠状位显示肿块与食管壁结构相顺延，上下径大于横径，下缘有沿食管裂孔向下腹腔延伸趋势（图2-21-1E 白箭），因此考虑食管来源肿块可能大。

病例2：钡餐可见食管上段偏心性充盈缺损影，黏膜完整连续，与食管以宽基底相连。CT 表现可见肿块边界清楚，与食管关系密切，食管管腔局部变窄。综合上述征象，肿块来源食管可能。

二、定性征象

1. 基本征象

病例1：CT 平扫右后下纵隔区可见肿块影，边界清晰，密度均匀，增强扫描呈轻度强化，强化均匀。

病例2：食管左侧壁见结节状软组织密度影，边界清晰，密度均匀，增强后中度强化，食管腔变窄。

2. 特征性征象　后纵隔占位，与食管关系密切，呈腔外型生长。

三、综合诊断

患者无特征性临床症状。影像上表现为食管旁肿块影，边界清晰，密度均匀，增强扫描呈轻、中度强化，强化均匀，周围未见明显侵犯征象，局部食管管腔可变窄。综合上述资料考虑为食管的良性肿瘤性病变。

四、鉴别诊断

1. 食管平滑肌瘤：为食管最常见良性肿瘤，肿瘤一般边界清晰，密度均匀，黏膜完整，管壁柔软，影像上与食管神经鞘瘤鉴别困难，需要病理活检确诊。

2. 间质瘤：肿瘤可向腔内、腔外或腔内外生长，肿块内密度均匀或呈混杂密度，可有囊变、坏死、出血、钙化，增强扫描肿块一般强化明显，多呈不均匀强化，恶性者可出现转移。

3. 食管癌：消化道造影表现为食管内不规则充盈缺损影，食管壁狭窄，黏膜中断，可有龛影。CT上可发现肿瘤侵犯范围及是否有远处转移。

临床证据

1. 术中探查

病例1：置入胸腔镜后探查后下纵隔见一大小约6cm×12cm的肿物，上极达隆突下，下极达膈肌。肿瘤与下肺粘连明显，基底活动差，牵开肋骨，充分松解粘连，用 Endo-GIA 将之切开。探查肿瘤与食管关系密切，包膜尚完整，瘤体表面覆盖菲薄的食管肌层，基底来自下段食管右侧壁。牵起肿瘤，切开表面纵隔胸膜，分离食管肌层向四周游离，逐步显露深部食管黏膜，直至将肿瘤完整切除。取出标本并送冰冻病理活检。

病例2：纵行分离牵开颈前肌层，游离食管可见肿物位于食管颈部下段靠近胸廓入口处。切开食管浆肌层，将食管肿物剔除送检。

2. 病理结果

病例1：食管肿物符合神经鞘瘤（图2-21-2A）。

免疫组织化学：瘤细胞S-100（+）、Vim（+），余CD34、CD117、SMA、Dog-1均（-），Ki67index约5%。

病例2：食管上段肿物符合神经鞘瘤（图2-21-2B）。

免疫组织化学：梭形肿瘤细胞Vim（+），S100（+），SMA（局部弱+），CD34（-），CD117（-），DOG-1（-），Ki67index约3%。

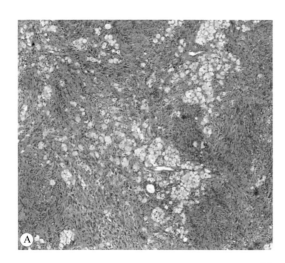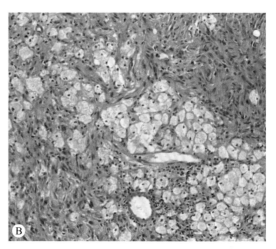

图 2-21-2

病例综述

神经鞘瘤是神经鞘膜细胞发生的良性肿瘤，是最常见的外周神经良性肿瘤之一，可发生于颅神经根、脊神经根和周围神经干等部位，消化道较少见，主要发生于胃及小肠，食管来源罕见。食管神经来自迷走神经及胸1～胸5交感神经节联合形成的肌层间及黏膜下的神经丛，均可产生神经鞘瘤，以迷走神经最常见。食管的神经鞘瘤与其他部位的神经鞘瘤形态相同，一般具有完整的包膜，有富于细胞的Antoni A区和结构疏松的Antoni B区，多数A、B两区共存或相互移行。食管神经鞘瘤（esophageal schwannoma，SC）好发于女性，平均发病年龄约54岁。患者通常无明显症状，当肿瘤增大时，可出现相应症状，包括吞咽困难、呼吸困难、体重减轻、胸痛等。肿瘤多发生于中纵隔、食管上端。由于食管神经鞘瘤非常罕见，组织学上与平滑肌瘤相似，本病的确诊主要靠术后组织病理及免疫组织化学。

重要提示

本病例诊断核心点：后纵隔占位，观察肿块形态及与食管的关系，需考虑食管来源占位，结合肿块密度及强化方式需考虑到神经鞘瘤可能。影像上与食管平滑肌瘤鉴别困难，最终需要依靠组织病理学确诊。

（叶威　周玉祥　蓝博文）

2-22　胸膜孤立性纤维瘤

临床资料

　　女，62岁，体检发现后纵隔占位20余天。患者无咳嗽、咳痰，无胸背痛、气促，无声嘶，无发热、胸闷、心悸，无腹痛、腹胀、呃逆、呕吐、便血。自起病以来，精神、睡眠、食欲尚可，大小便正常，近期体重无明显下降。10年前因甲状腺瘤行甲状腺手术，具体不详。实验室检查无明显异常。

影像学资料　（图 2-22-1）

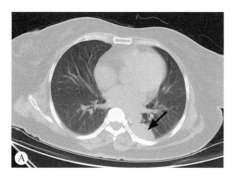

CT 平扫肺窗

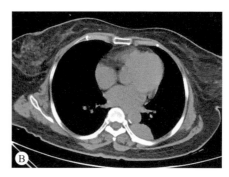

CT 平扫纵隔窗

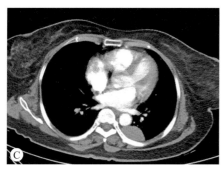

增强动脉期

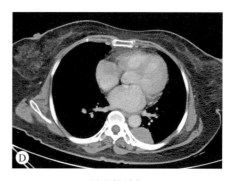

增强静脉期

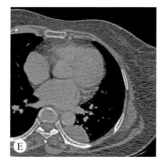

骨窗

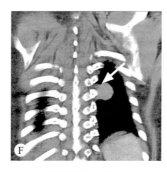

增强冠状位重建

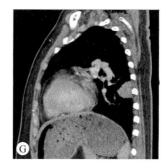

增强矢状位重建

图 2-22-1

诊断思路分析

一、定位征象

本病例病变定位于左侧后下胸腔，需要分析病变来源于肺内还是肺外，其次分析是胸膜还是胸膜外来源。主要定位征象有：

1.肺外来源的征象

（1）瘤面交界：肿瘤与肺组织瘤面交界清晰，肺组织呈受推压改变（图 2-22-1A 黑箭）。

（2）宽基底贴壁征：肿物与胸壁呈宽基底接触（图 2-22-1B～图 2-22-1E、图 2-22-1G），边缘与肺组织呈钝角。

2.胸膜来源的征象

（1）胸膜"蒂"征：各方位图像显示肿块边缘逐渐变窄，相邻肺组织移位，即所谓"蒂"征，是提示肿瘤起源于胸膜较为可靠的征象。

（2）胸膜尾征：肿物与胸壁边缘处呈细线状延伸（图 2-22-1F 白箭），与胸壁夹角呈钝角，表现为胸膜尾征。

（3）胸膜外脂肪线征：肿物与胸壁间显示透亮线影（图 2-22-1B、F、G），邻近肋间隙无增宽，肋骨无异常改变，表明肿物来源于胸膜而非其他胸壁软组织。

综合上述征象，肿物为定位于胸膜或胸腔来源的肿瘤性病变。

二、定性征象

1.基本征象　CT平扫显示病灶为梭形软组织肿块，密度均匀，边界清晰，肋间隙无增宽，邻近骨质未见异常。增强扫描后中度强化，呈渐进性、延迟强化，强化均匀。

2.特征性征象

（1）胸膜"蒂"征、胸膜尾征与胸膜外脂肪线征，提示肺外、胸膜来源的肿瘤性病变。

（2）梭形软组织密度病灶，增强呈中度、渐进性强化。

三、综合诊断

中老年女性，体检发现后纵隔占位 20 余天。影像学检查显示左侧后下胸壁肿物，呈梭形软组织肿块，边界清晰，密度均匀，与胸壁以宽基底相贴。增强扫描肿物呈中等、渐进性强化，可见胸膜"蒂"征、胸膜尾征与胸膜外脂肪线征，邻近肋骨骨质未见异常。综合上述影像表现考虑为胸膜良性肿瘤，孤立性纤维瘤可能性大。

四、鉴别诊断

1.肋间神经或脊神经源性肿瘤　多为神经鞘瘤，CT密度多不均匀，强化程度低于胸膜孤立纤维瘤，邻近骨质可见压迫性骨质吸收，局部肋间隙、椎间孔可增宽、扩大，肿瘤囊变、坏死较常见。

2.胸膜间皮瘤　多见于老年男性，常有石棉接触史，单发少见。多表现为胸膜结节状或团块状增厚，平扫和增强密度多均匀，增强后均匀强化为主。恶性者瘤体分叶多见，多伴有胸腔积液。

3.胸膜转移瘤　多有明确原发肿瘤病史，单发少见，瘤体一般较小，多跨胸壁生长，常对胸壁软组织和骨质造成侵蚀破坏。

临床证据

1.术中探查　胸腔无明显粘连。见肿瘤位于后下胸腔，大小约 4cm×3cm 左右，包膜完整，表面光滑，基底有一宽约2cm左右的蒂部与下肺背段相连。余肺叶、胸壁及纵隔等处未见结节肿物。提起肿瘤，置入Endo-GIA，于蒂部将之完整切除（图2-22-2A），标本常规病理检查。

2.病理结果

镜下所见：肿瘤细胞呈梭形束状排列，伴广泛玻璃样变（胶原化），并见不规则形血管及散在少量炎细胞浸润（图2-22-2B）。

免疫组织化学：CD34（+），CD（+），Bcl-2（+），CK（−），TTF-1（−），EMA（−），SMA（−），Ki67index 2%。

结合HE形态和免疫组织化学及特殊染色结果，病变符合孤立性纤维性肿瘤。

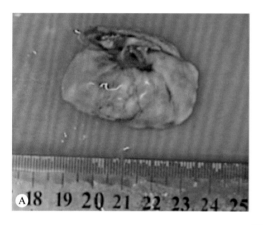
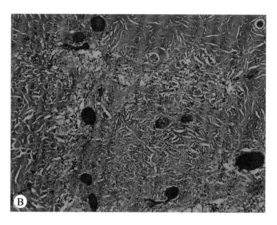

图 2-22-2

病例综述

胸膜孤立性纤维瘤（solitary fibrous tumors of the pleura，SFTP）是一种临床少见的梭形细胞肿瘤，可发生于全身各部位，以胸腔最为常见，尤其好发于脏层胸膜。SFTP可发生于各年龄段，以中老年多见，发病高峰期为40～70岁，无明显性别差异。大多数为良性，约有10%～15%的SFTP为恶性。约50%的SFTP无任何临床症状，为体检时偶然发现。SFTP的影像学表现主要包括：

（1）胸腔内孤立性等或略高、略低密度的结节或肿块影。

（2）瘤体大小差异很大。较大者形态多不规则，可见分叶；较小者形态规则，呈类圆形或梭形。

（3）肿瘤来源于胸膜，常累及胸壁或纵隔，因而夹角常呈钝角而表现为胸膜尾征，肿瘤常无明显毛刺征，对周围肺组织无浸润。

（4）大多数SFTP常较胸腔其他软组织肿瘤强化程度明显，多为中等偏高程度强化。较小的肿瘤多表现为轻中度或明显均匀强化，较大肿瘤可出现特征性的结节斑片状、条片状显著强化（"地图样"强化）。

重要提示

本例诊断的核心点：胸壁肿物为梭形软组织肿块，边界清晰，与胸膜宽基底相接、钝角相交。增强扫描呈中等、渐进性强化，可见胸膜"蒂"征、胸膜尾征与胸膜外脂肪线征，上述征象对于判断病灶起源及组织学定性有一定特征性。

（陈惠玲 周玉祥 代海洋）

2-23　后纵隔节细胞神经瘤

临床资料

　　男，67岁，体检胸部CT发现"第11、12胸椎左侧椎间孔旁占位"。体格检查无阳性体征，实验室检查无明显异常。

影像学资料　（图2-23-1）

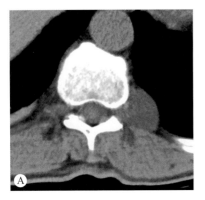

CT平扫纵隔窗

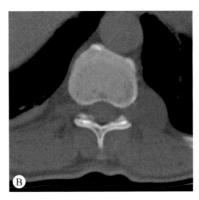

CT骨窗

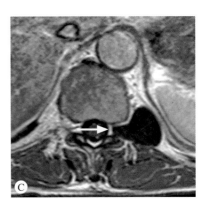

T₁WI

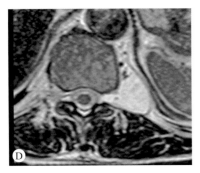

T₂WI

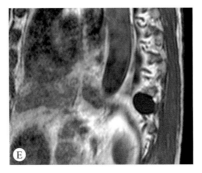

T₁WI矢状位

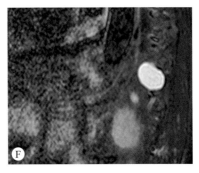

T₂WI抑脂矢状位

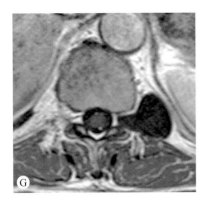

T₁WI增强动脉期

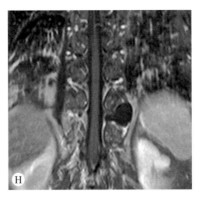

T₁WI增强冠状位

图 2-23-1

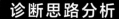

诊断思路分析

一、定位征象

本病例肿块位于第 11、12 胸椎椎间隙水平左侧椎间孔旁，边界清晰。主要定位征象有：

（1）直接征象：病灶位于后纵隔脊柱旁，向椎间孔呈塑型钻孔样生长，但脊膜外脂肪影存在（图 2-23-1C 白箭），提示病灶质地柔软且无侵犯征象。

（2）间接征象：第 11、12 胸椎椎间隙水平左侧椎间孔扩大不明显，病灶内无神经根穿行，邻近骨质无破坏。

二、定性征象

1. 基本征象　肿块位于第 11、12 胸椎椎间隙水平左侧椎间孔旁。CT 显示病灶呈非水样稍低密度，MRI 各序列图像显示病灶呈 T_1WI 低信号，T_2WI 呈高信号，内见斑点状、漩涡状低信号影（图 2-23-1D）。病灶包膜完整，边界清晰，无明显钙化或骨化，增强扫描病灶未见强化。

2. 特征性征象

（1）病灶为后纵隔占位，质地柔软且无侵犯征象。

（2）病灶呈非水样稍低密度，MRI 提示呈非均匀囊性，T_2WI 见"漩涡征"，增强扫描无强化。

三、综合诊断

老年男性，行胸部 CT 意外发现椎间孔旁占位，无明显临床体征，实验室检查无明显异常。综合 CT 及 MRI 影像学检查，提示为神经源性肿瘤，且肿瘤为完全囊性，增强后无强化，主要考虑有神经鞘瘤囊变、神经根囊肿、节细胞神经瘤。

四、鉴别诊断

1. 神经鞘瘤　良性神经鞘瘤好发于深部或四肢屈侧较大的神经干，呈偏心性生长。神经鞘瘤多为囊实性改变，肿瘤囊变坏死区在 MRI 上呈 T_1WI 低、T_2WI 高信号，增强扫描可见囊壁或实性部分强化，囊变坏死区无强化。

2. 神经根囊肿　又称 Tarlov 囊肿，是椎管内脑脊液静水压病理性增高造成的神经根部扩张，多发生于骶前、后孔或骶管内的背根神经节。与其他部位常见囊肿相同，CT 表现为均一水样密度，MRI 上呈 T_1WI 低、T_2WI 高信号，增强扫描无强化。

3. 黏液瘤　位于四肢的黏液瘤易误诊为神经源性肿瘤。黏液瘤 MRI 表现 T_1WI 多为低信号，T_2WI 为水样高信号，信号比较均匀，较少出现"靶征"，增强扫描实性部分强化，囊性部分不强化。

临床证据

1. 术中探查　手术切开硬脊膜，探查可见第 11、12 胸椎左侧椎间孔区一囊性肿物自神经根袖套往外生长突入椎旁及胸腔，检查胸膜完整，周围无侵犯。

2. 病理结果

镜下所见：细胞胞质丰富，呈淡嗜伊红色，核大，圆形或椭圆形，染色质淡染，内含 1～3 个核仁，间质可见丰富的施万细胞（图 2-23-2）。

免疫组织化学：肿瘤细胞 NF（+），S-100（+），Syn（+），CD56（+），Vimentin（+），余 GFAP、CgA、

EMA 均（-）。

结合 HE 染色及免疫组织化学结果，病变符合节细胞神经瘤。

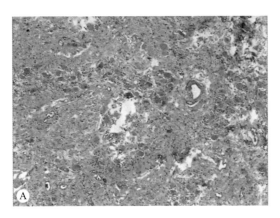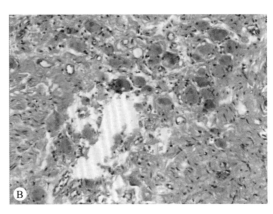

图 2-23-2

病例综述

节细胞神经瘤（ganglioneuroma，GN）是起源于原始神经嵴细胞的良性肿瘤，由分化好的神经节细胞、施万细胞和神经纤维组成。主要好发于脊柱两旁的交感神经丛分布区及肾上腺髓质交感神经节细胞，52% 发生于腹膜后区（包括肾上腺），39% 来源于后纵隔，9% 位于颈部和盆腔。节细胞神经瘤好发于青少年及成人，男女发病率无明显差异，由于肿瘤生长缓慢，故多无明显临床症状。节细胞神经瘤的影像学特点主要包括：

（1）肿块一般单侧发病，形态上多呈圆形、卵圆形、梭形或不规则形，当肿块向椎管内生长时，可表现为"哑铃状"。由于肿块包膜完整而且边界光滑，生物行为良性，故与邻近组织分界清楚。

（2）肿瘤富含黏液基质，CT 上常表现为水样低密度。MRI 影像上 T_1WI 呈低信号改变，T_2WI 呈不均匀高信号，T_2WI "漩涡征"对诊断节细胞神经瘤具有较高的诊断价值。

（3）增强扫描多无明显强化或轻度强化，部分表现为轻度渐进性强化，强化程度与肿瘤内细胞成分、胶原纤维及黏液基质有关。

重要提示

本病例诊断核心点：椎间孔旁占位，包膜完整，质地柔软且无侵犯征象。CT 呈非水样稍低密度，MRI 提示呈非均匀囊性，T_2WI 见"漩涡征"，增强扫描无强化，综合影像学特征考虑为良性神经源性肿瘤，节细胞神经瘤可能性大。

（周睿　唐润辉　蓝博文）

2-24　髓外造血

临床资料

男，59 岁，脸色苍白 50 余年，气促 2 天。患者 50 余年前无明显诱因出现脸色苍白，余无特殊。

10年前曾到当地医院就诊，此后长期中药治疗，具体诊疗不详。2天前活动后出现气促，无胸闷、胸痛、咳嗽、咳痰等症状。血常规提示重度小细胞低色素性贫血，白细胞减少。

实验室检查：血常规血红蛋白39g/L（↓），白细胞3.81×10^9/L（↓），红细胞2.81×10^{12}/L（↓），平均红细胞体积44.1fL（↓），平均红细胞血红蛋白量13.9pg（↓），平均红细胞血红蛋白浓度315g/L，血小板计数180×10^9/L；血浆凝血酶原时间16.4秒（↑），活化部位凝血活酶时间44.8秒（↑）；铁蛋白>2000μg/L。骨髓涂片分析：增生性贫血骨髓象。骨密度符合重度骨质疏松（T=-3.4）。

影像学资料　（图2-24-1）

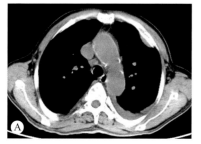

CT平扫纵隔窗

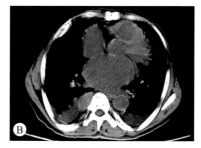

CT平扫纵隔窗

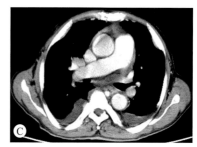

增强动脉期

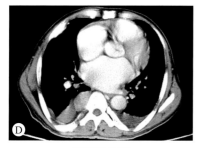

增强静脉期

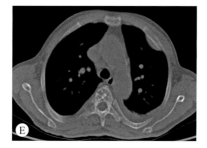

CT骨窗

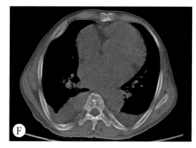

CT骨窗

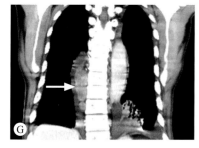

增强冠状位重建

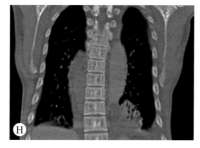

骨窗冠状位重建

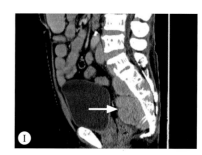

增强矢状位重建

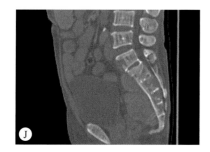

骨窗矢状位重建

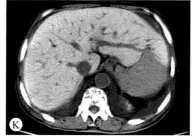

CT平扫（肝脏层面）

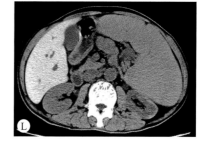

CT平扫（脾层面）

图 2-24-1

诊断思路分析

一、定位征象

本病例病变定位于胸腰椎、肋骨、骶尾椎等多发骨质病变伴周围软组织肿块，同时见肝脏体积增大、密度增高，脾大。

二、定性征象

1. 基本征象　CT 平扫显示诸骨广泛骨质密度减低。下胸椎、骶尾椎骨质周围软组织肿块增强扫描明显均匀强化，并呈持续延迟强化，附近的椎体、肋骨骨小梁减少、增粗，骨质密度不均匀减低，椎间孔增宽。

2. 特征性征象

（1）骨质异常：脊柱骨质骨小梁增粗，呈"栅栏样"，部分骨骼稍膨大、变形，骨质疏松、骨小梁稀疏而粗大，可呈"网眼状"。

（2）肋骨、脊柱旁明显均匀强化软组织肿块影，呈结节状、分叶状或扁平状，边界清晰、光整。

（3）肝脏密度较脾脏密度增高，提示含铁血黄素沉积；脾大。

三、综合诊断

患者有 50 余年贫血病史，血红蛋白明显减低，重度骨质疏松，骨髓穿刺提示 β 型地中海贫血。CT 检查显示肝、脾肿大，脊柱、肋骨旁软组织肿块，并明显均匀强化等特征性征象。综合上述资料符合地中海贫血髓外造血影像表现。

四、鉴别诊断

1. 后纵隔神经源性肿瘤　病灶多位于脊柱旁沟，由于多数含有黏液基质，总体密度较肌肉低，增强呈不均匀强化。良性者边缘光滑锐利，可压迫骨质造成骨质吸收。恶性者呈浸润生长，边界不清；病变累及椎管内外，呈典型的"哑铃状"改变。与髓外造血肿块相比，无慢性贫血所致髓外造血增生的特征性改变。

2. 淋巴瘤　前纵隔和支气管旁最常见，密度均匀，可融合成块。肿瘤较大时中心可以发生坏死，但很少钙化，增强扫描轻、中度强化，可见血管漂浮征。临床常有长期不规则发热，可合并全身其他部位淋巴结肿大，但无慢性贫血所致髓外造血增生的特征性改变。

3. 椎旁脓肿　儿童胸椎多见，成人好发于腰椎。常累及相邻 2～3 个椎体，最常见结核椎体破坏，单纯附件骨质受累少见。临床常继发于肺结核，可以有营养不良性贫血，但骨质破坏较髓外造血明显。

临床证据

骨髓活检结果结合骨髓铁染色，符合铁粒幼细胞贫血。

缺失型 α 地中海贫血突变：缺失型 α 地中海贫血突变 PCR 检测：未检测到 --（SEA）/、-α（4.2、3.7）/基因。

β 地中海贫血基因突变，非缺失型 α 地中海贫血突变：β 地中海贫血基因突变 RDB 分析，基因型：

β41-42/ββE。非缺失型 α 地中海贫血突变 RDB 检测：未检测到 αCSα、αQSα、αWSα 点突变。

病例综述

　　髓外造血（extramedullary hematopoiesis，EMH）是一种代偿功能，当骨髓的造血功能遭受破坏或者不能满足机体的需要时，骨髓外造血组织可恢复胚胎造血时期的造血功能，以弥补骨髓造血功能不足。EMH 与许多疾病有关，包括慢性贫血（地中海贫血和镰状细胞贫血）、球形红细胞增多症、血液系统恶性肿瘤（如骨髓纤维化、白血病、骨髓增生性疾病、骨髓转移癌和潜在的恶性肿瘤）。EMH 可以发生于任何年龄段，以 40 岁多见，常见的 EMH 组织有肝、脾、淋巴结等，少见部位如骶骨前、脊椎旁、肺、胸膜、后纵隔、皮肤、脑、骨盆及肾上腺等。EMH 的影像学表现主要包括：

　　（1）发生于脊柱旁、胸膜：表现为多发丘状、类圆形病灶，以宽基底附于椎旁、后肋旁。

　　（2）发生在肋骨：可以表现为肋骨膨大，以后肋骨明显；部分肋骨可膨大呈"肋中肋"，肋骨、胸椎、肩胛骨有不同程度的骨质疏松。

　　（3）颅骨髓腔增宽、皮质变薄、髓腔内骨小梁增粗。

　　（4）可以表现为肝、脾肿大，出血、含铁血黄素沉积、淋巴结增大、肠壁增厚（多累及末端回肠）。

　　需要注意的是，纵隔、脊柱旁 EMH 可位于上、中、下纵隔脊柱旁的任何部位，但以中下段胸椎旁（T_7～T_{10} 水平）多见，可发生于单侧或双侧，可以多发，大小不等，密度均匀，多无钙化、囊变及坏死，边缘光滑，病变周围由脂肪组织包绕，增强扫描呈明显均匀强化。MRI 病灶 T_1WI 表现为等信号，T_2WI 为稍高信号。EMH 为良性增生性疾病，对邻近组织主要表现为推压，不会出现浸润性侵犯，肿块附近的椎体、肋骨无骨质破坏及椎间孔增宽。

重要提示

　　本病例诊断核心点：EMH 是一些血液疾病，特别是贫血性疾病的并发症，病史是诊断其重要的线索。肝、脾肿大，脊柱肋骨旁有软组织肿块并明显均匀强化，肋骨膨大、全身骨质疏松、骨髓腔增宽是其特点，结合病史及典型影像学表现可做出诊断。

（朱文丰　周玉祥　代海洋）

2-25 中间型纤维母细胞性肿瘤

临床资料

　　女，59 岁，发现左锁骨下肿物 2 周。余体格检查无特殊。

　　实验室检查：甲胎蛋白 8.59g/L（↑），白细胞计数 3.47×10^9/L（↓），丙氨酸氨基转移酶 100U/L（↑）；嗜碱性粒细胞百分比 0.013（↑），嗜碱性粒细胞绝对值 0.0715×10^9/L（↑），淋巴细胞百分比 0.013（↓），淋巴细胞绝对值 1.056×10^9/L（↓），余实验室检查无明显异常。

影像学资料

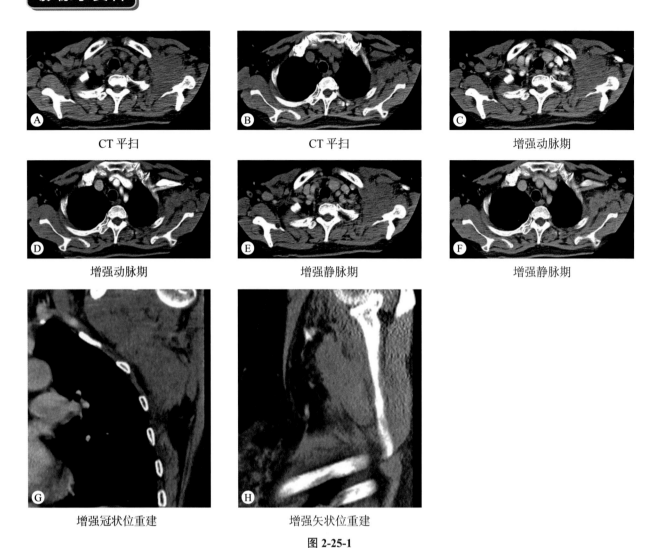

图 2-25-1

诊断思路分析

一、定位征象

本病例病变定位于左侧胸壁腋窝，肿物局限于软组织深部肌肉间，邻近软组织受推移位，骨质未见侵蚀，以压迫邻近骨质为主。病灶密实，边界模糊，周围少量渗出，部分淋巴结稍增大，考虑来源于胸壁软组织。

二、定性征象

1. 基本征象　CT 平扫显示病灶呈软组织密度，密度较为均匀，平扫 CT 值约 50Hu，肿块较大，呈分叶状，边界不清，周围脂肪密度稍不均匀增高，增强扫描呈轻度渐进性强化，无明显坏死囊变。

2. 特征性征象

（1）肿块体积较大，与肌肉呈等密度，密度较均匀，形态不规则，局部边界欠清，脂肪间隙密度稍增高模糊。

（2）无明显坏死囊变，无钙化，无骨质侵犯或转移，增强后轻度渐进性强化。

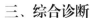

三、综合诊断

中老年女性，发现左锁骨下肿物 2 周，病程较为缓慢。影像学表现为左腋窝巨大软组织肿块，形态不规则，肌肉样密度影，较均匀，局部边界欠清，脂肪间隙稍模糊，增强扫描轻度渐进性强化，强化稍不均，无明显坏死、囊变和钙化，无骨质侵犯或转移。综合上述资料符合肿瘤性病变，间叶源性肿瘤、肌纤维组织细胞来源的偏交界性肿瘤性病变可能性大，如韧带样纤维瘤、炎性肌成纤维细胞瘤等。

四、鉴别诊断

1. 胸壁结核　多见于有肺内、纵隔或胸膜结核的青壮年。CT 平扫表现为穿破肋间隙向胸壁突出的低密度囊性病灶，可伴有钙化，增强扫描无强化或环形增强。邻近肋骨骨质破坏常见，多表现为膨胀性骨质改变或骨皮质断裂。

2. 转移瘤　发病年龄一般较大，多有恶性肿瘤病史，病灶变化快，常伴有液化坏死，增强扫描边缘明显不规则强化伴内部低密度区。

3. 神经源性肿瘤　起源于肋间神经，有包膜，多位于肋间隙并向胸壁内生长，邻近肋间隙或肋骨下缘切迹局限性增宽为其特征性表现，增强扫描明显不均匀强化，囊变坏死多见。

临床证据

镜下所见：左侧腋窝肿物见分化较成熟梭形细胞呈束状排列，未见明显病理核分裂象或坏死，局部见散在小血管及少量炎细胞浸润（图 2-25-2）。

免疫组织化学：梭形细胞 Vim（+）、Des（部分 +）、SMA（部分 +）、S-100（-）、CD34（-），Ki67index 约 1%。

结合 HE 形态和免疫组织化学及特殊染色结果，病变考虑中间型纤维母细胞性肿瘤。

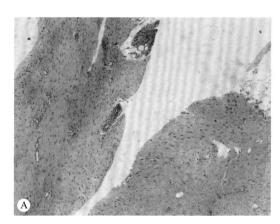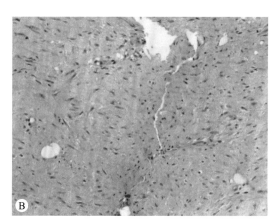

图 2-25-2

病例综述

纤维母细胞性肿瘤是软组织肿瘤中的一类，在 WHO 软组织肿瘤分类中属于少见的间叶源性肿瘤，包括良性、中间型、恶性三大类。其中，中间型又分为局部侵袭型和偶见转移型，前者包含韧带样纤维瘤病、硬纤维瘤等，后者包含孤立性纤维性肿瘤、炎性肌成纤维细胞瘤等。全身各部位均可发病，发生于腋窝者较少见，病理类型常见有韧带样 / 孤立性纤维瘤、炎性肌成纤维细胞瘤。

发生于胸部的孤立性纤维瘤较常见，四肢、头颈部等相对少见。影像学表现为瘤体大小不一，形态可呈类圆形、梭形或分叶状，密度均匀或不均匀。CT平扫肿块与肌肉呈等密度或略高密度影，密度相对均匀，一般无钙化，有时可见瘤内黏液样变性的低密度区，恶性者可见不规则低密度坏死区，但范围一般较小。增强扫描病灶可表现为三种强化模式：①轻度强化或无明显强化，强化可稍不均匀，一般无坏死；②中度强化，强化可均匀或不均匀，坏死少见；③显著强化，强化多不均匀，类似血管外皮细胞瘤，坏死相对常见。动态增强多呈持续性强化或进行性延迟强化，持续时间较长。肿瘤巨大者多表现为轻度强化，而临床上较常见的SFT多表现为中度强化。

炎性肌纤维母细胞瘤（IMT）病理上表现为由分化的肌成纤维细胞性梭形细胞组成，是常伴有大量浆细胞和/或淋巴细胞的一种间叶性肿瘤。生物学行为呈低度恶性和交界性肿瘤的特点，远处转移罕见，但具有复发的潜能。IMT常见于儿童和青少年，平均发病年龄为10岁，成人发病率较低，女性略多于男性。可发生于全身各器官和软组织，最常见的部位为肺、大网膜和肠系膜，其他部位包括软组织、纵隔、胃肠、胰腺、生殖器、口腔、乳腺、神经、骨和中枢神经系统。临床表现取决于发病部位，多由肿块及其对周围器官的压迫引起，症状与恶性肿瘤类似，但缺乏特异性表现，另外可有发热、疼痛、体重下降、贫血、血小板增多等表现。IMT影像学表现主要包括：

（1）肺外IMT多表现为实性或部分囊实性的单发软组织肿块，CT平扫呈等密度或稍低密度，内可伴有点状钙化灶。MRI呈T_1WI稍低信号、T_2WI稍高或高信号为主，增强扫描呈均匀或不均匀轻、中度甚至显著强化，呈渐进性强化。

（2）肿瘤内部较少发生液化及坏死，该特征可与以大片坏死囊变为主、进展迅速的恶性肿瘤相鉴别。

（3）肿瘤多边界不清，常与周围组织结构紧密为IMT的特征性征象之一，该表现主要和IMT瘤内的炎性渗出、浸润密切相关。

重要提示

本例为发生于腋窝软组织肿物，影像学表现为肌肉样密度软组织肿块，肿块较大，密度较均匀，分叶状，边界欠清，脂肪间隙稍模糊，增强扫描呈轻度渐进性强化，无明显坏死、囊变和钙化，无骨质侵犯或转移。结合病史综合考虑，符合肿瘤性病变，倾向于间叶源性肿瘤、肌纤维组织细胞来源的肿瘤。病理表现为中间型纤维母细胞性肿瘤，可细分为韧带样纤维瘤病、硬纤维瘤、孤立性纤维性肿瘤、炎性肌成纤维细胞瘤等，影像学较难以鉴别，最终确诊依赖于组织病理、免疫组织化学和分子学等检测手段。

（陈玉柱 周玉祥 蓝博文）

2-26 胸壁神经鞘瘤

临床资料

女，30岁，体检发现左上后纵隔肿块影1周。无特殊不适，无畏寒、发热，无咳嗽、咳痰，无胸痛、气促，无恶心、呕吐，无腹痛、腹泻等，精神、睡眠、食纳一般，大小便正常，体重无明显改变。

无职业接触史。全身浅表淋巴结未触及肿大。实验室检查无异常。

影像学资料 （图 2-26-1）

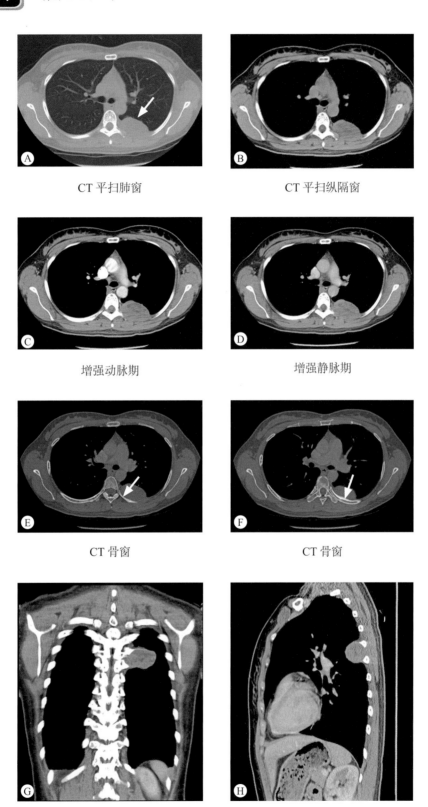

CT 平扫肺窗　　　　　　　　　　　　CT 平扫纵隔窗

增强动脉期　　　　　　　　　　　　增强静脉期

CT 骨窗　　　　　　　　　　　　CT 骨窗

增强冠状位重建　　　　　　　　　　增强矢状位重建

图 2-26-1

诊断思路分析

一、定位征象

本病例病变肿块位于左胸后部，需鉴别胸壁、纵隔、肺部病变来源，再分析组织来源。主要定位征象有：

1.肿块位置及周围组织关系 图2-26-1A～图2-26-1D显示肿块较大并突向肺内生长，瘤肺界面清晰（图2-26-1A白箭），与胸壁交角呈钝角，周围肺组织呈受压、推移改变，分界清晰，邻近胸膜增厚，可定位肿块起源于胸壁。

2.肿块组织起源 图2-26-1G、H显示肿块位于左侧第5、6后肋间隙水平，相应肋间隙增宽，图2-26-1E、F白色箭头所示邻近肋骨骨质压迫吸收及增生硬化。

综合上述征象，肿块来源于左侧胸壁第5、6肋间隙可能性大。

二、定性征象

1.基本征象 CT平扫显示病灶呈软组织密度，密度不均匀，边界清晰。增强扫描动脉期呈轻、中度不均匀强化，静脉期呈渐进性强化，内见低密度无强化坏死区。

2.特征性征象 肿块以宽基底紧贴胸壁，向胸腔内膨胀性生长，与胸壁呈钝角，邻近肋骨压迫吸收呈凹陷性切迹改变，相应肋间隙增宽。

三、综合诊断

青年女性，体检发现左侧后胸腔软组织肿块。定位于胸壁来源的肿瘤性病变，密度不均匀，边界清晰，邻近肋骨压迫吸收及增生硬化，相应肋间隙增宽。增强扫描肿块呈轻、中度渐进性不均匀强化并见囊变、坏死区。综合上述资料考虑为胸壁肋间软组织来源的偏良性肿瘤性病变，倾向于神经源性肿瘤，神经鞘瘤可能性大。

四、鉴别诊断

1.孤立性纤维瘤 肿瘤来源于胸膜，常累及胸壁或纵隔，表现为胸腔内孤立性等或略高、略低密度的结节或肿块影。瘤体大小差异很大，较大者形态多不规则，可见分叶；较小者形态规则，呈类圆形或梭形。肿瘤与胸壁夹角常呈钝角而表现为胸膜尾征，对周围肺组织无浸润。增强扫描肿瘤多表现为轻中度或明显均匀强化，较大肿瘤可出现特征性的结节斑片状、条片状显著强化（"地图样"强化）。

2.节细胞神经瘤 常见于后纵隔，一般单侧发病，形态上多呈圆形、卵圆形、梭形或不规则形，当肿块向椎管内生长时，可表现为"哑铃状"。肿瘤与邻近组织分界清楚。肿瘤富含黏液基质，CT上常表现为水样低密度，钙化较神经鞘瘤多见。MRI上T_1WI呈低信号，T_2WI不均匀高信号，T_2WI"漩涡征"对诊断节细胞神经瘤具有较高的诊断价值。增强扫描多无明显强化或轻度强化，部分表现为轻度渐进性强化。

3.神经纤维瘤 起源于神经上皮细胞，与神经鞘瘤形态类似，平扫密度较神经鞘瘤高且多均匀，内部囊变、坏死及钙化少见，增强扫描强化程度较轻。

4.胸膜间皮瘤 多见于老年男性，常有石棉接触史，单发少见。多表现为胸膜结节状或团块状增厚，平扫和增强密度多均匀，增强后均匀强化为主。恶性者瘤体分叶多见，多伴胸腔积液。

临床证据

1.术中探查　探查见左侧第5～6后肋间一肿物，大小约5cm×4cm，表面见大量血管分布，边缘光滑，质硬。从肿物边缘开始分离，由下向上仔细剥离，肿瘤与胸膜粘连紧密，仔细分离止血，将肿物完整切除。

2.病理结果

左胸壁梭形细胞肿瘤，符合神经鞘瘤（图2-26-2）。

免疫组织化学：Vim（+），S-100（+），CD99（+），Bcl-2（+），CD34（-），CK（-），Ki67index 约1%。

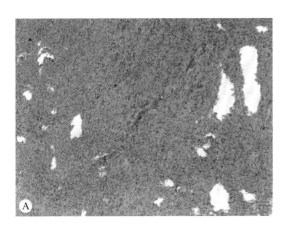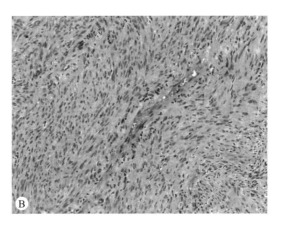

图 2-26-2

病例综述

神经鞘瘤又名施万细胞瘤，起源于神经鞘膜的施万细胞，多为良性，恶变少见。发病高峰年龄为20～50岁，无明显性别差异。好发于头颈、躯干及四肢等外周神经分布区相对表浅的部位，原发于肋间神经或脊神经根的胸壁神经鞘瘤（pleural schwannoma，PS）十分少见。肿瘤生长缓慢，一般病史较长。患者大多无明显的临床症状及体征，多为体检时偶然发现，少数仅表现为胸部不适或隐痛。实验室检查该肿瘤各项指标无明显异常，少数可伴有淋巴细胞等慢性炎症细胞的升高，但多为轻度反应。PS的影像学特征主要包括：

（1）PS一般为单发孤立性软组织肿块，位于肋间隙之间或紧贴邻近肋骨，以肋间隙位置居多，邻近肋骨有不同程度骨质吸收或增生硬化。

（2）肿瘤形态多较规则，呈圆形、类圆形或半球状，边缘光整，包膜完整。

（3）肿块以宽基底紧贴胸壁，与其夹角为钝角，膨胀性生长突向胸腔，与邻近肺组织界限清晰，肺组织呈受压推移改变。

（4）增强扫描后肿块不均匀强化，其内常见囊变坏死区。

重要提示

本例的诊断重点在于肿物的定位，肿瘤与胸壁呈钝角，瘤肺界面清晰，肋间隙增宽、邻近肋骨出现压迹和增生硬化等征象可确定肿物为胸壁肋间软组织来源的肿瘤性病变。肿瘤边缘光整、边界清晰，内见坏死，增强轻、中度渐进性强化等特点，均提示为PS的诊断。

（陈惠玲　周玉祥　代海洋）

2-27 腋窝神经鞘瘤

临床资料

　　女，21岁，无明显诱因发现右侧腋窝肿物半年。患者半年前无意中发现右侧腋窝肿物，如鸡蛋大小，无胀痛，局部无破溃。后肿物逐渐增大，现约成人拳头大小。专科检查：右腋窝可扪及一肿物，大小约 8.0cm×6.0cm，表面光滑，边界清，质地韧，活动可，与周围组织无明显粘连，无压痛。双侧乳房未扪及明确肿物，左侧腋窝淋巴结无明确肿大。彩超提示右侧腋窝实性低回声团。

　　实验室检查无明显异常。

影像学资料　　（图 2-27-1）

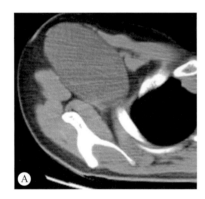
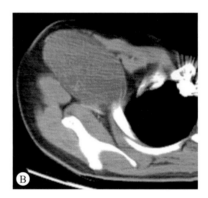

CT 平扫纵隔窗　　　　　　　　　　　增强动脉期

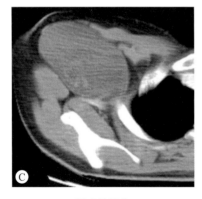
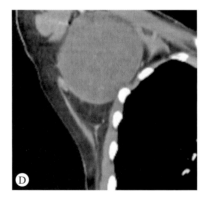

增强静脉期　　　　　　　　　　　增强冠状位重建

图 2-27-1

诊断思路分析

　　一、定位征象

　　病灶位于右侧腋窝肌间隙之间，沿神经血管走行方向生长，与邻近肌肉、骨质分界清楚。

二、定性征象

右腋窝软组织肿块，呈椭圆形，边界清楚，密度均匀，无出血、坏死和钙化，平扫CT值约10～24Hu，增强扫描呈边缘、内部斑点状轻度强化，内见血管穿梭走行。病灶周围软组织受压移位，邻近骨质未见破坏，双侧腋窝可见少许小淋巴结影。

三、综合诊断

年轻女性，无明显诱因发现右侧腋窝肿物来诊。影像学检查发现右侧腋窝类圆形低密度肿块，沿神经血管走行方向生长，边界清楚，增强扫描呈边缘、内部斑点状轻度强化，内见血管穿梭走行，周围组织受压移位，腋窝无淋巴结肿大。综合上述资料考虑为良性肿瘤性病变，神经源性肿瘤中的神经鞘瘤可能性大。

四、鉴别诊断

（1）神经纤维瘤　起源于神经组织，形态类似，平扫密度较神经鞘瘤高且多均匀，内部囊变、坏死及钙化少见，增强扫描强化程度较轻。

（2）血管瘤　可见钙化样静脉石影，增强扫描肿块普遍强化明显，有时可见一支或几支扭曲的血管影。

（3）淋巴结转移瘤　一般有明确的原发肿瘤病史，常为多发淋巴结肿大，或融合呈结节团块状。增强扫描强化模式与原发肿瘤相关，可呈中等程度至显著强化，均匀或不均匀，部分可伴有坏死。多伴有其他部位淋巴结或器官转移。

临床证据

1.术中探查　在右腋窝肿物表面做一弧形切口，长约7cm，切开皮肤、皮下组织，潜行分离皮瓣，见肿物约9.0cm×7.0cm，肿物位于臂丛神经上缘，见有一束神经从肿瘤中间穿过，包膜与臂丛神经部分粘连，边界欠清，包膜完整。切开包膜，将肿瘤与神经充分剥离，其中穿过肿瘤的神经无法分离，将其与肿物完整切除（图2-27-2A）。探查臂丛神经主干，未见明显损伤。

2.病理结果

镜下所见：肿瘤细胞呈梭形疏松排列，未见明显异型性或核分裂象，间质水肿，局部血管较多并伴出血（图2-27-2B）。

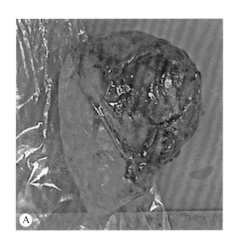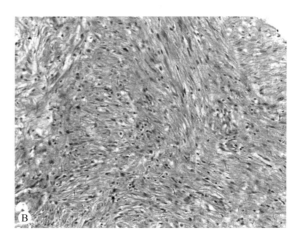

图 2-27-2

免疫组织化学：肿瘤细胞 Vimentin（+），S100（+），Bcl-2（局部 +），CD99（+），Actin（-），Desmin（-），CD34（血管内皮 +），Ki67index≤1%。

结合 HE 形态和免疫组织化学及特殊染色结果，病变符合神经鞘瘤。

病例综述

神经鞘瘤是神经源性肿瘤中最常见的一种，起源于神经鞘膜施万细胞，组织学上主要由细胞排列紧密的 Antoni A 区及细胞少而富含脂质、黏液样基质的 Antoni B 区构成。肿瘤可发生于任何年龄，好发年龄在 20～40 岁，临床病史较长，多表现为局部无痛性肿物，少数可有肿物引起的局部不适感或病变神经支配区域的轻度感觉、运动障碍。肿瘤沿神经干走向生长，多呈长椭圆形，有完整包膜，可有出血、坏死、囊变，多为单发，常与其所发生的神经紧密相连，直径一般为 3～4cm。神经鞘瘤的主要影像学特点有：

（1）CT 平扫肿瘤密度低于肌肉组织，密度均匀或不均匀。这与肿瘤的细胞比例及分布有关，部分肿瘤可因合并出血、坏死、囊变导致密度不均。

（2）肿瘤可见完整包膜，边界清楚，边缘光滑。

（3）增强扫描可呈均匀或不均匀强化，多数强化程度低于肌肉，内部多有斑驳状高、低混杂密度，偶尔呈无强化囊性改变，部分可观察到邻近的神经增粗。

（4）椎间孔扩大：发生在脊髓神经根的神经鞘瘤可使邻近椎间孔扩大。

（5）恶性征象：瘤体巨大，囊变、坏死多发，淋巴结转移可作为恶性神经鞘瘤的 CT 表现特点。

重要提示

本病例诊断核心点：青年女性，腋窝椭圆形低密度肿块，沿神经血管走行方向生长，形态学为良性占位，增强呈轻度强化。结合特征性影像征象和临床表现，可考虑良性神经源性肿瘤，神经鞘瘤可能性大。

（李韬　周玉祥　蓝博文　王晓冰）

2-28　胸壁慢性肉芽肿性炎

临床资料

男，53 岁，发现右侧胸壁肿物 5 个月。患者于 5 个月前发现右侧胸壁肿物，质硬，直径约 4cm，肿物处皮肤无溃疡、红肿、出血，伴疼痛，按压时疼痛加重，到当地医院就诊，予抗感染治疗（具体不详）后疼痛症状好转，肿物大小无明显变化。

实验室检查：血常规示单核细胞绝对值 0.85×10^9/L；血沉（快速血沉）29.0mm/h；生化：球蛋白 41.3g/L，白蛋白 / 球蛋白比值 0.990 31，谷草转氨酶 13U/L，低密度脂蛋白胆固醇 3.52mmol/L，载脂蛋白 B 1.27g/L；结明试验弱阳性（±）。肿瘤 4 项：癌胚抗原 2.01μg/L；铁蛋白 423.00μg/L。

影像学资料 （图 2-28-1）

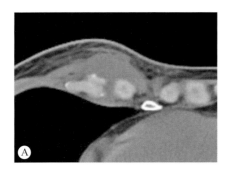

CT 平扫纵隔窗

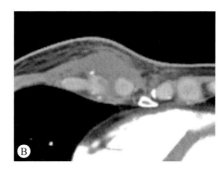

增强动脉期

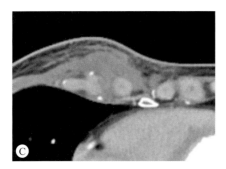

增强静脉期

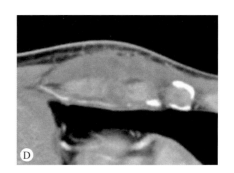

增强矢状位重建

3 个月后复查胸部 CT：

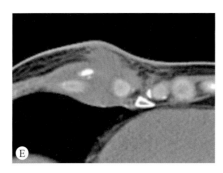

CT 平扫纵隔窗

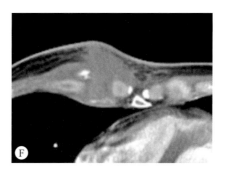

增强动脉期

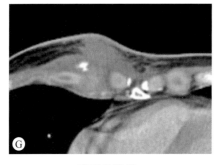

增强静脉期

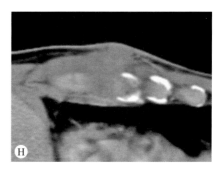

增强矢状位重建

图 2-28-1

诊断思路分析

一、定位征象

本病例病变位于右侧前胸壁肋软骨区，累及肋软骨及周围软组织，形成软组织肿块，呈"梭形"样改变，边界模糊不清，局部皮肤增厚。病变呈以肋骨为中心的梭形软组织肿块，推定其起源于前胸壁中层结构的肋软骨及肋间隙软组织。

二、定性征象

1. 基本征象　CT平扫示右侧前胸壁第5肋软骨及其周围软组织肿物，软组织肿块包绕肋软骨，与肌肉相比呈等密度，密度较均匀，被包绕的肋软骨边缘毛糙，内可见斑片状低密度破坏区，软组织肿块以肋软骨为中心呈"梭形"向胸壁内外侧膨隆，可见斑点状钙化。肿块边界不清，累及皮肤及胸膜，并轻度增厚，皮下脂肪可见网条状水肿渗出样改变。增强扫描动脉期软组织肿块无明显强化，静脉期与延迟期可见病灶内斑片状或云絮状持续强化。图2-28-1D显示病灶内有小片状更低密度影，提示有液化、坏死征象。3个月后复查显示病灶形态有所改变，但病变无明显消退，肋软骨破坏吸收更为明显，软组织内钙化灶较前更粗大。

2. 特征性征象　可见肋软骨破坏及软组织肿块影伴钙化，增强扫描动脉期病灶无明确强化，静脉期与延迟期轻度持续强化。

三、综合诊断

中年男性，发现右侧胸壁肿物5个月，病变处皮肤虽无红肿，但伴疼痛、按压痛。影像学检查右侧前胸壁软组织肿块影，伴钙化、肋软骨破坏，边缘模糊，增强扫描实质部分动脉期强化不明显，静脉期与延迟期中央可见斑片状延迟强化。综上所述病变有别于边界清楚的良性肿瘤性病变，结合患者的病史和病灶的影像学表现，首先考虑炎性肉芽肿性病变。

四、鉴别诊断

1. 转移瘤　常有原发灶病史。多表现为溶骨性骨质破坏，破坏区较明显，边界模糊，可呈膨胀性生长，周围软组织肿块显著，增强扫描多呈轻、中度强化。

2. 骨髓瘤　多发生于中轴骨，尤其是脊柱椎体。常多发，而浆细胞瘤常单发；多见于中老年男性，尿本周蛋白增高。CT显示骨质疏松，穿凿样骨质破坏，无周边骨质硬化，呈单发性膨胀性病变，边界清晰，与正常骨组织有一条窄的过渡带，无骨膜反应。

3. 原发性骨淋巴瘤　发生年龄偏大，全身反应及骨质破坏轻，伴有明显软组织肿块，骨质破坏一般以浸润及溶骨性为主。常有其他部位的淋巴结肿大。

4. 骨化性纤维瘤　青少年男性多见，常表现为混杂密度肿块，可见骨化影及相对低密度而均质的软组织肿块影，外形不规则或呈分叶状，无囊变区，强化程度相对较轻。

临床证据

1. 术中探查　患者仰卧位，结合CT图像及DSA类CT扫描于体表定位准确，自穿刺点向病灶进针0.5cm，切割长度22cm，取出组织基本满意，送病理活检。

2. 病理结果

镜下所见：右胸壁肿物符合纤维组织慢性化脓性炎伴肉芽组织形成（图2-28-2）。

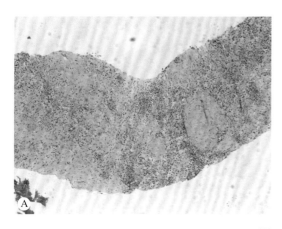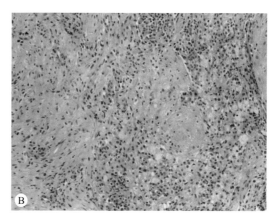

图 2-28-2

病例综述

胸壁炎性肿块，病因包括细菌感染、螺旋体感染、真菌感染和寄生虫感染、异物及其他原因不明疾病，以胸壁形成软组织肿块为特征。本病例表现为慢性肉芽肿性炎（chronic granulomatous inflammation，CGI），作为一种特殊性慢性炎症，以肉芽肿形成为特点，肉芽肿是由渗出的单核细胞和局部增生的巨噬细胞形成的结节状病灶。肉芽肿可分为异物性肉芽肿和感染性肉芽肿。根据发生的部位不同，所表现的临床症状也各不相同。CGI 的 CT 影像学表现主要包括：

（1）躯干、四肢软组织发病率高，病史长，发展缓慢。

（2）病灶多为实性，无囊变、坏死、钙化、出血，大部分病灶周围可伴有渗出而使病灶边缘模糊。

（3）增强扫描病灶轻度强化。

重要提示

本例诊断的要点在于结合临床病史及影像表现综合分析，难点在于区分胸壁肿瘤与非肿瘤性病变。该例患者病史长，发展缓慢，病变处皮肤虽无红肿，但伴疼痛、按压痛，曾抗感染治疗有效，有一定特征性。CT 影像表现为前胸壁肋软骨区软组织肿块。定位诊断时应区分胸壁肿块的来源，胸壁软组织可分为浅层、中层、深层。浅层包括皮肤、筋膜和肌肉，中层包括肋骨、肋间肌、血管、神经等，深层包括胸内肌、筋膜和壁层胸膜等。从 CT 表现看，该例病灶主要位于胸壁中层，同时累及浅层、深层结构。肿块密度较为均匀，局部肋软骨部分骨质吸收，无明显出血、坏死和钙化，周围皮下脂肪组织内见条状、网格状渗出样改变，真皮及胸膜轻度增厚；增强扫描肿块呈轻度或无明显强化，类似于肉芽肿性炎的影像表现。综上所述，在排除了主要的肿瘤性病变后，密切结合临床表现及治疗经过，优先考虑肿瘤样病变、炎性肉芽肿或感染性病变。本例患者虽无明确结核病史，但其结明试验为弱阳性，病灶内有钙化及坏死区，查其右肺上叶尖段有少许纤维灶伴胸膜牵拉，不能完全除外胸壁结核。在病理上如果仍存在鉴别诊断困难，可进行诊断性治疗。

（孙广华　周玉祥　代海洋　郭泰然）

参 考 文 献

[1] 姜博，王建，曾小松. 中央型和周围型鳞癌患者临床特点及 CT 影像学特征研究 [J]. 中国 CT 和 MRI 杂志，2019，17（7）：67-70.

[2] 赵祥林，段华秀，姚梦琪，等. 多层螺旋 CT 在肺鳞癌诊断中的 CT 征象探讨 [J]. 影像研究与医学应用，2019，3（4）：85-86.

[3] NICHOLSON A G, TSAO M S, BEASLEY M B, et al. The 2021 WHO Classification of Lung Tumors: Impact of Advances Since 2015[J]. J Thorac Oncol, 2022, 17(3): 362-387.

[4] 顾研，曹阳，朱丽宇，等. 肺炎型细支气管肺泡癌的多排螺旋 CT 诊断的疗效评价 [J]. 影像研究与医学应用，2019，3（20）：141-142.

[5] 陈夏浦，陈伟松，孙建鸿，等. 肺大细胞神经内分泌癌 CT 表现及其与小细胞肺癌的鉴别 [J]. 中国 CT 和 MRI 杂志，2021，19（7）：60-62.

[6] LANTUEJOUL S, PISSALOUX D, FERRETTI G R, et al. NUT carcinoma of the lung[J]. Semin Diagn Pathol, 2021, 38(5): 72-82.

[7] 张浩，方旭，卢明智，等. 肺 NUT 癌的 CT 表现 [J]. 放射学实践，2020，35（11）：1415-1418.

[8] 汪兵，利玉林，戴懿，等. 肺原发性类癌的影像诊断 [J]. 中国 CT 和 MRI 杂志，2021，19（7）：57-59.

[9] 蒋飞，段慧. 肺类癌的 CT 影像学进展 [J]. 影像研究与医学应用，2019，3（20）：7-8.

[10] SINGH S, BERGSLAND E K, CARD C M, et al. Commonwealth neuroendocrine tumour research collaboration and the north american neuroendocrine tumor society guidelines for the diagnosis and management of patients with lung neuroendocrine tumors: an international collaborative endorsement and update of the 2015 european neuroendocrine tumor society expert consensus guidelines[J]. J Thorac Oncol, 2020, 15(10): 1577-1598.

[11] IYODA A, AZUMA Y, SANO A. Neuroendocrine tumors of the lung: clinicopathological and molecular features[J]. Surg Today, 2020, 50(12): 1578-1584.

[12] 刘云，张曦，张松. 肺黏膜相关淋巴组织淋巴瘤 MSCT 表现与病理学基础 [J]. 中华肺部疾病杂志（电子版），2019，12（3）：281-284.

[13] BI W, ZHAO S, WU C, et al. Pulmonary mucosa-associated lymphoid tissue lymphoma: CT findings and pathological basis[J]. J Surg Oncol, 2021, 123(5): 1336-1344.

[14] WU T, HUANG Y, WANG Z, et al. Pulmonary MALT lymphoma: Imaging findings in 18 cases and the associated pathological correlations[J]. Am J Med Sci, 2022, 364(2): 192-197.

[15] COZZI D, DINI C, MUNGAI F, et al. Primary pulmonary lymphoma: imaging findings in 30 cases[J]. Radiol Med, 2019, 124(12): 1262-1269.

[16] POYRAZ N, YAZAR M E, KILINÇ F, et al. Inflammatory myofibroblastic tumor of the lung: histopathology and imaging findings[J]. Tuberk Toraks, 2020, 68(3): 321-327.

[17] NICHOLSON A G, TSAO M S, BEASLEY M B, et al. The 2021 WHO Classification of Lung Tumors: Impact of Advances Since 2015[J]. J Thorac Oncol, 2022, 17(3): 362-387.

[18] NI X Q, YIN H K, FAN G H, et al. Differentiation of pulmonary sclerosing pneumocytoma from solid malignant pulmonary nodules by radiomic analysis on multiphasic CT[J]. J Appl Clin Med Phys, 2021, 22(2): 158-164.

[19] ZHENG Q, ZHOU J, LI G, et al. Pulmonary sclerosing pneumocytoma: clinical features and prognosis[J]. World J Surg Oncol, 2022, 20(1): 140.

[20] 王志远，刘玲，杨晓煜，等. 儿童先天性肺囊性腺瘤样畸形四例临床特点分析 [J]. 中国小儿急救医学，2021，28（1）：69-72.

[21] 郭润，邹映雪，翟嘉，等. 先天性肺囊性疾病 96 例临床分析 [J]. 中华儿科杂志，2020，58（1）：19-24.

[22] SHAKOOR S, MIR F. Updates in Pediatric Tuberculosis in International Settings[J]. Pediatr Clin North Am, 2022, 69(1): 19-45.

[23] ACHARYA B, ACHARYA A, GAUTAM S, et al. Advances in diagnosis of Tuberculosis: an update into molecular diagnosis of Mycobacterium tuberculosis[J]. Mol Biol Rep, 2020, 47(5): 4065-4075.

[24] 薛佩妮，高雪，刘伟，等. 免疫功能正常宿主肺隐球菌病的临床表现及影像学特点分析 [J]. 中华肺部疾病杂志（电子版），2020，13（2）：124-127.

[25] SETIANINGRUM F, RAUTEMAA-RICHARDSON R, DENNING D W. Pulmonary cryptococcosis: A review of

pathobiology and clinical aspects[J]. Med Mycol, 2019, 57(2): 133-150.

[26] YAMAMURA D, XU J. Update on Pulmonary Cryptococcosis[J]. Mycopathologia, 2021, 186(5): 717-728.

[27] BALOCH Z W, ASA S L, BARLETTA J A, et al. Overview of the 2022 WHO Classification of Thyroid Neoplasms[J]. Endocr Pathol, 2022, 33(1): 27-63.

[28] MARX A, CHAN J K C, CHALABREYSSE L, et al. The 2021 WHO Classification of Tumors of the Thymus and Mediastinum: What Is New in Thymic Epithelial, Germ Cell, and Mesenchymal Tumors?[J]. J Thorac Oncol, 2022, 17(2): 200-213.

[29] 沈耀，茹立，俞明明，等. MSCT 对胸腺上皮肿瘤 WHO 简化病理分型的鉴别诊断价值 [J]. 医学影像学杂志，2020，30（2）：217-220.

[30] 周青，周俊林. 胸腺上皮性肿瘤分期及分型影像学研究进展 [J]. 中国医学影像技术，2019，35（8）：1256-1259.

[31] LI H R, GAO J, JIN C, et al. Comparison between CT and MRI in the Diagnostic Accuracy of Thymic Masses[J]. J Cancer, 2019, 10(14): 3208-3213.

[32] 王圣中，刘晨熙，胡玉川，等. 胸腺增生的影像学研究进展 [J]. 国际医学放射学杂志，2021，44（4）：438-441.

[33] DUC V T, THUY T T M, BANG H T, et al. Imaging findings of three cases of large mediastinal mature cystic teratoma[J]. Radiology Case Rep, 2020, 15(7): 1058-1065.

[34] 李芳云，赵峰. 前纵隔淋巴瘤的 CT 影像表现与病理类型的关系分析 [J]. 现代医用影像学，2020，29（6）：1078-1080.

[35] 黄日升，蔡雅丽，等. 前纵隔淋巴瘤的 CT 特征与分型初探 [J]. 临床放射学杂志，2020，39（7）：1332-1336.

[36] YU Y, DONG X. Primary mediastinal large B cell lymphoma[J]. Thorac Cancer, 2021, 12(21): 2831-2837.

[37] 武俊波，马亮，许楠，等. 原发性纵隔支气管囊肿、胸腺囊肿与心包囊肿 CT 影像学特征比较 [J]. 中国医科大学学报，2022，51（2）：163-168.

[38] 陈静，徐硕，崔豹，等. 后纵隔支气管源性囊肿 CT 及 MRI 特征分析 [J]. 医学影像学杂志，2021，31（8）：1339-1342.

[39] WANG X, LI Y, CHEN K, et al. Clinical characteristics and management of primary mediastinal cysts: A single-center experience[J]. Thorac Cancer, 2020, 11(9): 2449-2456.

[40] GAO Z Y, LIU X B, PANDEY S, et al. Clinicopathological features of esophageal schwannomas in mainland China: systematic review of the literature[J]. Int J Clin Oncol, 2021, 26(2): 284-295.

[41] 孙琳琳，陈婧，丁博闻，等. 食管神经鞘瘤影像表现与病理分析 [J]. 中国医学计算机成像杂志，2021，27（6）：510-515.

[42] 王彤，张军，王宏伟，等. 椎管内外节细胞神经瘤 CT 与 MRI 诊断 [J]. 中国临床医学影像杂志，2019，30（5）：305-308.

[43] MALLA S, RAZIK A, DAS C J, et al. Marrow outside marrow: imaging of extramedullary haematopoiesis[J]. Clin Radiol, 2020, 75(8): 565-578.

[44] FENG W H, LIU T, HUANG T W, et al. Schwannoma of the Intercostal Nerve Manifesting as Chest Pain[J]. Ann Thorac Surg, 2020, 110(4): e281-e283.

[45] YU H H, YANG Y H, CHIANG B L. Chronic Granulomatous Disease: a Comprehensive Review[J]. Clin Rev Allergy Immunol, 2021, 61(2): 101-113.

[46] YAO Q, ZHOU Q H, SHEN Q L, et al. Imaging findings of pulmonary manifestations of chronic granulomatous disease in a large single center from Shanghai, China (1999-2018)[J]. Sci Rep, 2020, 10(1): 19349.

[47] 迟强，侯鲁强，孙秋德. 90 例骨肌系统肉芽肿性炎的 MRI 诊断价值分析 [J]. 当代医学，2019，25（27）：177-178.

第三章

腹部病例

　　腹部疾病主要包括消化腺、胃肠道、腹腔及腹膜后病变，种类繁多，影像学表现复杂。对于腹部少见疾病及具有不典型影像学特征的疾病需进一步拓展思路、积累经验。

　　本章选取了 30 例腹部病例，包含消化腺、胃肠道、腹膜后及间叶组织来源的肿瘤及肿瘤样病变，具有一定的代表性。每个病例分别从展示临床和影像学资料开始，进而分析病变的解剖定位、基本征象及特异性的影像学征象并做出诊断和鉴别诊断，最后依据病理结果对病例予以解析、综述和总结。每个病例都把临床、影像和病理三者相结合，抽丝剥茧，层层剖析，强调临床思维训练，有助于加深读者对腹部疾病的认识，把握诊断要点，梳理疾病谱系，形成正确的诊断及鉴别诊断思路，提升临床实践能力。

3-1　富脂肪型肝细胞癌

临床资料

男，48岁。体检发现肝右叶占位1个月，无腹痛、腹胀，无恶心、呕吐，无咳嗽、咳痰，无胸闷、气促，无尿急、尿痛等不适。患者自发病以来，精神、睡眠可，饮食一般，大小便正常，体重无明显变化。

实验室检查：CEA、AFP正常，PSA（10.2μg/L）升高，乙肝表面抗体阳性。

影像学资料 　（图 3-1-1）

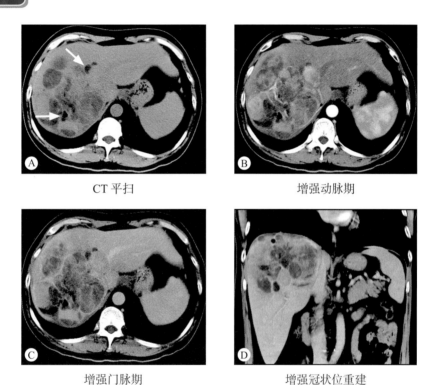

CT 平扫　　　　　　　　　　　　　　增强动脉期

增强门脉期　　　　　　　　　　　　增强冠状位重建

图 3-1-1

诊断思路分析

一、定位征象

本病例肿块巨大，定位于肝右叶，累及肝 S4、S7、S8 段，定位明确。

二、定性征象

1. 基本征象　CT 平扫显示病灶呈软组织密度，不规则结节状，内见多发斑片状脂肪密度区及点状钙化，增强扫描呈"快进快出"，腹膜后见多发淋巴结。

2. 特征性征象

（1）肿块巨大，呈多结节状，密度不均匀，病灶可见较多成熟脂肪。

（2）动脉期呈多结节样强化，门脉期强化减退，呈"快进快出"表现。

（3）有假包膜。

三、综合诊断

中年男性，无肝炎和肝硬化背景，无 AFP 升高。肝占位含有脂肪成分，增强呈"快进快出"，有假包膜，腹膜后见多发淋巴结，综合上述资料考虑为恶性肿瘤，富脂肪型肝癌可能性大。

四、鉴别诊断

1. 肝脏血管平滑肌脂肪瘤　无 AFP 升高，病灶及病灶内脂肪分布无规律；增强动脉期显著不均匀强化，门脉期和延迟期持续性强化，部分病灶内常见强化的粗大血管影，即"中心血管影"。肿瘤边界清晰，无包膜。

2. 肝细胞腺瘤　多见于育龄期妇女，与口服避孕药有关。CT 平扫多为肝内边界清楚的低密度肿块，少数为等密度，增强动脉期明显强化，门脉期呈等密度，延迟期恢复为低密度。部分肿瘤周围出现脂肪变性形成低密度环，为肝细胞腺瘤特异性表现。MRI 一般为 T_1WI 稍低信号，T_2WI 为稍高信号，常因肿瘤伴出血、坏死、脂肪变性等导致信号不均。

3. 肝脏局灶性结节增生　肝脏局灶性结节增生实质由正常肝细胞、血管、胆管和 Kupffer 细胞组成，但无正常肝小叶结构。病灶中央为星状纤维瘢痕，向周围放射状分割。肿块无包膜，但与周围肝实质分界清楚。CT 平扫通常表现为等密度或稍低密度肿块，增强动脉期明显均匀增强，静脉期增强密度逐渐下降，延迟期呈稍低密度。中央的瘢痕组织和向周围放射状分布的分隔纤维无强化而呈低密度。MRI 表现为 T_1WI 和 T_2WI 都接近于等信号，但多数能与正常肝实质分辨。若肿块内出现"星状瘢痕征"，即 T_1WI 为低信号、T_2WI 为高信号的放射状分隔，则提示本病的可能性。肝脏特异性对比剂增强肝胆特异期时表现为等信号、稍高信号，有助于与肝脏其他肿瘤鉴别。

临床证据

镜下所见：肿瘤组织呈梁索状、片巢排列，多个瘤细胞聚集成小叶，呈组织多细胞层的小梁，其间为血窦样结构，瘤细胞排列紊乱，细胞胞质红染或透亮。

结合大体标本及组织学形态，符合高分化肝细胞癌，部分为透明细胞型肝细胞癌。

病例综述

富脂肪型肝癌是原发型肝细胞癌中一种比较少见的特殊类型。常有肝硬化背景，AFP 多增高。富脂肪型肝癌内脂肪变性，是脂肪堆积在癌组织内和 / 或癌细胞内的脂肪变性。通常认为，直径 <3cm 的小肝癌容易出现脂肪变性，随着肝癌的体积增长，脂肪变性少见。富脂肪型肝癌的影像学表现包括：

（1）多为单发结节或肿块，病灶多位于肝包膜下或邻近包膜；

（2）脂肪有明显偏于病灶边缘分布的趋势，也可弥漫分布；

（3）具有普通肝细胞癌的典型强化方式，即"快进快出"，动脉期可见扭曲强化血管影及不规则的强化分隔；

（4）假包膜结构为肝细胞癌的特征，90% 的肝细胞癌具有不同程度的假包膜；

（5）常合并肝硬化，部分可伴有门静脉癌栓。

重要提示

本病例诊断核心点：肿块巨大，呈多结节状融合；增强呈"快进快出"表现；假包膜样强化。由于本例患者无肝炎和肝硬化背景，AFP 不高，瘤内含较多成熟脂肪，易误诊为血管平滑肌脂肪瘤。高分化肝癌肿瘤内部可出现脂肪成分，结合特征性影像征象和临床表现，应考虑肝细胞肝癌。

（王乐富　林红东　代海洋）

3-2 肝脏血管肉瘤

临床资料

男，66 岁。黑便、呕吐、乏力伴咳嗽 5 天。

实验室检查：AFP、CEA 正常，CA19-9 升高。

影像学资料 （图 3-2-1）

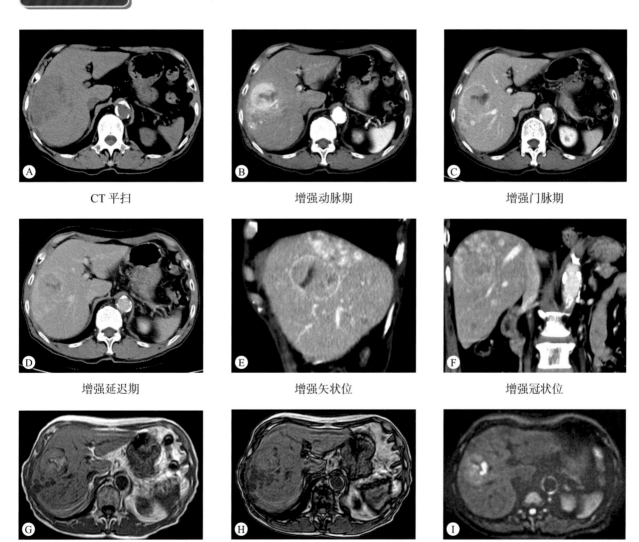

CT 平扫　　　　　　　　增强动脉期　　　　　　　　增强门脉期

增强延迟期　　　　　　　增强矢状位　　　　　　　　增强冠状位

MRI 同相位　　　　　　　MRI 反相位　　　　　　　DWI（b=1000s/mm²）

图 3-2-1

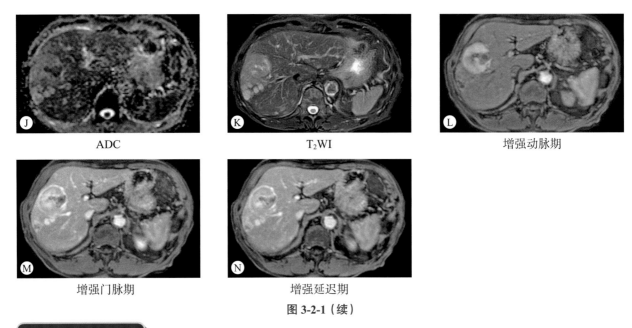

| ADC | T₂WI | 增强动脉期 |

| 增强门脉期 | 增强延迟期 |

图 3-2-1（续）

诊断思路分析

一、定位征象

本病例病变定位于肝右叶，主要位于肝 S7、S8 段，定位明确。

二、定性征象

1. 基本征象　CT、MRI 显示病变形态多样，主体为两个肿块，周边区域多发结节围绕，密度或信号不均匀，DWI 为高信号，ADC 为等、低信号，多期增强扫描动脉期病灶全瘤呈不均匀强化，部分呈环状强化，局部可见迂曲动脉穿行，门脉期、延迟期大部分病灶持续强化，部分强化减退，并见假包膜样环状强化。

2. 特征性征象

（1）肿瘤呈多发结节、肿块。肿块内部可见血管穿通。

（2）多期增强后病灶明显强化，部分病灶延迟期持续强化，部分呈"快进快出"，并见假包膜。

（3）MRI 弥散加权成像不均匀弥散受限。

三、综合诊断

老年男性，因消化道出血入院，无肝炎、肝硬化病史，AFP 正常，CA19-9 升高。影像学检查表现为肝脏肿块边界不清，密度及信号不均匀，强化不均匀，周围多发子灶，肿块内部可见血管穿通。综合上述资料考虑为肝脏恶性肿瘤。

四、鉴别诊断

1. 肝细胞癌　发病与乙型肝炎和肝硬化密切相关，AFP 常升高。巨块型和结节型肝癌 CT 平扫表现为单发或多发肿块，呈膨胀性生长，边缘有假包膜则肿块边缘清晰光滑；弥漫型肝癌结节分布广泛，边界不清。肿块多为低密度，少数为等或稍高密度，巨块型肝癌可发生中央坏死而出现更低密度区。MRI 表现 T₁WI 为稍低或等信号，T₂WI 为稍高信号。增强扫描肿块表现为"快进快出"现象。可伴有门、肝静脉癌栓形成，也可见到腹部淋巴结肿大等肝外转移征象。

2. 胆管细胞癌　临床常表现为上腹部疼痛及包块，胆管阻塞可出现黄疸，AFP 为阴性。CT 表现为边缘不清的低密度肿块，部分肿瘤内可见钙化。增强扫描肿瘤多呈不均匀强化，30% 的肿瘤有延迟强化趋势。肿瘤靠近肝门附近时，肿瘤周围可见扩张的胆管或肿瘤包埋胆管表现，部分可见肿瘤邻近肝叶萎缩和门静脉分支闭塞。

3.肝海绵状血管瘤 CT平扫表现为肝实质内边界清楚的圆形或类圆形低密度灶，增强扫描呈典型"早出晚归"的特征。部分病灶延迟扫描时肿瘤中心可有无强化的不规则低密度区，代表纤维化或血栓化成分。MRI表现为T_1WI低信号，T_2WI高信号，随着回波时间延长T_2WI信号强度增高，在肝实质低信号背景下表现为边缘锐利的明显高信号，呈"灯泡征"。

4.肝细胞腺瘤 多见于育龄期妇女，与口服避孕药有关。多为肝内边界清楚的低密度肿块，少数为等密度，增强动脉期明显强化，门脉期呈等密度，延迟期恢复为低密度。部分肿瘤周围出现脂肪变性形成低密度环，为肝细胞腺瘤特异性表现。MRI一般为T_1WI稍低信号，T_2WI稍高信号，常因肿瘤易伴出血、坏死、脂肪变性等导致信号不均。

临床证据

肝穿刺病理：肝脏恶性肿瘤。

免疫组织化学：CD34（+），ERG（+），CD31（+），F8（+），Hepal（-），CK19（-），CK（-），VIM（-），HMB45（-），Ki67index（20%+）。

肝穿刺病理为肝脏恶性肿瘤，结合免疫组织化学结果，病变符合血管肉瘤。

病例综述

肝血管肉瘤（hepatic angiosarcoma）又称为血管内皮肉瘤、Kupffer细胞肉瘤、恶性血管内皮瘤，是一种罕见的起源于血窦内皮细胞的高度恶性的肝脏肿瘤。肝血管肉瘤占肝恶性肿瘤的1%。以老年人多见，60～70岁为主，男女比例约（3～4）：1。临床上常表现为上腹部胀闷、隐痛不适，症状及肿瘤标志物均无特异性。肝血管肉瘤的影像学表现主要包括：

（1）肿块边界不清，密度及信号不均匀，肿块局部肝脏轮廓膨隆伴有小范围凹陷，少数伴有钙化。

（2）不均匀强化，中心性坏死或出血，延迟进行性增强，增强模式是具有中央间隔样或线性进展的周边边缘强化。

（3）肿块T_1WI的不规则高信号表明存在出血，T_2WI肿块呈高信号并出现低信号的隔膜状或圆形区域。

（4）高度恶性的肝血管肉瘤不强化。

重要提示

本病例诊断核心点：肿瘤呈多发结节、肿块；肿块内部可见血管穿通；富血供表现，部分呈"快进快出"，部分病灶延迟期持续强化。本例易误诊为肝细胞癌。肝脏血管肉瘤影像表现并无特异，最终确诊需依靠病理，但对于富血供的肝脏恶性肿瘤，无肝炎、肝硬化背景，AFP正常，应考虑血管肉瘤可能。

（王乐富 林红东 蓝博文）

3-3 肉瘤样肝细胞癌

临床资料

女，74岁。发热20余天，体温最高达38.6℃，热型不规则，多于傍晚及夜间出现，无咳嗽、咳痰，无胸闷、胸痛，无咯血、盗汗。患者自发病以来，食纳稍差，大小便正常，近期体重无明显变化。

实验室检查：WBC $26.9 \times 10^9/L$，CA19-9：$626.4\mu/ml$，CA153：$30.6\mu/ml$，CA125：$185.4\mu/ml$；AFP、CEA 未见异常。

影像学资料 （图 3-3-1）

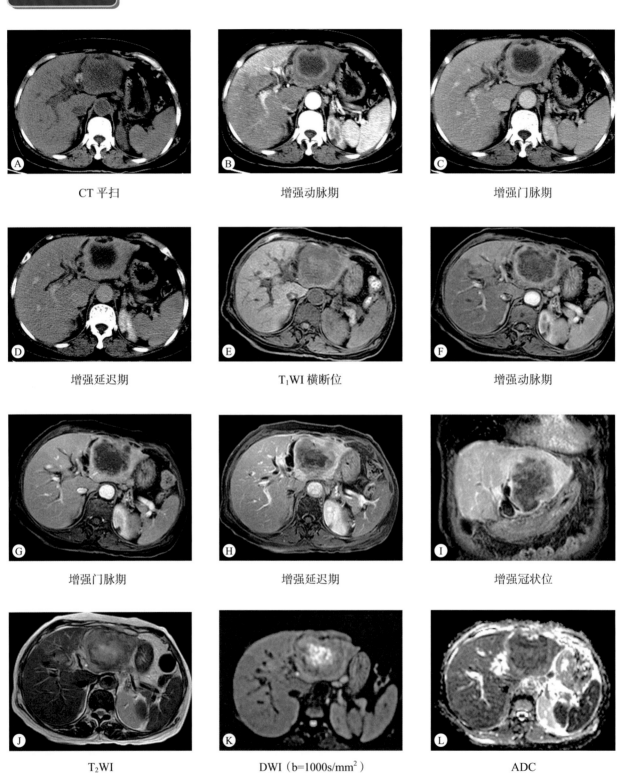

CT 平扫	增强动脉期	增强门脉期
增强延迟期	T_1WI 横断位	增强动脉期
增强门脉期	增强延迟期	增强冠状位
T_2WI	DWI（b=1000s/mm²）	ADC

图 3-3-1

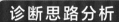 诊断思路分析

一、定位征象

本病例病变定位于肝左外叶 S2、S3 段，定位明确。

二、定性征象

1. 基本征象　CT 平扫显示病灶呈稍低密度，增强扫描病灶呈环壁状明显不均匀强化，外壁光滑，内壁凹凸不平，可见壁结节，壁结节渐进性延迟强化，内部未见强化。MRI 显示 T_1WI 呈稍低信号，T_2WI 呈稍高信号，DWI 呈稍高信号，中心部分呈明显高信号，ADC 图呈低信号；增强后病灶壁渐进性、明显强化，外壁尚光滑，内壁凹凸不平。

2. 特征性征象

（1）多期增强病灶渐进性、延迟强化，呈厚壁环状、不均匀强化，中心部分未见强化，反映肿瘤中心部分有坏死成分。

（2）肿瘤内壁凹凸不平、局部隆起，边缘分叶。

（3）肿块中央弥散受限。

三、综合诊断

老年女性，有发热病史，白细胞升高，肿瘤标志物升高。影像学检查发现肝 S2、S3 段肿块，边界不清，肿块中央坏死，多期增强后环壁状不均匀强化。综合上述资料首先考虑为肝脏恶性肿瘤。

四、鉴别诊断

1. 肝细胞癌　发病与乙型肝炎和肝硬化密切相关，AFP 常升高。巨块型和结节型 CT 平扫表现为单发或多发肿块，呈膨胀性生长，边缘有假包膜则肿块边缘清晰光滑；弥漫型肝癌结节分布广泛，边界不清。肿块多为低密度，少数为等或稍高密度，巨块型肝癌可发生中央坏死而出现更低密度区。MRI 表现 T_1WI 为稍低或等信号，T_2WI 为稍高信号。增强扫描肿块表现为"快进快出"现象。可伴有门、肝静脉癌栓形成，也可见到腹部淋巴结肿大等肝外转移征象。

2. 胆管细胞癌　临床常表现为上腹部疼痛及包块，胆管阻塞可出现黄疸，AFP 为阴性。CT 表现为边缘不清的低密度肿块，部分肿瘤内可见钙化。增强扫描肿瘤多呈不均匀强化，30% 的肿瘤有延迟强化趋势。肿瘤靠近肝门附近时，肿瘤周围可见扩张的胆管或肿瘤包埋胆管表现，部分可见肿瘤邻近肝叶萎缩和门静脉分支闭塞。

3. 肝脓肿　临床表现为肝大、肝区疼痛、触痛及高热、白细胞升高等急性感染表现。CT 表现为肝实质内类圆形低密度病灶，中央为脓腔，密度均匀或不均匀，20% 的脓肿内出现小气泡，有时可见液平面。增强扫描脓肿壁呈环形明显强化，脓腔和周围水肿带无强化，可呈"环征""双环""三环征"。

临床证据

镜下所见：少量穿刺组织，其内见灶性异型细胞，并见大片坏死（图 3-3-2）。

免疫组织化学：异型细胞 CK（+），Vimentin（+），CK7（+），CK8/18（+），CK5/6（+），Hepatocyte（−）。

结合 HE 形态和免疫组织化学及特殊染色结果，考虑分化差的恶性肿瘤（肉瘤样癌）。

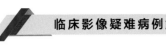
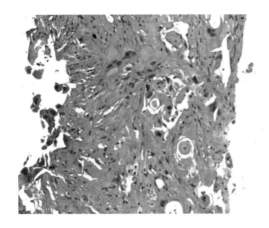

图 3-3-2

病例综述

肉瘤样肝细胞癌（sarcomatoid hepatocellular carcinoma，SHCC）占肝脏手术患者的 1.8%～2.0%，临床表现缺乏特异性，病因不清，可能与乙肝病毒感染及反复介入手术治疗等相关。病理表现为梭形细胞，与典型的肝细胞癌细胞常同时出现。肝肉瘤样癌生长迅速，易导致中间坏死，易发生肝内、外转移，术后易早期复发，预后较差；肿瘤标志物 AFP、CEA、CA19-9 多正常或稍高。肝脏肉瘤样癌的影像学表现主要包括：

（1）体积较大，边缘清楚，无明显包膜。

（2）密度、信号多不均匀，囊变、坏死多见。

（3）增强后肿瘤实质强化，表现可多种多样。

（4）肿瘤边缘实质延迟强化，中央坏死不强化。

（5）保留一部分原发性肝癌较为特征性的表现，如动脉期肝动脉供血、动脉期明显强化、门静脉期强化减退等征象。

重要提示

本例诊断核心点：肿块内部大片坏死；渐进、延迟强化，呈厚壁环状强化，内壁凹凸不平，外壁呈分叶状；肿块弥散受限。本例合并胆管结石伴梗阻、感染，易误诊为肝脓肿，结合肿瘤指标及影像表现，应考虑肝脏恶性肿瘤。

（王乐富　林红东　代海洋）

3-4　肝血管平滑肌脂肪瘤

临床资料

男，39 岁，体检偶然发现肝脏占位。无腹痛、腹胀，无消瘦、食欲缺乏。

实验室检查：乙肝表面抗原阳性；AFP、CEA、CA19-9 未见异常。

影像学资料 （图 3-4-1）

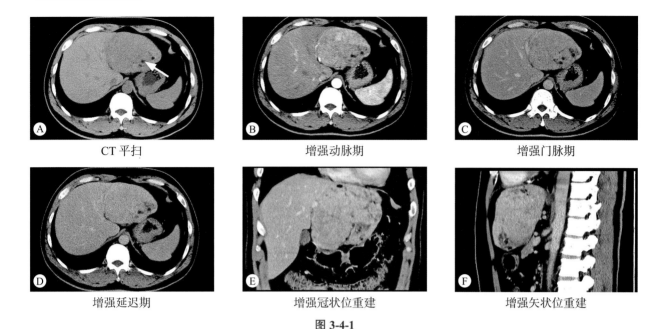

CT 平扫 增强动脉期 增强门脉期

增强延迟期 增强冠状位重建 增强矢状位重建

图 3-4-1

诊断思路分析

一、定位征象

本例病变位于肝左外叶 S2、S3 段，定位明确。

二、定性征象

1. 基本征象　平扫显示病灶呈软组织密度，内见多发斑点片状脂肪密度影及点状钙化，肿块巨大，局部突向腹腔，多期增强扫描不均匀持续强化，未见假包膜征。

2. 特征性征象

（1）肿块内部可见散在脂肪（图 3-4-1A 白箭）。

（2）多期增强扫描不均匀持续强化，渐进、持续强化。

（3）未见假包膜征。

三、综合诊断

中年男性，体检偶然发现肝脏占位；CT 显示肝 S2、S3 段巨大肿块，肿块内部可见散在分布的成熟脂肪，多期增强扫描不均匀持续强化，未见假包膜征。综合上述资料，考虑为肝脏血管平滑肌脂肪瘤。

四、鉴别诊断

1. 富脂肪型肝癌　多有肝炎和肝硬化背景，AFP 常升高，含有脂肪成分，病灶多位于肝脏边缘，脂肪分布常偏于病灶边缘，增强呈"快进快出"，常有假包膜。

2. 肝细胞腺瘤　多见于育龄期妇女，与口服避孕药有关。CT 平扫多为肝内边界清楚的低密度肿块，少数为等密度，增强动脉期明显强化，门脉期呈等密度，延迟期恢复为低密度。部分肿瘤周围出现脂肪变性形成低密度环，为肝细胞腺瘤特异性表现。MRI 一般为 T_1WI 稍低信号，T_2WI 稍高信号，常因肿瘤易伴发出血、坏死、脂肪变性等导致信号不均。

3.肝脏局灶性结节增生　肝脏局灶性结节增生实质由正常肝细胞、血管、胆管和 Kupffer 细胞组成，但无正常肝小叶结构。病灶中央为星状纤维瘢痕，向周围放射状分割。肿块无包膜，但与周围肝实质分界清楚。CT 平扫通常表现为等密度或稍低密度肿块，增强动脉期明显均匀增强，静脉期增强密度逐渐下降，延迟期呈稍低密度。中央的瘢痕组织和向周围放射状分布的分隔纤维无强化而呈低密度区。MRI 表现为 T_1WI 和 T_2WI 都接近于等信号，但多数能与正常肝实质分辨。如肿块内出现"星状瘢痕征"，即 T_1WI 为低信号、T_2WI 为高信号的放射状分隔，则提示本病的可能性。肝脏特异性对比剂增强肝胆特异期时表现为等信号、稍高信号，有助于与肝脏其他肿瘤鉴别。

临床证据

1.术中探查　左肝外叶萎缩，质偏硬，左肝叶见一肿瘤，呈肝外生性生长，大小约 12cm × 10cm × 8cm，深红色，质地中等，瘤体表面可见充血扩张血管，左肝叶肿瘤下缘见一支来源于胃左动脉血管，直径约 0.3cm，左肝叶组织明显受压萎缩。术中诊断为左肝叶占位，血管瘤可能性大，决定行左肝叶肿瘤切除术（图 3-4-2A）。

2.病理结果

镜下所见：肝细胞淤胆明显，肝组织间可见成片成熟脂肪组织、厚壁血管及平滑肌细胞，局部见钙化及骨化（图 3-4-2B）。

免疫组织化学：梭形细胞 SMA（+），Act（+），S100（−），HMB45（−），Melan-A（−）。

结合 HE 形态和免疫组织化学及特殊染色结果，病变符合肝血管平滑肌脂肪瘤。

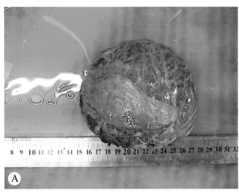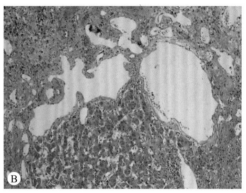

图 3-4-2

病例综述

肝血管平滑肌脂肪瘤（hepatic angiomyolipoma，HAML）是肝脏少见的一种间叶源性肿瘤，由不同含量的脂肪组织、平滑肌和异常血管组织组成。好发于中年女性，多数患者无任何临床症状。约 6% 的患者合并有结节性硬化，可与肾脏 HAML 伴发。根据血管、平滑肌和脂肪 3 种组织成分的比例不同，特别是脂肪含量的多少，将 HAML 分为 4 种类型，即混合型（脂肪 10%～70%）、脂肪瘤型（脂肪 ≥70%）、肌瘤型（脂肪 ≤10%）和血管瘤型。HAML 的主要影像学表现有：

（1）肿瘤内存在脂肪成分是 HAML 的特征性表现之一，肝内含脂肪成分的占位性病变高度提示 HAML。脂肪可呈点状、结节状或斑片状分布在肿块内，甚至以脂肪为主占据病灶的大部分。肿瘤边界清晰，无包膜。

（2）HAML 的特征性强化模式：①动脉期显著不均匀强化；②门脉期和延迟期持续性强化；③病灶内常见强化的粗大血管影，即"中心血管影"。

（3）MRI 显示脂肪成分更加敏感，在 T_1WI 和 T_2WI 均呈高信号，脂肪抑制技术有利于发现瘤内脂肪成分。

（4）不同类型的 HAML 影像特点：①脂肪瘤型脂肪以团块状表现为主，脂肪成分内见明显强化的血管影；②肌瘤型和混合型增强后动脉期强化较明显，门静脉期和延迟期表现为持续性强化；③血管瘤型增强扫描见粗大的"中心血管影"或局部血管壁钙化。

重要提示

本病例诊断核心点：无肝硬化背景，无 AFP 升高；肿瘤内部可见散在成熟脂肪成分；多期增强扫描持续、渐进强化，多有粗大"中心血管影"，无包膜。结合特征性影像征象和临床表现，应考虑 HAML 诊断。

（王乐富 林红东 代海洋）

3-5 胰腺腺泡细胞癌

临床资料

男，47 岁。患者 2 年前无明显诱因出现口干、多饮、多尿、消瘦等症状。在当地医院查空腹血糖示 11mmol/L，诊断为"2 型糖尿病"，近 4 年体重下降约 20kg。

实验室检查：铁蛋白 528.3μg/L（↑），AFP、CEA 正常。

影像学资料 （图 3-5-1）

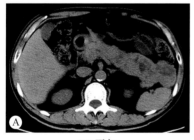
CT 平扫

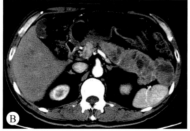
增强动脉期

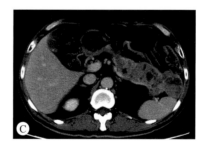
增强门脉期

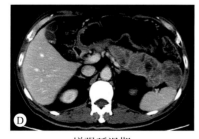
增强延迟期

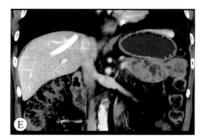
增强冠状位重建

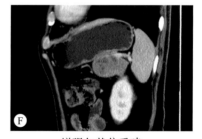
增强矢状位重建

图 3-5-1

诊断思路分析

一、定位征象

本病变主要位于胰腺体尾部，沿胰腺长轴铸形生长，主要由胰背动脉供血，定位明确。

二、定性征象

1.基本征象 平扫显示胰腺体尾部膨大，局部结节样波浪状隆起，内部密度不均匀，内见多发斑片状低密度影，胰管未见扩张。多期增强扫描病变呈中度不均匀强化，以门脉期及延迟期明显，强化程度低于正常胰腺实质，病变内部见多发裂隙样、斑片状低强化区，与脾脏分界不清。

2.特征性征象

（1）胰腺体尾部膨大，局部结节样隆起，沿胰腺体尾部铸形生长，胰管未见扩张。

（2）病变强化程度低于正常胰腺实质，呈渐进性强化，内部可见多灶坏死、囊变区。

（3）病变内部可见细小肿瘤血管网及分隔样强化，将病变间隔成多结节样改变。

（4）脾静脉受压、局部分界不清。

三、综合诊断

中老年男性，因糖尿病入院发现胰腺病变。影像学检查发现胰腺体尾部肿块，沿胰腺长轴铸形生长，边界清晰，胰胆管未见扩张，多期增强扫描病变渐进性、不均匀强化，内见条片状、斑片囊变区，内部可见分隔样、结节样强化。综合上述资料考虑为胰腺来源的肿瘤，倾向于恶性肿瘤。

四、鉴别诊断

1.胰腺导管腺癌 临床上多有腹痛、黄疸症状。肿瘤乏血供，强化轻，体积较小，边界不清，呈浸润生长，常侵犯胰、胆管引起扩张，易侵犯神经、血管，且多伴有周围淋巴结转移。

2.胰腺实性假乳头状瘤 好发于青年女性，称为"女儿瘤"，以胰腺头部及尾部多见。CT表现为单发的边缘清晰的圆形或类圆形低密度肿块，大多呈囊实性混杂密度，边界清楚，包膜完整，内部有出血、坏死、钙化等征象。实性成分可位于囊性部分中间，或成附壁结节；钙化呈细条状或斑点状。增强实性成分呈渐进性强化，"浮云征"为实性假乳头状瘤的特征性影像征象。

3.神经内分泌肿瘤 功能性瘤体一般较小，血供丰富，囊变少见，动脉期明显高于正常胰腺强化。无功能性的瘤体一般体积较大，其囊变、坏死区域大，且通常位于中央区域，其周边实性成分动脉期强化程度通常高于正常胰腺组织。

临床证据

1.术中探查 胰体尾部见一直径约12cm肿物，质硬、活动度差，与脾门、脾静脉紧密粘连。

2.病理结果 送检胰腺组织内可见肿瘤组织呈多结节状生长，肿瘤细胞大小形态较一致，排列呈小腺泡状、巢片状，胞质中等量、略嗜碱，核圆形，染色质增粗，部分可见核仁，并见核分裂象，可见脉管内瘤栓。可见肿瘤组织累及脾脏被膜，但未侵犯脾组织。另见淋巴结7个，未见肿瘤组织。

免疫组织化学：肿瘤细胞CK（+），CD99（+），B-Catenin（−），Vimentin（−），CD10（−），CD56（−），Syn（−），CgA（−），Insulin（−），Somatostatin（−），Giucagon（−），Ki67index（40%+）。

结合HE形态及免疫组织化学结果，病变符合（胰腺）上皮源性肿瘤，胰腺腺泡细胞癌。

病例综述

胰腺腺泡细胞癌（acinar cell carcinoma of the pancreas，ACCP）是一种罕见的胰腺外分泌恶性肿瘤，好发于胰体尾部，虽然正常胰腺中腺泡细胞占绝大部分（约82%），但ACCP却只占所有胰腺肿瘤的1%～2%，具体发病机制不明。无特异性早期症状，腹痛、黄疸少见，预后差，5年生存率约5.9%。可出现远处转移，肝转移相对多见。ACCP临床及影像特点主要包括：

（1）好发于50～70岁，男性多见，临床症状多无特异性。CA19-9、AFP可升高。

（2）胰体尾部多见，常表现为单发、膨胀实性结节，亦可呈多结节、膨胀生长。

（3）CT平扫肿瘤呈低密度，实性或囊实性为主，内部可有出血及钙化；可有包膜，边界清楚或不清楚，边界不清提示肿瘤侵袭性生长。

（4）肿瘤血供较低，增强呈轻度强化，强化程度低于正常胰腺，部分病变内可见纤维血管分隔。

重要提示

本病例诊断核心点：胰腺体尾部呈铸形、膨胀生长，多结节样改变；病变瘤体较大，内见灶性囊变、坏死区；肿瘤血供较低，强化程度低于正常胰腺，渐进性强化；病变内部见纤维分隔。结合特征性影像征象和临床表现及实验室检查，应考虑到ACCP可能。

（尹东旭　林红东　代海洋）

3-6 胰腺黏液性囊腺瘤

临床资料

女，34岁，体检彩超发现胰尾部占位10余天。无腹痛、恶心、呕吐、黑便，无畏寒、发热等不适。专科检查：腹肌柔软，无压痛、反跳痛，左上腹触诊饱满。

实验室检查无明显异常。

影像学资料 （图3-6-1）

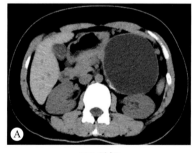

CT平扫

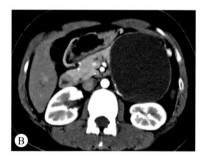

增强动脉期

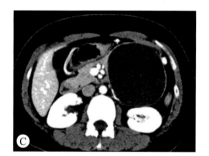

增强静脉期

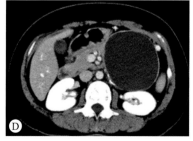

增强延迟期

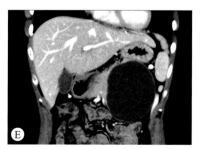

增强冠状位重建

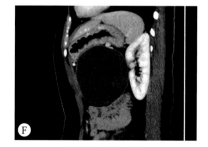

增强矢状位重建

图3-6-1

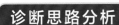

诊断思路分析

一、定位征象

病灶主要位于脾脏内侧旁及左肾前方，胰尾部结构显示不清，胰腺体部呈包壳样包绕肿块右侧壁，脾动脉受压向后上方移位，左肾静脉受压稍变扁、向后移位，肿块与胃壁分界清晰。综上，肿块考虑位于胰尾部。

二、定性征象

1. 基本征象　CT 平扫显示胰腺尾部见类圆形单房囊状肿块影，囊内容物密度均匀，CT 值约 9Hu，未见壁结节及分隔影，囊壁清晰、光滑，局部可见蛋壳样钙化影。增强囊壁强化，囊内容物不强化。胰腺组织未见明显萎缩，胰管未见明显扩张。

2. 特征性征象

（1）胰尾部单房囊性肿块，边缘清晰、光滑。

（2）囊内容物密度均匀，囊壁光滑，局部钙化，增强囊壁强化，囊内容物不强化。

（3）胰管不扩张。

三、综合诊断

中青年女性患者，因体检彩超发现胰尾部占位入院，实验室检查无明显异常。影像学检查发现胰尾部单房囊性肿块，囊壁光滑伴钙化，无壁结节及实性成分，增强囊壁可见强化，囊内容物不强化，胰管不扩张，腹膜后未见明显肿大淋巴结。综合上述资料考虑为胰尾部良性囊性占位，黏液性囊腺瘤可能性大。

四、鉴别诊断

1. 胰腺假性囊肿　是一种继发于急、慢性胰腺炎，胰腺外伤后或术后的并发症，囊内容物常为胰液、血液或渗出液，囊壁为纤维增生组织，无胰腺上皮细胞。影像学上囊壁光滑、厚壁不一，无分隔，无钙化。根据内容物的不同密度有差异，早期囊周可有炎性渗出改变，假性囊肿可与胰管相通。诊断需通过患者病史、实验室检查及影像学表现综合分析。

2. 胰腺浆液性囊腺瘤　本例需与寡囊型浆液性囊腺瘤鉴别，寡囊型浆液型囊腺瘤较少见，好发于胰腺头颈部，由单个或数个（<6 个）大囊（直径大于 2cm）组成，整个肿块呈分叶状，壁薄且壁可不完整，较少发生钙化，囊内无实性成分，增强壁呈轻度强化。

3. 胰腺实性假乳头状瘤　好发于青年女性，称为"女儿瘤"，以胰腺头部及尾部多见。CT 表现为单发的边缘清晰的圆形或类圆形低密度肿块，大多呈囊实性混杂密度，边界清楚，包膜完整，内部有出血、坏死、钙化等征象。实性成分可位于囊性部分中间，或成附壁结节；钙化呈细条状或斑点状。增强实性成分呈渐进性强化，"浮云征"为实性假乳头状瘤的特征性影像征象。

4. 胰腺导管内乳头状黏液性肿瘤　好发于老年人，发病年龄为 60～70 岁。根据病变累及胰腺导管的位置分为主胰管型、分支胰管型和混合型。常好发于胰腺钩突区，影像学表现为单囊或多囊结构，内见壁结节及分隔影，囊性结构与胰管或分支胰管相通，且胰管及分支胰管有不同程度扩张。

临床证据

1. 术中探查　探查腹腔，胰体尾部见一大小约 7.0cm×6.5cm 的肿块，质地韧，与胰腺分界尚清，与小网膜囊、胃后壁和横结肠系膜粘连，完整切除胰体尾部和其内部肿瘤，术中考虑胰腺囊腺瘤可能性大（图 3-6-2A）。

2. 病理结果

符合胰腺黏液性囊腺瘤伴出血及钙化（图 3-6-2B）。

免疫组织化学：上皮细胞 EMA（+），CK7（+），CK8/18（+），C-erbB2（-）；间质细胞 ER（+），PR（+），α-inhibin（-）。

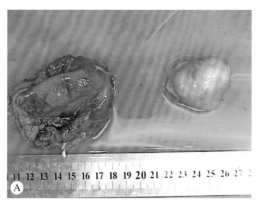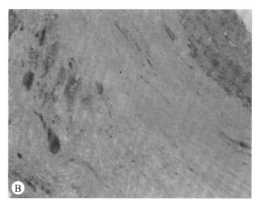

图 3-6-2

病例综述

胰腺黏液性囊腺瘤（pancreatic mucinous cystadenoma，PMC）是一种少见的分泌黏液的胰腺囊性肿瘤，占胰腺囊性肿瘤的 10%～15%。PMC 起源于胰腺上皮或腺泡细胞，好发于 40～50 岁中年女性，因女性占 90%～95%，称为"母亲瘤"。多无临床症状，部分有压迫症状，恶性者可表现为上腹部疼痛和体重减轻等。肿瘤囊壁及分隔被覆高柱状上皮，分泌黏液多，囊腔大，数目少，囊液混浊。该肿瘤分为良性、交界性和恶性，多发生于胰腺体尾部（>95%），呈多房或单房。其中，良性者分隔或囊壁较薄，壁光整；恶性者分隔或囊壁厚、不规则，有壁结节或软组织影。病变与胰腺导管不相通，少数可伴有胰管扩张。单囊型 CT 表现为圆形或卵圆形的囊性肿块，边缘光滑，囊壁光整，肿块内可见细小分隔，有时可不显示，囊壁及分隔可见钙化，钙化多在外围。多囊型 CT 表现为多囊的囊性低密度肿块，内密度不均匀，囊壁及分隔较厚，分隔及囊壁可见钙化。增强扫描纤维分隔、囊壁及实性结节见强化，囊内容物无强化。当囊内出现实性成分或壁结节形成时提示恶变可能。

重要提示

本病例诊断核心点：中青年女性，胰尾部较大囊性肿块，肿块呈卵圆形，无分叶，囊壁清晰、光滑，局部可见钙化，囊内容物密度均匀，未见明显壁结节影。增强囊壁强化，囊内容物不强化。胰腺组织未见明显萎缩，胰管未见明显扩张。定位征象明确，结合特征性影像征象，可考虑 PMC 诊断。

（凌梅平　林红东　代海洋）

3-7　胰腺神经内分泌肿瘤

临床资料

女，51 岁。反复阵发性腹痛 1 年，无畏寒、发热，无黄疸，无反酸、嗳气，无呕血、便血。
实验室检查无明显异常。

影像学资料 （图 3-7-1）

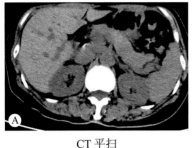
CT 平扫

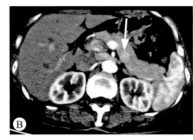
增强动脉期

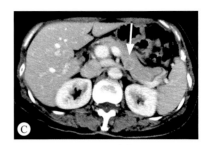
增强静脉期

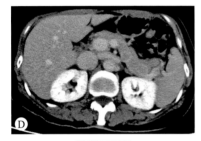
增强延迟期

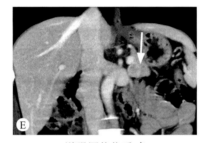
增强冠状位重建

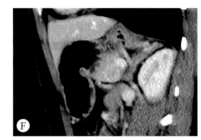
增强矢状位重建

图 3-7-1

诊断思路分析

一、定位征象

本病变较小，整个病灶均位于胰腺内部，排除腹膜后肿瘤受压突入胰腺，定位明确，为胰腺来源肿瘤。

二、定性征象

1. 基本征象　肿块较小，CT 平扫呈稍低密度实性结节，边界欠清，无囊变及钙化，局部轻度隆起，增强后明显强化；胰管无扩张，周围未见肿大淋巴结。

2. 特征性征象

（1）动脉期明显强化，静脉期、延迟期强化减退，呈"快进快出"表现。

（2）肿瘤边缘环形强化，提示肿瘤有包膜样结构。

三、综合诊断

中年女性患者，反复腹痛来诊，实验室检查无明显异常。影像学检查显示胰腺体部富血供结节，增强后动脉期明显强化，呈"快进快退"表现，包膜样环形强化。综上所述，胰腺体部富血供结节，倾向于胰腺神经内分泌肿瘤。

四、鉴别诊断

1. 胰腺富血供转移瘤　一般有原发肿瘤病史，常见于肾细胞癌转移，常表现为多发、明显强化结节，大小不等。

2. 胰腺内副脾　主要位于胰尾，直径不超过 3cm，平时与脾脏密度相等，增强扫描各期与脾脏呈同步强化。

3. 胰腺癌　为乏血供肿瘤，增强扫描轻度强化。胰头最常见，常伴胰体尾部萎缩。肿块呈浸润性、嗜神经性生长，常侵犯周围邻近组织及脏器引起顽固性腹痛，常伴胰管及胆总管扩张。肿瘤经血行转移至肝脏，淋巴结转移至腹腔动脉和肠系膜上动脉根部周围。

4. 胰腺实性假乳头状瘤　好发于青年女性，称为"女儿瘤"，以胰腺头部及尾部多见。CT 表现为单发的边缘清晰的圆形或类圆形低密度肿块，大多呈囊实性混杂密度，边界清楚，包膜完整，内部有出血、坏死、钙化等征象。实性成分可位于囊性部分中间，或成附壁结节；钙化呈细条状或斑点状。增强实性成分呈渐进性强化，"浮云征"为实性假乳头状瘤的特征性影像征象。

临床证据

1. 术中探查　于胰体部见一肿块，约 2.0cm×2.0cm 大小，质地硬，边界欠清，肿瘤与脾静脉关系密切，与小网膜、胃后壁和横结肠系膜粘连。

2. 病理结果

符合胰腺高分化神经内分泌肿瘤（图 3-7-2）。

免疫组织化学：瘤组织 CK（+），EMA（-），Vim（+），CK8/18（部分弱 +），NSE（+），CD56（-），Syn（-），CgA（+），Ki67index 约 5%。

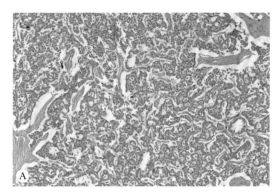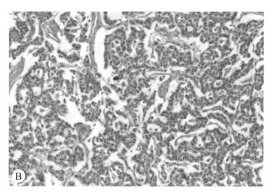

图 3-7-2

病例综述

胰腺神经内分泌瘤（pancreatic neuroendocrine tumors，PNET）是指起源于肽能神经元和神经内分泌细胞的一类肿瘤，约占胰腺肿瘤的 1%～5%。2010 年 WHO 定义神经内分泌瘤为恶性或潜在恶性肿瘤，并根据 Ki67index 计数和核分裂象将其分为 G1～G3 三个病理级，G1、G2 级常见。

好发年龄为 40～69 岁，无男女性别差异，约 10%～20% 为恶性。根据临床症状分为功能性（20%）和无功能性（75%～85%），无功能性者临床表现缺乏特异性，功能性以胰岛素瘤较多见，分泌胰岛素，产生 Whipple 三联征；胃泌素瘤主要位于胰头，分泌胃泌素，产生卓 - 艾综合征；其他，如主要分布位于胰尾的胰高血糖素瘤、VIP 瘤及主要位于胰头的生长抑素瘤等均非常少见。大多数是散发的，少数与家族性综合征有关，如 I 型多发性内分泌瘤、von Hippel-Lindau 综合征和 I 型神经纤维瘤病。肿瘤指标 CEA、CA19-9 及 CA125 一般无异常。胰腺神经内分泌瘤的影像主要特点包括：

（1）功能性 PNET 一般较小，呈圆形或椭圆形，边界清，包膜完整，以胰岛细胞瘤最多见，多为实性或囊实性。

（2）无功能性 PNET 体积相对较大，囊变、出血、钙化多见，恶性者常较大，形态不规则，边界欠清，并可发生肝及胰周淋巴结转移。

（3）增强扫描：低级别 PNET 肿瘤实性部分明显强化（富血供），动脉期强化高于胰腺组织，静脉期强化减退；高级别肿瘤动脉期强化程度较低，静脉期呈延迟强化，高于正常胰腺实质；随病理等级升高强化程度减低。

（4）肿瘤病理分级越高，肿瘤直径越大，血供越差，其强化程度较低且不均匀。

重要提示

本病例诊断核心点：胰腺体部富血供结节，边界清晰光整，动脉期全瘤明显强化，门脉期强化减退，肿瘤边缘见包膜强化，综合临床特点，应该考虑到神经内分泌肿瘤。

（尹东旭　林红东　代海洋）

3-8　异位胰腺

临床资料

男，39 岁。体检发现胃体肿物半个月，无腹痛，无血便。胃镜提示胃体黏膜下肿物。
实验室检查无明显异常。

影像学资料　（图 3-8-1）

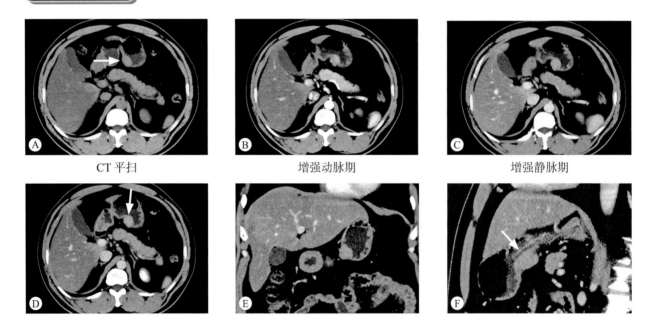

图 3-8-1

诊断思路分析

一、定位征象

本病变位于胃小弯后壁，沿胃壁梭形生长，向腔内外隆起，需分析病变是来源于黏膜层还是黏膜下层或肌层。胃镜提示病变处黏膜光整，CT 显示病灶覆盖层可见胃黏膜线（图 3-8-1D、F 白箭），提示来源于黏膜下层或肌层。

二、定性征象

1. 基本征象　病灶形态呈梭形（图F白箭），长短轴比约2.07，密度均匀，边界清晰光整，相应黏膜、浆膜面光整，未见肿大淋巴结。

2. 特征性征象　病变平扫密度均匀，与胰腺密度相当，增强后病变与胰腺同步强化，且强化程度一致。

三、综合诊断

中青年男性，体检发现胃体肿物半个月，无腹痛，无血便。胃镜提示胃体黏膜下肿物，CT表现为胃壁梭形结节，向腔内外隆起，病变处黏膜层完整且受压，病变平扫密度、多期增强特点与正常胰腺一致，提示异位胰腺。

四、鉴别诊断

1. 胃间质瘤　好发于胃体、胃底，瘤体较小时，强化相对均匀、明显。瘤体较大时肿块不均匀强化，中心区易坏死、囊变，部分可发生溃疡，有空腔形成。

2. 胃癌　为最常见的消化道肿瘤，来源于胃黏膜上皮恶性肿瘤，好发于胃窦，其胃壁僵硬，蠕动减弱，胃腔狭窄，相应黏膜破坏。肿瘤可呈菜花状向腔内隆起生长，黏膜中断破坏。肿块强化明显，增强后可见"白线征"，侵犯相应肌层、浆膜层，可见肿大淋巴结。

3. 胃淋巴瘤　胃淋巴瘤来源于黏膜下层、固有肌层，胃壁广泛增厚，黏膜线完整，很少破坏，平扫密度均匀，多期增强后轻或中度均匀强化，胃周可见肿大淋巴结。

临床证据

1. 术中探查　胃体小弯侧后壁可触及一肿物，大小约3cm×3cm，活动度可，胃周、腹主动脉旁未见明显肿大淋巴结（图3-8-2A）。

2. 病理结果

大体标本显示胃黏膜下见一灰黄色结节，直径2.5cm。

镜下所见：显示为胰腺组织（图3-8-2B）。

结合大体及HE染色细胞形态，符合异位胰腺。

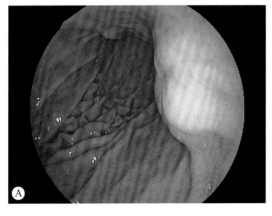
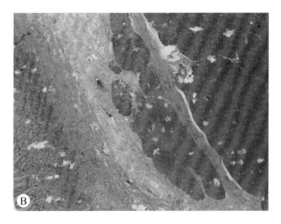

图 3-8-2

病例综述

异位胰腺（ectopic pancreas，EP）是指发生在正常解剖部位之外的胰腺组织，与正常胰腺无血管、神经及解剖关系。可发生在消化道任何部位，常见于正常胰腺邻近的上消化道，多见于胃、十二指肠及空肠上段。异位胰腺中央可见胰腺导管开口，呈"脐凹"样改变，具有内、外分泌功能。

影像学主要表现为黏膜下层隆起性病变，中央可见"脐凹"样改变，病变一般呈梭形，向腔内外轻度隆起，长短轴比大于1.4，长轴与胃壁平行，异位胰腺与正常胰腺平扫密度相当，多期增强后与正常胰腺一致，异位胰腺可发生胰腺炎，造成胃壁广泛水肿、增厚，也可形成假性囊肿及钙化。

重要提示

本病例诊断核心点：病变呈梭形，长轴与胃壁平行，长短轴比约2.07。病变密度均匀且与胰腺密度相当，增强后与胰腺同步强化。

（林红东　代海洋　蓝博文）

3-9 脾脏淋巴瘤

临床资料

男，34岁，体检发现血细胞减少1年余。发病以来无皮下出血及瘀斑，无排黑便、血便，无咯血，无胸骨压痛。有乙型肝炎病史十余年，未规律治疗。曾在国外医院诊断"登革热"，有输注红细胞史。专科检查：全身皮肤和黏膜无黄染、出血点及皮疹。腹软，无压痛及反跳痛。

实验室检查：血红蛋白99g/L，红细胞3.3×10^9/L，血小板56×10^9/L；乙肝DNA定量2.18×10^4/L。

影像学资料　（图3-9-1）

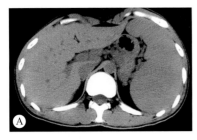
CT平扫

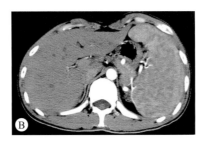
增强动脉期

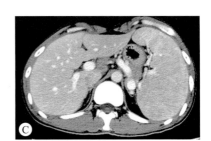
增强静脉期

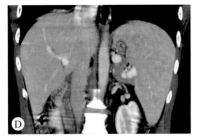
增强冠状位重建

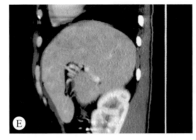
增强矢状位重建

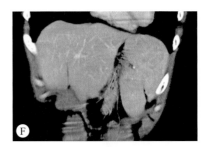
增强冠状位重建

图3-9-1

诊断思路分析

一、定位征象

本病变位于脾脏，脾脏弥漫性肿大，定位明确，排除脾外来源。

二、定性征象

1. 基本征象　CT平扫显示脾脏弥漫性肿大，超过肋下缘，脾脏密度减低，CT值约55Hu，动脉期强化不均匀，呈"花斑样"强化，静脉期可见斑状、小结节稍低强化灶。脾动、静脉增粗。腹腔、腹膜后未见明显肿大淋巴结，未见腹水。

2. 特征性征象

（1）脾脏弥漫肿大，边缘光滑、钝圆。

（2）静脉期脾脏实质强化不均匀，脾脏弥漫散在斑点状、小结节样稍低强化灶。

（3）脾动、静脉增粗；腹腔、腹膜后未见明显肿大淋巴结。

三、综合诊断

中青年男性患者，因体检发现血细胞减少入院进一步诊治，影像学检查发现脾脏明显肿大，密度减低，无明显肿块影，增强动、静脉期强化不均匀，弥漫斑片状、小结节状稍低强化灶，脾动、静脉血管增粗，腹膜后未见明显肿大淋巴结。脾脏弥漫性病变，综合上述资料，考虑为脾脏淋巴造血系统性疾病，淋巴瘤可能性大。

四、鉴别诊断

1. 淤血性脾肿大　因脾静脉内栓子形成或外源性疾病压迫脾静脉导致脾静脉管腔狭窄，静脉回流不畅，脾脏血窦储血增加及纤维血管性增生，脾脏灌注减低，强化相比淋巴瘤更均匀，静脉期及延迟期有助于两者的鉴别。

2. 白血病脾浸润　白血病髓外浸润时可引起全身各器官损伤，浸润脾脏时常表现为脾脏肿大，偶可见脾内散在多发低密度小结节，影像学与弥漫粟粒型淋巴瘤鉴别困难，主要结合脾外表现、临床表现及骨髓穿刺活检进行鉴别。

3. 髓外造血　是骨髓造血功能不足的生理性代偿性改变，除脾脏肿大外常伴有脾外表现，如肝脏、淋巴结肿大，脊柱旁、胸膜、脑膜、肾周及肾脏肿块形成等，而原发性脾脏淋巴瘤一般较少出现脾外表现，骨髓穿刺活检有助于两者的鉴别。

4. 门脉高压性脾肿大　常伴有侧支循环开放、腹水等其他门脉高压表现。

临床证据

1. 术中探查　探查腹腔，术中发现脾脏肿大，约20cm×10cm×7cm，质地硬，脾门血管增粗、充血，腹腔、腹膜后未见肿大淋巴结（图3-9-2A）。

2. 病理结果

镜下所见：脾脏正常结构破坏，见小淋巴样瘤细胞弥漫分布，可见残余淋巴细胞生发中心（图3-9-2B）。

免疫组织化学：瘤细胞LCA（+）、CD20（+）、CD79a（+）、CD3（-）、CD5（-）、CD10（-）、CD43（-）、MPO（-）、TdT（-）、CyclinD1（-），Ki67index约5%。

结合HE形态和免疫组织化学及特殊染色结果，病变符合脾脏小B细胞淋巴瘤（边缘区淋巴瘤）。

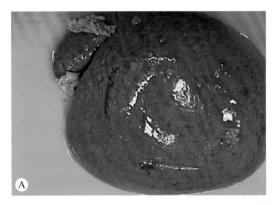
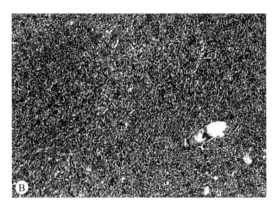

图 3-9-2

病例综述

脾脏淋巴瘤（splenic lymphoma，SL）是脾脏最常见的恶性肿瘤，分为原发性和继发性，原发性淋巴瘤较罕见，仅占全身淋巴瘤的 1%，脾脏原发性淋巴瘤主要起源于脾脏淋巴组织和残留造血组织。Dachman 等提出脾原发性淋巴瘤诊断标准：

（1）病变局限于脾内或仅伴脾门淋巴结肿大；

（2）脾外浸润仅限于直接突破脾包膜；

（3）骨髓象及外周淋巴结均未受累。

脾淋巴瘤病理上分为霍奇金淋巴瘤和非霍奇金淋巴瘤，以非霍奇金淋巴瘤较多，其中又以弥漫大B 细胞性淋巴瘤居多。病理上可分为 4 型，即均匀弥漫型、粟粒结节型、多肿块型和巨块型。影像学上均匀弥漫型及粟粒结节型的表现较相似，故将其归为一类，即弥漫粟粒型。临床上主要表现为左上腹疼痛或触及肿块，贫血或不明原因发热等。CT 表现：①弥漫粟粒型，脾脏肿大，内密度均匀或不均匀，部分可见 1~5mm 散在多发低密度粟粒结节，增强强化不均匀，以静脉期及延迟期较明显。②多肿块型，脾脏内多发大小不一的结节，直径约 2~10cm，平扫呈均匀低密度，罕见钙化，增强扫描相对正常脾脏组织呈轻度强化。③巨块型，脾内直径大于 10cm 的单发肿块，肿块内可见出血、坏死或钙化，增强扫描强化低于正常脾脏组织。脾外 CT 表现主要为全身淋巴结不同程度肿大。

重要提示

本病例诊断核心点：脾脏肿大，密度减低，包膜完整；脾脏弥漫结节、斑片状低强化病灶；贫血、血小板减低。结合特征性影像征象和实验室检查，脾脏弥漫性病变，应考虑原发性 SL。

（凌梅平　林红东　蓝博文）

3-10 脾脏硬化性血管瘤样结节性转化

临床资料

女，43 岁。因车祸伤入院就诊，行腹部 CT 发现脾脏占位。患者有肝炎病史，平时无腹痛、腹胀，无恶心、呕吐，无反酸、嗳气，无畏寒、发热等。专科检查：腹柔软，未触及腹部包块，无压痛，无反跳痛，脾、肝未触及。

实验室检查无明显异常。

影像学资料　（图 3-10-1）

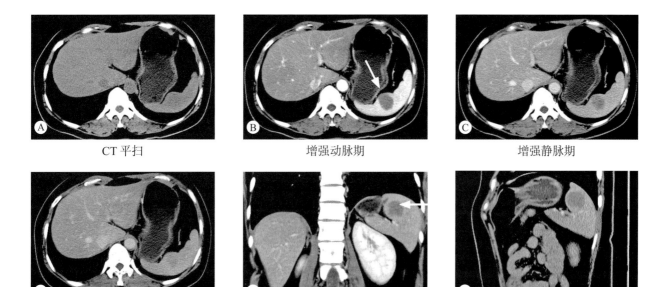

CT 平扫	增强动脉期	增强静脉期
增强延迟期	增强冠状位重建	增强矢状位重建

图 3-10-1

诊断思路分析

一、定位征象

本病例肿块较小，肿瘤中心位于脾脏内，邻近脾脏包膜隆起，与胃体胃大弯分界清晰，故本病变定位明确，来源于脾脏。

二、定性征象

1.基本征象　肿瘤 CT 平扫呈软组织密度，稍低于正常脾脏，密度均匀，边界稍模糊。动脉期肿瘤不均匀强化，边界清晰，门脉期及延迟期从边缘向心性强化，边缘模糊。

2.特征性征象

（1）肿瘤呈实性，密度均匀，边界稍模糊，邻近包膜光滑、隆起，提示良性可能性大。

（2）肿瘤强化程度低于正常脾脏组织，但整体强化过程呈渐进性向心性强化，延迟期病灶范围缩小、边缘模糊，提示血管源性肿瘤。

（3）肿瘤内部可见多发放射状排列线样强化影及裂隙样无强化，呈"辐条轮征"样及"星芒征"样强化（图 3-10-1E 白箭）。

三、综合诊断

中年女性患者，因车祸检查发现脾脏占位，实验室检查无明显异常。CT 检查发现肿瘤密度均匀，边界稍模糊，肿块无明显转移及周围侵犯征象，增强后呈向心性渐进性强化并见"辐条轮征"样及"星芒征"样强化。综合上述资料考虑为脾脏内良性肿瘤性病变，来源于血管源性肿瘤，硬化性血管瘤样结节性转化可能性大。

四、鉴别诊断

1. 海绵状血管瘤　中央及边缘更易出血、钙化，强化呈渐进性向心性显著强化，强化程度较高。T_2WI 海绵状血管瘤呈明显高信号，呈"灯泡征"。

2. 窦岸细胞血管瘤　常多发，大小不一，伴脾大，增强动脉期及静脉期强化不明显，延迟期与正常脾脏呈等密度。

3. 错构瘤　脾脏错构瘤相比其他脏器更罕见脂肪组织及钙化，其 T_2WI 信号根据其内红髓脾窦扩张程度及纤维组织比例的不同可低可高，低信号更常见。

4. 炎性肌成纤维细胞瘤　成年男性多见，与手术、创伤、感染、免疫失调等相关。CT 平扫呈等低密度，增强呈轻、中度延迟强化；T_2WI 呈稍低信号，可见低信号包膜环。

临床证据

1. 大体所见　脾脏组织一个，大小约 7.0cm×4.5cm×3.2cm，多切面切开，距脾动、静脉断端 1.3cm 处可见一肿物，大小约 2.8cm×2.5cm×1.8cm，肿物紧邻被膜，灰白质中，边界清。

2. 病理结果

镜下所见：肿物符合硬化性血管瘤样结节性转化（图 3-10-2）。

免疫组织化学：梭形细胞 CD31（+），CD34（+），Factor8（弱+），MA（+），CD68（+），Ki67index 约 20%。

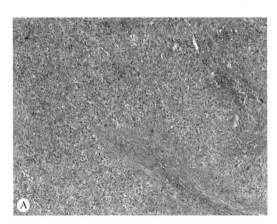
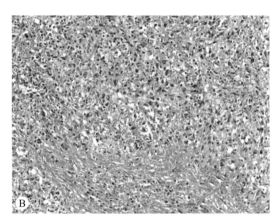

图 3-10-2

病例综述

脾脏硬化性血管瘤样结节性转化（sclerosing angiomatoid nodular transformation，SANT）是一种罕见的良性非肿瘤性病变，发病机制仍不明。2004 年 Martel 提出 SANT 可能是脾脏的反应性增生改变，而非肿瘤。SANT 的组织学特点是纤维硬化的脾脏间质内伴多发血管瘤样结节，结节大小不一，可融合。血管瘤样结节强化明显，纤维组织不强化。SANT 的临床及影像特点主要包括：

（1）中年女性多见，中位年龄 45 岁，多无明显临床症状。

（2）肿块单发多见，无包膜，边界清。CT 平扫呈稍低密度，无囊变、坏死，偶有出血、钙化，增强呈渐进性向心性强化，延迟期强化程度与正常脾脏相似。

（3）相比 CT 表现，MRI 表现更具特征性，T_1WI 呈等、低信号，T_2WI 相比脾脏呈稍低信号，DWI 呈相对低信号，ADC 呈相对高信号；增强扫描时病灶中央的纤维瘢痕组织不强化或轻度强化，称为"星芒征"，被纤维瘢痕分隔开的血管瘤样结节强化，称为"辐条轮征"。

本病例诊断核心点：脾脏内单发类圆形稍低密度肿块，增强渐进性向心性填充强化模式，延迟期与正常脾组织相似，瘤内可见"辐条轮征"或"星芒征"，应考虑到 SANT 的诊断。

(凌梅平　林红东　代海洋)

3-11　胃肠道间质瘤

临床资料

男，47 岁。反复排黑便 2 个月，近 2 个月体重下降约 5kg。胃镜示胃体中上段大弯侧黏膜下见一巨大宽基底隆起，质硬，表面见巨大溃疡面，可见暗红色血痂覆盖。

实验室检查：血红蛋白 54g/L（↓），肿瘤三项（FER、AFP、CEA）正常。

影像学资料　（图 3-11-1）

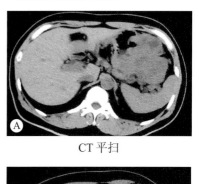
CT 平扫

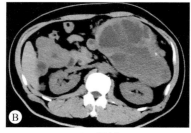
CT 平扫

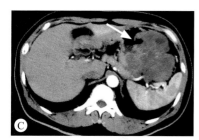
增强动脉期

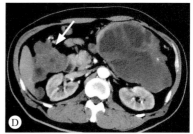
增强动脉期

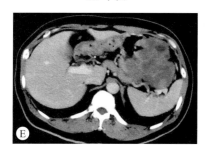
增强静脉期

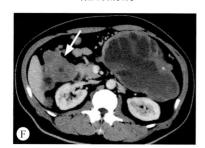
增强静脉期

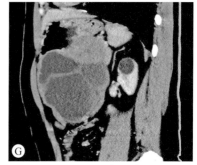
增强矢状位重建

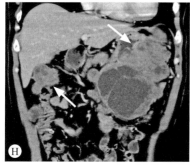
增强冠状位重建

图 3-11-1

诊断思路分析

一、定位征象

本病例肿瘤位于胃体大弯侧，瘤体大部分位于腹腔，局部向胃腔瘤样隆起，需要分析肿瘤来源于胃壁还是腹腔。

（1）肿瘤胃腔面可见胃黏膜线，而胃壁黏膜下层、肌层破坏，显示不清，排除胃黏膜来源肿瘤。

（2）肿瘤血供主要来源于胃网膜左动脉。

综上所述，提示该肿瘤来源于胃壁黏膜下层或肌层。

二、定性征象

1. 基本征象　CT平扫显示肿块呈巨大软组织密度，密度不均匀，局部见囊样液性低密度，内见斑点状钙化，肿块呈分叶状，增强扫描后肿块实性区域呈不均匀、轻中度渐进强化，液性区域未见强化。

2. 特征性征象

（1）肿块向腔外生长为主，局部向胃腔宽基底、分叶状隆起，相应胃黏膜局部破坏，形成龛影（图3-11-1C白箭）。

（2）肿块内部密度不均匀，可见多发坏死、囊变区（图3-11-1F白箭）。

（3）腹腔见多发分叶状软组织肿块，平扫密度、强化特点与胃体肿块一致（图3-11-1D、F白箭）。

三、综合诊断

中年男性，反复排黑便2个月，近期体重下降明显。胃镜示胃体中上段大弯侧宽基底隆起，质硬，表面见巨大溃疡面。影像学显示胃体大弯侧巨大分叶状肿块，向腔内外生长，肿块不均匀强化，内部可见多发坏死、囊变区，并见溃疡形成，腹腔多发种植转移灶，提示胃间叶源性肿瘤，倾向于胃肠道恶性间质瘤，伴腹腔多发转移。

四、鉴别诊断

1. 胃癌　为最常见的消化道肿瘤，来源于胃黏膜上皮恶性肿瘤，好发于胃窦，其胃壁僵硬，蠕动减弱，胃腔狭窄，相应黏膜破坏。肿瘤可呈菜花状向腔内隆起生长，黏膜中断破坏。肿块强化明显，增强后可见"白线征"，侵犯相应肌层、浆膜层，可见肿大淋巴结。

2. 胃平滑肌瘤　好发于胃底、贲门，沿胃壁生长，向腔内隆起，长短轴比大于1.4，增强后轻度、较均匀强化。

3. 神经鞘瘤　30~50岁多见，好发于胃体，常表现为黏膜下来源的圆形、卵圆形均质肿块，体积较小，坏死、囊变及钙化少见，增强扫描轻度均匀强化，静脉期及延迟期渐近性中度强化，瘤周可见反应增生淋巴结。

临床证据

镜下所见：胃体肿物黏膜下梭形细胞增生，轻度异型（图3-11-2）。

免疫组织化学：梭形细胞CK（-），EMA（极少+），Vimentin（+），CD117（+），CD34（+），DOG-1（-），SMA（-），Desmin（-），S-100（-），Ki67index约1%。

结合HE形态和免疫组织化学及特殊染色结果，病变符合胃肠道间质瘤。

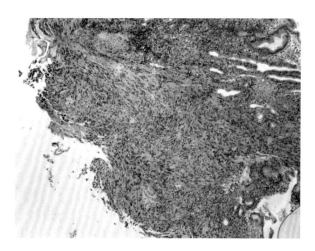

图 3-11-2

病例综述

胃肠道间质瘤（gastrointestinal stromal tumor，GIST）是胃肠道常见的间叶源性肿瘤。好发于胃、小肠，其次好发于结直肠，也可发生在肠系膜、网膜及腹膜后，临床表现为腹痛、腹胀，或出现黑便、血便。肿瘤具有潜在恶性，病理学将肿瘤危险程度分为极低危、低危、中危及高危。危险度越高，其转移、复发风险越大。常见转移部位为为肝脏、腹膜后，淋巴结转移罕见。GIST 的影像学表现主要包括：

（1）形态：多为卵圆形，少数为分叶状。

（2）生长方式：分为腔内生长、腔外生长及混合型生长。

（3）坏死、囊变：瘤体大时易出现坏死、囊变，肿瘤表面出现溃疡，易与胃肠道相通，瘤内常可见空腔或气液平面。

（4）强化特点：不同部位的 GIST 强化特点亦有不同，胃间质瘤多呈轻、中度渐进性强化，小肠间质瘤动脉期明显、不均匀强化，呈速升缓降型。

（5）肿瘤危险程度与肿瘤大小有关，肿瘤长径小于 1.6cm 危险程度小，大于 5.0cm 危险程度高。

重要提示

本例诊断的核心点：肿瘤定位于胃体大弯侧，瘤体巨大，分叶状，向腔外生长为主，肿瘤胃腔面可见溃疡，瘤内部坏死、囊变明显，渐进性不均匀强化，腹腔多发转移，结合临床特点，应首先考虑胃肠道恶性间质瘤。

（林红东　代海洋　蓝博文）

3-12 胃淋巴瘤

临床资料

男，40 岁，反复上腹部隐痛不适半年，加重 1 个月。疼痛呈阵发性发作，进食后疼痛明显，自行服用胃药（具体不详）后腹痛偶可缓解。近半月腹痛加重，食欲缺乏，少量进食后易有饱胀感，伴嗳气，无吞咽困难，无胸口烧灼感，无反酸，无腹泻，无血便、呕血。起病以来，患者食欲缺乏，大小便无明显异常，近 2 个月来体重下降约 5kg。

实验室检查：肿瘤四项（AFP、CEA、PSA、FER）未见异常。血红蛋白、红细胞计数下降，血小板计数升高。

影像学资料 （图 3-12-1）

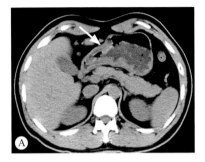

CT 平扫

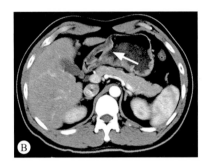

增强动脉期

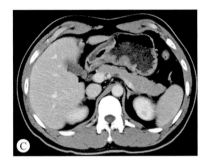

增强静脉期

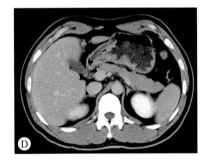

增强延迟期

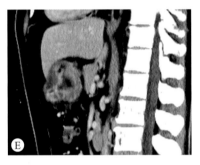

增强矢状位重建

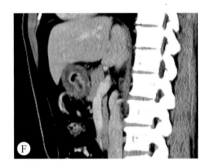

增强矢状位重建

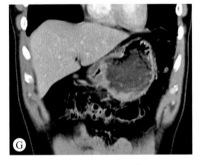

增强冠状位重建

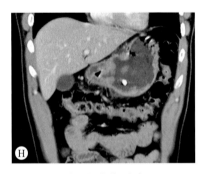

增强冠状位重建

图 3-12-1

诊断思路分析

一、定位征象

本例病变范围较广，累及胃体、胃窦，胃周围脂肪间隙清晰，可以明确来源于胃，需要分析病变来源于胃黏膜还是胃黏膜下。主要定位征象有：

（1）增强可见明显强化黏膜线，黏膜未见明显中断，排除肿块来源于胃黏膜；

（2）胃周脂肪间隙清晰，排除其他器官病变侵犯胃。

综合上述征象，肿块来源于胃黏膜下。

二、定性征象

1.基本征象　CT平扫显示胃体、胃窦广泛增厚，密度均匀，未见明显坏死，胃形态保持，胃周脂肪间隙清晰，与周围组织分界清晰，增强动脉期轻度强化，静脉期及延迟期呈渐进性强化。

2.特征性征象

（1）肿块较柔软，胃大体形态保持，未见梗阻征象。

（2）黏膜线尚完整，增强后可见黏膜白线样强化，黏膜下和肌层轻度、较均匀强化，未见明显坏死。

（3）胃周可见肿大淋巴结。

三、综合诊断

中年男性，反复上腹部隐痛不适半年。影像学检查发现胃较广泛肿块，定位为黏膜下，肿块密度均匀，增强后轻度渐进性强化，周围脂肪间隙清晰，考虑为淋巴瘤可能性大。

四、鉴别诊断

1.胃癌　为最常见的消化道肿瘤，来源于胃黏膜上皮恶性肿瘤，好发于胃窦，其胃壁僵硬，蠕动减弱，胃腔狭窄，相应黏膜破坏。肿瘤可呈菜花状向腔内隆起生长，黏膜中断破坏。肿块强化明显，增强后可见"白线征"，侵犯相应肌层、浆膜层，可见肿大淋巴结。

2.胃肠道间质瘤　好发于胃体、胃底，瘤体较小时，强化相对均匀、明显。瘤体较大时肿块不均匀强化，中心区易坏死、囊变，部分可发生溃疡、形成空腔。

3.胃神经鞘瘤　30～50岁多见，好发于胃体，常表现为黏膜下来源的圆形、卵圆形均质肿块，体积较小，坏死、囊变及钙化少见，增强扫描轻度均匀强化，静脉期及延迟期渐进性中度强化，瘤周可见反应增生淋巴结。

4.异位胰腺　好发于胃窦大弯侧，以黏膜下层多见，表现为圆形、卵圆形结节，边界清晰，与胃壁呈宽基底相连，长径与短径比值大于1.4，中心"脐凹"征为特征性征象，并与胰腺同步强化。

临床证据

1.术中探查　未见明显腹水，肝脏、腹膜光滑，腹主动脉旁未见明显肿大淋巴结。胃窦部见一肿物，大小约3cm×3cm，侵犯外膜，胃周淋巴结部分肿大。考虑恶性病变，冰冻病理证实为胃淋巴瘤。

2.病理结果

大体所见：远端胃组织及肿物，大弯15.0cm，小弯7.0cm，距一断端2.0cm见一溃疡型肿物，8.0cm×4.0cm×1.5cm，网膜组织直径10.0cm。另送淋巴结及切缘组织三份。

镜下所见：符合弥漫大B细胞淋巴瘤（图3-12-2）。

免疫组织化学：瘤组织CK（-）、EMA（弱+）、LCA（+）、CD20（+）、CD79a（+）、MUM1（-）、CD3（-）、CD5（-）、CD10（-）、CD43（±）、Bcl-2（-）、Bcl-6（弱+）、Ki67index约80%。侵及胃壁全层，并侵犯脉管及神经；两切缘及另送（远、近切缘）未见癌。（胃周淋巴结）部分累及（3/14）。

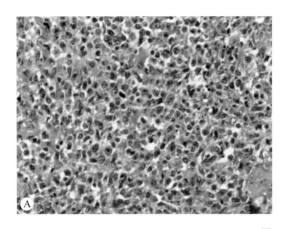 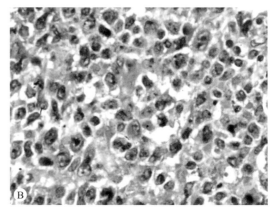

图 3-12-2

病例综述

胃肠道淋巴瘤（gastrointestinal lymphoma，GIL）仅占胃肠道肿瘤的 0.9%，约 51% 的淋巴瘤可继发性累及胃肠道。胃肠原发性淋巴瘤少见，好发于 10 岁以下和 50 岁以上，发病部位胃约占 51%，小肠约占 33%，大肠约占 16%，食管小于 1%。胃淋巴瘤占胃恶性肿瘤的 1%~5%，绝大多数为非霍奇金淋巴瘤。按大体病理分为肿块型、溃疡型、浸润型和结节型，溃疡型最多见。患者临床表现为无规律上腹部疼痛、腹部包块、体重减轻等。胃淋巴瘤的临床及影像特点主要包括：

（1）多部位浸润，以胃体、胃窦部常见。

（2）胃壁节段性或弥漫性增厚，厚度可在 5cm 以上，呈均匀一致性密度。

（3）增强扫描呈均匀轻、中度强化。

（4）侵袭范围大，肿瘤可向胃腔内突入，表面呈波浪状，常不伴梗阻。

（5）较少侵犯胃周围脂肪和邻近器官。

（6）肿大的淋巴结散在分布，范围广，肾蒂平面以下仍多见。

重要提示

本病例诊断核心点：胃窦壁不规则增厚、隆起，黏膜下浸润性病变；增强后黏膜白线样强化，黏膜下轻度均匀强化；胃窦周围可见肿大淋巴结；未见明显胃梗阻征象；本病例易误诊为胃癌。结合以上影像征象和临床表现，应考虑胃淋巴瘤。

（曾裕镜　林红东　蓝博文）

3-13　胃神经鞘瘤

临床资料

女，65 岁。发现上腹部包块 3 年余，腹部胀痛、胃灼热 6 周。胃镜提示胃体黏膜下肿物。实验室检查无明显异常。

影像学资料　（图 3-13-1）

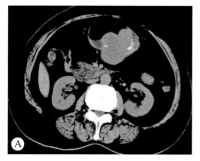

CT 平扫

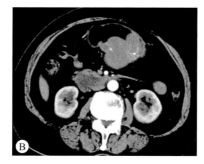

增强动脉期

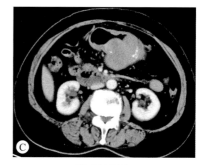

增强静脉期

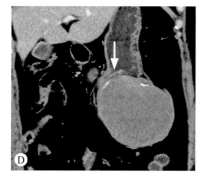

增强冠状位重建

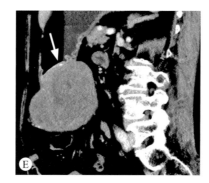

增强矢状位重建

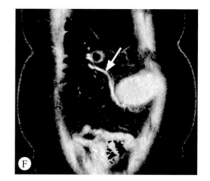

增强冠状位重建

图 3-13-1

诊断思路分析

一、定位征象

本病例瘤体巨大，与胃体大弯侧关系密切且受压，瘤体最大径位于腹腔，需要分析肿瘤来源于胃壁还是胃外。定位征象有：

（1）肿瘤与胃壁关系密切，相邻胃壁连续性中断，局部向胃腔内突出，相邻近胃黏膜隆起、受压（图 3-13-1D、E 白箭）；

（2）肿瘤由胃网膜右动脉供血（图 3-13-1F 白箭），提示胃壁间叶源性肿瘤。

以上征象提示病变来源于胃黏膜下层或肌层。

二、定性征象

1. 基本征象　肿块呈卵圆形，边界清楚，局部分叶状，CT 平扫密度不均匀，边缘可见弧形钙化，肿块向腔内、腔外生长，多期增强后肿块轻、中度不均匀强化，以边缘区域明显。肿块周边见数个小淋巴结。

2. 特征性征象

（1）肿块瘤体巨大，但未出现坏死、囊变，未见空腔形成。

（2）肿块邻近胃黏膜隆起、受压，但未见破坏征象，未见溃疡形成。

（3）肿块主要由胃网膜右动脉供血。

三、综合诊断

老年女性，发现上腹部包块3年余。胃镜提示胃体黏膜下肿物，CT表现为胃黏膜下来源巨大肿块，向腔内外生长，血供不丰富，瘤体大但未见明显坏死、囊变，胃黏膜完整未见破坏，瘤周可见淋巴结反应增生。综合上述资料，考虑胃壁间叶源性肿瘤，神经鞘瘤可能性大。

四、鉴别诊断

1. 胃间质瘤　好发于胃体、胃底。瘤体较小时，强化相对均匀、明显。瘤体较大时，肿块不均匀强化，中心区易坏死、囊变，部分可发生溃疡、形成空腔。

2. 平滑肌瘤　好发于胃底、贲门，向腔内生长多见，沿胃壁生长，长短轴比大于1.4，轻度较均匀强化。

3. 胃癌　为最常见的消化道肿瘤，来源于胃黏膜上皮恶性肿瘤，好发于胃窦，其胃壁僵硬，蠕动减弱，胃腔狭窄，相应黏膜破坏。肿瘤可呈菜花状向腔内隆起生长，黏膜中断破坏。肿块强化明显，增强后可见"白线征"，侵犯相应肌层、浆膜层，可见肿大淋巴结。

4. 异位胰腺　好发于胃窦大弯侧，以黏膜下层多见，表现为圆形、卵圆形结节，边界清晰，与胃壁呈宽基底相连，长径与短径比值大于1.4，中心"脐凹"征为特征性征象，并与胰腺同步强化。

临床证据

1. 术中探查　胃大弯侧见一肿物隆起，大小约10cm×10cm，突破浆膜层，未见破裂，活动度好，胃周淋巴结未见肿大（图3-13-2A）。

2. 病理结果

镜下所见：符合神经鞘瘤，局部细胞较丰富，有轻度异型性，建议随诊（图3-13-2B）。

免疫组织化学：瘤组织S-100（+），CD117（-），CD34（-），Ki67index1%～2%。

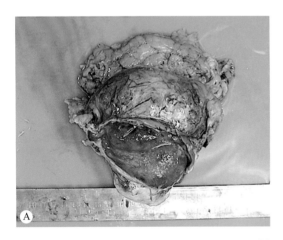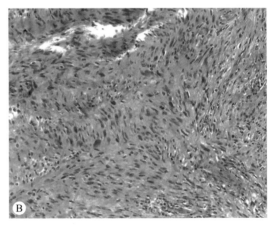

图 3-13-2

病例综述

胃神经鞘瘤（gastric schwannoma，GS）是少见的胃间叶源性良性肿瘤，占胃肿瘤的0.2%。GS起源于胃壁Auerbach's神经丛施万细胞，常见于30～60岁女性，好发于胃体，向腔外生长居多。GS的主要影像学表现有：

（1）肿瘤多呈卵圆形，部分为分叶状，向腔外或向腔内外生长。

（2）瘤体通常较小，边界清晰、光整，密度相对均匀，钙化少见。

（3）多数呈中度渐进性强化，少数为轻度或明显强化，相对均匀，坏死、囊变少见。

（4）瘤周可见反应增生淋巴结。

重要提示

本病例诊断核心点：肿瘤向腔外生长，向胃腔内分叶状隆起，邻近胃黏膜线完整并隆起、受压，瘤体虽巨大，但并未出现明显坏死、囊变，渐进性欠均匀强化，瘤周可见反应增生小淋巴结，应想到 GS 可能。

（林红东　蓝博文　代海洋）

3-14 胃血管球瘤

临床资料

女性，49 岁。反复上腹隐痛不适 10 年余，无血便，无体重下降。胃镜提示胃窦黏膜下隆起病变。实验室检查无明显异常。

影像学资料　（图 3-14-1）

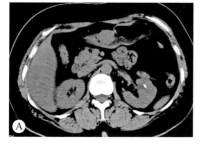

CT 平扫

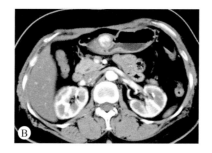

增强动脉期

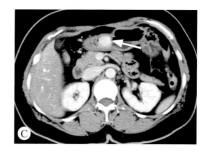

增强静脉期

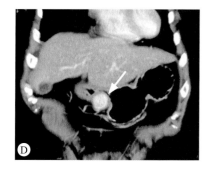

增强冠状位重建

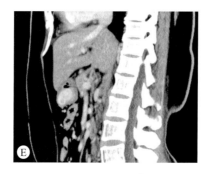

增强矢状位重建

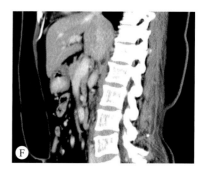

增强矢状位重建

图 3-14-1

本病例定位于胃窦大弯侧，胃窦大弯侧壁内结节，向腔内隆起，相应胃黏膜受压，需要分析病变来源于胃外还是胃壁。主要定位征象有：

（1）胃黏膜弧形受压向腔内隆起，黏膜线完整（图3-14-1C、D白箭），未见破坏，排除黏膜来源。

（2）病灶周边可见胃壁组织包绕，邻近胃壁呈杯口样扩大，排除胃外病变压迫胃所致。

综合上述征象，病变位于胃窦壁，提示胃黏膜下来源可能性大。

二、定性征象

胃窦壁黏膜下均匀软组织密度灶，密度与胃壁相当，边界清晰、光整，相邻近黏膜未见破坏，浆膜面清晰。多期增强后动脉期病变明显强化，静脉期呈全瘤均匀强化，强化峰值稍减低，与同层腹主动脉强化程度同步。

三、综合诊断

中年女性，反复上腹隐痛不适10年余，胃镜提示胃窦黏膜下隆起病变。CT发现胃窦黏膜下富血供结节，与同层腹主动脉同步强化，且峰值接近腹主动脉，首先考虑血管源性肿瘤，血管球瘤可能性大。

四、鉴别诊断

1.间质瘤 好发于胃体、胃底。瘤体较小时，强化相对均匀、明显。瘤体较大时，肿块不均匀强化，中心区易坏死、囊变，部分可发生溃疡、形成空腔。

2.类癌 起源于胃黏膜下神经内分泌细胞，临床少见，病变强化峰值低于血管球瘤，可浸润肌层、浆膜层及发生周围淋巴结转移，临床出现类癌综合征。

3.异位胰腺 好发于胃窦大弯侧，以黏膜下层多见，表现为圆形、卵圆形结节，边界清晰，与胃壁呈宽基底相连，长径与短径比值大于1.4，中心"脐凹"征为特征性征象，并与胰腺同步强化。

4.神经鞘瘤 30～50岁多见，好发于胃体，常表现为黏膜下来源的圆形、卵圆形均质肿块，体积较小，坏死、囊变及钙化少见，增强扫描轻度均匀强化，静脉期及延迟期渐进性中度强化，瘤周可见反应增生淋巴结。

临床证据

1.术中探查 在胃窦部大弯侧可扪及一胃壁肿瘤，大小约3cm×3cm，表面光滑，边界清，胃周未见肿大淋巴结。

2.病理结果

镜下所见：肿物位于黏膜下胃壁间，主要由小圆形血管周细胞（球细胞）、血管及平滑肌构成，无明显异型性及病理性核分裂象（图3-14-2）。

免疫组织化学：球细胞Vim（+），SMA（+），CD31（-），CD34（-），CD117（-），Des（-），CK（-），PAS（灶+），网染球细胞周纤维（+）。

结合HE形态及免疫组织化学，病变符合胃血管球瘤。

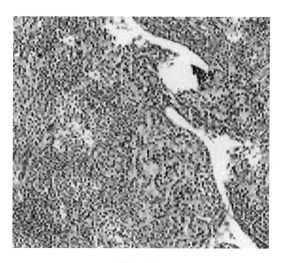

图 3-14-2

病例综述

胃血管球瘤（glomus tumor，GT）是由血管周围的血管球细胞肿瘤性增生所致，电镜下平滑肌细胞增生明显，富有血管球细胞和血管。依据平滑肌细胞、血管球细胞和血管所占比例不同，组织学可分为血管瘤型、实体型、黏液样型和混合型，其中以血管瘤型最为常见。临床上 GT 常见于指（趾）甲床下，胃 GT 较为罕见，好发于胃窦部，女性多见，大部分为良性。胃 GT 的主要影像学表现包括：

（1）直径通常为 2～3cm，位于黏膜下的结节，卵圆形，边界清晰、光整。

（2）CT 平扫与胃壁密度相当，少数可见点状钙化。

（3）多期增强后与同层腹主动脉强化曲线基本一致，门脉期肿瘤与同层腹主动脉 CT 值比值≥0.86。

（4）肿瘤覆盖层≥2.6mm，提示 GT。

重要提示

本病例诊断核心点：病变来源于胃窦黏膜下，黏膜线完整，边界清晰、光整。增强后全瘤明显强化，与同层腹主动脉同步强化，且峰值接近腹主动脉。从病变位置及强化特点，应考虑 GT。

（林红东　蓝博文　代海洋）

3-15　十二指肠 Brunner 腺瘤

临床资料

女，54 岁。因"急性胰腺炎"入院，检查发现十二指肠占位，无呕吐，无血便、黑便，近期体重下降 5kg。胃镜提示十二指肠降段黏膜下占位。

实验室检查：血淀粉酶、尿淀粉酶升高，肿瘤三项、CA19-9 未见异常。

影像学资料 （图 3-15-1）

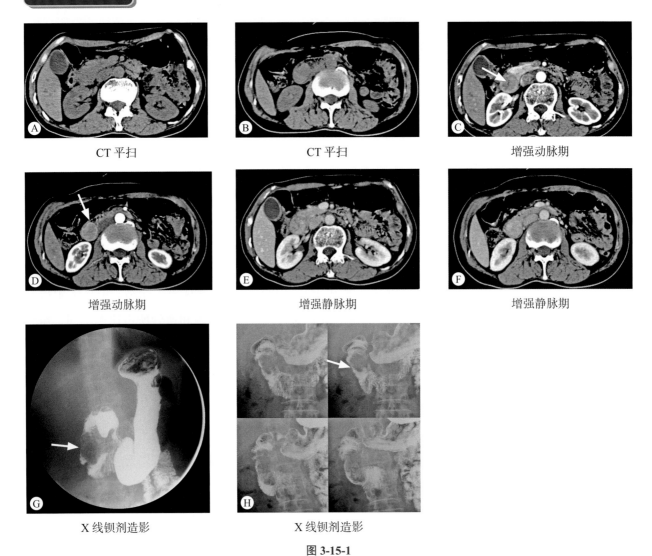

图 3-15-1

诊断思路分析

一、定位征象

本病例病变位于十二指肠降段腔内，需要鉴别病变来源于十二指肠乳头还是十二指肠肠壁。主要定位征象有：

（1）病变与十二指肠降段后壁局部分界不清。

（2）病变表面可见黏膜线样强化（光环征），与十二指肠壁见线样腔隙（图 3-15-1D 白箭）。

（3）造影显示十二指肠降段腔内充盈缺损，病变随肠管蠕动而移动（图 3-15-1G、H 白箭）。

（4）肝内外胆管、胰管无扩张。

综上所述，本病例病变来源于十二指肠降段黏膜下层。

二、定性征象

1.基本征象　病灶呈卵圆形，边界清晰，平扫密度均匀，无钙化，增强扫描动脉期病变不均匀强化，边缘环状、黏膜线样强化，静脉期进一步强化，内部见条辐状无强化区。

2.特征性征象

（1）病变位于十二指肠降段腔内，并无向腔外生长。

（2）造影显示十二指肠降段腔内充盈缺损，肠壁柔软无僵硬。

（3）病变渐进性明显强化，动脉期病变边缘可见黏膜线样强化。

（4）病变内部可见条辐状无强化区，呈"黑星征"（图3-15-1C白箭）。

三、综合诊断

中年女性患者，因"急性胰腺炎"入院，检查发现十二指肠占位。胃镜提示十二指肠降段黏膜下占位，造影显示十二指肠降段腔内充盈缺损，病变随肠管蠕动而移动，CT提示十二指肠降段腔内结节，黏膜下来源，渐进性明显强化，邻近结构未见侵犯及转移征象。综合上述资料，考虑为十二指肠降段黏膜下来源，良性肿瘤，Brunner腺瘤可能性大。

四、鉴别诊断

1.胃肠间质瘤　肿块呈圆形或分叶状，向腔内或腔外生长，肿块易坏死、囊变，部分出现破溃，形成空腔，与肠道相通。肿块较小时强化相对均匀、明显，肿块瘤体较大时，常为轻、中度不均匀强化。常转移至肝脏、腹腔。

2.神经内分泌肿瘤　常表现为胃肠道黏膜下结节或肿块，亦可表现为局部肠壁增厚，肿瘤血供丰富，强化明显，当瘤体较大时，可出现坏死、囊变。恶性程度随病理等级增高而增大，可侵犯肌层、浆膜层及发生邻近转移。部分患者可出现类癌综合征。

3.异位胰腺　好发于胃窦大弯侧，以黏膜下层多见，表现为圆形、卵圆形结节，边界清晰，与胃壁呈宽基底相连，长径与短径比值大于1.4，中心"脐凹"征为特征性征象，并与胰腺同步强化。

4.淋巴瘤　来源于黏膜下层、固有肌层，一般表现为局部肠壁不均匀增厚，黏膜线完整，很少破坏。平扫密度均匀，多期增强后轻或中度均匀强化，周边可见肿大、融合淋巴结。

临床证据

1.术中探查　肿块位于十二指肠乳头上方3cm，为一带蒂息肉状肿物，大小约4cm×3cm，光滑，蒂部约1cm（图3-15-2A）。

2.病理结果

符合十二指肠Brunner腺瘤（图3-15-2B）。

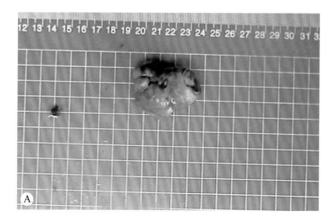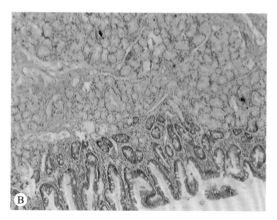

图 3-15-2

病例综述

Brunner 腺位于十二指肠黏膜下层，是十二指肠特有腺体，其腺泡细胞可分泌肠抑胃素抑制胃酸，还可分泌碱性黏液、碳酸氢根离子保护十二指肠黏膜。十二指肠 Brunner 腺瘤又称十二指肠腺腺瘤，系 Brunner 腺体增生所致，是一种少见的十二指肠良性肿瘤，发展缓慢，极少发生恶变。多见于 40～60 岁中老年人，男性多于女性，好发于球部，其次好发于降部、水平部。最常见的症状是上腹部隐痛不适、呕吐、黑便等，少数可导致肠套叠。十二指肠 Brunner 腺瘤的影像特点主要包括：

（1）十二指肠腔内卵圆形结节，部分可分叶、带蒂，平扫呈等或稍低密度。

（2）强化明显，渐进性强化模式，静脉期、延迟期趋于均匀强化。

（3）病变肠腔面见"光环征"（肠腔黏膜线样、环状强化），可提示来源于黏膜下层。

（4）动脉期可见"点征"（扩张血管），病变内条辐样、点状无强化区，呈"黑星征"（导管扩张，黏液潴留）。

重要提示

本病例诊断核心点：十二指肠降段腔内肿块，病变呈类圆形，病变表面见黏膜线样强化（光环征），提示黏膜下来源；病变内部密度均匀，渐进性、明显强化，可见"黑星征"。综合病变位置、形态、强化特点，结合临床相关检查，应考虑十二指肠 Brunner 腺瘤。

（苏宏邦　林红东　代海洋）

3-16 结肠弥漫大 B 细胞淋巴瘤

临床资料

女，54 岁，腹部胀痛 1 个月。患者 1 个月前无明显诱因出现右侧腹部隐痛，呈阵发性胀痛，无向他处放射，无腹泻、黏液血便，无发热、盗汗，体重无明显下降。

实验室检查无明显异常。

影像学资料（图 3-16-1）

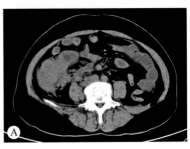
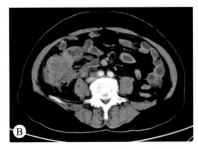
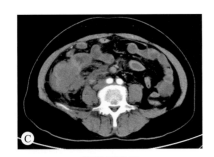

| CT 平扫 | 增强动脉期 | 增强静脉期 |

图 3-16-1

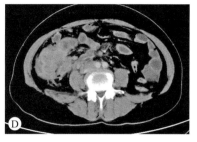
增强延迟期

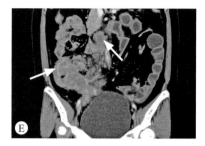
增强冠状位重建

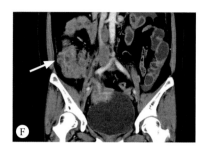
增强冠状位重建

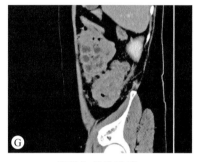
增强矢状位重建

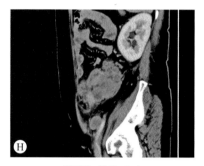
增强矢状位重建

图 3-16-1（续）

诊断思路分析

一、定位征象

本病变位于升结肠，局部肠壁增厚、结节隆起，致肠腔狭窄，需要分析病变来源于黏膜层还是黏膜下层。

（1）升结肠局部肠壁增厚、结节隆起，肠壁可见黏膜"白线征"（图 3-16-1E、F 白箭）。

（2）病变部位肠壁的黏膜下层及肌层结构破坏，显示不清。

综上所述，考虑病变来源于升结肠黏膜下层。

二、定性征象

1. 基本征象　升结肠局部肠壁增厚、结节隆起，肠腔狭窄，相应肌层结构消失，相应浆膜层及系膜模糊、紊乱，病灶累及回肠末端，增强扫描病变大部分轻度、较均匀强化，静脉期、延迟期明显，局部可见斑片坏死无强化区，病灶肠腔面可见黏膜、白线样强化。结肠旁、腹膜后见多发肿大淋巴结，强化不均匀，中心区见坏死无强化区。

2. 特征性征象

（1）升结肠局部肠壁增厚、结节隆起，偏心生长，肠腔面可见黏膜"白线征"。

（2）肿瘤呈结节状、团块样（图 3-16-1F 白箭），轻度强化，局部坏死。

（3）结肠旁、腹膜后多发肿大淋巴结，部分可见坏死（图 3-16-1E 白箭）。

（4）肿块大，肠道梗阻轻。

三、综合诊断

中老年女性患者，因右侧腹部阵发性胀痛入院检查，影像学检查发现升结肠、回盲部占位性病变，病变位于黏膜下，偏心生长，呈结节状、团块状，轻度强化，肿块周围脂肪间隙模糊并多发肿大淋巴结；肿块较大但肠道梗阻轻，综合相关资料，考虑为恶性肿瘤，倾向于淋巴瘤。

四、鉴别诊断

1.结肠癌　好发于乙状结肠，易引起肠腔狭窄、肠壁僵硬，导致肠梗阻，影像学主要表现为局部肠壁不规则增厚并形成肿块，黏膜破坏，易侵犯肌层、浆膜层，肿瘤血供丰富，增强后呈明显强化。

2.肠道间质瘤　多见于空肠，表现为由肠壁向肠腔内或肠外突出的圆形、椭圆形或分叶状肿块，以腔外生长为主，邻近肠管受压移位，肿块边缘多较光滑，血供丰富，强化不均匀。瘤体较大时，易发生坏死和囊变，破溃后与肠腔相通。

3.小肠克罗恩病　好发于回肠末段，病变可累及一处或多处肠段，病变肠段与正常肠管相间，常引起肠壁全层增厚。病变急性期肠壁可显示分层现象，表现为靶征或双晕征，内层和外层呈显著强化；慢性期肠壁分层现象消失，增厚肠壁轻度强化或无强化。可引起肠系膜淋巴结肿大，但肿大的淋巴结体积一般较小，形态较规则，肠壁增厚程度不如淋巴瘤。

临床证据

1.术中探查　探查腹腔，大网膜处发现肿大淋巴结及结节，右半结肠系膜、肠系膜下动脉及腹主动脉旁可触及较多融合淋巴结，在升结肠下段近回盲部可扪及一10cm×8cm大小肿物，边界不清，质硬，侵及浆膜、周围末端回肠、右侧附件，近端小肠扩张、水肿较明显，术中诊断为升结肠恶性占位（图3-16-2A）。

2.病理结果

镜下所见：升结肠肿物符合小细胞恶性肿瘤，瘤组织侵及肠壁全层达周围脂肪组织，见脉管及神经侵犯。两断端未见肿瘤，网膜组织见肿瘤结节浸润或转移（图3-16-2B）。（肠系膜淋巴结）见肿瘤组织（13/20）。（右附件）卵巢及输卵管组织见肿瘤浸润。

免疫组织化学：瘤组织 CD20（+）、CD79a（+）、CD3（−）、CD5（−）、CD10（−）、MUM1（−）、CyclinD1（−）、MPO（−）、Bcl-2（−）、Bcl-6（少量+）、ALK（−）、TIA-1（−）、GrB（−），ki67index 约80%。

结合 HE 形态及免疫组织化学结果，病变符合结肠弥漫大 B 细胞淋巴瘤。

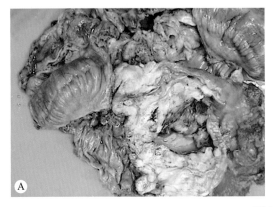

图 3-16-2

病例综述

原发性胃肠道淋巴瘤（primary gastrointestinal lymphoma，PGIL）起源于胃肠道黏膜固有层、黏膜下层淋巴组织，占结外淋巴瘤的30%～45%。好发于中老年人，男性多于女性，常见于末端回肠和回盲部，其次为空肠、胃，十二指肠少见。主要症状为腹痛、腹部包块、厌食及体重下降、乏力、不规则发热、恶心、呕吐、消化道出血，部分有肠梗阻、肠穿孔等表现，临床表现无特异性，容易与其他消化道疾病混淆，术前诊断主要依赖于影像学检查及肠镜检查。影像学分为浸润型、肿块型和溃疡型。PGIL 的影像特点主要包括：

（1）胃淋巴瘤常表现为胃壁弥漫增厚，密度均匀，强化较轻，动脉期黏膜线样明显强化，形成"白线征"，静脉期、延迟期肿瘤强化程度低于黏膜层、浆膜层，形成"三轨征"。

（2）肠道淋巴瘤表现为肠壁同心圆增厚或不规则增厚，平扫呈等密度，较均匀强化，由于肿瘤侵犯固有层自主神经，引起肠壁张力下降，从而引起肠腔呈瘤样扩张，肠道梗阻较轻。

（3）病变区域系膜淋巴结肿大，融合并包绕血管。

重要提示

本病例诊断核心点：升结肠肠壁多结节样增厚，累及回肠末端；肿块强化较轻，局部坏死；可见黏膜"白线征"；结肠旁、腹膜后多发肿大淋巴结。

本病例易误诊为结肠癌，需多平面观察，精准把握影像征象。综合特征性影像征象和临床表现，应考虑到淋巴瘤诊断。

（苏宏邦　林红东　蓝博文）

3-17　肠系膜平滑肌瘤

临床资料

女，35岁，体检发现左下腹包块2个月。患者于2个月前体检时发现左下腹肿物，无腹痛腹胀，无恶心、呕吐，无黏液脓血便、黑便。近期体重无明显减轻。

实验室检查：CA125升高，CEA、AFP正常。

影像学资料　（图3-17-1）

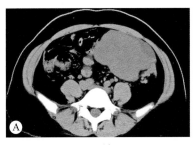

CT平扫

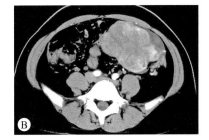

增强动脉期

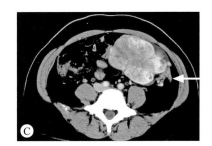

增强静脉期

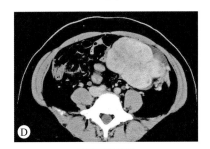

增强延迟期

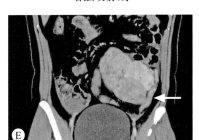

增强冠状位重建

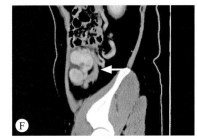

增强矢状位重建

图 3-17-1

221

诊断思路分析

一、定位征象

本病例肿块较大，位于左下腹降结肠旁，需要分析病变来源于腹腔还是腹膜后。主要定位征象有：

（1）肿块主要由肠系膜下动脉分支供血，肠系膜下静脉增粗（图3-17-1C、E白箭）。

（2）肿块与降结肠、乙状结肠关系密切，邻近小肠受压移位，但未见肠壁增厚及异常强化。

综合上述征象，肿块定位于腹腔内，来源于肠系膜可能性大。

二、定性征象

1. 基本征象　CT平扫显示病灶呈实性软组织密度，瘤体积较大，边界清晰，分叶状改变，无明显钙化或骨化。增强扫描肿块明显强化且不均匀，呈渐进性延迟强化，中心区见斑片低强化区。肿块由肠系膜下动脉供血，其外缘可见增粗的肠系膜下动脉、静脉影。肿块周边可见少量液性低密度影，腹膜后未见肿大淋巴结。

2. 特征性征象

（1）实性肿瘤，边缘分叶状，瘤体积较大，无明显坏死、囊变。

（2）肿块强化明显，渐进性延迟强化，提示肿瘤血供丰富。

（3）肿块外缘可见增粗迂曲血管影。

三、综合诊断

青年女性患者，因体检发现左下腹部包块。实验室检查提示CA125升高。影像学检查发现左下腹巨大实性肿块，增强后明显、渐进性强化，未见明确转移及周围侵犯征象。综合上述资料，考虑为左下腹良性或低度恶性肿瘤，肠系膜来源间叶源性肿瘤，倾向于平滑肌瘤可能。

四、鉴别诊断

1. 平滑肌肉瘤　多起源于腹膜后平滑肌组织或腹膜后大静脉管壁，为腹膜后第二常见肉瘤（约占28%）。平滑肌肉瘤最常见生长方式为完全血管外生长，少数肿瘤血管外和血管内同时受累，完全血管内生长（常发生于下腔静脉）罕见。影像上通常表现为较大的边界不清的软组织肿块，内部可见坏死、出血或囊变区，钙化少见。平滑肌肉瘤大多血供丰富，增强后呈持续渐进性强化，动脉期病灶内多可见粗细不等的迂曲血管。易累及周围组织及血管，形成血管内癌栓。常见血行转移，淋巴结转移少见。

2. 脂肪肉瘤　多位于腹膜后，是腹膜后最常见的恶性肿瘤。好发于40～70岁中老年人，男性多见。CT表现可呈囊样分隔状改变，边缘清楚，也可为低密度团块，内部可有较厚的分隔；部分有脂肪密度或信号，增强呈轻度不均匀强化。分化程度影响CT表现，分化程度越差，越不均匀，边界越不清楚，强化越明显。部分肿瘤内部可观察到成熟脂肪组织，钙化少见。

3. 胃肠道间质瘤　是胃肠道最常见的间叶源性肿瘤，起源于胃肠道壁的固有肌层。肿瘤多呈圆形或类圆形，少数呈不规则形，良性者直径多小于5cm，密度均匀，边界清晰，可出现点状、环形或弧形钙化。恶性者多大于6cm，边界欠清晰，密度不均，中央易出现坏死、囊变及出血。当肿瘤坏死与胃肠道相通时，可出现气液平改变。增强后根据肿瘤大小及坏死程度显示不同程度的强化，较小的肿瘤多呈均匀中度或明显强化，静脉期达峰值。坏死、囊变者常表现为肿瘤周边实性部分明显强化。恶性胃肠道间质瘤可出现腹水或腹腔出血，肝、肺转移等，少数可发生肾上腺及骨转移，淋巴结转移少见。

临床证据

1. 术中探查 探查腹腔，乙状结肠系膜内侧见一肿瘤，大小约 10cm×14cm，与大网膜粘连，完整切除肿物（图 3-17-2A）。

2. 病理结果

镜下所见：镜下见梭形肿瘤细胞呈束状或交错排列，肿瘤细胞胞质丰富、淡染，局部区域核分裂象约 4 个 /10HPF，未见坏死（图 3-17-2B）。

免疫组织化学：梭形肿瘤细胞 SMA（+），Desmin（+），CD117（-），CD34（-），DOG-1（-），S100（-）。

结合 HE 形态及免疫组织化学结果，病变符合（降结肠系膜肿物）平滑肌瘤，局部不除外有恶变趋势。

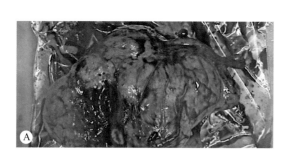

图 3-17-2

病例综述

肠系膜平滑肌瘤（mesenteric leiomyoma，ML）的分布很大程度上与机体平滑肌的分布相对应。常见于泌尿生殖道及胃肠道，发生于肠系膜者罕见。组织学上由梭形细胞组成，细胞核细长，呈雪茄形，细胞质丰富。ML 可发生在肠系膜任何部位，肿瘤较小时可无临床表现，发现时肿瘤体积往往较大，可出现腹痛、腹部肿块，肿瘤因为没有累及消化道，较少出现消化道出血、肠梗阻等表现。ML 的影像特点主要包括：

（1）卵圆形或分叶状肿块，膨胀性生长，边界清晰。

（2）通常表现为实性肿块，增强扫描呈中度或明显强化，呈渐进性、延迟强化，当肿瘤发生变性、坏死、囊变时，可表现为囊性或囊实性。

（3）肿瘤具有潜在恶性肿瘤表现。

重要提示

本病例诊断核心点：肿块呈实性，延迟强化，血供丰富，未见明确坏死；边界清晰，呈分叶状，无周围组织侵犯及转移征象；肿块周边可见增粗迂曲肠系膜下动（静）脉影。

结合特征性影像征象和临床表现，应考虑肠系膜间叶源性肿瘤，平滑肌瘤可能性大。

（曾祥灵 林红东 蓝博文）

3-18 结直肠黏液腺癌

临床资料

男，94岁，反复排血便并排便次数增多2个月。患者于2个月前无明显诱因出现血便，为大便表面带血、黏液及大便混合血性液不等，每次血液及黏液量较少，伴有大便次数增多，有里急后重、排便不尽感。

实验室检查：CEA升高，AFP正常。

影像学资料 （图3-18-1）

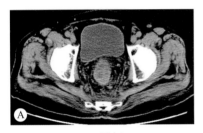

CT平扫

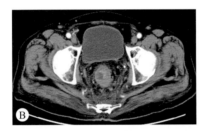

增强动脉期

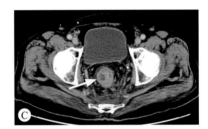

增强静脉期

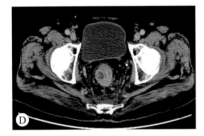

增强延迟期

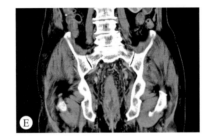

增强冠状位重建

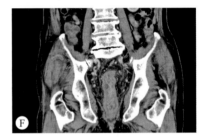

增强冠状位重建

图 3-18-1

诊断思路分析

一、定位征象

本病变位于直肠，直肠壁均匀增厚，以黏膜下层、肌层均匀增厚为主，定位明确。

二、定性征象

1.基本征象　CT显示直肠壁长节段增厚，以黏膜下层、肌层均匀增厚为主，相应黏膜层不规则，黏膜下层可见线样低密度无强化区，呈分层样强化，局部可见类圆形囊状改变，相应系膜血管增粗、模糊，并见数个淋巴结增大，直肠深筋膜未见增厚。

2.特征性征象

（1）肠壁呈分层样增厚。

（2）黏膜下层可见低密度区、囊变区。

（3）直肠系膜模糊，血管增粗，可见数个增大淋巴结。

（4）直肠病理血管影，反映肿瘤为富血供成分。

三、综合诊断

老年男性患者，因反复排血便，排便次数增多入院，实验室检查提示 CEA 升高。CT 显示直肠壁向心性增厚，分层样强化，黏膜面不光整，直肠系膜模糊伴淋巴结肿大。结合临床及影像学表现考虑直肠恶性肿瘤，直肠癌可能性大。

四、鉴别诊断

1.结直肠腺癌　发病年龄较大，肿块较黏液腺癌小，表现为肠壁增厚，僵硬、狭窄，强化较明显且相对均匀，无黏液湖形成，钙化及腹腔种植转移少见。

2.溃疡性结肠炎　病变累及范围大，常为长节段肠壁分层样增厚，黏膜层增厚且明显强化，黏膜层较光整，肠壁无僵硬、狭窄征象，一般不形成黏液湖。

3.肠道间质瘤　病变常表现为黏膜下层肿块，向腔内或腔外生长，相应黏膜层面较光整，瘤体较大，强化不均匀，易坏死、囊变，可破溃形成空腔。

4.结肠淋巴瘤　黏膜下层肠壁同心圆均匀或不规则增厚，平扫呈等密度，较均匀强化，少部分为不均匀强化，黏膜面相对光整。由于肿瘤侵犯固有层自主神经，引起肠壁张力下降，从而引起肠腔瘤样扩张，肠道梗阻较轻。

临床证据

1.术中探查　腹腔内无腹水，腹膜、网膜、腹腔内脏器表面无肿瘤浸润、种植或转移灶。上腹部可见大网膜多处粘连，近髂总动脉分叉处腹主动脉表面可见较多曲张血管团。直肠腹膜返折处至返折上 5cm 见腔内肿物及扩张水肿的肠管（图 3-18-2A）。结合术前检查，考虑直肠肿瘤位于腹膜返折直肠下段及中上段。决定继续行腹腔镜下直肠癌切除、结肠造瘘术。

2.病理结果

镜下所见：肿瘤侵及肠壁全层达肠周纤维脂肪组织；可见脉管内癌栓及神经束膜侵犯。近肿物侧切缘及另送检（远切缘）见癌组织，另一侧切缘及另送检（近切缘）未见癌（图 3-18-2B）。

免疫组织化学：癌细胞 MLH1（+），PMS2（+），MSH2（+），MSH6（+）。（肠系膜淋巴结）见淋巴结转移癌（2/2），另见癌结节 8 个；纤维脂肪组织中见低分化腺癌浸润或转移。镜下见肿瘤由富细胞区和硬化水肿区构成，富细胞区见大量薄壁血管。

结合 HE 形态和免疫组织化学及特殊染色结果，病变符合（直肠及肿物）肠浸润性中、低分化腺癌，部分为黏液腺癌。

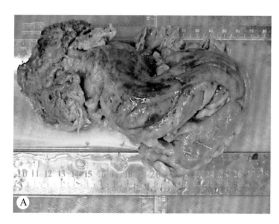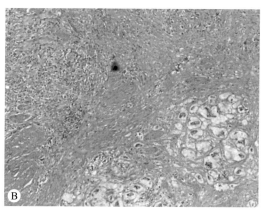

图 3-18-2

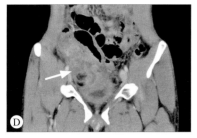 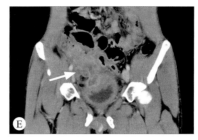 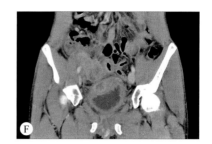

病例综述

结直肠黏液腺癌（colorectal mucinous adenocarcinoma）是腺癌的一种特殊类型，约占结直肠肿瘤的10%～15%。好发于右半结肠，好发年龄较普通腺癌小，黏液腺癌易侵袭周围组织结构，腹腔播种及淋巴结转移。镜下显示黏液成分占瘤体50%以上，大量黏液物质聚集成黏液湖，成堆或小簇状癌细胞漂浮于黏液湖中，有时大量黏液聚集于肌层中，在黏膜或黏膜下层可找到癌细胞。结直肠黏液腺癌的影像特点主要包括：

（1）局限肠壁环形增厚，部分形成肿块，部分可见砂粒样钙化。

（2）病变呈轻或中度强化，强化不均匀，呈分层样改变，黏膜下层或肌层见线样、囊样低密度区，部分可见黏液湖形成。

（3）侵袭性较强，易侵犯系膜、腹膜，发生腹腔种植转移，复发率较高。

重要提示

本病例诊断核心点：直肠壁向心性增厚，分层样强化，黏膜下层及肌层可见带状、囊状低密度区，相应系膜受侵犯，淋巴结肿大。结合特征性影像征象和临床表现，应考虑直肠黏液腺癌。

（林红东　代海洋　蓝博文）

3-19　阑尾黏液腺癌

临床资料

男，31岁，右下腹痛半年，加重10余天。患者半年前无明显诱因出现右下腹疼痛，疼痛呈阵发性隐痛。10天前右下腹痛逐渐加剧伴发热，体温最高38℃，无恶心、呕吐，无腹泻，无血尿，无黏液便，体重无明显减轻。专科检查：右下腹压痛，无反跳痛，腹肌紧张，移动性浊音阴性，肠鸣音减弱。

实验室检查：肿瘤三项（CEA、AFP、PSA）正常，乙肝表面抗原阳性。

影像学资料 （图3-19-1）

CT平扫　　增强动脉期　　增强静脉期

图3-19-1

增强冠状位重建　　　　　　增强冠状位重建　　　　　　增强冠状位重建

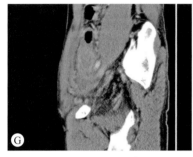 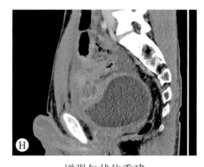

增强矢状位重建　　　　　　增强矢状位重建

图 3-19-1（续）

诊断思路分析

一、定位征象

本病例病变定位于右侧髂窝，因病灶与肠道关系密切，肿块与盲肠相连，正常阑尾结构未见显示，提示来源于阑尾可能性大。

二、定性征象

1.基本征象　CT平扫显示病灶为阑尾远端囊实性肿块，壁厚薄不均，增强扫描实质部分强化，周围少许渗出灶。

2.特征性征象

（1）囊壁厚薄不均，壁结节明显强化，提示恶性可能。

（2）肿瘤内部强化不均匀，局部见斑片低密度无强化区，提示坏死或含黏液成分（图3-19-1D、E白箭）。

（3）囊内液体密度较高、不均匀。

（4）病灶边界不清，邻近可有渗出。

三、综合诊断

中青年男性，右下腹痛半年。影像学检查发现右侧阑尾远端囊实性肿块，囊壁结节强化明显，可见阑尾周围脂肪条纹征，邻近盲肠受累。综合上述资料考虑阑尾黏液腺癌的诊断。

四、鉴别诊断

1.阑尾炎　单纯性阑尾炎阑尾增粗，但形态存在，阑尾壁增厚，内部可有粪石。急性化脓性阑尾炎表现为高热、白细胞明显增高等症状，阑尾壁水肿增厚明显，无壁结节，增强后明显环状强化，周围渗出明显；急性坏疽性阑尾炎阑尾管壁坏死，易穿孔并造成急性弥漫性腹膜炎，并可形成阑尾周围脓肿、积气等。

2. 附件囊性肿瘤　卵巢囊腺瘤大多数为多房囊性，位置偏低，囊肿过大时可有子宫受压移位。卵巢囊肿与附件关系密切，对于病变来源可进一步行三维重建，多角度观察病变。

3. 阑尾囊肿　是指阑尾出口梗阻，导致阑尾腔扩张和黏液聚集所形成的囊性占位病变。病变一般直径 <2cm，囊壁均匀且光滑，一般不超过 3mm，内无分隔，无壁结节，特殊染色 PAS（–）。

临床证据

1. 术中探查　回盲部一肿物，大小约 4cm×5cm，质硬，与盆底腹膜粘连紧密，表面大网膜粘连，系膜淋巴结多发性肿大，考虑回盲部恶性肿瘤（图 3-19-2A）。

2. 病理结果

镜下所见：符合阑尾浸润性中分化腺癌，部分呈黏液腺癌形态，侵及阑尾壁全层达周围纤维脂肪组织，见脉管壁侵犯，未见明确神经束膜侵犯；网膜组织及自取肠管两端切缘均未见癌（图 3-19-2B）。（肠系膜淋巴结）淋巴结未见转移癌（0/24）。

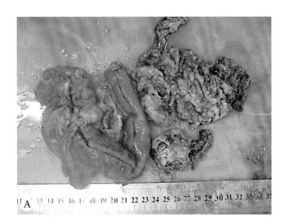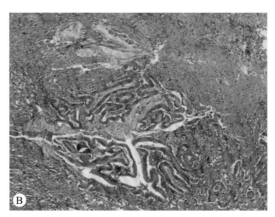

图 3-19-2

病例综述

阑尾原发肿瘤发病率低，约占胃肠道肿瘤的 1%，其中黏液性肿瘤约 0.2%～0.3%。阑尾黏液性肿瘤（appendiceal mucinous neoplasms，AMNs）起源于阑尾腺上皮，可分泌大量黏液，临床上常发生破裂或腹腔种植转移。症状与体征为非特异性，早期常表现为右下腹痛、右下腹肿块，晚期可有腹围增加、贫血等。

1. 提示为良性 AMNs 的主要征象

（1）回盲部球形或类圆形囊性占位，囊壁均匀菲薄，内壁较光滑，囊壁可有弧形钙化灶，囊液密度较均匀，病灶边界清，少数病例周围可有少许渗出灶。

（2）CT 增强后囊壁轻度均匀强化，囊液无明显强化。

（3）实性肿块内部或囊壁可有颗粒状或弧形钙化。

2. 提示为恶性 AMNs 的主要征象

（1）形态：右髂窝长茄形囊性占位，囊壁厚薄不均，内壁不光整，可有壁结节。囊内液体密度较高，不均匀；病灶边界不清，邻近可有渗出。

（2）并发症：并发穿孔时瘤灶缩小，周围常有稍低密度黏液样物质。破裂时，可见实质成分漂浮在腹腔假性黏液瘤或腹水中。

（3）转移征象：腹膜、肠系膜、膈肌、腹壁、卵巢等可见结节状突起，肝、脾边缘呈扇贝样改变，转移灶内可见砂砾样钙化。

（4）增强：肿瘤根蒂或囊壁结节样强化，囊壁可轻度均匀强化。囊内出现条絮状、分隔样强化。腹腔转移结节可不同程度强化。

（5）腹腔种植转移，腹膜假性黏液瘤形成：腹腔内大量胶冻状黏液性腹水，腹膜弥漫增厚，肝、脾外缘呈"扇贝样"压迹。肿瘤广泛浸润腹膜、网膜甚至与脏器粘连，形成胶冻腹。

重要提示

本例诊断的核心点：右下腹肿块，明显不均匀强化，可见壁结节，局部见斑片低密度无强化，提示肿块内部坏死或含黏液成分；肿块侵犯邻近小肠、系膜及膀胱。

结合临床及特征性影像征象，应考虑到阑尾恶性肿瘤（黏液腺癌）。

（曾裕镜　林红东　蓝博文）

3-20　肠系膜硬纤维瘤

临床资料

女，25 岁，发现腹部包块 2 个月。患者 2 个月前偶然发现左中下腹部肿物，质中，移动度可，无腹痛，无黑便、血便。近期体重无明显变化。

实验室检查：CA125 升高，AFP、CEA 正常。

影像学资料　（图 3-20-1）

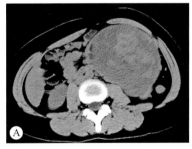
CT 平扫

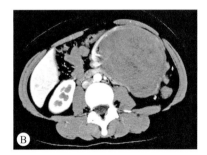
增强动脉期

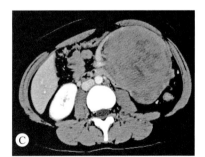
增强门脉期

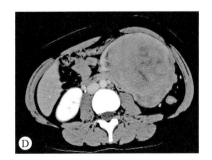
增强延迟期

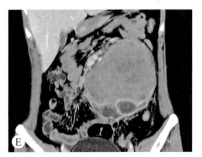
增强冠状位重建

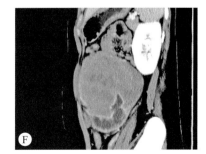
增强矢状位重建

图 3-20-1

诊断思路分析

一、定位征象

本病例肿块较大，位于左中下腹部，需要分析肿瘤来源于腹腔还是腹膜后。主要定位征象有：

（1）肿块与肠系膜分界欠清，肠系膜血管受压右移，十二指肠水平段受压后移。

（2）肿块主要由肠系膜上动脉供血。

（3）邻近小肠受压移位，未见明显肠壁增厚及异常强化。

综合上述征象，肿块定位于腹腔，排除肠道，来源于肠系膜可能性大。

二、定性征象

1. 基本征象　CT平扫显示病灶呈实性肿块，瘤体较大，边缘较清晰，内部密度欠均匀，局部见斑片稍高密度影及液性密度区，未见明显钙化或骨化。增强扫描肿块呈渐进性轻、中度不均匀强化，边缘可见坏死囊变区。

2. 特征性征象

（1）肿瘤呈实性肿块，边缘清晰。

（2）肿块由肠系膜上动脉供血，且与肠系膜血管关系密切。

（3）肿块血供较为丰富，呈渐进性强化，局部内部低密度无强化，提示瘤内坏死或囊变。

三、综合诊断

青年女性患者，偶然发现左下腹部包块，糖类抗原CA125升高。影像学检查发现左中下腹部巨大占位性病变，定位为腹腔病变。肿块无明显转移及周围侵犯征象，增强后实性成分渐进性强化。综合上述资料考虑为腹腔内良性肿瘤性病变，倾向来源于肠系膜（间叶组织），肠系膜硬纤维瘤可能性大。

四、鉴别诊断

1. 肠系膜平滑肌瘤　平滑肌瘤包膜完整、呈灰白色，黏液样变明显时可呈胶冻状外观。一些平滑肌瘤细胞间可聚积大量黏液样物质，巨大平滑肌瘤常有退行性改变，瘤体内可见钙化。影像学表现与病灶内成分有关，病灶较大者可出现无强化坏死区，实性部分增强扫描渐进性强化。

2. 脂肪肉瘤　多位于腹膜后，是腹膜后最常见的恶性肿瘤。好发于40～70岁中老年人，男性多见。CT表现可呈囊样分隔状改变，边缘清楚，也可为低密度团块，内部可有较厚的分隔。部分有脂肪密度或信号，增强呈轻度不均匀强化。分化程度影响CT表现，分化程度越差，越不均匀，边界越不清楚，强化越明显。部分肿瘤内部可观察到成熟脂肪组织，钙化少见。

3. 淋巴瘤　中年男性多见，多为全身淋巴瘤的一部分。一般发生在腹膜后大血管旁或间隙，表现为不规则软组织肿块，密度相对均匀，成串状或团块状生长，肿块较大时可推移、包埋邻近血管。增强后以轻、中度强化为主。腹主动脉和下腔静脉后淋巴结受累可致血管向前移位，呈血管漂浮征。

4. 胃肠道外间质瘤　是发生于肠系膜、网膜、腹膜后间隙的原发间叶源性肿瘤，与肠壁及浆膜面无关。多见于50岁以上中老年人，男女发病率相近。肿瘤以圆形或卵圆形为主，部分可呈分叶状，边界尚清晰。CT平扫肿块呈稍低密度，内可见坏死、囊变，钙化少见。增强扫描中度不均匀强化，部分病灶实质部分可见短条状、斑点状肿瘤血管。腹水和淋巴结转移少见。

临床证据

1. 术中探查　十二指肠水平部见一直径约 20cm 肿物，肿物与多段小肠粘连生长，不能分离，肠管变薄。肿物质硬，边界欠清，表面尚光滑，浆膜未见肿瘤浸润（图 3-20-2A）。术中诊断十二指肠间质瘤可能。

2. 病理结果

镜下所见：肿物未见包膜，浸润肌层，细胞呈梭形，并见胶原化区域，散在多量薄壁血管，间质黏液样变，并见红细胞外渗（图 3-20-2B）。

免疫组织化学：梭形细胞 CD117（-）（两个部位），CD34（-）（两个部位），Vimentin（+），余 SMA、S-100、Desmin、CD31、F8 均（-），Ki67index<5%。

结合 HE 形态及免疫组织化学结果，病变符合为肠系膜纤维瘤病（硬纤维瘤）。

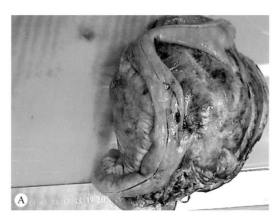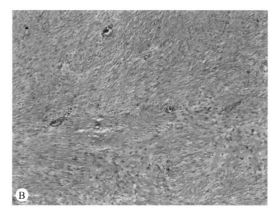

图 3-20-2

病例综述

肠系膜硬纤维瘤（mesenteric desmoid tumors，MDT）又称肠系膜纤维瘤病、腹内纤维瘤病、腹部硬纤维瘤或韧带样纤维瘤，是一种有局部侵袭性、可反复发作的良性增生性疾病。小肠系膜是最常见的部位，大约有 13% 的患者有家族性腺瘤性息肉病（FAP）。家族性腺瘤性息肉病患者在术后几乎总是会在手术位置发生肠系膜纤维瘤病，肿块常多发，包括腹壁纤维瘤。肿瘤具有侵袭性，易复发，复发后侵袭性更高。肿瘤可含有黏蛋白或纤维组织，因此有两种不同的影像学表现：

（1）含黏蛋白：CT 表现为界限清晰的低密度肿块，在肿块周围和内部可见片絮状不均匀强化；MRI 上 T_1WI 为低信号，T_2WI 为相对高信号。

（2）含纤维基质：CT 表现为等及稍高密度肿块，无明显特异性。

（3）肿瘤常与系膜血管关系密切，表现为系膜血管包绕肿瘤或肿瘤包绕系膜血管。

（4）肿块血供较为丰富，常表现为中度、欠均匀强化，少数可表现为明显强化。

重要提示

本病例诊断核心点：肿块呈实性、巨大，渐进性轻、中度强化，边缘局部囊变；肿块由肠系膜上动脉供血，且与肠系膜关系密切；肿块边界清晰，无恶性肿瘤转移及侵犯征象。

结合特征性影像征象和临床表现，应该考虑到 MDT 诊断。

（曾祥灵　林红东　蓝博文）

3-21 侵袭性纤维瘤病

临床资料

女，33 岁，腹胀 3 个月。患者约 3 个月前分娩后开始出现腹胀不适，无腹痛，无寒战、发热。近期体重无明显变化。专科检查：中腹部可扪及一约 20cm×15cm 肿物，边界光滑，活动度差，轻压痛。

实验室检查：AFP 升高，CEA、CA125、CA153 正常。

影像学资料 （图 3-21-1）

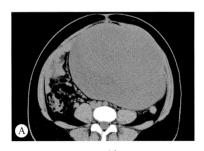

CT 平扫

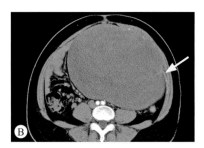

增强动脉期

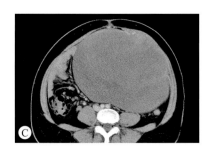

增强静脉期

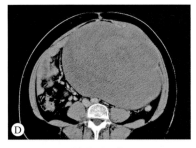

增强延迟期

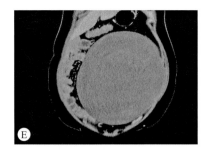

增强冠状位重建

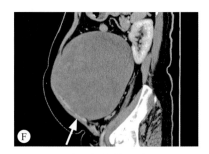

增强矢状位重建

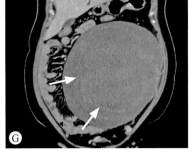

增强冠状位重建

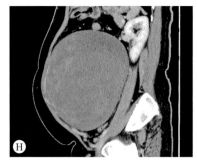

增强矢状位重建

图 3-21-1

诊断思路分析

一、定位征象

本病例肿块较大，占据中上腹腔，肿块左缘紧贴邻近腹壁且分界不清，需要分析病变来源于腹膜腔还是腹壁。主要定位征象有：

（1）肿块巨大，整个瘤体位于腹腔；左肾稍受压后移，胰腺向后上移位，肠系膜及小肠向右后方移位。

（2）肿块左缘紧贴邻近腹壁且分界不清，邻近腹壁肌肉受压。

（3）肿块邻近左侧腹膜增厚并向腹腔内掀起（图3-21-1B白箭）。

（4）肿块由腹壁动脉供血，相应腹壁血管增粗（图3-21-1F白箭）。

综合上述征象，考虑肿块来源于左侧腹壁腹膜。

二、定性征象

1. 基本征象　左中上腹腔实性肿块，肿瘤体积巨大，密度低（CT值约20Hu），且不均匀，无明显钙化或骨化，无脂肪样组织，边界清晰光整。多期增强扫描肿块强化不均匀，呈片絮状渐进性、延迟强化，漩涡样改变（图3-21-1G白箭）。

2. 特征性征象

（1）肿瘤平扫密度低，多期增强后病变呈片絮状渐进性、延迟强化，提示肿瘤内部黏液样变性或富含黏液基质。

（2）肿块内部密度不均匀，漩涡样改变。

（3）肿块邻近左侧腹部壁层腹膜增厚，相应肌层受压且分界不清。

三、综合诊断

青年女性患者，因分娩后腹胀不适检查后发现腹部包块，实验室检查示AFP升高。影像学检查发现腹腔巨大肿块，与左侧腹壁关系密切且分界不清，肿块腹腔面边界清晰、光整，邻近肠管明显受压移位，增强后呈渐进性、不均匀强化。综合上述资料考虑左侧腹壁来源肿块并突入腹腔，良性或侵袭性病变，倾向于侵袭性纤维瘤病（腹壁型）。

四、鉴别诊断

1. 神经鞘瘤　起源于神经鞘膜施万细胞，表现为实性或囊实性肿块，肿瘤边界清晰光整，易出现坏死和囊变，增强后实性部分轻、中度不均匀强化。

2. 孤立性纤维瘤　间叶组织源性肿瘤，肿瘤边界清晰，大者可见浅分叶。增强动脉期可见多发细小的分支血管，静脉期肿瘤持续性不均匀强化，并可见强化的包膜，随时间延长强化范围扩大，密度逐渐均匀，呈"快进慢出"强化。

3. 脂肪肉瘤　多位于腹膜后，是腹膜后最常见的恶性肿瘤。好发于40～70岁中老年人，男性多见。CT表现可呈囊样分隔状改变，边缘清楚，也可为低密度团块，内部可有较厚的分隔。部分有脂肪密度或信号，增强呈轻度不均匀强化。分化程度影响CT表现，分化程度越差，越不均匀，边界越不清楚，强化越明显。部分肿瘤内部可观察到成熟脂肪组织，钙化少见。

4. 胃肠道间质瘤　是胃肠道最常见的间叶源性肿瘤，起源于胃肠道壁的固有肌层。肿瘤多呈圆形或类圆形，少数呈不规则形，良性者直径多小于5cm，密度均匀，边界清晰，可出现点状、环形或弧形钙化。恶性者多大于6cm，边界欠清晰，密度不均，中央易出现坏死、囊变及出血。当肿瘤坏死与胃肠道相通时，可出现气液平改变。增强后根据肿瘤大小及坏死程度显示不同程度的强化，较小的肿瘤多呈均匀中度或明显强化，静脉期达峰值。坏死、囊变者常表现为肿瘤周边实性部分明显强化。恶性胃肠道间质瘤可出现腹水或腹腔出血，肝、肺转移等，少数可发生肾上腺及骨转移，淋巴结转移少见。

临床证据

1. 术中探查　术中见自左侧腹膜有一肿物突入腹腔，大小约 25cm×20cm，质中，表面光滑，活动度可，边界清晰，考虑肿物来源于左腹壁腹膜，肿物基底与腹壁肌肉无粘连，将肿物自左侧腹膜完整切除（图 3-21-2A）。

2. 病理结果

镜下所见：病变组织主要由增生较活跃的梭形细胞（包括成纤维细胞和肌纤维细胞）和胶原纤维束构成，细胞未见明显病理分裂象，间质出血及黏液样变（图 3-21-2B）。

免疫组织化学：Vim（+），Des（+），SMA（灶+），S-100（-），CK（-），ALK（-），CD117（-），CD34（-），GOG-1（-），Ki67index（5%+），显示血管丰富。

结合 HE 形态和免疫组织化学及特殊染色结果，病变符合中间性成纤维细胞/肌成纤维细胞肿瘤（侵袭性纤维瘤病）。

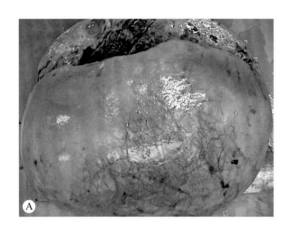 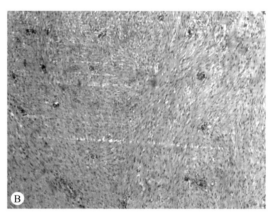

图 3-21-2

病例综述

侵袭性纤维瘤病（aggressive fibromatosis，AF）又称硬纤维瘤、韧带样纤维瘤病或肌腱膜纤维瘤病，来源于成纤维细胞和肌成纤维细胞，是一种罕见的、具有局部侵袭而又无远处转移的交界性纤维增生性肿瘤，2013 年 WHO 在软组织和骨肿瘤分类中，将其归类为成中间性（局部侵袭性）的成纤维细胞/肌成纤维细胞肿瘤。AF 发病原因不明，可能与创伤、手术、遗传、内分泌等因素有关，部分患者有家族史，伴发家族性腺瘤样息肉病。AF 好发于肌肉、腱膜、深筋膜，可发生在任何年龄，中青年女性多见，具有浸润性或膨胀性生长，术后局部易复发，但不发生转移。按发生部位可分为腹壁型、腹内型、腹外型。临床表现无特异，多以无痛性包块就诊，或于体检时发现。侵袭性纤维瘤病的临床及影像特点主要包括：

（1）好发于年轻女性患者，常与腹部手术史、外伤或家族性相关。

（2）常发生在于肌肉、腱膜、深筋膜，呈侵袭性或膨胀性生长。

（3）表现为卵圆形或不规则的软组织肿块，与肌肉密度相似或稍低，当肿瘤发生变性、出血时，可表现为密度不均匀。

（4）肿块大部分呈轻中度、不均匀强化，延迟强化为主，"慢进慢出"表现，少部分亦可明显强化。

（5）MRI 显示肿块内可见条片状长 T_1 短 T_2 纤维信号，边缘可见"爪型"浸润生长，对本病具有提示意义。

重要提示

本病例诊断核心点：肿块与邻近腹壁分界不清，且邻近壁腹膜增厚并向腹腔内掀起；肿块血供来源于腹壁动脉；实性肿块，体积巨大，平扫密度较低，增强后片絮状、渐进性强化，漩涡样改变。

结合特征性影像征象和临床表现，应考虑到侵袭性纤维瘤病可能。

（尹东旭　林红东　代海洋）

3-22　腹腔血管周上皮样细胞肿瘤

临床资料

男，37岁，无意中发现上腹部包块6个月。患者自起病以来，无畏寒、发热，无恶心、呕吐，无反酸、嗳气，无腹痛、腹胀，无便血、黑便，近期体重无明显下降。专科检查：上腹部触及一包块，质软，无压痛，边界不清，活动度可。

实验室检查无明显异常。

影像学资料 （图 3-22-1）

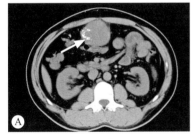
CT 平扫

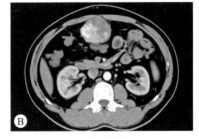
增强动脉期

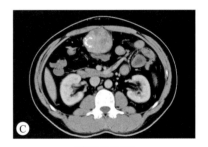
增强静脉期

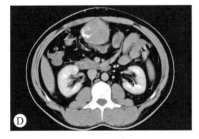
增强延迟期

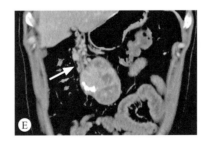
增强冠状位重建

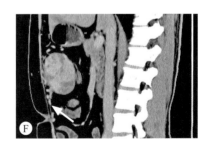
增强矢状位重建

图 3-22-1

诊断思路分析

一、定位征象

本病例肿块位于上腹部，与横结肠及大网膜关系密切，需要分析病变来源于横结肠还是肠道外组织。主要定位征象有：

1.肿块位于横结肠前方、腹壁后方，横结肠受压后移但分界清晰，可见脂肪线，排除横结肠来源。

2.肿块周边可见丰富、迂曲血管，肝左动脉分支沿肝圆韧带走行，向肿块供血。

综合上述征象，肿块定位于上腹膜腔内，来源于肠道外组织。

二、定性征象

1.**基本征象** 肿块呈卵圆形，密度不均匀，局部见斑点、条状钙化。肿块由肝左动脉、腹壁动脉供血，肿块上下缘可见丰富、迂曲血管，形成血管蒂。增强后肿块内部明显强化，从血管蒂缘开始渐进性强化。肿块周边、腹膜后未见肿大淋巴结，未见腹水。

2.**特征性征象**

（1）肿块明显强化，强化程度接近同层腹主动脉，呈渐进性强化模式。

（2）肿块上下缘见丰富、迂曲血管，形成血管蒂（图 3-22-1E、F 白箭）。

（3）肿块内部可见钙化（图 3-22-1A 白箭）。

三、综合诊断

中青年男性患者，无意中发现腹壁包块，实验室检查无明显异常。影像学检查发现上腹部富血供肿瘤，肿块边缘可见血管蒂，渐进性强化。综合上述资料考虑血管源性肿瘤。

四、鉴别诊断

1.**血管瘤** 由畸形增生的血管和扩张的血窦构成。CT 表现为密度尚均匀的软组织肿块，增强后呈明显不均匀强化，动脉期周围呈结节样强化，静脉期逐渐向中心填充强化，瘤内及瘤周一般无成熟、增粗血管影。

2.**胃肠道外间质瘤** 是发生于肠系膜、网膜、腹膜后间隙的原发间叶源性肿瘤，与肠壁及浆膜面无关。多见于 50 岁以上中老年人，男女发病率相近。肿瘤以圆形或卵圆形为主，部分可呈分叶状，边界尚清晰。CT 平扫肿块呈稍低密度，内可见坏死、囊变，钙化少见。增强扫描中度不均匀强化，部分病灶实质部分可见短条状、斑点状肿瘤血管。腹水和淋巴结转移少见。

3.**孤立性纤维瘤** 是间叶组织源性肿瘤，肿瘤边界清晰，大者可见浅分叶。增强动脉期可见多发细小的分支血管，静脉期肿瘤持续性不均匀强化，并可见强化的包膜，随时间延长强化范围扩大，密度逐渐均匀，呈"快进慢出"强化。

> ### 临床证据

1.**术中探查** 上腹部脐与肝之间见一肿物，大小约 6.0cm×7.0cm，表面光滑，有较多血管怒张，未侵犯外膜，但与部分大网膜粘连，其主要供应血管来源于肝圆韧带，未排除恶性病变（图 3-22-2A）。

2.**病理结果**

镜下所见：腹腔肿物界清，内有较丰富的血管，血管周围细胞成片、成巢状排列的上皮样或梭形细胞，细胞呈上皮样、嗜酸性，部分呈透明细胞样（图 3-22-2B）。

免疫组织化学：瘤细胞 SMA（+），HMB45（+），Vimentin 弱（+），余 CK、EMA、S-100、Melan-A、Bcl-2、CD117 均（-），CD34 及 CD31 表达小血管，Ki67index<2%。

结合 HE 形态及免疫组织化学结果，病变符合血管周上皮样细胞肿瘤。

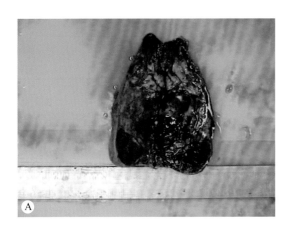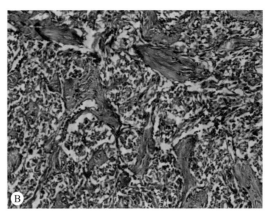

图 3-22-2

病例综述

血管周上皮样细胞肿瘤（perivascular epithelioid cell tumor，PEComa）是在组织学和免疫表型上具有血管周上皮样细胞特征的一组间叶性肿瘤，同时表达黑色素特异性抗体 45（HMB45）和肌源性标志物平滑肌肌动蛋白（SMA），包括肝、肾上皮样血管平滑肌脂肪瘤，肺透明细胞"糖"瘤（CCST），淋巴管平滑肌瘤病（LAM），镰状韧带 / 圆韧带的透明细胞肌黑色素瘤（CCMMT）及其他部位罕见的透明细胞瘤（PEComa-NOS）。可发生在腹腔、腹膜后、内脏器官、女性生殖系统、软组织、骨和皮肤等部位，可分为良性、恶性潜能、恶性肿瘤。好发于中青年女性，无特异临床表现。目前关于肝脏 PEComa 文献报道较多，其他部位多为个案报道。

肝脏 PEComa 常表现为类圆形肿块，通常为单发肿块，亦可多发，瘤体直径多大于 5cm，大部分密度均匀，部分可出现坏死、囊变及脂肪组织。肿块动脉期明显强化，门脉期及延迟期强化程度减低，当肿块内部或边缘出现粗大肿瘤血管，瘤内发现成熟脂肪组织，对本病诊断具有提示意义。肝脏 PEComa 与本病例影像学的共同点有：①肿块血供丰富，增强后明显强化；②肿块内部或边缘可见较多粗大血管。

肾脏 PEComa 包括经典血管平滑肌脂肪瘤、上皮样血管平滑肌脂肪瘤和肾窦淋巴管肌瘤病。一般肿块巨大，内部可见坏死、囊变，少量可见钙化，增强后肿块明显强化，以皮质期明显，呈"快进快出"表现，恶性 PEComa 可侵犯肾周，肾静脉、下腔静脉可出现瘤栓，易误诊为肾透明细胞癌。

女性生殖系统是 PEComa-NOS 好发部位，常发生在子宫、宫颈。影像学表现无特异，术前易误诊为子宫肌瘤。

不同部位的 PEComa 影像表现有差异，但影像学并无特异性征象，最终还需靠病理确诊。

重要提示

腹腔肿块有以下特征：肿块内部可见斑片、条状钙化；肿块明显强化，渐进性、填充型强化模式；肿块边缘血管蒂征。

结合特征性影像征象和临床表现，提示血管源性肿瘤，当肿块内部或边缘出现丰富、粗大的血管时，应考虑到 PEComa 可能。

（尹东旭 林红东 蓝博文）

237

3-23 Gardner 综合征

临床资料

男，24 岁。患者 1 天前无明显诱因出现右侧腹部疼痛，呈持续性隐痛，伴有畏寒、发热，体温最高 40℃，无腹泻、血便，近期体重无减轻。专科检查：右侧腹部可扪及一包块，大小约 12cm×10cm，质硬，边界不清，有压痛，活动度差。肠镜检查提示结肠多发息肉病。患者妹妹因"侵袭性纤维瘤"行七次手术治疗。

实验室检查无明显异常。

影像学资料　（图 3-23-1）

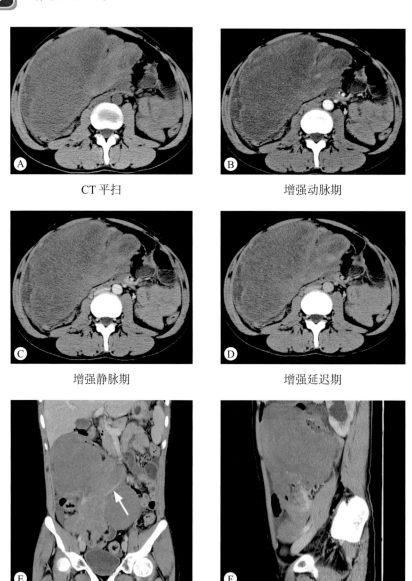

CT 平扫　　　　　　　增强动脉期

增强静脉期　　　　　　增强延迟期

增强冠状位重建　　　　增强矢状位重建

图 3-23-1

238

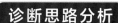
诊断思路分析

一、定位征象

本病例肿块位于中上腹部，肿块巨大，呈分叶状，多发肿块融合，占据右侧腹，需要分析病变来源于腹膜腔还是腹膜后。主要定位征象有：

（1）肿块主体位于右侧腹，降结肠、横结肠、十二指肠受压后移，肿块前方无肠管，提示肿块位于腹腔。

（2）肿块沿着肠系膜生长，包绕肠系膜血管，小肠受压向左侧移位，但未见肠壁增厚及异常强化，未见肠道梗阻征象。

（3）肿块由肠系膜分支供血（图 3-23-1E 白箭）。

综合上述征象，肿块定位于腹膜腔内，肠系膜来源可能性大。

二、定性征象

1. 基本征象　肿块平扫密度低，CT 值约 20～30Hu，瘤体巨大，呈分叶状、多肿块样融合，沿肠系膜生长，包绕肠系膜血管。多期增强显示肿块内部云絮状不均匀强化，呈渐进性、延迟强化。邻近肠管明显受压移位，腹腔见少量液性低密度影，腹膜后未见肿大淋巴结。

2. 特征性征象

（1）平扫密度低，多期增强后呈云絮状、渐进性强化。

（2）肿块沿肠系膜生长，多肿块样融合，包绕肠系膜血管。

（3）肿块内部、边缘可见由肠系膜血管发出的肿瘤血管。

三、综合诊断

青年男性，因"急腹症"行 CT 检查发现右侧腹部巨大肿块，肿块位于腹腔，沿肠系膜生长，多肿块样融合，肿块内部密度较低且不均匀，增强后内部可见多发斑片、片絮状强化，渐进性、延迟强化，肿块包绕系膜血管。结合患者妹妹"侵袭性纤维瘤"手术史，应考虑肠系膜纤维瘤病。

四、鉴别诊断

1. 肠系膜平滑肌瘤　平滑肌瘤包膜完整、呈灰白色，黏液样变明显时可呈胶冻状外观。一些平滑肌瘤细胞间可聚积大量黏液样物质，巨大平滑肌瘤常有退行性改变，瘤体内可见钙化。影像学表现与病灶内成分有关，病灶较大者可出现无强化坏死区，实性部分增强扫描渐进性强化。

2. 胃肠道间质瘤　是胃肠道最常见的间叶源性肿瘤，起源于胃肠道壁的固有肌层。肿瘤多呈圆形或类圆形，少数呈不规则形，良性者直径多小于 5cm，密度均匀，边界清晰，可出现点状、环形或弧形钙化。恶性者多大于 6cm，边界欠清晰，密度不均，中央易出现坏死、囊变及出血。当肿瘤坏死与胃肠道相通时，可出现气液平改变。增强后根据肿瘤大小及坏死程度显示不同程度的强化，较小的肿瘤多呈均匀中度或明显强化，静脉期达峰值。坏死、囊变者常表现为肿瘤周边实性部分明显强化。恶性胃肠道间质瘤可出现腹水或腹腔出血，肝、肺转移等，少数可发生肾上腺及骨转移，淋巴结转移少见。

3. 淋巴瘤　中年男性多见，多为全身淋巴瘤的一部分。一般发生在腹膜后大血管旁或间隙，表现为不规则软组织肿块，密度相对均匀，成串状或团块状生长，肿块较大时可推移、包埋邻近血管。增强后以轻、中度强化为主。腹主动脉和下腔静脉后淋巴结受累可致血管向前移位，呈血管漂浮征。

4. 孤立性纤维瘤　是一种间叶组织源性肿瘤，肿瘤边界清晰，大者可见浅分叶。增强动脉期可见多发细小的分支血管，静脉期持续性不均匀强化，并可见强化的包膜，随时间延长强化范围扩大，密度逐渐均匀，呈"快进慢出"强化。

临床证据

1. 术中探查　右侧腹腔一巨大肿物，大小约 30cm×25cm，质硬，边界欠清，肿物呈分叶状，盘状缠绕大部分回肠、盲肠、升结肠及其系膜，升结肠背侧肿物合并穿孔，肠系膜侧肿物向上侵犯十二指肠降段、水平段交界处，内侧侵犯肠系膜上动静脉左侧第一分支以下肠系膜上动静脉主干，向下侵犯右侧输尿管中段并致近端右侧输尿管扩张，并与右侧髂外动脉紧密粘连（图 3-23-2A）。

2. 病理结果

镜下所见：肿瘤由增生的梭形成纤维细胞和胶原纤维组成，瘤细胞平行状或波浪状排列，可见 1～2 个小核仁，未见核分裂象及肿瘤性坏死，间质灶性黏液变性（图 3-23-2B）。

免疫组织化学：肿瘤细胞 SMA（+），Desmin（−），S-100（−），CD117（−），CD34（−），DOG-1（−），Ki67index（5%+）。

结合 HE 形态及免疫组织化学结果，病变符合（腹腔）肠系膜纤维瘤病。请注意本病例合并肠息肉病。

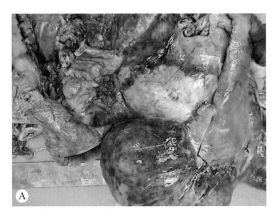 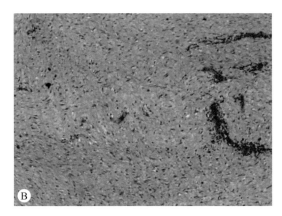

图 3-23-2

病例综述

Gardner 综合征是一种罕见的常染色体显性遗传性疾病，是家族遗传性腺瘤性息肉病的一种亚型，其分子遗传学基础为位于 5q21 的 APC 基因位点突变所致，常表现为结直肠多发息肉，合并骨瘤或硬纤维瘤等肠外表现。诊断标准为结直肠内多发腺瘤性息肉，同时伴有 1 种或以上结肠外病变损害，即可确诊为 Gardner 综合征。结肠外表现包含：①硬纤维瘤，常发生在腹壁、腹腔或腹外；②骨瘤或骨疣，见于头颅、上下颌骨及长骨；③牙齿异常，如阻生齿、隐藏齿、多生齿等；④皮肤肿瘤，如表皮样囊肿、脂肪瘤、皮脂腺囊肿等其他软组织肿瘤。

硬纤维瘤是 Gardner 综合征最常见的肠外表现，又称侵袭性纤维瘤病或韧带样纤维瘤，是一种以成纤维细胞异常增生为特征的间叶组织肿瘤，组织学由增生的梭形细胞（成纤维细胞和肌纤维细胞）和细胞间大量胶原纤维组成。好发于腹壁、腹盆腔内，发生在肠系膜尤为多见，中青年女性多见，呈浸润性或膨胀性生长，术后局部易复发，但不发生转移。Gardner 综合征肠系膜纤维瘤病的临床及影像特点主要包括：

（1）肿块通常较大，常单发或多发，呈卵圆形或不规则，部分为浸润性生长，易侵犯周围组织，可引起肠梗阻、输尿管梗阻。

（2）平扫密度不均匀，部分可出现黏液样变性，钙化、出血少见。

（3）由于肿块富含纤维组织及胶原纤维，肿块呈轻、中度不均匀强化，渐进性、延迟强化，肿块通常包绕肠系膜血管。

（4）不出现病理性腹腔积液及远处转移征象。

重要提示

本病例诊断核心点：腹腔肿块巨大，呈分叶状、结节状，包绕肠系膜；肿块不均匀强化，呈渐进性、片絮状强化，以肿块边缘明显；肿块内见粗大肿瘤血管；患者有大肠多发息肉及亲属有家族性纤维瘤病病史。结合特征性影像征象和临床表现，应考虑到肠系膜硬纤维瘤病，Gardner 综合征。

（李汉彬　林红东　代海洋）

3-24　腹膜后去分化脂肪肉瘤

临床资料

男，61 岁。阵发性腹痛半个月，无腹胀、腹泻，无黏液血便、黑便，近期无体重下降。体格检查：右下腹可触及一包块，质硬，无活动，有轻压痛。

实验室检查：铁蛋白 >2000.00μg/L（↑），血沉 72mm/h（↑）；余实验室检查结果无明显异常。

影像学资料　（图 3-24-1）

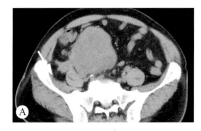
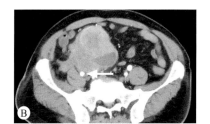
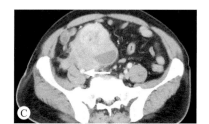

CT 平扫　　　　　　　增强动脉期　　　　　　　增强静脉期

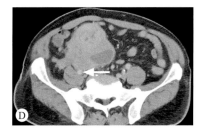
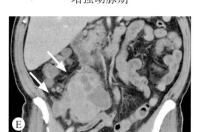
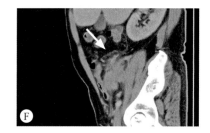

增强延迟期　　　　　增强冠状位重建　　　　　增强矢状位重建

图 3-24-1

诊断思路分析

一、定位征象

本病例肿块位于右下腹部，肿块较大，邻近肠管、肠系膜受压前移，首先需要鉴别肿块位于腹腔还是腹膜后。主要定位征象有：

（1）肿块邻近后腹膜线向前移位（图 3-24-1E、F 白箭），肠系膜血管受推前移。

（2）肿块紧贴右侧腰大肌且受压变形（图3-24-1B、C白箭）；邻近右侧髂外动脉受压且分界不清。

（3）肿块后方无肠管。

综合上述征象，肿块定位于腹膜后，组织来源可能是间叶组织、神经、淋巴组织等。

二、定性征象

1. 基本征象 CT平扫以实性成分为主，密度不均匀，内见斑片状不规则低密度影，肿块外缘可见不规则脂肪团块影，三期增强后实性肿块不均匀强化，大部分区域呈渐进性强化，局部区域静脉期、延迟期强化程度减退，实性肿块内见多发坏死无强化区，脂肪团块未见强化。肿块与右侧腰大肌、髂外动脉分界不清（图3-24-1C、D白箭）。

2. 特征性征象

（1）肿块外边缘见混杂成熟脂肪团块影，增强无强化。

（2）肿块以实性成分为主，内见较多坏死囊变区，边界分叶状，部分边界不清，与右髂外动脉分界不清，邻近右腰大肌受压。

（3）肿块前方的后腹膜受压前移且增厚。

三、综合诊断

中老年男性患者，因腹痛入院，实验室检查无明显异常。影像学检查发现右下腹膜后巨大肿块，肿块呈分叶状，局部分界不清，血供较丰富，可见坏死囊变区，肿块外缘见混杂脂肪团块。综合上述资料，考虑为右下腹膜后脂肪源性恶性肿瘤，脂肪肉瘤可能性大。

四、鉴别诊断

1. 神经鞘瘤 起源于神经鞘膜施万细胞，表现为实性或囊实性肿块，肿瘤边界清晰光整，易出现坏死和囊变，增强后实性部分轻、中度不均匀强化，一般无脂肪成分。

2. 平滑肌肉瘤 多起源于腹膜后平滑肌组织或腹膜后大静脉管壁，为腹膜后第二常见肉瘤（约占28%）。平滑肌肉瘤最常见生长方式为完全血管外生长，少数肿瘤呈血管外和血管内同时受累，完全血管内生长（常发生于下腔静脉）罕见。影像上通常表现为较大的边界不清的软组织肿块，内部可见坏死、出血或囊变区，钙化少见。平滑肌肉瘤大多血供丰富，增强后呈持续渐进性强化，动脉期病灶内多可见粗细不等的迂曲血管。易累及周围组织及血管，形成血管内癌栓。常见血行转移，淋巴结转移少见。

3. 胃肠道外间质瘤 是发生于肠系膜、网膜、腹膜后间隙的原发间叶源性肿瘤，与肠壁及浆膜面无关。多见于50岁以上中老年人，男女发病率相近。肿瘤以圆形或卵圆形为主，部分可呈分叶状，边界尚清晰。CT平扫肿块呈稍低密度，内可见坏死、囊变，钙化少见。增强扫描中度不均匀强化，部分病灶实质部分可见短条状、斑点状肿瘤血管。腹水和淋巴结转移少见。

4. 腹膜后淋巴瘤 中年男性多见，多为全身淋巴瘤的一部分。一般发生在腹膜后大血管旁或间隙，表现为不规则软组织肿块，密度相对均匀，成串状或团块状生长，肿块较大时可推移、包埋邻近血管。增强后以轻、中度强化为主。腹主动脉和下腔静脉后淋巴结受累可致血管向前移位，呈血管漂浮征。

临床证据

1. 术中探查 右中上腹绕脐正中切口，右侧腹膜后见一巨大肿物，大小约15cm×12cm，质韧，与十二指肠降段、下腔静脉、右髂动脉及右肾关系密切。送冰冻病理示恶性间叶组织源性恶性肿瘤（图3-24-2A）。

2.病理结果

镜下所见：肿瘤外周部分有分化型脂肪肉瘤改变，大部分区域肿瘤细胞异型性明显，核分裂象易见，伴间质大量炎症细胞浸润（图3-24-2B）。

免疫组织化学：Vim（＋），CD68（＋），S100局灶（＋），SMA局灶（＋），MyoD1（－），Des（－），Lys（－），CD117（－），DOG-1（－），CD34（－），Ki67index（50%+）。

结合HE形态及免疫组织化学结果，病变符合去分化脂肪肉瘤。

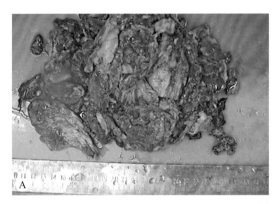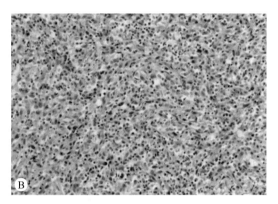

图 3-24-2

病例综述

脂肪肉瘤是一种恶性脂肪组织肿瘤，约占所有软组织肿瘤15%。其中10%～15%的脂肪肉瘤起源于腹膜后间隙，是最常见的原发性腹膜后肿瘤。肿瘤较小时无症状，较大时可表现为腹痛、腹胀、腹部包块及压迫症状等。根据组织学分型，脂肪肉瘤可分为高分化脂肪肉瘤、黏液型脂肪肉瘤、多形性脂肪肉瘤、去分化脂肪肉瘤（dedifferentiated liposarcoma，DDLPS）和多形性黏液样脂肪肉瘤。其中DDLPS恶性程度较高，是指在低度恶性的高分化脂肪肉瘤中出现分化差的非脂肪源性肉瘤成分。

1.DDLPS的典型影像学表现：

（1）脂肪样成分中出现等于或高于肌肉密度的肿块，病变中可出现钙化或骨化。增强扫描早期不均匀强化，延迟扫描明显均匀或不均匀强化。

（2）非脂肪性成分的MRI信号不均匀，增强扫描肿块中分化良好的成分轻微强化，非脂肪成分显著强化。

2.DDLPS的不典型影像学表现：

（1）肿块内无脂肪成分，且囊内低密度成分非坏死组织，影像学表现与黏液型脂肪肉瘤相似。

（2）CT平扫呈均匀"囊状"肿块，边界清楚，肿块密度根据肿瘤细胞分化程度、黏液及纤维组织成分不同而密度各异，病变实性成分较多则密度较高。

（3）MRI上T₁WI大部分呈等、低信号，通常不显示脂肪信号，可见散在较高信号区，T₂WI呈明显高信号，内见小叶状纤维分隔。

重要提示

本病例诊断核心点：根据肿块与邻近结构的关系（后腹膜、肠系膜受压前移）可以判断肿块为腹膜后占位。实性肿块边缘可见成熟脂肪成分，为本病例最重要征象，再结合肿块形态、密度、强化方式及周围组织受侵征象，提示脂肪源性恶性肿瘤，应考虑到DDLPS。

（李翊葵　林红东　蓝博文）

3-25 腹膜后横纹肌肉瘤

临床资料

男，67 岁，右侧腰痛、发热 3 天，血尿 2 天。患者 3 天前无明显诱因出现右侧腰痛，呈持续性隐痛，阵发性加重，伴畏寒、寒战，无恶心、呕吐、腹痛、腹泻、黏液血便。2 天前出现洗肉水样肉眼血尿，伴有尿频、尿急，无皮肤巩膜黄染。

实验室检查：铁蛋白升高，CEA、AFP 正常。

影像学资料 （图 3-25-1）

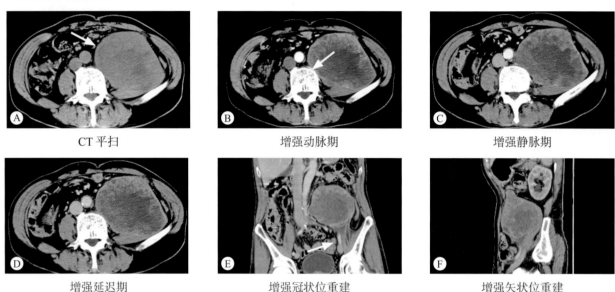

A CT 平扫	B 增强动脉期	C 增强静脉期
D 增强延迟期	E 增强冠状位重建	F 增强矢状位重建

图 3-25-1

诊断思路分析

一、定位征象

左侧腹部巨大肿块，位于脊柱左前方，大部分边缘清晰，肠系膜及肠管结构呈受推压改变（图 3-25-1A 白箭）。肿块局部与左侧腰大肌、髂腰肌分界不清，局部肌束杯口样受压。腹主动脉分支向后走行并向肿块边缘供血（图 3-25-1B 白箭），左侧髂血管受压向前移位。综上考虑肿块定位于腹膜后，来源于左侧腰大肌及髂腰肌可能。

二、定性征象

1.基本征象　CT 平扫显示类圆形肿块，瘤体巨大，密度不均匀，边界尚清晰，左侧腰大肌明显受压变形，肿块突向腹腔，邻近肠管受压移位。增强后显著不均匀强化，内见大片无强化坏死区。腹膜后未见肿大淋巴结。

2.特征性征象

（1）瘤体巨大，密度不均匀，肿瘤内部坏死及囊变明显。

（2）实性成分强化明显，腹膜后血管及分支受包绕或推压。

（3）肿瘤与左腰大肌分界不清，局部密度增高，腰大肌间隙脂肪消失。

三、综合诊断

老年男性患者，右侧腰痛、发热3天，血尿2天，肿瘤指标无异常。CT显示左侧腹膜后巨大肿块，增强后明显不均匀强化，肿瘤内部坏死明显，左腰大肌受压并分界不清。综合上述资料，考虑来源于左侧腹膜后的恶性肿瘤。

四、鉴别诊断

1.腹膜后脂肪肉瘤　多位于腹膜后，是腹膜后最常见的恶性肿瘤。好发于40~70岁中老年人，男性多见。CT表现可呈囊样分隔状改变，边缘清楚，也可为低密度团块，内部可有较厚的分隔。部分有脂肪密度或信号，增强呈轻度不均匀强化。分化程度影响CT表现，分化程度越差，越不均匀，边界越不清楚，强化越明显。部分肿瘤内部可观察到成熟脂肪组织，钙化少见。

2.平滑肌肉瘤　起源于腹膜后平滑肌组织或腹膜后大静脉管壁，为腹膜后第二常见肉瘤（约占28%）。平滑肌肉瘤最常见生长方式为完全血管外生长，少数肿瘤呈血管外和血管内同时受累，完全血管内生长（常发生于下腔静脉）罕见。影像上通常表现为较大的边界不清的软组织肿块，内部可见坏死、出血或囊变区，钙化少见。平滑肌肉瘤大多血供丰富，增强后呈持续渐进性强化，动脉期病灶内多可见粗细不等的迂曲血管。易累及周围组织及血管，形成血管内癌栓。常见血行转移，淋巴结转移少见。

3.神经鞘瘤　起源于神经鞘膜施万细胞，表现为实性或囊实性肿块，肿瘤边界清晰光整，无对周围组织侵犯表现，易出现坏死和囊变，增强后轻、中度不均性强化。

临床证据

镜下所见：梭形细胞肿瘤，送检组织见大片状凝固性坏死及小灶梭形异型性细胞，核分裂象易见。

免疫组织化学：肿瘤细胞CK（-），Desmin（+），SMA灶性（+），CD99（+），CD34（-），LCA（-），S-100（-），P504S（-），Ki67index（80%+）。

结合HE形态及免疫组织化学，病变符合梭形细胞间叶源性恶性肿瘤，符合横纹肌肉瘤，伴大片坏死。

病例综述

横纹肌肉瘤（rhabdomyosarcoma，RMS）起源于横纹肌细胞或向横纹肌细胞分化的间叶细胞，是儿童最常见的软组织肉瘤，成人中罕见，好发头部、颈部、泌尿生殖道及腹膜后。WHO（2020）软组织肿瘤分类中包括胚胎性RMS、腺泡状RMS、多形性RMS和梭形细胞RMS。其中，胚胎性RMS多发于8岁前儿童（平均年龄为6岁），腺泡状RMS常见于青春期男性（平均年龄为12岁），多形性RMS常见于成人，梭形细胞RMS常见于儿童和青少年。腹膜后RMS罕见，临床表现无特异性，包括活动度低的腹部肿块、消瘦、乏力等。腹膜后RMS的影像特点主要包括：

（1）肿块常为类圆形，也可表现为不规则形，平扫密度与骨骼肌相等或稍低，边界清晰，当肿瘤侵犯周围组织时，可出现边界不清。

（2）增强扫描瘤体较小时呈明显均匀强化，肿瘤较大时坏死较明显，呈不均匀、延迟强化，周围可见肿瘤血管。

（3）腹膜后淋巴结转移常见；肺是远处转移最常见的部位。

重要提示

本病例诊断核心点：肿块位于左侧腰大肌，相应肌束杯口样受压；肿块巨大，内部坏死明显；肿块与左侧腰大肌分界不清，腰大肌间隙脂肪消失。

结合特征性影像征象和临床表现，提示左侧腰大肌间叶源性恶性肿瘤，应考虑到成人 RMS。

（曾祥灵　林红东　蓝博文）

3-26　腹膜后平滑肌肉瘤

临床资料

女，71 岁，反复出现上腹部隐痛不适 5 个月。患者起病以来食欲一般，少量进食后易有饱胀感，伴嗳气、腹胀不适，自觉走动后症状缓解。无恶心、呕吐，无吞咽困难，无腹泻，无血便、呕血。既往因"子宫肌瘤"行全子宫及双侧附件切除术。

实验室检查无明显异常。

影像学资料 （图 3-26-1）

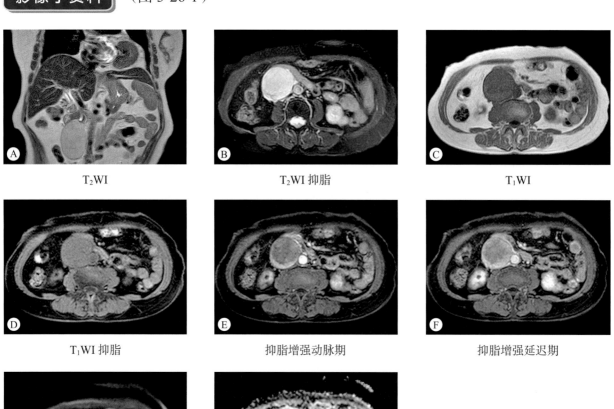

T₂WI	T₂WI 抑脂	T₁WI
T₁WI 抑脂	抑脂增强动脉期	抑脂增强延迟期

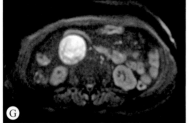

DWI（b=800s/mm²）　　　　ADC

图 3-26-1

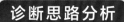 诊断思路分析

一、定位征象

本病例肿块位于右中上腹部,腹主动脉右侧旁,需要分析病变来源于腹腔还是腹膜后。主要定位征象有:

(1)肿块与腹主动脉、右侧腰大肌关系密切,下腔静脉受压后移、变扁。

(2)十二指肠降段、水平段及胰头受推移向前方移位。

(3)下腔静脉结构显示不清。

综上所述,考虑肿块定位于腹膜后,起源于下腔静脉区可能。

二、定性征象

1. 基本征象 肿块呈卵圆形,边缘光整,与邻近肌肉相比,T_1WI 呈等信号,T_2WI 呈高信号,脂肪抑制序列未见明确脂肪成分,DWI 示弥散受限。增强扫描动脉期肿块以边缘强化为主,延迟期造影剂向中心填充,整体为渐进性中等强化。腹膜后未见肿大淋巴结。

2. 特征性征象

(1)腹膜后实性肿块,弥散受限提示恶性可能性大。

(2)增强肿块为渐进性中等强化,强化不均匀,边缘局灶坏死。

三、综合诊断

老年女性,上腹隐痛不适来诊,实验室检查无明显异常。影像学检查发现右中上腹肿块,定位为腹膜后病变,肿块无直接来源于实质脏器征象,增强后呈渐进性中度不均匀强化,弥散受限。综合上述资料考虑为腹膜后恶性肿瘤。

四、鉴别诊断

1. 腹膜后脂肪肉瘤 多位于腹膜后,是腹膜后最常见的恶性肿瘤。好发于 40～70 岁中老年人,男性多见。CT 表现可呈囊样分隔状改变,边缘清楚,也可为低密度团块,内部可有较厚的分隔。部分有脂肪密度或信号,增强呈轻度不均匀强化。分化程度影响 CT 表现,分化程度越差,越不均匀,边界越不清楚,强化越明显。部分肿瘤内部可观察到成熟脂肪组织,钙化少见。

2. 淋巴瘤 中年男性多见,多为全身淋巴瘤的一部分。一般发生在腹膜后大血管旁或间隙,表现为不规则软组织肿块,密度相对均匀,成串状或团块状生长,肿块较大时可推移、包埋邻近血管。增强后以轻、中度强化为主。腹主动脉和下腔静脉后淋巴结受累可致血管向前移位,呈血管漂浮征。

3. 腹膜后横纹肌肉瘤 肿块常为类圆形或不规则形,平扫密度与骨骼肌相等或稍低,边界清晰,当肿瘤侵犯周围组织时,可出现边界不清。瘤体较小时强化明显且相对均匀,瘤较大,坏死较明显,不均匀、延迟强化,呈环状或类球形改变,周围可见肿瘤血管。常见腹膜后淋巴结转移和远处转移。

4. 副神经节瘤 多为囊实性,且血供丰富,动脉期实性部分为较明显强化;有分泌功能者临床症状典型。

5. 神经鞘瘤 起源于神经鞘膜施万细胞,表现为实性或囊实性肿块,肿瘤边界清晰光整,无对周围组织侵犯表现,易出现坏死和囊变,增强后轻、中度不均性强化。

临床证据

1. 术中探查　取中上腹绕脐正中切口，下腔静脉前方见一大小约 8cm×7cm 的肿物，色泽灰黄，质韧，表面可见滋养血管，肿物相对固定，包膜完整，决定行腹膜后肿瘤切除术。于 Toldt 筋膜浅面将右半结肠向中线翻离，解剖显露右侧输尿管、生殖血管及十二指肠，避免损伤下腔静脉，结扎肿瘤滋养血管，完整切除肿瘤（图 3-26-2A）。

2. 病理结果

镜下所见：镜下见肿瘤梭形，核质比大，见不同程度的核异型和核分裂（图 3-26-2B）。

免疫组织化学：CK 部分（+），Vim（+），EMA（-），S-100（-），CD34（-），Actin（+），Calponin（-），ER（-），PR（-），SMA（+），CD10（+），HMB45（-），Melan-A（-）。

结合 HE 形态和免疫组织化学及特殊染色结果，病变符合平滑肌肉瘤。

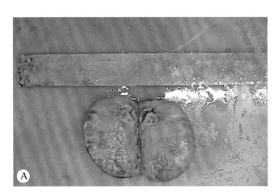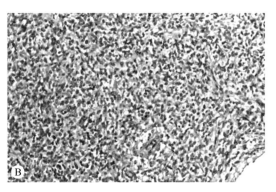

图 3-26-2

病例综述

原发性腹膜后平滑肌肉瘤（primary retroperitoneal leiomyosarcoma，PRLS）是较为少见的原发性腹膜后肿瘤，占腹膜后恶性肿瘤的第三位。本病可发生于腹、盆腔腹膜后任何部位，中老年好发，女性略多于男性。肿瘤起源于腹膜后平滑肌组织，包括血管平滑肌、腹膜后潜在间隙平滑肌、胚胎残留平滑肌等，以下腔静脉区最为好发。其生长方式包括完全在血管外生长（62%）、完全在血管内生长（5%）及同时在血管内外生长（33%）。腹膜后平滑肌肉瘤生长迅速，但肿瘤引起的临床症状发生较晚。大多数患者以首发症状腹痛、腹部不适就诊或在体检时偶然发现。PRLS 的影像特点为：

（1）腹膜后较大分叶状软组织肿块，实性为主，密度多不均匀，可见囊变、坏死区，钙化少见。

（2）增强扫描肿块不均匀强化，早期边缘强化，强化区与低强化区散在相间，动态增强呈渐进性、持续延迟性强化。侧支循环多见。

（3）容易侵犯腹膜后血管是较有特征的生物学行为，特别是下腔静脉、肾静脉，并且与血管关系密切，或侵犯血管。

重要提示

本病例诊断核心点：腹膜后卵圆形肿块，与下腔静脉关系密切；DWI 提示弥散受限；增强呈渐进性、不均匀强化。

结合特征性影像征象和临床表现，应考虑到平滑肌肉瘤可能。

（李翊葵　林红东　代海洋）

3-27 腹膜后副神经节瘤

临床资料

男，68岁，发现腹部包块2天。患者于2天前无明显诱因出现恶心、呕吐，呕吐物为非咖啡样胃内容物，伴持续性腹痛，活动时明显。否认高血压、肝炎史。专科检查：左侧腹部扪及巨大包块，大小约20cm×15cm，有压痛，无反跳痛。

实验室检查：癌胚抗原8.95μg/L（↑），铁蛋白1086.00μg/L（↑）。

影像学资料 （图3-27-1）

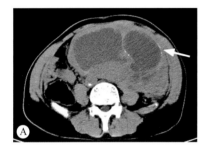

CT平扫

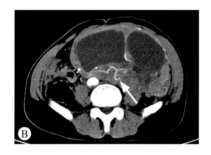

增强动脉期

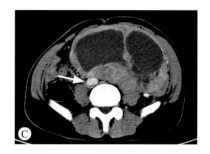

增强静脉期

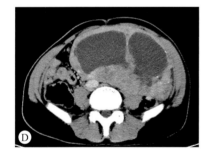

增强延迟期

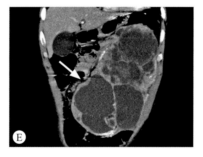

增强冠状位重建

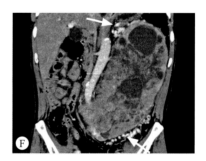

增强冠状位重建

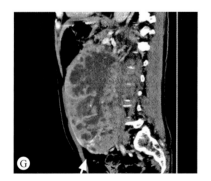

增强矢状位重建

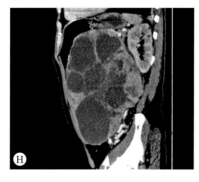

增强矢状位重建

图3-27-1

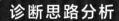

诊断思路分析

一、定位征象

本病变肿块体积巨大，占据左侧腹部，周围肠管受压向两侧移位，肿块后方紧贴左侧腰大肌，需要分析病变来源于腹腔还是腹膜后。主要定位征象有：

（1）腹主动脉受推移，向右侧移位（图3-27-1C白箭），肿块主要由腹主动脉及肠系膜下动脉供血。

（2）肿块紧贴左侧腰大肌，左侧腰大肌受压变形，向后、向内移位。

（3）肠管受推挤向两侧移位，肠系膜向右侧移位，未见肠梗阻。

综合上述影像表现，考虑肿瘤起源于腹膜后。

二、定性征象

1.基本征象　CT平扫显示肿块呈卵圆形，体积巨大，边界清晰，密度不均匀，内见多发大小不等囊状低密度区，呈蜂窝状改变，实性区域见斑点状、线样钙化。增强动脉期肿块边缘及内部见多发迂曲增粗血管影，多期增强后实性部分呈不均匀、渐进性强化，局部区域明显强化，囊变区域未见强化。邻近结构受压移位，未见明确受侵征象，腹膜后未见肿大淋巴结。

2.特征性征象

（1）肿块巨大，内部坏死、囊变明显，呈蜂窝状改变。

（2）肿块实性部分强化明显，其内部、边缘可见迂曲增粗血管影，提示肿块血供丰富。

（3）肿块内散在斑点状钙化。

三、综合诊断

老年男性患者，因恶心、呕吐入院，实验室检查癌胚抗原轻度升高。影像学检查发现腹部巨大占位性病变，定位为腹膜后病变。肿物坏死囊变明显，实性部分明显强化，无明显周围侵犯征象。综合上述资料考虑为腹膜后占位，倾向于神经性肿瘤，副神经节瘤可能性大。

四、鉴别诊断

1.腹膜后脂肪肉瘤　多位于腹膜后，是腹膜后最常见的恶性肿瘤。好发于40～70岁中老年人，男性多见。CT表现可呈囊样分隔状改变，边缘清楚，也可为可低密度团块，内部可有较厚的分隔。部分有脂肪密度或信号，增强呈轻度不均匀强化。分化程度影响CT表现，分化程度越差，越不均匀，边界越不清楚，强化越明显。部分肿瘤内部可观察到成熟脂肪组织，钙化少见。

2.平滑肌肉瘤　起源于腹膜后平滑肌组织或腹膜后大静脉管壁，为腹膜后第二常见肉瘤（约占28%）。平滑肌肉瘤最常见生长方式为完全血管外生长，少数肿瘤呈血管外和血管内同时受累，完全血管内生长（常发生于下腔静脉）罕见。影像上通常表现为较大的边界不清的软组织肿块，内部可见坏死、出血或囊变区，钙化少见。平滑肌肉瘤大多血供丰富，增强后呈持续渐进性强化，动脉期病灶内多可见粗细不等的迂曲血管。易累及周围组织及血管，形成血管内癌栓。常见血行转移，淋巴结转移少见。

3.神经鞘瘤　起源于神经鞘膜施万细胞，表现为实性或囊实性肿块，肿瘤边界清晰光整，易出现坏死和囊变，增强后实性部分轻、中度不均匀强化。增强扫描神经鞘瘤强化程度较副神经节瘤低，瘤内及瘤周很少出现迂曲增粗血管。

4.神经纤维瘤 起源于神经成纤维细胞，可发生于全身任何部位的神经干或神经根。肿瘤无包膜，可囊变、黏液变、坏死。CT表现为在椎管内外呈"哑铃状"生长，局部骨质膨胀性或压迫性改变，肿瘤呈软组织密度，低且均匀。MRI表现为T_1WI高于肌肉信号，T_2WI为高信号，信号不均匀，常合并囊变、坏死。

临床证据

1.术中探查 剖腹探查，左半结肠系膜后方一肿物，与空肠及侧腹壁粘连，肿物表面光滑，质韧，活动度尚可，包膜完整，试行分离后可切除。术中冰冻切片考虑副神经节瘤（图3-27-2A）。

2.病理结果

镜下所见：胞质丰富的肿瘤细胞呈巢团或片状分布，部分核呈不规则形，间质血管丰富（图3-27-2B）。

免疫组织化学：Vim（+），CD34（+CD），CD56（+），CgA（+），Ki67index（2%+），Syn（+），S-100显示支持细胞（+），CK（－）。

结合HE形态及免疫组织化学结果，病变符合副神经节瘤，伴局灶坏死、变性、出血。

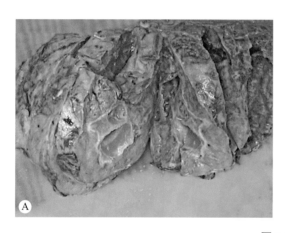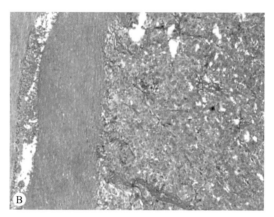

图 3-27-2

病例综述

副神经节瘤是一类起源于肾上腺外神经嵴细胞的神经内分泌肿瘤，占腹膜后肿瘤的1%~3%，好发年龄30~50岁，男女比例约1.3∶1。神经嵴细胞在胚胎发育过程中会经过广泛迁移，在腹部除肾上腺外，主要位于腹膜后、主动脉旁及肠系膜根部，这是腹部副神经节瘤常好发于人体中线主动脉周围或肠系膜区的解剖基础。根据其功能活性可分为：①非功能性副神经节瘤，此类肿瘤不分泌儿茶酚胺或分泌儿茶酚胺较少，于瘤体内代谢完成，临床症状不明显，常因肿瘤过大引起腹部不适而发现。②功能性副神经节瘤，可分泌儿茶酚胺，亦称异位嗜铬细胞瘤，临床有心悸、头痛、头晕、持续性或阵发性高血压等症状，实验室检查儿茶酚胺或其代谢物水平升高。腹膜后副神经节瘤的影像特点主要包括：

（1）副神经节瘤多发于腹主动脉两侧，以双肾水平最多。

（2）肿瘤内部易发生囊变、坏死，通常为囊实性肿块，有研究认为肿瘤中央及边缘区同时发生坏死，坏死形态呈破网状是其特征性表现。

（3）肿瘤血供丰富，动脉期实性部分明显强化，静脉期进一步持续强化或减退，延迟期强化减退。

（4）肿瘤内部、边缘见迂曲增粗血管影，对本病具有提示意义。

（5）瘤体多大于7cm，形态欠规则，边缘模糊，邻近血管受侵，提示恶性。

重要提示

　　本病例诊断核心点：腹膜后副主动脉旁肿物，瘤体巨大；肿块内见多发囊变，呈蜂窝状，实性部分强化明显，提示肿块血供丰富，肿块内部、边缘见迂曲血管影。

　　结合相关影像征象和临床表现，应考虑到腹膜后副神经节瘤。

（李翊葵　林红东　蓝博文）

3-28 腹膜后神经鞘瘤

临床资料

　　男，56岁。患者半年前无明显诱因出现下腹部胀痛不适，间中排肉眼血尿，伴血块，无明显腹胀，无黏液脓血便，无大便习惯改变，近3个月体重下降10kg。专科检查：下腹部局部膨隆，可扪及一大小约10cm×20cm包块，轻压痛，无反跳痛，直肠指检无明显异常。

　　实验室检查无明显异常。

影像学资料 （图3-28-1）

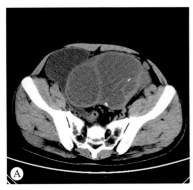

CT 平扫

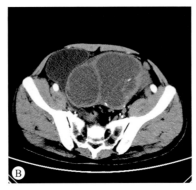

增强动脉期

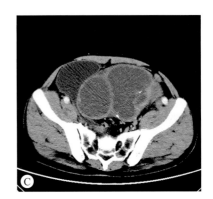

增强门脉期

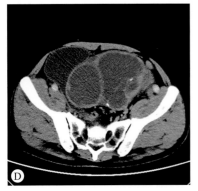

增强延迟期

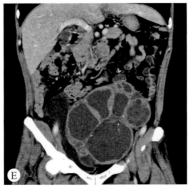

增强冠状位重建

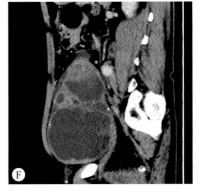

增强矢状位重建

图 3-28-1

诊断思路分析

一、定位征象

本病例肿块较大，位于左下腹，跨越下腹及盆腔，需要分析病变来源于腹膜腔还是腹膜后。主要定位征象有：

（1）各方位 CT 图像显示肿块位于乙状结肠等盆腔间位器官前侧方，膀胱左缘明显受推压塌陷，膀胱壁清晰并无明显侵犯征象。

（2）肿块与髂血管、腹膜后神经粘连紧密。

综合上述征象，肿块定位于盆腔，来源于腹膜后间隙可能性大。

二、定性征象

1. 基本征象　CT 平扫显示病灶呈囊实性，肿瘤体积较大，边界清晰，包膜完整，内散在斑点状钙化，增强扫描软组织成分呈轻、中度强化。

2. 特征性征象

（1）肿块较大，低密度无强化区呈散在分布，提示为肿瘤内囊变而非坏死。

（2）肿块内部见多发钙化灶。

三、综合诊断

中年男性患者，下腹部胀痛不适伴肉眼血尿来诊。影像学检查发现下腹部及盆腔巨大占位性病变，定位为腹膜后占位。肿块呈囊实性，边界清晰，包膜完整，增强后实性部分呈轻、中度强化，无明显转移及周围侵犯征象。综合上述资料考虑为腹膜后占位，神经鞘瘤可能性大。

四、鉴别诊断

1. 腹膜后副神经节瘤　好发于 30～50 岁患者，无明显性别差异，多为功能性肿瘤；占腹膜后肿瘤的 1%～3%，可发生于腹膜后任何部位，好发于肾动脉至腹主动脉分叉水平的主动脉旁区域，最常见于 Zuckerkandl 体，即肠系膜下动脉起始处与腹主动脉分叉之间。良性肿瘤体积常较小，密度均匀。较大的肿瘤呈椭圆形或分叶状边界清楚的软组织肿块，常伴坏死和出血，有时可见出血所致的液 - 液平面。副神经节瘤为富血供肿瘤，增强后明显强化，动脉期显著，肿块周围或实性成分内可见迂曲增粗的肿瘤血管。少数因肿瘤内大量出血或坏死呈低强化或无强化。钙化较常见，发生率约为 15%。肿瘤 T_1WI 上呈等或低信号，内部出血区呈高信号；T_2WI 上信号不均匀，可呈显著高信号。表观扩散系数相对于神经鞘瘤和颈部副神经节瘤更高。

2. 神经纤维瘤　起源于神经成纤维细胞，可发生于全身任何部位的神经干或神经根。肿瘤无包膜，可囊变、黏液变、坏死。CT 表现为在椎管内外呈"哑铃状"生长，局部骨质膨胀性或压迫性改变，肿瘤呈软组织密度，低且均匀。MRI 表现为 T_1WI 高于肌肉信号，T_2WI 为高信号，信号不均匀，常合并囊变、坏死。

3. 腹膜后脂肪肉瘤　是腹膜后最常见的恶性肿瘤。好发于 40～70 岁中老年人，男性多见。CT 表现可呈囊样分隔状改变，边缘清楚，也可为低密度团块，内部可有较厚的分隔。部分有脂肪密度或信号，增强呈轻度不均匀强化。分化程度影响 CT 表现，分化程度越差，越不均匀，边界越不清楚，强化越明显。部分肿瘤内部可观察到成熟脂肪组织，钙化少见。

4.平滑肌肉瘤 起源于腹膜后平滑肌组织或腹膜后大静脉管壁,为腹膜后第二常见的肉瘤(约占28%)。平滑肌肉瘤最常见生长方式为完全血管外生长,少数肿瘤呈血管外和血管内同时受累,完全血管内生长(常发生于下腔静脉)罕见。影像上通常表现为较大的边界不清的软组织肿块,内部可见坏死、出血或囊变区,钙化少见。平滑肌肉瘤大多血供丰富,增强后呈持续渐进性强化,动脉期病灶内多可见粗细不等的迂曲血管。易累及周围组织及血管,形成血管内癌栓。常见血行转移,淋巴结转移少见。

临床证据

1.术中探查 探查腹腔,术中见腹膜后有一肿物,大小约 18cm×17cm,表面不光滑,周围与小肠、降结肠粘连,可分离,予钝性分离后探查,基底部与髂血管、腹膜后神经粘连紧密,予钝、锐性相结合分离,分离结扎肿瘤滋养血管,完整切除腹膜后肿物(图 3-28-2A)。

2.病理结果

镜下所见:腹膜后肿物符合神经鞘瘤(图 3-28-2B)。

免疫组织化学:肿瘤细胞 CD117(-),CD34(-),Desmin(弱+),DOG-1(-),EMA(弱+),S-100(+),SMA(-),Vim(+),Ki67index 约 5%。

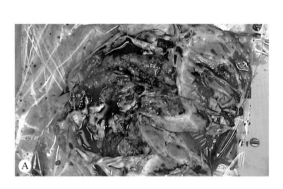
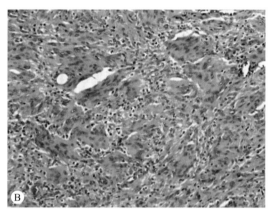

图 3-28-2

病例综述

腹膜后神经鞘瘤(retroperitoneal schwannoma)起源于神经外胚层的施万细胞,好发于女性,占所有腹膜后肿瘤的 0.5%～1.2%。腹膜后神经源性肿瘤是腹膜后第二常见的肿瘤。按组织来源主要分为三类,即神经鞘及神经束衣、交感神经节和副神经节源性肿瘤。成人多为良性肿瘤,其中以神经鞘源性肿瘤为主,其次为副神经节源性肿瘤,两者约占 93.5%。神经鞘源性肿瘤好发于肾上腺区、脊柱旁及骶前间隙。

神经鞘瘤由小细胞病变(Antoni A 区)和松散的、具有微囊间隙的黏液样病变(Antoni B 区)组成。肿瘤中心血供不足,故常继发囊变、钙化、出血和透明样变等改变。MRI 显示 T_1WI 为低信号,T_2WI 为不均匀高信号。"靶征"是神经鞘肿瘤的 MRI 特征表现之一,在 T_2WI 上表现为中心稍低信号,周围高信号。靶心区含大量的紧密排列的细胞成分及一些纤维组织、脂肪组织,而靶缘区为结构较疏松的黏液样基质。而神经纤维瘤多为实质肿块,囊变区较少见,且较易恶变,尤见于多发神经纤维瘤病。

重要提示

本病例诊断核心点：腹膜后占位，呈多房囊实性改变，内见斑点状钙化。肿块边界清晰，包膜完整，增强实性成分轻、中度强化，应考虑腹膜后神经鞘瘤诊断。

（曾祥灵　林红东　蓝博文）

3-29　盆腔孤立性纤维瘤

临床资料

女，36岁，意外发现盆腔包块1年。患者于1年前产检时意外发现盆腔一包块，质软，无压痛，边界不清，活动度可。发病以来无畏寒、发热，无恶心、呕吐，无腹痛、腹胀，无便血、黑便，近期体重无明显下降。

实验室检查无明显异常。

影像学资料　（图 3-29-1）

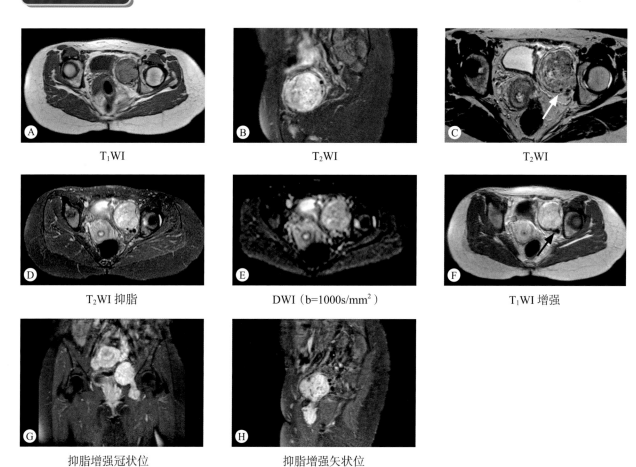

图 3-29-1

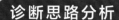

诊断思路分析

一、定位征象

本病例肿块位于盆腔左侧髂血管旁，病灶下缘越过闭孔达闭孔外肌前方，与子宫、左侧卵巢分界清晰，排除子宫、附件来源，倾向来源于盆腔间叶组织。

二、定性征象

1. 基本征象 MRI 显示肿块呈"哑铃状"，边界清晰，沿着闭孔突向盆腔外生长。与肌肉信号相比，肿块 T_1WI 呈等、稍低信号，T_2WI 呈稍高信号，信号欠均匀，内见条状 T_2WI 低信号。肿块见 T_2WI 低信号包膜，肿瘤内部、边缘可见流空血管影；增强后呈明显强化。

2. 特征性征象

（1）肿瘤呈"哑铃状"，实性肿块，边缘清晰，包膜完整。

（2）T_2WI 信号较低，弥散未受限。

（3）肿瘤内部、边缘可见流空血管影，强化明显且均匀（图 3-29-1C 白箭、F 黑箭）。

三、综合诊断

青年女性患者，因产检意外发现盆腔包块，实验室检查无明显异常。影像学检查发现盆腔占位性病变，肿块呈"哑铃状"，内见条状 T_2WI 低信号，增强后明显强化，肿块内部及边缘见较多流空血管。综合上述资料考虑为盆腔良性肿瘤性病变，孤立性纤维瘤可能。

四、鉴别诊断

1. 胃肠道外间质瘤 是发生于肠系膜、网膜、腹膜后间隙的原发间叶源性肿瘤，与肠壁及浆膜面无关。多见于 50 岁以上中老年人，男女发病率相近。肿瘤以圆形或卵圆形为主，部分可呈分叶状，边界尚清晰。CT 平扫肿块呈稍低密度，内可见坏死、囊变，钙化少见。增强扫描中度不均匀强化，部分病灶实质部分可见短条状、斑点状肿瘤血管。腹水和淋巴结转移少见。

2. 脂肪肉瘤 多位于腹膜后，是腹膜后最常见的恶性肿瘤。好发于 40～70 岁中老年人，男性多见。CT 表现可呈囊样分隔状改变，边缘清楚，也可为低密度团块，内部可有较厚的分隔。部分有脂肪密度或信号，增强呈轻度不均匀强化。分化程度影响 CT 表现，分化程度越差，越不均匀，边界越不清楚，强化越明显。部分肿瘤内部可观察到成熟脂肪组织，钙化少见。

3. 淋巴瘤 中年男性多见，多为全身淋巴瘤的一部分。一般发生在腹膜后大血管旁或间隙，成串状或团块状生长，密度相对均匀。腹主动脉和下腔静脉后淋巴结受累可致血管向前移位，呈血管漂浮征。

4. 平滑肌肉瘤 多起源于腹膜后平滑肌组织或腹膜后大静脉管壁，为腹膜后第二常见肉瘤（约占28%）。平滑肌肉瘤最常见生长方式为完全血管外生长，少数肿瘤呈血管外和血管内同时受累，完全血管内生长（常发生于下腔静脉）罕见。影像上通常表现为较大的边界不清的软组织肿块，内部可见坏死、出血或囊变区，钙化少见。平滑肌肉瘤大多血供丰富，增强后呈持续渐进性强化，动脉期病灶内多可见粗细不等的迂曲血管。易累及周围组织及血管，形成血管内癌栓。常见血行转移，淋巴结转移少见。

临床证据

1. 术中探查 发现左侧盆腔腹膜后一肿瘤，大小约 5cm×4cm，质韧，有完整包膜，将左侧髂总动脉、左侧髂总静脉及左侧输尿管等上述脏器压迫至前内方，切除肿块（图 3-29-2A）。

2.病理结果

镜下所见：符合孤立性纤维性肿瘤（图3-29-2B）。

免疫组织化学：瘤细胞CD34（+）、CD99（+）、Bcl-2（+）、Vim局灶（+）、CD31表达小血管（+）、F8（－）、S100（－）、Ki67index约10%。

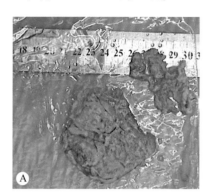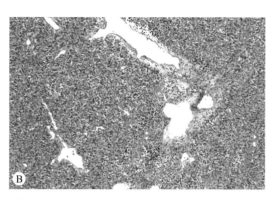

图3-29-2

病例综述

孤立性纤维瘤是一种成纤维细胞肿瘤，可发生于任何年龄，无明显性别差异。全身各个部位均可发生，好发于胸部、头颈部、腹部及四肢深部软组织。临床上通常表现为生长缓慢的无痛肿块，不到5%的患者可能出现低血糖症（Doege-Potter综合征），其原因是肿瘤产生胰岛素样因子。大体病理表现为局限性坚硬肿块，切面呈淡灰色至淡黄色，可有出血和坏死。组织学上肿瘤细胞为梭形或短梭形，编织样排列。孤立性纤维瘤的主要影像学表现有：

（1）卵圆形或分叶状肿块，边界清，包膜完整。

（2）肿瘤间质含胶原纤维，T_2WI肿瘤信号较低，部分可见条带纤维信号。

（3）肿瘤血供丰富，增强后均匀、明显强化。若发生变性、囊变，可表现为不均匀强化。

（4）肿瘤内部、边缘可见流空血管影，部分可见血管蒂。

（5）发生在腹膜后和骨盆的SFT具有侵袭性，可发生局部复发和远处转移，常见转移部位为肺、骨、肝等。

重要提示

本病例诊断核心点：左侧盆腔哑铃形肿块，包膜完整，T_2WI信号较低，肿瘤内部、边缘可见流空血管影，强化明显、均匀，结合特征性影像征象和临床表现，应考虑到孤立性纤维瘤诊断。

（曾祥灵 林红东 蓝博文 王晓冰）

3-30 新生儿未成熟畸胎瘤

临床资料

女，8个月。其母亲因"重度妊娠期肝内胆汁淤积综合征"行剖宫产分娩出生，出生时羊水Ⅲ度混浊，无脐带绕颈，无胎膜早破，出生时无活力，呼吸弱，反应稍差，心率<100次/分，肤色稍发绀，

肌张力可。

实验室检查无明显异常。

影像学资料 （图 3-30-1）

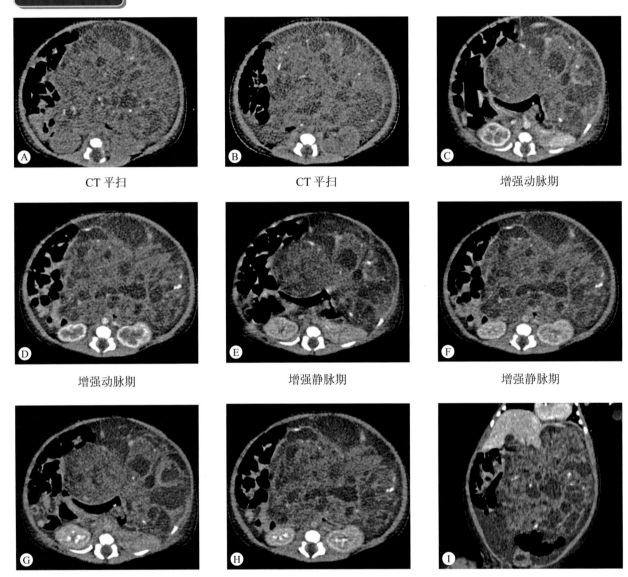

| CT 平扫 | CT 平扫 | 增强动脉期 |

增强动脉期　　　　　增强静脉期　　　　　增强静脉期

增强延迟期　　　　　增强延迟期　　　　　增强冠状位重建

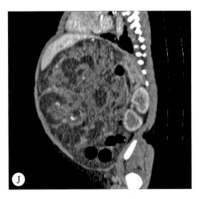

增强矢状位重建

图 3-30-1

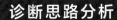

一、定位征象

本病例肿块占据腹腔、盆腔，上缘达膈下水平，下缘至盆腔水平，腹腔、盆腔脏器呈受推压移位征象，腹膜后器官受压后移。腹腔、盆腔见少量液性密度影，盆腔稍多。综上考虑腹腔、盆腔巨大占位，来源难以确定。

二、定性征象

1. 基本征象　腹腔、盆腔内巨大不规则形混杂密度影，内见软组织密度成分、液性成分及多发斑点状钙化。病灶边界欠清，与胃、肝、脾、双肾及胰腺紧密相邻，腹腔脏器受压移位，腹膜后器官受压后移。增强后软组织成分轻、中度强化。腹腔、盆腔见少量积液。

2. 特征性征象

（1）肿块巨大，成分复杂，呈软组织成分、液性成分及钙化多种成分混杂。

（2）增强扫描实性成分呈轻度强化，无明显富血管成分。

（3）腹腔、盆腔少量积液，以盆腔稍多。

三、综合诊断

患儿女性，8个月，影像学检查发现腹腔、盆腔内巨大肿块，成分复杂，呈软组织成分、液性成分及钙化多种成分混杂，增强实性成分轻度强化。结合患儿性别年龄及影像学表现，考虑为腹腔、盆腔不成熟畸胎瘤可能。

四、鉴别诊断

1. 成熟畸胎瘤　为最常见的良性生殖细胞肿瘤；多数患者无明显症状，肿瘤巨大可产生压迫症状。肿瘤呈类圆形，绝大多数可见脂肪密度组织，为特征性CT征象。常合并牙齿或钙化、毛发、液体等，实性成分较少，分隔较薄，增强扫描强化一般不明显，边界清楚。

2. 上皮性卵巢癌　多见于中老年妇女，单侧或双侧囊实性肿瘤，形态多不规则，一般不存在脂肪成分，钙化亦少见。

3. 卵黄囊瘤（内胚窦瘤）　是一种恶性程度极高的肿瘤，多见于儿童及青年女性。肿瘤生长迅速，多伴有腹痛、腹部膨隆、腹腔积液等，血清AFP显著升高，HCG正常。肿瘤体积较大，呈实性或囊实性，易伴坏死、出血，增强扫描明显不均匀强化，瘤体内可见明显强化的点状或管状血管影。

4. 脂肪肉瘤　多位于腹膜后，是腹膜后最常见的恶性肿瘤。好发于40～70岁中老年人，男性多见。CT表现可呈囊样分隔状改变，边缘清楚，也可为低密度团块，内部可有较厚的分隔；部分有脂肪密度或信号，增强呈轻度不均匀强化。分化程度影响CT表现，分化程度越差，越不均匀，边界越不清楚，强化越明显。部分肿瘤内部可观察到成熟脂肪组织，钙化少见。

5. 肾母细胞瘤　多数巨大，呈球形或椭圆形，呈低密度改变，密度不均匀，内见出血、坏死、囊变。瘤内及边缘可见钙化，包膜清晰或部分显示不清。增强扫描病灶呈轻、中度不均匀强化，与残余肾实质呈"新月形"强化形成鲜明对比，即"边缘征"。发生在右肾的肿块可造成肝脏、大血管及邻近结构不同程度的受压与推移；发生在左肾的肿块可造成胃肠道、胰腺、脾脏、腹主动脉及脾静脉推压和侵袭。

临床证据

1. 术中探查　见腹腔内淡黄色腹水，予吸除，显露肿物，分叶状，大小约 13cm×10cm×6cm，包膜相对完整，表面凹凸不平，未见明显出血、破溃，质韧，根部主要与胃小弯及前壁联系紧密，未见明显组织间隙，侧边与十二指肠、肝圆韧带、横结肠等周边器官有黏膜粘连。术中诊断：胃前壁巨大畸胎瘤？拟行肿物切除术（图 3-30-2A）。

2. 病理结果

镜下所见：镜下见大量未成熟组织，其中未成熟神经上皮占 1～3 低倍视野 / 片，部分 >3 个低倍视野 / 片，符合未成熟性畸胎瘤（Ⅱ～Ⅲ级）(图 3-30-2B)。

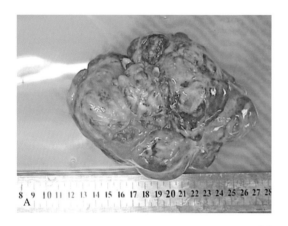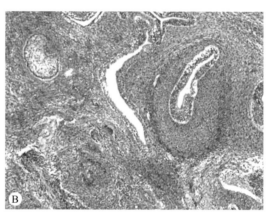

图 3-30-2

病例综述

卵巢未成熟畸胎瘤（ovarian immature teratoma）是卵巢第二大常见恶性生殖细胞肿瘤，常发生于 20 岁之前，发病高峰年龄为 15～19 岁。肿瘤多为单侧发病，约 26% 的患者合并同侧卵巢成熟性畸胎瘤，约 10% 患者合并对侧卵巢成熟性畸胎瘤。肿瘤由 3 个胚层（外胚层、中胚层、内胚层）组成，内含不等量的未成熟成分，最常见的是神经上皮组织，根据未成熟上皮数量进行组织学分级（Ⅰ、Ⅱ、Ⅲ级）。临床表现无特异性，以盆腔包块、腹胀、消瘦等多见。约 10% 的患者因肿瘤出血、破裂、扭转等急腹症症状就诊。肿瘤标志物 CA125、AFP、HCG 升高对卵巢未成熟畸胎瘤的诊断具有一定的价值，AFP 升高见于约 33%～65% 的患者。未成熟畸胎瘤的影像学表现包括：

（1）绝大多数为单侧发生，表现为囊实性混杂密度肿块，呈类圆形或分叶状，体积一般较大，可跨越腹盆腔生长。

（2）多数肿瘤包膜完整，边缘清晰。部分肿瘤实性成分可凸出包膜致包膜部分不完整。

（3）肿瘤实性部分形态多不规则，增强呈显著强化。实性团块内多发大小不等囊状影，呈"簇"状或散在分布，囊内液体呈水样或黏液样密度或信号。

（4）脂肪组织多位于实性团块中，分布散在、凌乱，形态较小。钙化形态小且不规则，分散于肿瘤内部。

（5）多数肿瘤合并腹水。可出现腹膜、大网膜及邻近器官转移。

本病例诊断核心点：腹盆腔内巨大囊实性肿块，形态不规则，跨越腹盆腔生长，边界不清，密度及成分复杂，见软组织成分、液性成分及钙化散在分布，腹盆腔可见积液。结合临床及影像学特征，可考虑腹盆腔不成熟畸胎瘤的诊断。

（苏宏邦　林红东　代海洋　郭泰然）

参 考 文 献

[1] LI J, XUE F, XU X, et al. Dynamic contrast-enhanced MRI differentiates hepatocellular carcinoma from hepatic metastasis of rectal cancer by extracting pharmacokinetic parameters and radiomic features[J]. Exp Ther Med, 2020, 20(4): 3643-3652.

[2] 宋承汝，程敬亮，张勇，等. 肝脏血管肉瘤的影像学表现及临床病理分析 [J]. 中国医学影像学杂志，2021，29（7）：703-708.

[3] GU K W, KIM Y K, MIN J H, et al. Imaging features of hepatic sarcomatous carcinoma on computed tomography and gadoxetic acid-enhanced magnetic resonance imaging[J]. Abdom Radiol (NY), 2017, 42(5): 1424-1433.

[4] SEOW J, MCGILL M, WANG W, et al. Imaging hepatic angiomyolipomas: key features and avoiding errors[J]. Clin Radiol, 2020, 75(2): 88-99.

[5] 马青，张倩雯，尹伟，等. 胰腺腺泡细胞癌的临床表现及CT、MRI影像学特征分析 [J]. 中华胰腺病杂志，2019，19（4）：291-293.

[6] 张洲，陈鹏，王小明. 胰腺黏液性囊性肿瘤与浆液性囊腺瘤MSCT影像学特征及其临床诊断价值分析 [J]. 中国CT和MRI杂志，2022，20（8）：120-122.

[7] PARK H J, KIM H J, KIM K W, et al. Comparison between neuroendocrine carcinomas and well-differentiated neuroendocrine tumors of the pancreas using dynamic enhanced CT[J]. Eur Radiol, 2020, 30(9): 4772-4782.

[8] 梁冬云，周建军，曾蒙苏，等. 胃及十二指肠异位胰腺的CT诊断及鉴别诊断 [J]. 临床放射学杂志，2021，40（2）：306-310.

[9] YILMAZ E, CHHINA A, NAVA V E, et al. A Review on Splenic Diffuse Red Pulp Small B-Cell Lymphoma[J]. Curr Oncol, 2021, 28(6): 5148-5154.

[10] MA J, ZHANG W, WANG L, et al. Imaging Features of Sclerosing Angiomatoid Nodular Transformation in Spleen[J]. J Comput Assist Tomogr, 2019, 43(6): 863-869.

[11] 杨淑辉，李亚卓，钟燕，等. 脾脏硬化性血管瘤样结节性转化的CT和MR影像学特点（附6例报告）[J]. 山东医药，2022，62（24）：71-73.

[12] INOUE A, OTA S, YAMASAKI M, et al. Gastrointestinal stromal tumors: a comprehensive radiological review[J]. Jpn J Radiol, 2022, 40(11): 1105-1120.

[13] 唐莉，邱晓晖，董修明，等. 胃肠道间质瘤CT影像学表现及其与病理特征的关系 [J]. 中国CT和MRI杂志，2021，19（6）：147-149.

[14] 宋学林，杨世锋，顾慧，等. 对比胃与小肠间质瘤多层螺旋CT征象及病理学特点 [J]. 中国医学影像技术，2021，37（1）：76-80.

[15] XU J X, YU J N, WANG X J, et al. A radiologic diagnostic scoring model based on CT features for differentiating gastric schwannoma from gastric gastrointestinal stromal tumors[J]. Am J Cancer Res, 2022, 12(1): 303-314.

[16] 沈蕾，张茜，张禹，等. 多层螺旋CT在进展性胃癌及胃淋巴瘤中的鉴别诊断价值 [J]. 实用放射学杂志，2019，04（35）：572-575.

[17] 刘明亮，高玉青，刘斌. 胃神经鞘瘤与胃间质瘤的CT诊断与鉴别诊断 [J]. 中国CT和MRI杂志，2019，17（2）：25-28.

[18] 段倩倩，李海宁，张秋丽，等. 胃神经鞘瘤的 CT 表现 [J]. 现代肿瘤医学，2020，28（15）：2702-2705.

[19] 邝胜利，白冰，周炳喜，等. 胃血管球瘤影像学表现 [J]. 中国医学影像技术，2021，37（10）：1590-1592.

[20] 王雨璐，梁盼，李爱云，等. 胃血管球瘤的影像表现及临床病理分析 [J]. 临床放射学杂志，2021，40（2）：311-314.

[21] ZHU M, LI H, WU Y, et al. Brunner's Gland Hamartoma of the Duodenum: A Literature Review[J]. Adv Ther, 2021, 38(6): 2779-2794.

[22] 王宇泽，李新春，胡剑锋，等. 结肠淋巴瘤与结肠癌 CT 征象对比分析 [J]. 医学影像学杂志，2020，30（2）：260-263.

[23] SHARMA B, PAVELOCK N, ANTOINE M, et al. Primary Diffuse Large B-Cell Lymphoma of the Descending Colon[J]. Am J Med Sci, 2019, 358(2): 164-167.

[24] TURBIVILLE D, ZHANG X. Calcifying fibrous tumor of the gastrointestinal tract: A clinicopathologic review and update[J]. World J Gastroenterol, 2020, 26(37): 5597-5605.

[25] ASSARZADEGAN N, MONTGOMERY E. What is New in the 2019 World Health Organization (WHO) Classification of Tumors of the Digestive System: Review of Selected Updates on Neuroendocrine Neoplasms, Appendiceal Tumors, and Molecular Testing[J]. Histopathology, 2021, 145(6): 664-677.

[26] KUSHIMA R. The updated WHO classification of digestive system tumours-gastric adenocarcinoma and dysplasia[J]. Pathologe, 2022, 43(1): 8-15.

[27] YAMAGUCHI T, MURATA K, SHIOTA T, et al. Clinicopathological Characteristics of Low-Grade Appendiceal Mucinous Neoplasm[J]. Dig Surg, 2021, 38(3): 222-229.

[28] 王林茹，叶菊香，石雪迎. 阑尾黏液性肿瘤的病理诊断及发生机制研究进展 [J]. 临床与实验病理学杂志，2020，36（2）：178-181.

[29] 李振辉，高德培，吴琳，等. 肠系膜侵袭性纤维瘤病的 CT 特征 [J]. 中国医学影像学杂志，2021，29（3）：244-247.

[30] 张大福，代佑果，杨光军，等. 基于 CT 增强对肠系膜侵袭性纤维瘤病和胃肠道间质瘤的鉴别诊断 [J]. 中华结直肠疾病电子杂志，2020，9（6）：597-604.

[31] 李胜开，袁晓丹，代海洋，等. 腹壁型韧带样纤维瘤临床及 MSCT 表现 [J]. 临床放射学杂志，2019，38（8）：1485-1488.

[32] BALLARD D H, MAZAHERI P, OPPENHEIMER D C, et al. Imaging of Abdominal Wall Masses, Masslike Lesions, and Diffuse Processes[J]. Radiographics, 2020, 40(3): 684-706.

[33] 赵闵宁，梁文，施豪波，等. 肝脏血管周上皮样细胞瘤影像学诊断及分析 [J]. 实用放射学杂志，2020，36（10）：1605-1607.

[34] RAZIK A, MALLA S, GOYAL A, et al. Unusual Primary Neoplasms of the Adult Liver: Review of Imaging Appearances and Differential Diagnosis[J]. Curr Probl Diagn Radiol, 2022, 51(1): 73-85.

[35] O'MALLEY M E, CHAWLA T P, LAVELLE L P, et al. Primary perivascular epithelioid cell tumors of the liver: CT/MRI findings and clinical outcomes[J]. Abdominal radiology, 2017, 42(6): 1705-1712.

[36] CĂRĂULEANU A, POPOVICI R M, COSTEA C F, et al. Abdominal wall endometriosis versus desmoid tumor-a challenging differential diagnosis[J]. Rom J Morphol Embryol, 2020, 61(1): 45-50.

[37] 张杰颖，余小多，宋艳，等. 腹膜后去分化脂肪肉瘤的影像学表现及病理对照 [J]. 中华肿瘤杂志，2019，41（3）：223-227.

[38] SHIMAMORI N, KISHINO T, OKABE N, et al. Discrimination of well-differentiated liposarcoma from benign lipoma on sonography: an uncontrolled retrospective study[J]. J Med Ultrason (2001), 2020, 47(4): 617-623.

[39] 杨乾坤，李胜龙，陈通，等. 成人横纹肌肉瘤的临床病理特征及治疗效果分析 [J]. 中华肿瘤杂志，2019，41（11）：873-877.

[40] 张琰琰，王亚丽，王翠薇，等. 原发性腹膜后平滑肌肉瘤的影像表现 [J]. 医学影像学杂志，2021，31（8）：1372-1375.

[41] 卢瞳，居胜红. 腹膜后副神经节瘤的影像学诊断与鉴别诊断 [J]. 中华放射学杂志，2020，54（10）：1033-1037.

[42] NGUYEN K, SIEGELMAN E S, TU W, et al. Update on MR Imaging of cystic retroperitoneal masses[J]. Abdominal radiology, 2020, 45(10): 3172-3183.

[43] 张敏，范小波，孙玉清，等 . 胃肠道及腹膜后神经鞘瘤的影像诊断及误诊分析 [J]. 医学影像学杂志，2022，32（9）：1539-1542.

[44] 周享媛，文庆怡，邹弯弯，等 . 孤立性纤维性肿瘤的影像学表现及病理分析 [J]. 实用癌症杂志，2021，36（4）：676-679.

[45] 陆宽，金丹，徐亮，等 . 卵巢未成熟性畸胎瘤与成熟性畸胎瘤的 CT 定量与征象分析 [J]. 临床放射学杂志，2019，38（12）：2357-2360.

[46] 胡悦林，高秋，施全，等 . 儿童及青少年卵巢生殖细胞恶性肿瘤的影像表现及临床病理特征 [J]. 中国临床医学影像杂志，2020，31（6）：429-433.

第四章

泌尿生殖系统病例

泌尿生殖系统疾病组织学起源复杂，病种繁多。影像学检查对泌尿生殖系统疾病的诊断具有重要价值，不但有助于确定病变的位置、大小及性质，且能指明病变与邻近结构的关系和累及范围。影像科医师不仅需要能够准确辨析图像信息，还需要对其临床意义有清晰的认识和理解，才能做出准确诊断，进而更加准确地指导临床诊疗。

本章精选了泌尿生殖系统疾病共 37 例，包括肾、肾上腺、膀胱、卵巢、子宫、睾丸等器官的典型及疑难少见病例。病例涵盖了泌尿生殖系统大部分常见肿瘤、肿瘤样病变及部分特殊类型感染性病变病例，同时也选取了部分因疾病进程或伴发变性等导致的不典型或疑难病例。每个病例均从临床资料、影像学表现、诊断思路、临床证据及病例综述等方面进行分析，以临床症状体征为影像诊断切入点，以影像分析为主线，注重培养读者影像诊断思路和鉴别诊断能力，引导读者横向加宽疾病谱系结构，纵向加深对疾病认识。本章节图文并茂，致力于影像还原真实，有利于培养读者的诊断思维、积累知识和提升影像诊断实践能力。

4-1　肾嫌色细胞癌

临床资料

男，58 岁，体检彩超发现"左肾占位"10 余天。患者伴有左侧腰腹部隐痛不适，无尿频、尿急，无肉眼血尿，无畏寒、发热等。既往有"高血压"病史 8 年余。3 年前因"慢性鼻窦炎"行"鼻内镜双鼻息肉切除术"。专科检查：双侧肾区叩痛（-），双侧肋脊角压痛（-）。

实验室检查：铁蛋白 474.40μg/L（↑）。

影像学资料　（图 4-1-1）

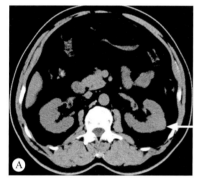
CT 平扫

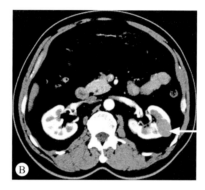
增强皮质期

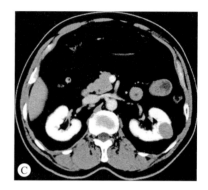
增强髓质期

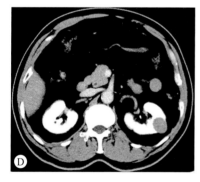
增强排泄期

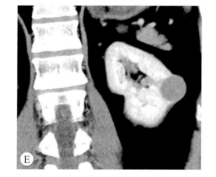
增强髓质期冠状位

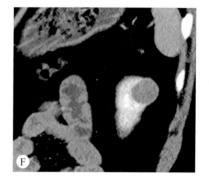
增强髓质期矢状位

图 4-1-1

诊断思路分析

一、定位征象

本病例病变定位于左肾实质中后部，部分瘤体突出肾轮廓外，呈膨胀性生长，肾盂结构完整。考虑该例为左肾实质来源肿瘤性病变。

二、定性征象

1. 基本征象　CT 平扫病灶呈类圆形稍高密度，瘤体内未见明显出血坏死，边界较清晰，增强扫描强化模式为皮质期轻度强化，髓质期进一步强化，呈轻度渐进性的强化方式，周围未见肿大淋巴结及血管侵犯征象。

2.特征性征象

（1）肿瘤边界清楚，形态规整，推测包膜或假包膜的存在可能。

（2）平扫呈稍高密度，较为均质，未见明显出血坏死。增强扫描为较均匀的轻度渐进式强化，符合肾脏乏血供占位征象。

三、综合诊断

中老年男性，左侧腰腹部隐痛不适，体检超声发现左肾占位，铁蛋白升高。CT检查定位为左肾中后部皮髓质占位，膨胀性生长，边界清楚。平扫密度稍高、均质，增强后呈轻度渐进性强化，未见明显坏死及转移征象。综合上述资料考虑为左肾实质起源乏血供肿瘤性病变，低度恶性或良性可能，嫌色细胞癌可能。

四、鉴别诊断

1.肾透明细胞癌　是最常见的肾细胞癌亚型，占70%~80%。起源于肾皮质，为富血供肿瘤。密度或信号因肿瘤内存在坏死、出血、囊变或钙化而不均匀。增强肾皮质期明显不均匀强化，呈"速升速降"，可有假包膜。

2.乳头状肾细胞癌　多起源于肾皮质的肾小管上皮细胞，大多位于皮髓质交界区，中老年男性多见。肿块常突出于肾轮廓外，呈类圆形、膨胀性生长，边界清楚，有假包膜，出血、坏死及囊变常见，邻近结构侵犯及转移少见。CT平扫呈等、稍高密度，内可见颗粒状钙化，增强呈轻、中度强化，增强曲线呈"缓慢升高型"。

3.肾嗜酸细胞腺瘤　老年男性多见，CT平扫肿块密度相对较高，包膜完整，少见出血、坏死、囊变，中央纤维瘢痕出现率约54%。增强扫描峰值多出现在肾皮质期，呈"快进慢出"表现，中心星状瘢痕是特征性表现。

4.肾血管平滑肌脂肪瘤　最典型影像学特征是肿瘤内脂肪成分，可出现"劈裂征"或"杯口征"。增强扫描强化不均匀，肿瘤内血管成分多明显强化，平滑肌成分轻中度强化，脂肪成分不强化。

临床证据

1.术中探查　腹腔镜直视下切开肾周筋膜及肾脂肪囊，游离肾上极、腹侧及背侧，于左肾中极腹侧见一肿瘤，大小约2.1cm×2.0cm，无侵犯周围组织。以超声刀将肿瘤与肾实质分离、剔除，完整切下肿瘤，见肿瘤假包膜完整。

2.病理结果

大体所见：肿瘤为灰黄灰红组织一块，最大径3.5cm，质软（图4-1-2A）。

镜下所见：瘤细胞排列呈实性巢索状或腺泡状，瘤细胞呈圆形或多角形，胞浆嗜酸红染，细胞核圆形，规则，染色质均匀，核仁居中，核分裂象少见，部分间质透明变性（图4-1-2B）。免疫组织化学：癌细胞CK（+）、EMA（+），Vim、CK7、CD10、S-100、CD56、Melan-A均为（-）。

结合HE形态和免疫组织化学及特殊染色结果，病变符合肾嫌色细胞癌，未侵及肾周脂肪组织。

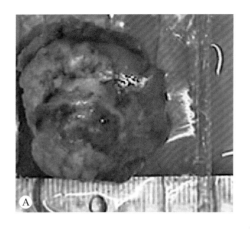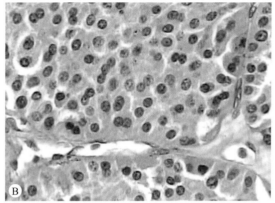

图 4-1-2

病例综述

肾嫌色细胞癌（chromophobe renal cell carcinoma，CRCC）起源于肾脏集合管上皮的 B 型插入细胞，是肾细胞癌中的一种少见亚型，占肾细胞癌的 4%～8%。平均发病年龄为 60 岁，男女发病无明显差异。肿瘤恶性程度较低，生长缓慢，很少发生转移及侵犯肾静脉或下腔静脉，是各类肾细胞癌中少见但预后最好的亚型之一，5 年生存率为 80%～90%。嫌色细胞癌早期多无明显临床症状，多因肿块增大产生局部压迫症状或累及肾脏集合系统而就诊，表现为腰部不适、血尿、腹部肿块或消瘦等症状。CRCC 可发生于肾脏的任何部位，同时侵及肾皮质和髓质。肿瘤呈实性，中心多位于肾髓质，呈膨胀性生长，边界清楚，可少有分叶状。CRCC 的影像学特征有：

（1）肿瘤较小时，密度均匀，很少出现坏死、出血和囊变。超过 38% 的肿瘤可出现钙化，钙化呈片状，边界清楚或不清楚。

（2）MRI 上 T_1WI 呈等或稍低信号，T_2WI 呈稍低信号，近 30% 的肿瘤中心可出现星芒状或轮辐状改变。

（3）属于少血供肿瘤，增强皮质期多为轻、中度强化，髓质期多较皮质期强化明显，且强化相对均匀。

（4）肾脏肿瘤若大于 7cm，出现均匀一致的轻度强化伴钙化，则强烈提示为 CRCC。

重要提示

本病例诊断核心点在于常见肾实性占位的鉴别。肾实质肿物，呈稍高密度，边界清楚，密度均匀，增强扫描为轻度渐进性强化，髓质期强化明显且均匀，首先考虑 CRCC 诊断。

（蔡冠晖　李胜开　代海洋）

4-2　乳头状肾细胞癌

临床资料

男，55 岁，发现肉眼血尿 5 天。患者于 5 天前大量饮酒后出现全程性肉眼血尿，伴血块、尿频、尿急、尿痛，无排尿困难。无发热、寒战，无腰痛、腹痛。于当地医院就诊，行彩超检查提示左肾占位，左肾局限性积液。

实验室检查：钾 2.86mmol/L、肌酐 132μmol/L、尿酸 512μmol/L；尿常规：WBC（+）、潜血（+++）；血常规：WBC 14.42×10^9/L。

影像学资料 （图 4-2-1）

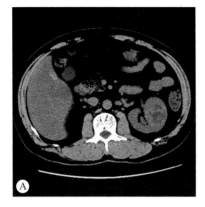

CT 平扫

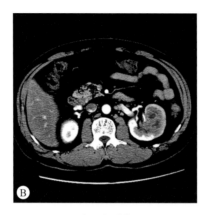

增强皮质期

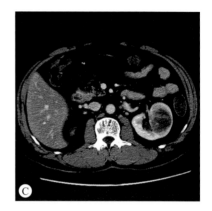

增强髓质期

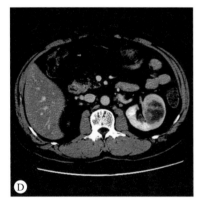

增强排泄期

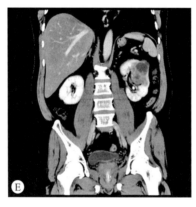

增强排泄期冠状位

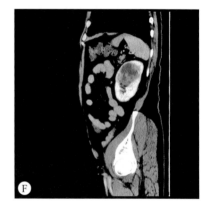

增强排泄期矢状位

图 4-2-1

诊断思路分析

一、定位征象

本病例肿块主要位于左肾轮廓内，需要分析病变来源于肾实质还是肾盂。主要定位征象有：

（1）直接征象：CT 显示肿块主要位于肾实质内，向肾盂侵犯及肾外凸起。

（2）间接征象：左肾盂受压移位。

综合上述征象，肿块定位于左肾实质。

二、定性征象

1. 基本征象　CT 平扫显示病灶呈形态尚规则的混杂密度影，边界欠清。增强扫描呈轻度不均匀强化，强化程度随时间延迟缓慢升高。左肾盂、左输尿管侵犯，左肾门淋巴结转移。

2. 特征性征象

（1）肿瘤密度不均，内见坏死及囊变，平扫稍高密度提示出血可能。

（2）增强皮质期轻度强化，髓质期及排泄期强化程度略增高，呈轻度"渐进性强化"。

（3）肾盂、输尿管侵犯，肾门淋巴结转移。

三、综合诊断

中老年男性患者，因血尿来诊。影像学检查发现左肾实质占位性病变，肿块侵犯左肾盂、输尿管，左肾门淋巴结转移，增强后轻度不均匀强化，强化程度随时间延迟有略增高趋势，呈"缓慢升高"型。综合上述资料考虑为左肾恶性肿瘤，乳头状肾细胞癌可能性大。

四、鉴别诊断

1. 肾透明细胞癌　是最常见的肾细胞癌亚型，占70%～80%。起源于肾皮质，为富血供肿瘤。密度或信号因肿瘤内存在坏死、出血、囊变或钙化而不均匀。增强肾皮质期明显不均匀强化，呈"速升速降"，可有假包膜。

2. 肾嫌色细胞癌　起源于肾髓质，好发于50岁以上男性。肿瘤生长缓慢，一般体积较大，从皮髓质交界区向肾轮廓外及肾窦呈膨胀性生长。肿瘤密度均匀，平扫呈等、稍高密度，钙化常见，坏死、囊变少见，边界清晰，边缘光整，部分可见假包膜。增强扫描呈轻、中度强化，髓质期达强化峰值，部分病例可见轮辐状强化或中心星芒状瘢痕，此征象被认为是该肿瘤的重要影像学特征。

3. 肾血管平滑肌脂肪瘤　是肾脏最常见的良性肿瘤，最典型影像特征是其内脂肪成分，可出现"劈裂征"或"杯口征"，增强扫描强化不均匀，肿瘤内血管成分明显强化，平滑肌成分也显示强化，脂肪成分几乎不强化，部分肿瘤没有明显脂肪成分，该型与肾细胞癌鉴别困难。

4. 嗜酸性细胞腺瘤　老年男性多见，CT平扫肿块密度相对较高，包膜完整，少见出血、坏死、囊变，中央纤维瘢痕出现率约为54%。增强扫描峰值多出现在肾皮质期，呈"快进慢出"表现，中心星状瘢痕是其特征性表现。

5. 肾集合管癌　起源于肾髓质，呈浸润性生长，可同时累及肾实质及集合系统，但肾轮廓形态基本保持，肿瘤较大时可引起局部轮廓改变。肿瘤密度不均匀，多以实性成分及囊实性混杂成分为主，呈"地图状"改变。为少血供肿瘤，增强后轻、中度不均匀强化，髓质期渐进性强化。恶性程度高，易出现腹膜后淋巴结及远处脏器转移。

6. 淋巴瘤　肾原发性淋巴瘤罕见，多为继发性，大多为非霍奇金B细胞淋巴瘤。影像学分为多发肿块型（最常见）、单发肿块型、弥漫浸润型、肾周侵犯型等，其中单发肿块型占10%～25%，主要累及肾髓质，肿块无假包膜，与正常肾实质分界不清。CT平扫呈等密度，MRI扫描T_1WI、T_2WI呈等、稍低信号，DWI呈明显弥散受限。增强呈弥漫性轻、中度强化，一般无坏死，无静脉血栓形成。

7. 转移瘤　最常见转移到肾脏的原发性恶性肿瘤是肺癌、乳腺癌、胃肠道肿瘤和黑色素瘤，通常为多灶性和双侧性，呈浸润性生长。

临床证据

1. 大体所见：①肾脏一个（左肾及肿物），11cm×7cm×5cm，肾门处见输尿管，长3.5cm，直径0.8cm，并见伴行的血管。肾脏切面见最大径4.5cm的灰黄肿物一个，肿物内见较多出血，质中。另见灰黄脂肪样组织一块，15cm×13cm×2cm，质软（图4-2-2A）。②灰黄组织一块（肾门淋巴结），最大径1.8cm。③脂肪样组织一块（肾周脂肪），6cm×5cm×1.2cm，质软。

2.病理结果

镜下所见：左肾肿物符合乳头状肾细胞癌，局部伴透明胞浆，并见输尿管累及（图4-2-2B）。

免疫组织化学：乳头/管状排列癌细胞 CK（+）、Vimentin（+）、CD10（部分+），CK7、CK20、CEA、TTF-1、CD117 均为（-）。

结合 HE 形态和免疫组织化学及特殊染色结果，病变符合乳头状肾细胞癌。

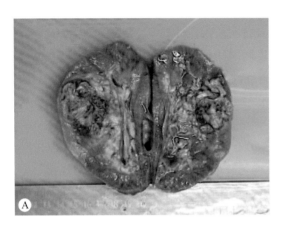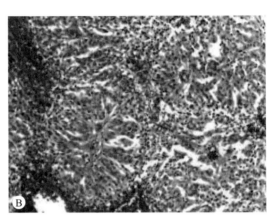

图 4-2-2

病例综述

乳头状肾细胞癌（papillary renal cell carcinoma，PRCC）是起源于近曲小管上皮具有乳头状或小管乳头状结构的肾实质恶性肿瘤，中老年男性多见。肿瘤常出现囊变或坏死，部分可见假包膜，可累及双肾，或呈多灶性。组织学可分 I 型和 II 型。I 型常见，约占 75%，分级低，预后好；II 型约占 25%，分级高，侵袭性强。PRCC 的临床及影像特点主要包括：

（1）好发于中老年男性患者，有无痛性肉眼血尿。

（2）肿块一般相对较小，常见囊变，小病灶密度均匀，大病灶密度混杂，多数乏血供，可多发。

（3）增强扫描：肿块强化程度低，以轻度不均匀强化常见，多表现皮质期强化较低，强化程度随时间延迟可有略增高趋势，呈"缓慢升高"型。

重要提示

本病例诊断核心点：左肾肿块，病变呈类圆形，伴肾盂、输尿管侵犯及肾门淋巴结转移，定位征象较为明确，结合特征性影像征象和临床表现，可考虑 PRCC 诊断。

（尹东旭　李胜开　代海洋）

4-3 肾鳞状细胞癌

临床资料

男，53 岁。无明显诱因出现左侧腰腹部疼痛 3 个月。患者疼痛为隐痛，活动后明显，无肉眼血尿，无尿频、尿急、尿痛，无畏寒、发热。外院查泌尿系彩超示"双肾多发结石，左肾积液"，予以抗感染治疗，症状稍缓解。专科情况：左侧肋脊角压痛（+），左肾区叩击痛（+），余无特殊。

实验室检查：癌胚抗原 35.81μg/L（↑），铁蛋白 379.30μg/L（↑），白细胞计数 8.2×10⁹/L，尿红细胞 1981μg/L（↑），尿白细胞 271μg/L（↑）。

影像学资料 （图 4-3-1）

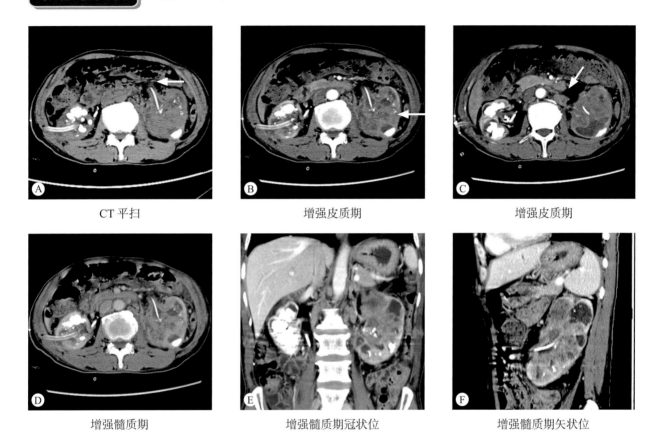

CT 平扫	增强皮质期	增强皮质期
增强髓质期	增强髓质期冠状位	增强髓质期矢状位

图 4-3-1

诊断思路分析

一、定位征象

本病例病变表现为左肾内广泛弥漫性软组织肿块，同时累及肾实质和肾盂、肾盏，需要分析病变来源肾实质还是集合系统。

1.肾盂、肾盏来源的征象 病灶主体位于肾盂、肾盏，范围广泛，以肾盂、肾盏形态铸形生长，正常肾盂、肾盏结构广泛破坏、消失并被肿块占据，肾窦脂肪消失，伴有多发肾结石及轻度肾积水；左侧输尿管管壁亦示增厚（图 4-3-1A 白箭）。

2.肾实质来源的征象 肿块以内生长性为主，肾脏形态体积增大，但肾轮廓基本保持，以髓质破坏为主，局部皮质受累（图 4-3-1B 白箭），部分正常髓质结构消失，皮质受累程度相对较轻。

综合上述征象，病变定位于肾盂并局部向肾实质浸润破坏可能性大。

二、定性征象

1.基本征象 左肾体积不规则增大，内见不规则混杂等、稍低密度肿块影，呈浸润性生长，累及左侧肾盂、肾盏、左肾实质及左输尿管上段，正常肾盂肾盏结构消失，残存见多发结石伴左肾盏扩张积水。增强扫描肿块皮质期呈轻、中度不均匀强化，以边缘强化为著，髓质期略进一步强化，强化幅度低于肾实质。左侧腹膜后见肿大淋巴结（图 4-3-1C 白箭），呈轻、中度不均匀强化，强化方式与左肾病灶相仿。

2. 特征性征象

（1）肿块以肾盂、肾盏为中心呈浸润性生长，对肾门及肾实质结构破坏明显，同时伴有腹膜后淋巴结转移，提示为恶性肿瘤性病变。

（2）肿块边界不清、密度不均，增强扫描呈不均匀轻、中度强化，说明肿瘤血供不丰富且容易坏死。

（3）肿瘤沿肾盂、肾盏及输尿管上段蔓延爬行。

三、综合诊断

中老年男性患者，反复左侧腰腹部疼痛 3 个月，实验室检查癌胚抗原升高。CT 检查发现左肾不规则占位，以肾盂、肾盏为中心浸润性生长，累及左肾实质及左输尿管上段，定位为集合系统来源。增强扫描肿瘤呈轻、中度不均匀强化，伴左侧腹膜后淋巴结转移。综合上述资料，考虑肿瘤为集合系统来源的恶性肿瘤性病变，尿路上皮来源鳞状细胞癌可能性大。

四、鉴别诊断

1. 肾盂移行细胞癌　早期可有血尿，发现时间可较早。移行细胞癌仅约 10% 位于肾盂及输尿管，可多中心起源或种植。影像上多表现为肾盂或输尿管壁环周性增厚，呈软组织密度，可伴结石。增强扫描病变轻中度强化，延迟期表现为充盈缺损。

2. 黄色肉芽肿性肾盂肾炎　好发于中年女性，常伴尿频、尿急、尿痛，血尿少见。弥漫型者患肾增大，肾盂辨别不清，肾皮质变薄，伴集合系统结石及肾周筋膜增厚、渗出，且无侵袭性表现。

3. 肾结核　多见于 20～40 岁青壮年，常源于血源性感染，患肾可形成干酪样坏死及结核性脓肿或空洞，肾实质内可见多发钙化，肾周伴脓肿形成，增强扫描呈环形强化，常合并肾盂、肾盏及输尿管狭窄。与本例肾盂、肾盏壁不均匀增厚并梗阻性肾积水不同。

临床证据

B 超定位下行左肾穿刺活检术，左肾肿物穿刺组织病理结果示纤维结缔组织间见癌浸润性生长，形态符合鳞癌（图 4-3-2）。

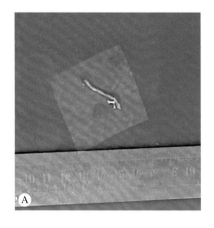
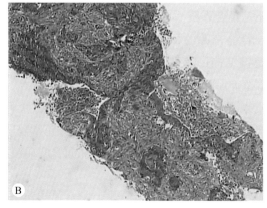

图 4-3-2

病例综述

　　肾鳞状细胞癌（squamous cell carcinoma，SCC）通常认为是肾盂癌的一种类型，非常罕见，约占肾脏恶性肿瘤的 0.5%。肾盂癌起源于尿路上皮细胞，90% 以上为移行细胞癌，而 SCC 占比不超过 8%。肾盂 SCC 多见于中老年人，男女比例为（2～3）：1。据文献报道，肾盂 SCC 的易感因素主要包括长期的结石暴露史、慢性感染、各种内源性或外源性化学物质刺激、放疗、激素异常和维生素 A 缺乏等，其中 50% 的患者有长期结石病史。在慢性炎症条件下，尿路上皮可发生鳞状化生，经过去分化、不典型增生后，最终发展为 SCC。临床上，肾盂 SCC 可出现腰痛或腹痛、肉眼血尿、发热、体重减轻等症状，亦有文献报道可因副肿瘤综合征而出现高钙血症。作为高级别侵袭性肿瘤，肾盂 SCC 的预后较差，发现时通常为晚期，5 年生存率不到 10%，对手术或放化疗的效果均较差。

　　目前关于肾盂 SCC 的报道较少，多数为个案报道，文献将肾盂癌分为 3 型，即 I 型、II 型和 III 型。I 型为肾盂内型，表现为局限于肾门区的软组织肿块，常伴肾盂积水；II 型为肿块浸润肾实质型，此型肿瘤突向腔内压迫肾盂、肾盏，同时向外生长浸润肾实质；III 型为肾盂壁浸润增厚型，此型常合并输尿管壁不规则增厚，肾盂、肾盏明显扩张积液。I 型与 III 型较易发现和诊断，II 型则与肾癌侵犯肾实质难以鉴别，也是文献报道较为多见的肾盂 SCC 类型。

　　由于肿瘤的恶性程度较高，鳞状细胞排列密集且生长较快，肿瘤相对乏血供，容易造成液化坏死。发现时一般已到晚期，多数伴有脉管癌栓和淋巴结转移。肿瘤实质平扫的 CT 值较肾实质稍高，增强肿瘤实质呈轻度持续性强化，较肾实质强化程度低。因为肾盂 SCC 的形成基础是沿尿路上皮黏膜的鳞状化生，所以肿瘤有沿尿路蔓延爬行的生长特点，易侵犯肾盂、肾实质、输尿管或突破肾包膜。尽管 SCC 的 CT 密度或 MRI 信号同移行细胞癌相似，但其较为特异的生长方式可能是 SCC 的重要鉴别点之一。

重要提示

　　本病例诊断核心点：左侧肾盂肾盏不规则肿块，沿尿路上皮浸润性爬行生长，边界不清，血供相对较少，坏死明显，并伴有结石及慢性感染等高危因素，可考虑集合系统恶性肿瘤，尿路上皮鳞状细胞癌可能。

（李卉　李胜开　蓝博文）

4-4 混合性肾透明细胞癌、颗粒细胞癌

临床资料

　　男，41 岁，体检发现左肾占位 1 个月。患者 1 个月前体检发现左肾占位。既往无腰腹部疼痛，无畏寒、发热，无尿频、尿急、尿痛，无肉眼血尿。专科检查无明显异常。B 超提示左肾占位。

　　实验室检查无明显异常。

影像学资料 （图 4-4-1）

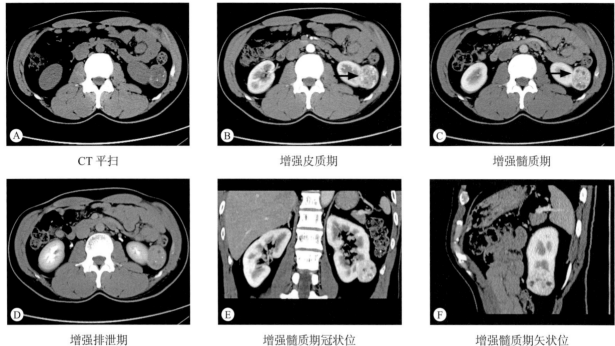

Ⓐ CT 平扫	Ⓑ 增强皮质期	Ⓒ 增强髓质期
Ⓓ 增强排泄期	Ⓔ 增强髓质期冠状位	Ⓕ 增强髓质期矢状位

图 4-4-1

诊断思路分析

一、定位征象

本病例肿块与左肾实质关系密切，边缘交角呈钝角关系，冠状位及矢状位重建显示肿瘤呈"抱球征"。肿块与周围组织分界较清，基本可排除其他脏器或腹膜后肿块侵犯左肾可能，因此肿块定位于左肾实质来源。

二、定性征象

1. 基本征象　CT 平扫显示肿块呈外生性、膨胀性生长，边界清晰，密度稍低于肾实质，并可见斑点状钙化及小片状囊性区（图 4-4-1A）。增强扫描肿块呈不均匀强化，其中近肿块边缘的部分皮质期明显强化，强化程度接近肾皮质，髓质期及排泄期时强化程度逐渐减低，均低于同层面肾皮质，表现为"快进快出"强化方式。近肿块中央部分皮质期中度不均匀强化，髓质期进一步强化，排泄期强化程度减低，表现为"慢进慢出"的强化方式，强化程度始终低于同层面肾皮质。此外肿瘤周围可见完整的稍低密度假包膜（图 4-4-1B、C 黑箭），于增强髓质期更为明显。

2. 特征性征象

（1）肿块外生性、膨胀性生长，呈"抱球征"。实质成分密度及强化不均，内见不定型钙化。

（2）肿块增强后表现为两种不同的强化模式，即"快进快出"及"慢进慢出"，提示肿块含有两种不同的肿瘤成分可能。

三、综合诊断

中年男性，体检发现左肾占位。影像学检查发现与左肾关系密切肿块，定位为左肾实质来源，肿块边界清，肿瘤成分复杂，强化形式多样，应注意混合性肾癌的可能。

四、鉴别诊断

1. 肾透明细胞癌 是最常见的肾细胞癌亚型，占 70%～80%。起源于肾皮质，为富血供肿瘤。密度或信号因肿瘤内存在坏死、出血、囊变或钙化而不均匀。增强肾皮质期明显不均匀强化，呈"速升速降"，可有假包膜。

2. 肾嫌色细胞癌 好发于 50 岁以上男性。肿瘤生长缓慢，密度均匀，平扫呈等、稍高密度，钙化常见，坏死、囊变少见，边界清晰，边缘光整，部分可见假包膜。增强扫描呈轻、中度强化，实质期达强化峰值，部分可见轮辐状强化或中心星芒状瘢痕，此征象被认为是该肿瘤的重要的影像学特征。

3. 肾乳头状细胞癌 中老年男性多见。肿块常突出于肾轮廓外，呈类圆形、膨胀性生长，边界清楚，有假包膜，出血、坏死及囊变常见，邻近结构侵犯及转移少见。CT 平扫呈等、稍高密度，内可见颗粒状钙化，增强呈轻、中度强化，增强曲线呈"缓慢升高型"。

4. 肾嗜酸细胞腺瘤 老年男性多见，CT 平扫肿块密度相对较高，包膜完整，少见出血、坏死、囊变，中央纤维瘢痕出现率约 54%。增强扫描峰值多出现在肾皮质期，呈"快进慢出"表现，中心星状瘢痕是特征性表现。

5. 肾血管平滑肌脂肪瘤 最典型影像学特征是肿瘤内脂肪成分，可出现"劈裂征"或"杯口征"。增强扫描强化不均匀，肿瘤内血管成分多明显强化，平滑肌成分轻中度强化，脂肪成分不强化。

临床证据

1. 术中探查 腹腔镜下打开肾周筋膜，肾结构正常，肾下极见一肿物直径约 4cm，沿肿物边缘将肿物分出，将肿瘤完整切除（图 4-4-2A）。

2. 病理结果

镜下所见：左肾肿物符合混合性肾透明细胞癌、颗粒细胞癌（图 4-4-2B）。

免疫组织化学：CK（+）、Vim（+）、Ki67index 约 10%、CD57 散在（+），HMB-45、Melan-A、S-100、SMA、Desmin、CD34、CD10 和 WTI 均为（-）。

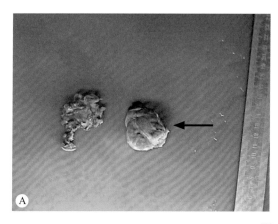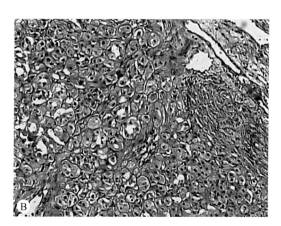

图 4-4-2

病例综述

肾癌起源于肾小管上皮细胞，可发生于肾实质任何部位，根据组织病理学类型将肾癌分为不同亚型，其中肾透明细胞癌、乳头状细胞癌及嫌色细胞癌占所有肾癌的 95% 左右。在 2016 年版 WHO 肾脏肿瘤分类中，混合性肾癌不属于任何一种肾癌亚型，肿瘤含有多种病理成分，因而是两个或多个亚型的混合，可同时存在多种亚型的影像学表现。本例为肾透明细胞癌与颗粒细胞癌的混合性癌，现将其各自及混合性特点综述如下。

肾透明细胞癌（clear cell renal cell carcinoma，ccRCC）起源于肾近曲小管，占肾癌的75%～80%，好发年龄为50～70岁，恶性程度高，预后不佳。组织学上肿瘤具有囊性及实性成分，胞质透明疏松，瘤内有丰富的血管分布，可见钙化。肿瘤较小（<5cm）时密度尚均匀，而病灶较大（>5cm）时常因出血、囊变、坏死、钙化而密度不均。增强扫描皮质期肿瘤呈明显不均匀强化，髓质期及排泄期时强化程度明显下降，呈"快进快出"的强化特点，有文献报道为瘤内动静脉瘘较多所致。肿瘤周围可见低密度无强化的假包膜，由邻近肾组织缺血坏死、纤维组织沉积形成。

肾嫌色细胞癌（CRCC）自1985年被提出命名为肾癌的一种亚型后，颗粒细胞癌即归类为嫌色细胞癌，但也有文献认为颗粒细胞癌归为透明细胞癌及嫌色细胞癌。颗粒细胞癌（嫌色细胞癌）起源于肾集合小管上皮，占肾癌的5%～10%，好发年龄为50～60岁，恶性程度较低，预后较好。组织学上，CRCC形态规整，主体均质，体积较大时坏死、囊变仍少见，边界清楚，可见包膜，钙化少见。肿瘤细胞沿纤维血管密集排列，呈相对均匀、致密的表现，平扫时CT值较正常肾实质稍高。增强扫描肿瘤多表现为"慢进慢出"，即强化峰值位于髓质期，呈轻、中度均匀强化。中央星芒状瘢痕是CRCC的重要特点，常因肿瘤生长缓慢、缺血所致，病理上为纤维血管间隔，主要位于较大的病灶中央，呈延迟强化或轻、中度持续性强化。

混合性肾癌的报道较少，混合性透明细胞癌-颗粒细胞癌（嫌色细胞癌）的报道更为少见。混合性肾癌的预后与最恶性的组织学类型的成分有关，因此本类混合性癌的预后可能与透明细胞癌相似。肿瘤两种组织学成分决定了影像表现的复杂多样性，可兼有两种肾癌的影像学表现。文献报道薄壁与厚壁血管的成分为透明细胞癌与嫌色细胞癌强化方式的基础，因此可以表现为既有"快进快出"的强化部分，又有"慢进慢出"的强化部分。同时若病灶出现坏死、液化、钙化而密度不均，也提示含有透明细胞癌的成分。

重要提示

本例诊断的核心点在于当发现肾癌成分复杂，兼有多种强化方式时，需要考虑混合性肾癌的可能。本病例中肿瘤既有小片状坏死、钙化及"快进快出"的强化特点，也有部分呈"慢进慢出"的强化方式，提示为同时含有透明细胞癌与嫌色细胞癌成分的混合性肾癌。

（李卉　李胜开　代海洋）

4-5　多房囊性肾细胞癌

临床资料

男，71岁，体检发现双肾包块1周。患者1周前体检发现双肾包块，无阵发性绞痛，无尿频、尿急、尿痛，无肉眼血尿，无畏寒、发热。专科检查未见明显异常。超声提示右肾实质性占位，左肾囊肿。

实验室检查：尿红细胞47μl（↑），白细胞计数、甲胎蛋白、癌胚抗原等未见明显升高。

影像学资料 （图 4-5-1）

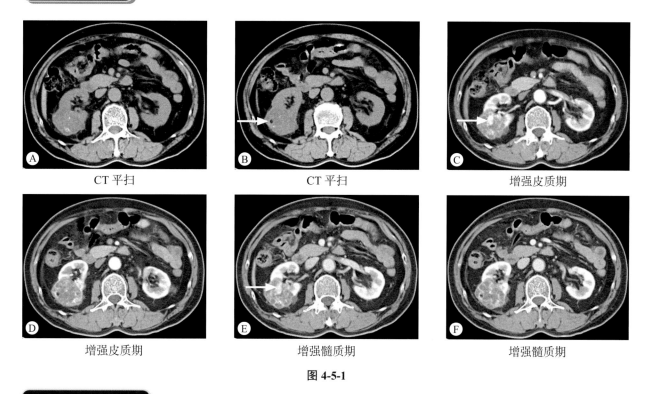

CT 平扫	CT 平扫	增强皮质期
增强皮质期	增强髓质期	增强髓质期

图 4-5-1

诊断思路分析

一、定位征象

本病例与右肾关系密切，肿块与右肾实质边缘交角为钝角，基本可定位于右肾来源。肿块与周围组织器官分界较清，可排除其他组织器官或腹膜后来源肿块侵犯右肾。肿块主要位于右肾实质，部分与肾窦分界不清。实验室检查尿红细胞升高。综合以上征象，肿瘤可定位为右肾实质来源，累及肾皮髓质及集合系统。

二、定性征象

1. 基本征象　CT 平扫显示肿瘤呈稍高密度，部分突向肾轮廓外生长，周围局部脂肪间隙稍模糊，病灶内见斑点、弧形钙化及小斑片状脂肪密度（图 4-5-1B 白箭）。增强扫描皮质期病灶呈明显不均匀强化，类似"蜂窝状改变"，内见多发分隔及小斑片状实性强化成分（图 4-5-1C、E 白箭）和小囊状无强化区，分隔不均匀增厚，边缘欠清。髓质期实性成分强化程度稍减低，分隔进一步强化。

2. 特征性征象

（1）肿瘤大部分由无强化的囊性成分构成，囊内密度稍高于水，提示囊内成分复杂。

（2）肿瘤可见蜂窝状分隔及小斑片状实性成分，分隔厚薄不均、边缘毛糙。增强扫描分隔及实性成分呈明显强化，提示肿瘤血供丰富。

（3）肿瘤分隔可见钙化，肿瘤向外突出肾轮廓，邻近脂肪间隙稍模糊，向内与肾髓质分界不清，结合尿红细胞升高，提示肿瘤有侵袭性行为。

三、综合诊断

老年男性，超声提示右肾实质性包块，实验室检查发现尿红细胞升高。影像学检查提示右肾肿块，定位为右肾实质来源。肿块大部分为囊性，可见蜂窝状分隔及小斑片状实性成分，增强扫描呈明显强化，分隔厚薄不均、边缘毛糙并伴钙化。综合上述资料，考虑为右肾低度恶性多房性囊性肾肿瘤。

四、鉴别诊断

1. 肾透明细胞癌囊性变　恶性程度较高的肾透明细胞癌发生囊变坏死时可表现为多房状，预后较多房囊性肾癌差。影像学上恶性征象更多见，表现为囊壁厚薄不均更为明显，分隔更加粗大、粗细不均，分隔与囊壁交界处呈结节状增厚，对周围结构侵犯或淋巴结转移多见。

2. 多房囊性肾瘤　为非遗传性囊性肿瘤，绝大多数为良性，少数可恶变，多见于围绝经期女性。影像学上表现为单侧肾实质向肾外突出的非交通性多房囊性肿块，包膜完整，囊壁及分隔菲薄、均匀，边缘光滑，囊壁及囊内均无明显结节影，增强扫描囊壁及分隔呈轻、中度渐进性强化。

3. 多房性肾囊肿　为多个单纯性肾囊肿紧密相贴而成，发病率极低。影像学表现为肾实质内分叶状的多房囊性肿块，边界清楚，囊壁薄而均匀，可见细丝状的分隔，无壁结节，囊液呈水样密度，增强扫描囊壁及分隔无强化。

4. 肾血管平滑肌脂肪瘤　由脂肪、平滑肌及变异的血管不同比例构成的良性肿瘤，边界清楚，无侵袭性行为。外生性时相邻肾皮质缺损呈"杯口征""劈裂征"，增强扫描可见瘤内粗大迂曲的血管影。

临床证据

1. 术中探查　切开肾周筋膜、进入肾脂肪囊，见右肾色泽如常，中、下部外侧见一约 5cm×4cm 肿物突出肾外，沿肿物外 0.3cm 沿切开肾包膜，将肿物完整剜除（图 4-5-2A）。

2. 病理结果

镜下所见：右肾肿物符合多房性囊性肾细胞癌（WHO 分类低度恶性，称该类肿瘤目前尚未发现复发和转移现象）(图 4-5-2B)。

免疫组织化学：CK（+），Vimentin（+），CD10 灶（+），HMB45（-），S-100（-）。

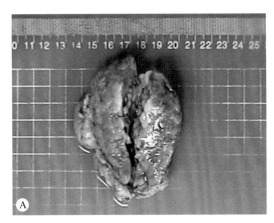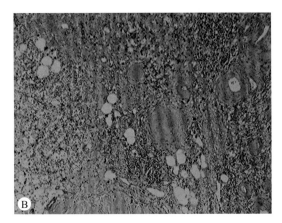

图 4-5-2

病例综述

多房囊性肾细胞癌（multilocular cystic renal cell carcinoma，MCRCC）在 2016 年版 WHO 泌尿系统肿瘤分类中更名为低度恶性潜能多房性囊性肾肿瘤（multilocular cystic renal neoplasm of low malignant potential，MCRNLMP），是一种罕见的肾细胞癌，发病率占肾细胞癌的 1%~4%。MCRNLMP 属于囊性肾癌的一种。病理学上肿瘤由多个大小不一的囊腔组成，囊腔之间为纤维分隔，囊壁由单层或数层胞质透明的低级别肿瘤细胞覆盖（WHO Ⅰ级或Ⅱ级）。临床上主要表现为腰部疼痛、血尿等，但症状较其他肾癌轻。MCRNLMP 为低度恶性肿瘤，预后较好，手术方式可选择保留肾单位的手术。MCRNLMP 的主要影像学表现包括：

（1）主要位于肾皮质，部分突出肾轮廓外。肿瘤生长初期即为多房性，囊性成分 >75%，无明显坏死表现。由于各囊内含有浆液或复杂成分的液体，因此囊内密度高于水。

（2）囊壁不规则增厚，边缘欠清。囊内分隔粗细不均，各房大小不等。根据分隔的形态不同，可将分隔分为菲薄型、增厚型及结节型。

（3）因肿瘤实性成分含透明细胞，故增强扫描肿瘤囊壁呈中度以上强化，并且呈"快进快出"强化方式，部分肿瘤可见明显强化的壁结节则更有具特征性。部分文献报道肿瘤部分实性成分可呈絮状漂浮于囊内，边缘模糊，增强扫描呈不均匀强化。

重要提示

本例诊断核心在于肾实质来源囊实性肿瘤的鉴别。本例中肿块以密度稍高的多房囊性成分为主，伴蜂窝状分隔及少许斑片状实性成分，增强扫描分隔及实性成分呈明显强化，可考虑 MCRNLMP 的诊断。此外本例病灶内见小灶性脂肪密度影，可能为肿瘤生长包绕肾周脂肪所致，易误认为肿瘤本身成分。

（李卉　李胜开　蓝博文）

4-6 肾集合管癌

临床资料

男，46 岁，无明显诱因出现全程肉眼血尿 6 个月。血尿为间歇性，无血块，无尿频、尿急、尿痛，无发热、寒战。于当地医院就诊，经中医中药治疗后症状缓解（具体不详）。4 个月前再次出现血尿，伴少量暗红色血块流出。专科检查：双侧肾区叩痛（-），双侧肋脊角压痛（-）。外院 B 超提示右肾占位，膀胱内血块可能。

实验室检查：尿常规（干化学法 + 尿沉渣定量）：潜血 3+mg/L（↑），红细胞 3901/μl（↑），白细胞 41/μl（↑）。

影像学资料　（图 4-6-1）

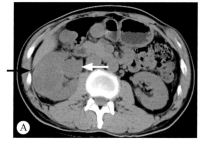
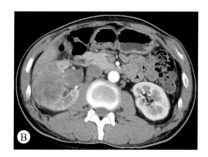
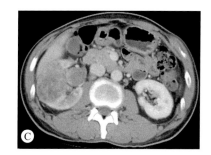

CT 平扫　　　　　　　　　增强皮质期　　　　　　　　增强髓质期

图 4-6-1

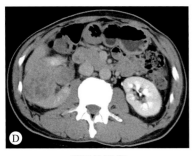
增强排泄期

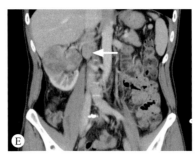
增强皮质期冠状位

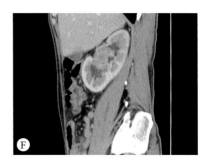
增强皮质期矢状位

图 4-6-1（续）

诊断思路分析

一、定位征象

本病例病变定位于右肾中上极，累及皮质、髓质及右侧肾盂及肾盏，病灶主体位于肾实质且累及集合系统，因此考虑本例为肾实质肿瘤侵犯集合系统。

二、定性征象

1. 基本征象　CT 平扫右肾实质、肾盂团块等稍低密度影，密度稍欠均匀，内部见斑片状稍高密度影，边界欠清，增强扫描皮质期呈较低强化，髓质期及排泄期呈持续轻度延迟强化，强化程度低于周围肾实质，右肾边缘脂肪间隙模糊。腹膜后淋巴结增大。

2. 特征性征象

（1）生长特性：肿瘤主体位于肾实质并向肾集合系统浸润性生长，引起肾脏体积增大但肾轮廓形态基本保持。

（2）强化特点：平扫大部分为等或稍高密度，少部分为低密度，增强扫描呈轻度延迟强化，强化程度始终低于周围肾实质，表明肿瘤为乏血供实质性肿瘤。

（3）腹膜后淋巴结转移（图 4-6-1E 白箭）。肾积水不明显。

三、综合诊断

中年男性，间歇性全程性肉眼血尿。肿瘤定位为右肾中上极，病灶主体位于肾实质且累及集合系统。CT 平扫等稍低密度为主，增强后轻度不均匀强化，强化程度低于周围肾实质，腹膜后淋巴结肿大。综合上述资料考虑为右肾实质恶性占位累及集合系统，首先考虑集合管癌，需与肾盂癌、肾乳头状细胞癌、肾嫌色细胞癌、肾淋巴瘤等鉴别。

四、鉴别诊断

1. 肾盂癌　好发于中老年人，临床多以间断无痛性肉眼血尿就诊。肿块以肾盂肾盏为中心，呈"向心性"生长或浸润肾实质，一般不引起肾轮廓改变。肾盂癌为乏血供肿瘤，增强扫描呈轻、中度强化，少有坏死囊变，常合并肾盂壁增厚及集合系统梗阻积水。

2. 肾乳头状细胞癌　多起源于肾皮质的肾小管上皮细胞，大多位于皮髓质交界区，中老年男性多见。肿块常突出于肾轮廓外，呈类圆形、膨胀性生长，边界清楚，有假包膜，出血、坏死及囊变常见，邻近结构侵犯及转移少见。CT 平扫呈等、稍高密度，内可见颗粒状钙化，增强呈轻、中度强化，增强曲线呈"缓慢升高型"。各期均低于正常肾实质，强化峰值在髓质期。

3.肾嫌色细胞癌 好发于 50 岁以上男性。肿瘤生长缓慢，密度均匀，平扫呈等、稍高密度，钙化常见，坏死、囊变少见，边界清晰，边缘光整，部分可见假包膜。增强扫描呈轻、中度强化，髓质期达强化峰值，部分可见轮辐状强化或中心星芒状瘢痕，此征象被认为是该肿瘤的重要的影像学特征。

4.淋巴瘤 肾原发性淋巴瘤罕见，多为继发性，大多为非霍奇金 B 细胞淋巴瘤。影像学分为多发肿块型（最常见）、单发肿块型、弥漫浸润型、肾周侵犯型等；其中单发肿块型占 10%～25%，主要累及肾髓质，肿块无假包膜，与正常肾实质分界不清；CT 平扫呈等密度，MRI 扫描 T_1WI、T_2WI 呈等、稍低信号，DWI 呈明显弥散受限；增强呈弥漫性轻、中度强化，一般无坏死，无静脉血栓形成。

5.肾髓质癌 是一种高度侵袭性的肾髓质恶性肿瘤，几乎均见于遗传性血红蛋白异常患者。肾髓质癌与集合管癌在临床、影像甚至病理上均存在较多相似之处，但肾髓质癌好发于年轻人，男性多见（男女比例约 10∶1），以非洲裔为主。肿瘤好发于右肾，最大径可达 12cm。

临床证据

1.术中探查 腹腔镜直视下切开肾周筋膜及肾脂肪囊，游离肾上极、腹侧及背侧，见右肾中极腹侧一肿瘤，大小约 2.1cm×2.0cm，肿瘤无侵犯周围组织，以超声刀将肿瘤与肾实质分离、剔除，完整切下肿瘤，见肿瘤假包膜完整（图 4-6-2A）。

2.病理结果

镜下所见：右肾肿物符合肾集合管癌，侵及肾实质，见脉管内癌栓。肾周脂肪组织、肾上腺、肾门血管、输尿管及膀胱切缘均未见癌（图 4-6-2B）。右肾门淋巴结纤维脂肪及神经组织中见多灶癌浸润或转移。边缘见淋巴结 2 个（直径均约 1mm），未见转移癌（0/2）。

免疫组织化学：癌组织 CK（+），EMA（+），CK-H（部分 +），Ki67index（10%+），CK7（-），CK20（-），P63（-），CD10（-），Vimentin（-）。

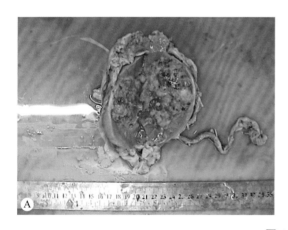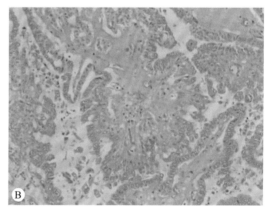

图 4-6-2

病例综述

肾集合管癌（collecting duct carcinoma，CDC）是一种罕见的起源于集合管的高度恶性的上皮细胞性肿瘤，又称 Bellini 集合管癌，占肾脏恶性肿瘤的 1%～2%。CDC 坏死、出血常见，钙化少见，肿瘤内的瘤细胞、黏液成分、结缔组织以及瘤内出血、坏死的多少及程度决定了肿瘤的影像学表现。在CT 上，肿瘤常呈等密度及稍高密度，少部分肿瘤呈低密度。在 MRI 上，T_1WI、T_2WI 以等、稍低或稍高信号多见，DWI 信号偏高。瘤内成分不同导致 MRI 信号多变，如黏液组织表现为 T_1WI 偏高信号而

T_2WI 信号偏低，出血表现为 T_1WI、T_2WI 均为高信号，瘤细胞和结缔组织可导致 DWI 信号增高，而坏死在 DWI 上则呈低信号等，因此需仔细分析瘤内信号的变化来推测肿瘤的组织成分。由于肿瘤内的间质纤维结缔组织增生明显，所以增强扫描肿瘤会呈现不同程度的延迟强化，但强化程度仍明显低于正常肾实质。CDC 虽属罕见病，但却具有典型的影像学表现，主要包括：

（1）肾髓质起源，浸润性生长，可同时累及肾实质及集合系统，但肾轮廓形态基本保持，肿瘤较大时可引起局部轮廓改变。

（2）密度不均匀，多以实性成分及囊实性混杂成分为主，呈"地图状"改变。

（3）为少血供肿瘤，增强后轻、中度不均匀强化，实质期渐进性强化。

（4）高度恶性肿瘤，易出现腹膜后淋巴结及远处脏器转移。

重要提示

本病例诊断核心点：右肾较大肿块同时侵犯肾实质及肾盂、肾盏，平扫呈等、稍低密度，增强后为延迟轻度不均匀强化，强化程度始终低于周围肾实质，伴有腹膜后淋巴结肿大，结合患者半年来间歇性全程性肉眼血尿，考虑为肾高度恶性肿瘤，集合管癌可能性大。

（蔡冠晖　李胜开　代海洋）

4-7　肾浸润性尿路上皮癌

临床资料

女，63 岁。患者 2 个月前无明显诱因出现左侧腰腹部隐痛不适，无尿频、尿急，无肉眼血尿，无畏寒、发热。起病以来精神、胃纳、睡眠一般，大便正常，近期体重无明显减轻。彩超示双肾结石，左肾中极等回声团。肾动态 +GFR 测定提示左肾中部放射性缺损，考虑肾占位，左肾功能轻度受损（GFR=34.4ml/min）。

实验室检查：尿常规（干化学法 + 尿沉渣定量）：红细胞 20/μl（↑），白细胞 43/μl（↑）；肿瘤三项：铁蛋白 245.5μg/L（↑）；梅毒螺旋体特异性抗体（+）。

影像学资料　（图 4-7-1）

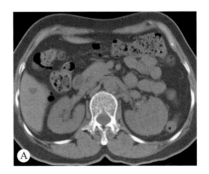
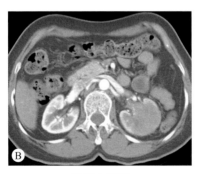
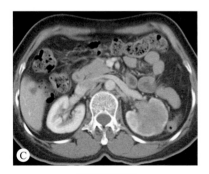

| CT 平扫 | 增强皮质期 | 增强髓质期 |

图 4-7-1

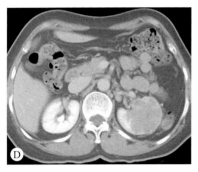
增强延迟期

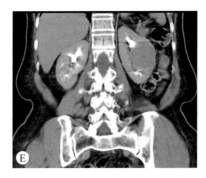
增强延迟期冠状位

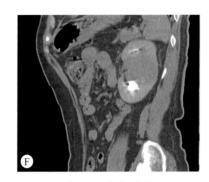
增强延迟期矢状位

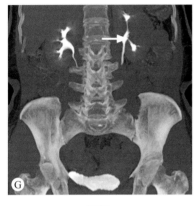
CTU

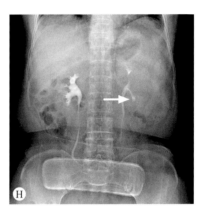
IVP

图 4-7-1（续）

诊断思路分析

一、定位征象

本病例病变表现为肾内局限性软组织肿块，同时累及肾实质和肾盂，需要分析病变来源肾实质或集合系统。主要定位征象有：

（1）病灶主体位于肾盂、肾盏，肾盂、肾盏局部破坏为主，并被肿块占据，未见明显推压征象，未见明显肾积水征象。

（2）肿块以内生长性为主，未向肾轮廓外突出，以髓质破坏为主，部分正常髓质结构消失，皮质受累程度相对较轻。

综合上述征象，病变定位于肾盂并局部向肾皮髓质浸润、破坏。

二、定性征象

1. 基本征象　左肾体积稍增大，肾内见一类圆形软组织肿块，病灶主体位于肾盂、肾盏区，平扫呈等、稍高密度影，密度略高于正常肾实质，密度欠均匀，边界不清，内可见点片状低密度影，无明显钙化及囊变。

2. 特征性征象

（1）病灶同时累及肾皮髓质及肾盂、肾盏，肾盂、肾盏破坏为主，肾盂内局部软组织填充，未引起肾积水，增强扫描呈轻、中度持续不均匀强化，内见点片状不强化低密度区。

（2）肾门区见肿大淋巴结。肾周脂肪间隙较模糊。

三、综合诊断

中老年女性患者，左侧腰痛2个月就诊，无肉眼血尿，尿常规提示泌尿系感染，肿瘤指标铁蛋白升高，肾动态显像提示左肾功能轻度受损。影像学检查提示肾实质（肾盂、肾盏）肿块，增强扫描病灶轻、中度持续性强化。定位于集合系统——尿路上皮来源病变可能，同时侵犯肾实质并伴肾门区淋巴结肿大。综合上述资料考虑为肾盂、肾盏恶性肿瘤性病变，浸润性尿路上皮癌可能性大。

四、鉴别诊断

1. 肾淋巴瘤　CT平扫淋巴瘤常较正常肾实质略低或等密度，肿瘤呈膨胀性生长，椭圆形或分叶结节状，与肾实质分界不清，肿瘤内部坏死、囊变及钙化少见。增强扫描表现为实体密度均匀轻度强化的肿块，邻近腹膜后可见肿大淋巴结，病灶较大时可包裹肾脏脉管系统并侵犯肾窦，包绕肾动静脉生长，但血管通常无狭窄或闭塞征象，增强扫描显示血管穿行病灶内，肿块呈轻度强化，血管似"漂浮征"为其特征表现。

2. 肾嫌色细胞癌　起源于肾髓质，好发于50岁以上男性。肿瘤生长缓慢，一般体积较大，从皮髓质交界区向肾轮廓外及肾窦呈膨胀性生长。肿瘤密度均匀，平扫呈等、稍高密度，钙化常见，坏死、囊变少见，边界清楚，边缘光整，部分可见假包膜。增强扫描呈轻、中度强化，髓质期达强化峰值，各期均不超过肾实质强化，部分病例可见轮辐状强化或中心星芒状瘢痕，此征象被认为是该肿瘤的重要的影像学特征。

3. 肾乳头状细胞癌　多起源于肾皮质的肾小管上皮细胞，大多位于皮髓质交界区，中老年男性多见。肿块常突出于肾轮廓外，呈类圆形、膨胀性生长，边界清楚，有假包膜，出血、坏死及囊变常见，邻近结构侵犯及转移少见。CT平扫呈等、稍高密度，内可见颗粒状钙化，增强呈轻、中度强化，增强曲线呈"缓慢升高型"。各期强化均低于正常肾实质，强化峰值在髓质期。

4. 肾集合管癌　恶性程度高，死亡率高，无假包膜，边界不清，容易坏死，相对其他类似肾癌更容易发生淋巴结转移。增强扫描动脉期轻度强化，门脉期达到高峰，呈中等强化，动脉期明显低于肾皮质强化，延迟期稍减低。病灶以肾髓质为中心，向肾皮髓质同时浸润生长，当肿瘤侵犯肾盏向肾盂浸润生长时，则与肾实质浸润型尿路上皮癌在影像上很难鉴别。浸润型尿路上皮癌的病灶主体位中心于肾盂肾盏内，多可见到不规则混杂密度软组织肿块，肾窦脂肪可见向外侧推移。

临床证据

1. 术中探查　在肾下极处找到输尿管，提起近段输尿管，于肾周脂肪囊外游离肾脏，由下外往内上将肾脏完全游离，将左肾及肿瘤、上段输尿管、肾周脂肪、左肾上腺及筋膜完全切除。探查肾门见较多肿大淋巴结，一并分离及切除（图4-7-2A）。

2. 病理结果

镜下所见：左肾肿瘤符合恶性上皮性肿瘤，形态考虑高级别尿路上皮细胞癌；肾上腺组织及输尿管断端均未见肿瘤（图4-7-2B）。

左肾门淋巴结未见肿瘤转移（0/9）。

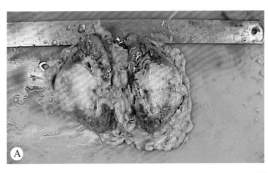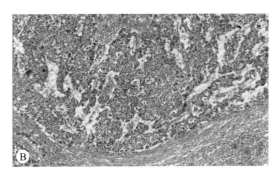

图 4-7-2

病例综述

肾浸润型尿路上皮癌（renal invasive urothelial carcinoma，RIUC）起源于肾盂、肾盏的尿路上皮，是一类发展迅速、恶性程度很高的肿瘤。肿瘤向肾实质内浸润性生长，生长迅速，肾实质广泛破坏，形态不规则，边界不清晰，易侵犯周围神经、脉管和肾周脂肪间隙，影像学表现不典型，常被误诊为肾实质炎症或肾实质肿瘤。该肿瘤临床及影像学要点包括：

（1）好发于中老年人，男性多见，常见临床表现为血尿，可为肉眼血尿或镜下血尿，多呈间歇性，可伴有血块。患者常出现腰痛，全身症状可有发热、消瘦、贫血等，在临床表现方面无特异性。

（2）CT 平扫表现为不规则稍低密度肿块，肿瘤主体位于肾盂肾盏内，边界不清楚，多伴有坏死、液化、出血，肾盂肾盏破坏、消失。引起梗阻或输尿管种植转移时，患侧输尿管全程及肾周呈现炎性改变。

（3）MRI 呈长 T_1 稍长 T_2 信号，信号混杂，病灶内可有短 T_1 短 T_2 信号，可能和病灶内有出血有关。肿瘤血流不丰富，增强扫描呈轻、中度不均匀持续性强化。肿瘤易突破肾包膜向周围侵犯，常伴淋巴结转移、同侧肾上腺侵犯转移及肾动静脉癌栓形成。MRI 高 b 值 DWI 肿瘤实性成分弥散受限明显，定量 ADC 值降低显著，有利于与炎性病变鉴别。

重要提示

本病例诊断核心点：中老年女性，肾盂肾盏、肾实质内不规则软组织肿块，浸润性生长，伴有坏死，肾盂肾盏破坏。增强后呈轻、中度不均匀强化，肾门淋巴结肿大，无远处转移及侵犯征象。本例定位、定性征象较为明确，结合特征性影像征象和临床表现，可考虑肾浸润性尿路上皮癌。

（周健聪　李胜开　代海洋）

4-8　肾嗜酸细胞腺瘤

临床资料

男，76 岁。患者于 2 个月前无明显诱因出现双侧腰背部疼痛不适，站立及活动明显，平卧及休息时减轻，无尿频、尿急、尿痛，无肉眼血尿。专科检查：双侧肾区叩痛（+），双侧肋脊角压痛（−）。

实验室检查：血常规五分类：血红蛋白 119g/L（↓），红细胞比积 0.380（↓），平均红细胞体积 74.8fL（↓），平均红细胞血红蛋白量 23.6pg（↓），红细胞体积分布宽度 15.9%（↑）；凝血 5 项：D- 二聚体试验 510ng/ml（↑）；肿瘤 4 项（−）。

影像学资料 （图 4-8-1）

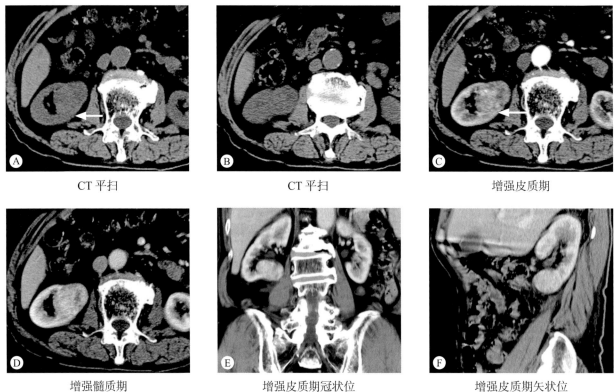

图 4-8-1

诊断思路分析

一、定位征象

本病例病变定位于右肾实质内下部，累及皮质、髓质，大部分瘤体突出肾轮廓外，小部分突向肾盏，膨胀性生长，肾盂结构完整。考虑该例为右肾皮髓质来源肿瘤性病变。

二、定性征象

1.基本征象　CT平扫病灶呈类圆形稍高、稍低混杂密度肿块影，边界较为清楚，增强扫描强化皮质期中度强化，髓质期持续强化；周围未见肿大淋巴结及侵犯征象。

2.特征性征象

（1）单侧单发，肿瘤边界清楚，形态规整。

（2）平扫呈稍高、稍低混杂密度，增强后呈中等强化，强化不均，以髓质期强化最明显，呈"快进慢出"强化形式。

（3）膨胀性生长，瘤体局限于肾实质，未见肾包膜和肾血管侵犯。

三、综合诊断

老年男性，双侧腰背部疼痛不适，相关肿瘤指标物检测无明显异常。CT发现右肾实质内占位，膨胀性生长，边界清楚。平扫呈稍高、稍低混杂密度，增强不均匀中度强化，以髓质期强化最为明显。综合上述资料考虑为右肾肿瘤性病变，嗜酸性腺瘤可能，需与透明细胞癌、嫌色细胞癌等鉴别。

四、鉴别诊断

1. 透明细胞癌 最常见的肾细胞癌亚型，占 70%～80%。起源于肾皮质，为富血供肿瘤。密度或信号因肿瘤内存在坏死、出血、囊变或钙化而不均匀。增强肾皮质期明显不均匀强化，呈 "速升速降"，可有假包膜。

2. 嫌色细胞癌 起源于肾髓质，好发于 50 岁以上男性。肿瘤生长缓慢，一般体积较大，从皮髓质交界区向肾轮廓外及肾窦呈膨胀性生长。肿瘤密度均匀，平扫呈等、稍高密度，钙化常见，坏死、囊变少见，边界清楚，边缘光整，部分可见假包膜。增强扫描呈轻、中度强化，髓质期达强化峰值，各期均不超过肾实质强化，部分病例可见轮辐状强化或中心星芒状瘢痕，此征象被认为是该肿瘤的重要的影像学特征。肾嗜酸细胞腺瘤与嫌色细胞癌在影像学有诸多相似之处，但嫌色细胞癌皮质期的平均强化程度低于嗜酸性细胞腺瘤。另外嫌色细胞癌多见弧形或斑片状稍低密度影且轻度持续强化，而嗜酸细胞腺瘤无此种征象。

3. 乳头状肾细胞癌 多起源于肾皮质的肾小管上皮细胞，大多位于皮髓质交界区，中老年男性多见。肿块常突出于肾轮廓外，呈类圆形、膨胀性生长，边界清楚，有假包膜，出血、坏死及囊变常见，邻近结构侵犯及转移少见。CT 平扫呈等、稍高密度，内可见颗粒状钙化，增强呈轻、中度强化，增强曲线呈 "缓慢升高型"。

4. 肾血管平滑肌脂肪瘤 最典型影像学特征是肿瘤内脂肪成分，可出现 "劈裂征" 或 "杯口征"。增强扫描强化不均匀，肿瘤内血管成分多明显强化，平滑肌成分轻中度强化，脂肪成分不强化。

5. 后肾腺瘤 二者都为单发多见，但后肾腺瘤好发于女性。CT 平扫为等或稍高密度，可伴局灶性出血、坏死、囊变，约 20% 出现钙化，部分肿块内可出现脂肪密度灶。

临床证据

1. 术中探查 腹腔镜直视下沿腰方肌外缘纵行切开侧椎筋膜、腰方肌筋膜，进入腰肌前间隙，沿肾筋膜外分离至肾蒂旁，分离出右肾动、静脉，予 Hemolock 双重夹闭后离断，分离右侧输尿管，完整游离右肾及肾周脂肪，肿瘤未见侵犯周围组织。仔细检查右肾床未见活动性出血，将肿瘤置入标本袋，扩大腋中线切口取出。

2. 病理结果

镜下所见：右肾肿物符合肾嗜酸细胞瘤（图 4-8-2）。

免疫组织化学：肿瘤细胞 CK7（-）、CD117 弥漫（+）、Vim（-）、CD10（-）、ki67index 2%～5%。

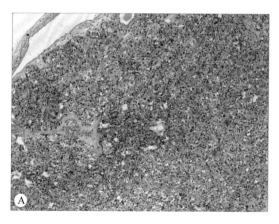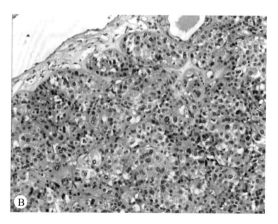

图 4-8-2

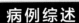
病例综述

肾嗜酸性细胞腺瘤（renal oncocytoma，RO）起源于肾近曲小管上皮细胞，它是一种较少见的特殊类型的良性肾脏肿瘤，国外文献报道约占肾脏肿瘤的 3%～7%。临床上多为体检偶然发现，常误诊为肾癌，故术前正确诊断对于患者治疗方式的选择及避免不必要的根治性手术有很大意义。RO 发病年龄多在 60 岁以上，男性多见，临床上无特异性表现，通常无症状，多数患者为偶然发现，查体多无阳性体征。瘤体较大时可有腰痛、血尿或腹部包块。肿瘤多为单侧单发，常局限于肾实质，很少侵犯肾包膜和血管。RO 的主要影像学表现有：

（1）多数位于肾皮质，边界清楚，部分病例有假包膜。

（2）平扫多呈稍低密度，增强后呈中等强化，多数强化不均，瘤体强化以髓质期最明显，排泄期强化减弱，部分区域可出现节段性增强反转。

（3）肿瘤内的"星芒状"瘢痕被认为是 RO 的较特征性表现，表现为病灶内条状低密度影，瘢痕多位于病灶中心，可能是由于肿瘤生长缓慢、长期慢性缺血所致，故瘤体越大越容易产生瘢痕。研究发现肾嫌色细胞癌亦可出现该征象。

（4）病灶边缘有血管包绕，呈环"抱球样"改变，可能是由于 RO 为血供较为丰富的良性肿瘤，由正常或异常血管分支供血，或肿瘤的生长对周围血管造成推挤所致，但并未对周围血管造成破坏或侵袭性的改变。

（5）锥形交界面，表现为病灶与正常肾实质交界面清晰呈锥形，这可能是由于 RO 质地较软，生长受限所致。

（6）肿瘤内脂肪及钙化较少见，钙化可位于肿瘤的中心或周边，无瘤内出血，无肾静脉侵犯或淋巴结及远处转移。

重要提示

本病例诊断核心点：左肾实质肿物，有完整包膜，边界清楚，密度不均，增强扫描皮质区中等程度强化，髓质期进一步强化，呈"快进慢出"的强化特点。未见淋巴转移及血管内癌栓形成，结合患者临床特征较为隐匿轻微，亦无血尿，考虑良性或低度恶性肿瘤，主要在嗜酸性细胞腺瘤与嫌色细胞癌之间鉴别。嫌色细胞癌皮质期的平均强化程度低于嗜酸性细胞腺瘤；另外嫌色细胞癌多见弧形或斑片状稍低密度影且轻度持续强化，而嗜酸性细胞腺瘤无此种征象。如果肿瘤内出现中央瘢痕征、阶段性强化逆转等表现，则高度提示嗜酸性细胞腺瘤。

（蔡冠晖　李胜开　代海洋）

4-9 后肾腺瘤

临床资料

女，48 岁。患者约 1 个月前无明显诱因排肉眼血尿，无血块，无尿频、尿急、尿痛，无排尿困难、尿失禁，不伴腰痛，无畏寒、发热，无腹痛、腹胀、呕吐，无皮疹、皮下瘀斑，无关节疼痛。专科检查：双侧肋脊角对称，双侧肾脏均未扪及，双侧肾区无叩击痛、压痛。

实验室检查：尿潜血（+），肿瘤指标无明显异常。

影像学资料 （图 4-9-1）

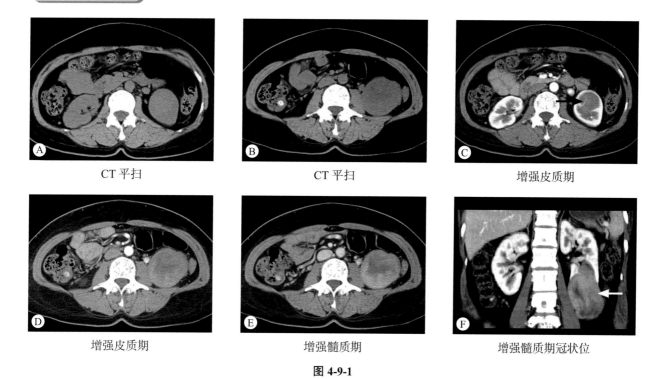

CT 平扫	CT 平扫	增强皮质期
增强皮质期	增强髓质期	增强髓质期冠状位

图 4-9-1

诊断思路分析

一、定位征象

本例病灶主体位于左肾下极，局部突出于肾轮廓缘，边界较清楚，邻近肾实质受压呈"爪征"（图 4-9-1F 白箭），左肾下极部分正常结构消失，提示肿块是源于左肾并突向肾外生长，而非肾外组织来源并压迫左肾。

二、定性征象

1. 基本征象　左肾下极实性肿块，呈外生性生长。密度不均匀，内见斑片状低密度影，与邻近结构分界尚清楚。增强扫描皮质期肿块为轻度强化，髓质期进一步强化，各期强化均低于肾皮髓质，肿块内部低密度影强化不明显。

2. 特征性征象

（1）肿块呈渐进性强化，皮质期肿块边缘见细小血管影（图 4-9-1C 黑箭）。

（2）肿块无向邻近结构侵犯征象，肾窦、肾周脂肪密度未见异常。

三、综合诊断

中年女性患者，因肉眼血尿入院，实验室检查尿潜血阳性。影像学检查发现左肾占位，增强肿块呈轻度渐进性强化，内可见坏死无强化区，肿块边缘见细小血管影。综合上述资料考虑为左肾偏良性乏血供肿瘤可能性大。

四、鉴别诊断

1. 肾乳头状细胞癌　多起源于肾皮质的肾小管上皮细胞，大多位于皮髓质交界区，中老年男性多见。肿块常突出于肾轮廓外，呈类圆形、膨胀性生长，边界清楚，有假包膜，出血、坏死及囊变常见，邻近结构侵犯及转移少见。CT 平扫呈等、稍高密度，内可见颗粒状钙化，增强呈轻、中度强化，增强曲线呈"缓慢升高型"。各期均低于正常肾实质，强化峰值在髓质期。

2. 肾嫌色细胞癌　起源于肾髓质，好发于 50 岁以上男性。肿瘤生长缓慢，一般体积较大，从皮髓质交界区向肾轮廓外及肾窦呈膨胀性生长。肿瘤密度均匀，平扫呈等、稍高密度，钙化常见，坏死、囊变少见，边界清楚，边缘光整，部分可见假包膜。增强扫描呈轻、中度强化，髓质期达强化峰值，各期均不超过肾实质强化，部分病例可见轮辐状强化或中心星芒状瘢痕，此征象被认为是该肿瘤的重要的影像学特征。

3. 肾血管平滑肌脂肪瘤　最典型影像学特征是肿瘤内脂肪成分，可出现"劈裂征"或"杯口征"。增强扫描强化不均匀，肿瘤内血管成分多明显强化，平滑肌成分轻中度强化，脂肪成分不强化。

4. 肾嗜酸细胞腺瘤　老年男性多见，CT 平扫肿块密度相对较高，包膜完整，少见出血、坏死、囊变，中央纤维瘢痕出现率约 54%。增强扫描峰值多出现在肾皮质期，呈"快进慢出"表现，中心星状瘢痕是特征性表现。

临床证据

1. 术中探查　探查腹腔，左肾下极有一肿物，约 5.9cm×5.6cm 大小，质地坚韧，呈鱼肉状，边界不清，不可活动，未侵犯肾集合系统（图 4-9-2A）。

2. 病理结果

镜下所见：肿瘤细胞小，排列紧密呈腺泡状、管状，瘤细胞无异型性或核分裂象（图 4-9-2B）。

免疫组织化学：Vimentin（+），CD34（-），CK 灶性（+），CK5/6（-），CD34（-）。

结合 HE 形态和免疫组织化学及特殊染色结果，病变符合后肾腺瘤。

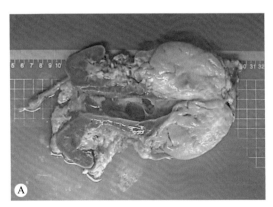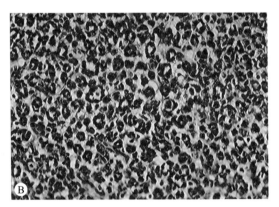

图 4-9-2

病例综述

后肾腺瘤（metanephric adenoma，MA）是一种罕见的肾脏上皮源性良性肿瘤，最先由 Brisigotti 等人于 1992 年提出并命名。2004 年 WHO 将 MA 扩展为在组织发生和肿瘤性质上相似的一组后肾源性肿瘤，包括后肾腺瘤（MA）、后肾腺纤维瘤（metanephric adenofibroma，MAF）及后肾基质瘤（metanephric stromal tumor，MST）。MA 完全由上皮细胞构成，MST 则完全由基质细胞构成，MAF 由混合性上皮和基质细胞构成的双相性肿瘤。后肾腺瘤以中年女性多见，男女比例约为 1∶2.6。患者通常无症状，偶有因肉眼血尿、腹痛或腹部肿块就诊发现，10%～12% 的患者可出现真性红细胞增多症，这与后肾腺瘤可产生促红细胞生成素和其他类型的细胞因子有关。后肾腺瘤的临床及影像特点主要包括：

（1）好发于中年女性，一般无明显症状，偶见肉眼血尿、腹痛或腹部包块。

（2）多单侧发病，边界清楚，可见沙砾状或点状钙化、出血坏死或囊变。

（3）外生性生长是其重要特征，肿瘤不累及肾脏集合系统。

（4）增强扫描强化程度较低，各期强化幅度均低于正常肾实质。

重要提示

本病例诊断核心点：左肾外生性肿块，边界清楚，无邻近结构受侵犯征象，增强扫描呈轻、中度渐进性强化，结合临床及影像学检查可诊断为后肾腺瘤。

（李翊蓉　李胜开　代海洋）

4-10 肾血管平滑肌脂肪瘤

临床资料

女，43 岁，发现"左肾占位"10 余年。患者 10 年前体检时超声发现左肾占位，偶有腰部酸痛不适，无恶心、呕吐，无尿频、尿急，无肉眼血尿，无排尿困难、尿失禁，无畏寒、发热，无腹痛、腹胀。专科检查：双侧肾区叩痛（-），双侧肋脊角压痛（-）。

实验室检查：尿常规（干化学法 + 尿沉渣定量）：潜血 2.0～5.0（+2）(mg/L)↑，红细胞 115/μl（↑）。

影像学资料 （图 4-10-1）

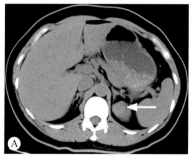

CT 平扫

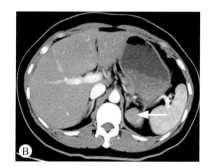

增强皮质期

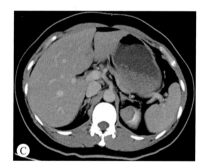

增强髓质期

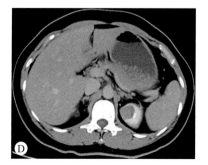

增强排泄期

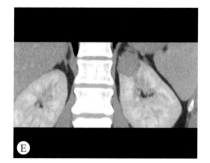

增强髓质期冠状位

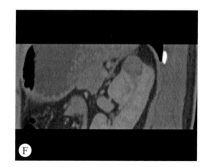

增强髓质期矢状位

图 4-10-1

诊断思路分析

一、定位征象

本病例病变定位于左肾上极，累及皮质、髓质，部分瘤体突出肾轮廓外，膨胀性生长，肾盂结构完整。考虑该例为左肾皮髓质来源肿瘤性病变。

二、定性征象

1. 基本征象　CT平扫病灶呈欠规则类圆形稍高密度肿块影，密度稍欠均匀，边界较为清晰，可见"劈裂征"及"杯口征"。增强扫描为中度强化，强化模式为延迟均匀强化，强化程度低于周围肾实质，边界较平扫更加清楚。周围未见肿大淋巴结及静脉侵犯征象。

2. 特征性征象

（1）"冰淇淋蛋筒征"：是指向肾外生长的肿瘤，位于肾内部分与正常肾实质交界清楚、平直，呈楔形改变，肾外部分呈椭圆形，形如"冰淇淋"而得名，与"楔形征""劈裂征""杯口征"形成原理一致，主要见于良性肿瘤。

（2）平扫稍高密度，较为均质，无明显出血坏死。增强扫描为较均匀轻、中度强化，符合肾脏乏血供占位征象。

三、综合诊断

中年女性，发现左肾占位10余年。CT检查定位为左肾上极占位，膨胀性生长，边界清楚。平扫密度高于肾实质，增强后延迟均匀强化，强化程度低于周围肾实质，未见明显坏死及转移征象。综合上述资料考虑为左肾上极良性肿瘤，乏脂性肾血管平滑肌脂肪瘤可能，需与肾细胞癌、嗜酸性腺瘤等鉴别。

四、鉴别诊断

1. 肾乳头状细胞癌　多起源于肾皮质的肾小管上皮细胞，大多位于皮髓质交界区，中老年男性多见。肿块常突出肾轮廓之外，呈类圆形、膨胀性生长，边界清楚，有假包膜，出血、坏死及囊变常见，邻近结构侵犯及转移少见。CT平扫呈等、稍高密度，内可见颗粒状钙化，增强呈轻、中度强化，增强曲线呈"缓慢升高型"。各期均低于正常肾实质，强化峰值在髓质期。

2. 肾嫌色细胞癌　起源于肾髓质，好发于50岁以上男性。肿瘤生长缓慢，一般体积较大，从皮髓质交界区向肾轮廓外及肾窦呈膨胀性生长。肿瘤密度均匀，平扫呈等、稍高密度，钙化常见，坏死、囊变少见，边界清晰，边缘光整，部分可见假包膜。增强扫描呈轻、中度强化，髓质期达强化峰值，各期均不超过肾实质强化，部分病例可见轮辐状强化或中心星芒状瘢痕，此征象被认为是该肿瘤的重要的影像学特征。

3. 嗜酸性细胞腺瘤　老年男性多见，CT平扫肿块密度相对较高，包膜完整，少见出血、坏死、囊变，中央纤维瘢痕出现率约54%。增强扫描峰值多出现在肾皮质期，呈"快进慢出"表现，中心星状瘢痕是特征性表现。

临床证据

1. 术中探查　腹腔镜直视下切开左肾周筋膜及肾脂肪囊，游离肾上极、腹侧及背侧，见左肾中极腹侧一肿瘤，大小约2.1cm×2.0cm，肿瘤无侵犯周围组织，以超声刀将肿瘤与肾实质分离、剔除，完整切下肿瘤，见肿瘤假包膜完整。

2.病理结果

镜下所见：左肾肿物符合肾血管平滑肌脂肪瘤，伴小灶坏死，且部分区域核增大，深染（图4-10-2）。

免疫组织化学：瘤细胞Actin（+）、Desmin（+）、Vim（+），Melan-A（+），CD34、CK、EMA、S-100、HMB45（-），Ki67index<5%。

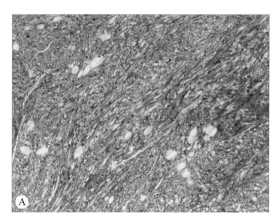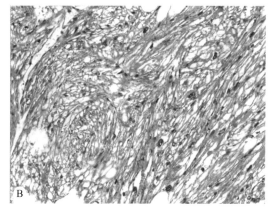

图 4-10-2

病例综述

　　肾血管平滑肌脂肪瘤（renal angiomyolipoma，RAML），又称肾错构瘤，可发生于任何年龄，以中青年多见，女性多见。主要由血管、平滑肌及脂肪三种成分混合构成，为肾脏最常见的良性肿瘤，三者按不同比例构成。当内部脂肪成分肉眼无法识别时称为乏脂肪型。在手术切除的肾脏良性肿块中，RAML占18%～59%，有3%～4% RAML脂肪成分过少，CT由于难以测得病灶中的脂肪而易误诊为肾透明细胞癌。

　　RAML早期多无明显临床症状，多因体检偶然发现，部分因肿块增大产生局部压迫症状或累及肾脏集合系统而就诊，表现为腰部不适、腹部肿块等症状。肿瘤可位于肾皮质或髓质，单侧病变多见，亦可双侧发病或多发病灶，瘤体大小不一，小者2～3cm，大者可达20cm。一般为圆形或卵圆形，较大时可凸出肾包膜，肿瘤富有血管，可伴有出血、坏死、囊变及钙化。

　　典型RAML具有一定的影像表现特征：表现为肾实质含脂肪密度的实性、边界清楚的占位，多向肾外突出，增强扫描不均匀中度、显著强化，但弱于肾实质，脂肪密度区不强化，CT不难诊断。不典型RAML因脂肪含量少，影像上脂肪组织难以显示，与肾癌鉴别困难。既往研究认为通过MRI同反相位检测病灶组织中的少量脂肪成分以鉴别二者价值有限，因为部分肾癌可发生脂肪变性，所以两者病灶中均可存在少量脂肪组织，通过MRI同反相位检测到少量脂肪组织，并不能完全排除恶性肿瘤。

　　乏脂性RAML影像上亦有一些特点：CT平扫呈稍高密度或等密度，考虑平滑肌成分较多，而多数的肾细胞癌密度表现为低于肾实质，故认为平扫可作为乏脂肪性RAML重要的鉴别诊断依据；在增强上，皮质期病灶多呈明显不均匀强化，髓质期及延迟早期呈均匀强化，强化较肾实质弱，这种延迟早期呈均匀强化和延迟强化的模式，是诊断RAML的重要特点。在形态上RAML多无分叶，病灶突出比常大于1/2，即病灶的主体部分位于肾轮廓以外，邻近皮质的交角常为双侧钝角或一侧钝角一侧锐角（鸟嘴征），邻近畸形血管往往粗大、迂曲，而恶性肿瘤血管管径较细，走形僵硬。RAML成分较为复杂，可行CT薄层扫描或MRI扫描，有助于显示其多种成分混杂的特点，结合病灶密度、强化、形态特点以及良性体征有助于疾病诊断。

重要提示

本病例诊断核心点：本例影像上左肾上极高密度肿物，病灶突出比大于1/2边界清楚，密度均匀，增强扫描髓质期呈均匀强化，强化较肾实质弱，可见"冰淇淋蛋筒征"，未见淋巴转移及血管内癌栓形成，结合患者无临床体征，考虑为良性占位，首先考虑为乏脂肪型血管平滑肌脂肪瘤。

（蔡冠晖　李胜开　代海洋）

4-11　肾母细胞瘤

临床资料

女，4岁。2天前偶然发现左侧腹腔包块。专科检查：腹部膨隆，左侧腹部可扪及一包块，直径大小约10cm，质稍硬，无压痛，无反跳痛、肌紧张。

实验室检查：白细胞计数 $7.4 \times 10^9/L$，癌胚抗原 1.30μg/L，糖类抗原 CA19-9 10.2μg/L，尿常规无明显异常。

影像学资料　（图 4-11-1）

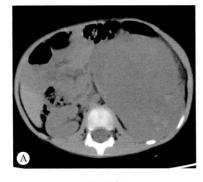
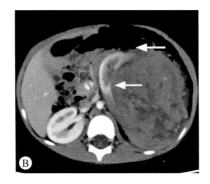
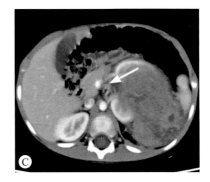

CT平扫　　　　　　　　　　增强皮质期　　　　　　　　　　增强皮质期

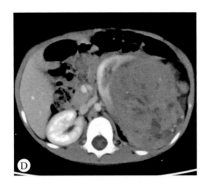
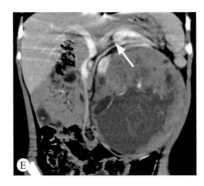
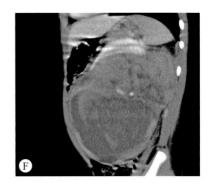

增强髓质期　　　　　　　增强髓质期冠状位　　　　　　　增强髓质期矢状位

图 4-11-1

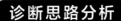

一、定位征象

本例肿块体积巨大，占据左中下腹并跨越腹中线，部分与左肾实质分界不清，需要明确肿瘤为腹膜后非实质脏器来源侵犯肾实质或左肾巨大肿瘤，将对病变定性有决定性意义。主要定位征象有：

（1）肿瘤与左肾关系密切，受累部位左肾实质呈喇叭口扩大（图4-11-1B白箭）呈"抱球征"改变，部分瘤体组织深达肾窦（图4-11-1E白箭），边界不清楚。

（2）左肾供血动脉增多增粗（图4-11-1C白箭），肿瘤血供来源于左肾动脉。

（3）肿瘤与胰腺、脾脏等分界较清，肾后脂肪间隙存在。

综合以上征象，考虑肿瘤起源于左肾并外生性生长可能性大。

二、定性征象

1. 基本征象　腹膜后巨大肿块，略呈分叶状，大部分边界清，占位征象较明显，左肾、中腹部肠管向前、向上推移。肿块密度不均，实质呈稍高密度（CT值30～40Hu），内可见斑片状更高密度出血灶（CT值60～70Hu）及稍低密度囊变区（CT值10～20Hu）。肿块与左肾实质关系密切，部分深达肾窦区。增强扫描肿瘤呈不均匀强化，肿瘤实质于皮质期呈轻度强化，髓质期进一步中度强化，囊变区未见明显强化，病灶内可见多发增粗迂曲小血管影穿行。

2. 特征性征象

（1）肿瘤体积巨大，呈囊实性伴出血，深达肾窦区，边界部分欠清楚，提示肿瘤恶性程度较高。

（2）增强扫描肿瘤呈轻、中度不均匀强化，强化程度较肾实质低，明显强化的残肾环抱部分肿瘤组织，呈较为特异性的"残肾征""抱球征"。

三、综合诊断

女性儿童，无意间发现左腹部包块，实验室检查无明显异常。影像学检查发现左肾区及腹膜后巨大占位性病变，定位为左肾来源外生性肿瘤。肿瘤呈囊实性伴出血，与肾实质及肾窦关系密切，增强扫描肿瘤实质呈不均匀轻、中度强化，与残余肾组织形成"残肾征""抱球征"，提示肿瘤恶性程度较高。综合上述资料，考虑左肾来源的肾母细胞瘤可能性大。

四、鉴别诊断

1. 肾上腺神经母细胞瘤　该肿瘤为发生于肾筋膜内的肾外肿瘤，以推移和压迫肾脏为主，但肿瘤较大侵犯肾脏时，也有"残肾征"。神经母细胞瘤的钙化率较高，常伴腹膜后淋巴结转移，并且常包埋腹主动脉和下腔静脉，有助于与肾母细胞瘤鉴别。

2. 透明细胞肉瘤　发病年龄同肾母细胞瘤相仿，约占儿童肾脏肿瘤的4%，与肾母细胞瘤影像表现相似因而有时两者难以区分。但透明细胞肉瘤更容易发生脑、骨、肝脏、肺等远处转移，预后更差。

3. 先天性中胚层肾瘤　发病年龄更小，多见于小于3个月的婴儿，为新生儿最常见的肾脏实性肿瘤，表现为肾内实性肿块伴囊变、出血、坏死，易侵犯肾窦。

4. 肾脏杆状细胞瘤　在儿童肾脏恶性肿瘤中占1%～2%，为恶性程度最高的儿童肾脏恶性肿瘤，早期即可发生肺、肝、脑的远处转移。影像学上表现为肾脏中心部位的巨大不均质肿块，累及肾门，较肾母细胞瘤更常见分叶状形态、包膜下积液及弧线状钙化，常侵犯肾静脉。

临床证据

1.术中探查　探查腹腔，左后腹膜一巨大肿物，腹腔内少量积液，未见脓性渗出物。肿物位于腹膜后，上至脾下极内侧，下至盆腔，内侧到达脊椎前方，少量突出部分稍跨过腹中线，肿物相对固定，包膜完整（图 4-11-2A）。

2.病理结果

镜下所见：左肾肿瘤符合肾母细胞瘤，胚基为主型（胚基成分 >75%），肿瘤内见间质和上皮小管成分，见脉管内瘤栓及小灶坏死，核分裂象易见，肿瘤包膜完整，未见肿瘤破溃及包膜内浸润，肾盂、肾实质及肾周脂肪组织均未见肿瘤累及，送检组织未见淋巴结结构。输尿管断端未见肿瘤累及（图 4-11-2B）。

免疫组织化学：肿瘤细胞 Vim（+）、CK（+）、Ki67index（80%+），CD99、Syn、CgA、NSE、EMA、Desmin 均为（-）。

结合 HE 形态和免疫组织化学及特殊染色结果，病变符合肾母细胞瘤。

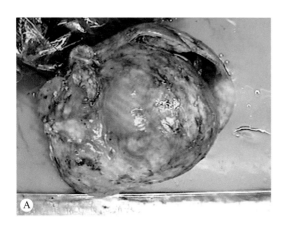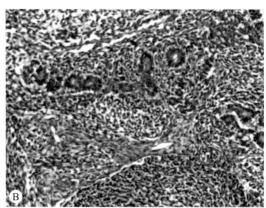

图 4-11-2

病例综述

肾母细胞瘤（nephroblastoma）又称 Wilms 瘤，发病率较低，但为儿童腹部最常见的恶性肿瘤之一，占儿童肾脏肿瘤的 80% 以上，在儿童腹部肿瘤中排第 2 位，在儿童所有恶性肿瘤中排第 5 位。好发年龄为 1~5 岁，发病高峰为 3~4 岁，无性别差异。肿瘤恶性程度较高，生长迅速，早期即可发生转移，通常表现为无症状的巨大腹部肿块。单侧发病较多，有 3.3%~7% 为双侧发病，且常伴先天畸形如隐睾、偏侧肥大、尿道下裂、马蹄肾等。组织学上肾母细胞瘤起源于原始后肾胚基，主要含胚基、间叶和上皮三种成分，根据三种组织成分占比不同，可分为上皮型、间叶型、胚基型、混合型、囊肿型及间变型，其中间变型预后较差。肾母细胞瘤大多起自肾包膜下的肾皮质内，呈膨胀性生长，质地较硬，内可见出血、坏死、囊变。肾母细胞瘤的主要影像学特征如下：

（1）肾区较大的软组织肿块影，向内可进入肾窦，向外可突破肾包膜侵犯肾周间隙和邻近组织、器官，甚至远处转移。

（2）肿瘤内因坏死、囊变、出血可表现为实质性、囊实性及囊性，并夹杂新旧出血灶。肿瘤实质与肾实质相比呈等或稍低密度，少部分肿瘤尚可见钙化和脂肪组织影。

（3）增强扫描肿瘤实质部分不均匀轻、中度强化，坏死囊变部分无强化，残肾明显强化。由于肿瘤侵蚀一部分肾脏，残存的肾脏呈"新月形"或"半环形"高密度影，与肿瘤形成鲜明对比，呈蟹脚状环抱肿瘤，称为"残肾征""蟹足征"及"抱球征"。此种强化方式是肾母细胞瘤较为特异性的表现。

（4）肾盂、肾盏充盈后可见不同程度挤压、变形、扩张和移位，受压肾实质萎缩，肾轴旋转。

重要提示

本病例诊断核心在于儿童肾脏肿瘤疾病谱的鉴别，当儿童患者发现腹膜后肾脏来源的巨大肿块而无明显临床症状，影像学提示肿瘤恶性征象明显，结合较为特异性的生长方式及强化特点，可考虑肾母细胞瘤的诊断。

（李卉　李胜开　蓝博文）

4-12　双侧肾上腺嗜铬细胞瘤

临床资料

女，29岁，发现肾上腺占位1个月。患者于1个月前体检时发现"右肾上极低回声团块"。患者近期无头晕、头痛，无恶心、呕吐，无心悸、气促，无颜面、双下肢水肿，无腹胀、腹痛。近期体重无明显变化。既往有"甲亢、多囊卵巢综合征"病史。专科检查无明显异常。

实验室检查无明显异常。

影像学资料　（图4-12-1）

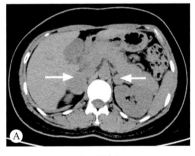

CT平扫

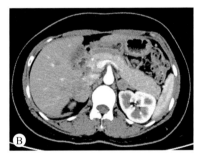

增强动脉期

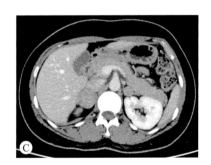

增强静脉期

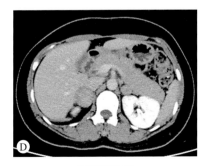

增强延迟期

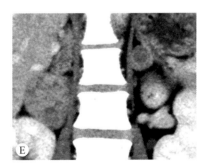

增强延迟期冠状位

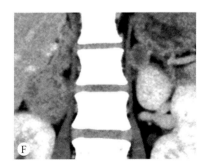

增强延迟期冠状位

图 4-12-1

诊断思路分析

一、定位征象

本病例病灶位于双侧肾上腺区，双侧肾上腺正常结构消失。主要定位征象有：

（1）直接征象：各方位 CT 图像显示肿块主体位于肾上腺区，肝右缘受推压局部稍塌陷。

（2）间接征象：双侧肾上腺正常结构消失。

综合上述征象，肿块定位于腹膜后，来源于双侧肾上腺可能性大。

二、定性征象

1. 基本征象　双侧肾上腺区多发结节状、类圆形等、稍低密度灶，边界尚清，病灶内密度不均匀。病灶边界尚清，增强扫描动脉期呈明显不均匀强化，病灶中心见无强化低密度区；静脉期病灶进一步强化。

2. 特征性征象

（1）双侧发病，呈类圆形软组织密度，包膜完整，边界清楚，可见囊变、坏死。

（2）增强扫描见实性部分明显强化，囊变、坏死区无强化。

三、综合诊断

青年女性，发现肾上腺占位 1 个月。影像学发现双侧肾上腺结节状占位，密度不均匀，内见片状稍低密度影，增强呈明显不均匀强化，考虑为肾上腺良性肿瘤性病变，嗜铬细胞瘤可能性大。

四、鉴别诊断

1. 肾上腺皮质腺瘤　较常见的肾上腺占位病变，单侧多见，呈类圆形或椭圆形，边界清楚，有包膜，与肾上腺相连或邻近层面多可见相对正常的肾上腺。因为肿瘤富含脂质和髓样组织，密度一般较低，增强扫描轻、中度强化多见。

2. 肾上腺转移瘤　常见于肺癌、乳腺癌、甲状腺癌等原发肿瘤患者，可同时见其他部位转移。肿瘤为双侧或单侧，大小多变，轮廓多不规则，呈分叶状，增强呈均匀或不均匀性强化。

3. 肾上腺皮质癌　好发于 5 岁以下儿童和 40～50 岁成人，女性多见。CT 平扫显示肾上腺区巨大分叶状肿物，形态不规则，密度不均匀，瘤内常有出血、坏死，中央区常见沙粒样钙化。肿瘤可侵犯下腔静脉和邻近器官，最常见的转移部位是肝、肺、骨和腹膜后淋巴结。增强扫描肿瘤实质部分动脉期迅速强化，延迟期持续强化，呈"渐进式"强化，这与肿瘤血供丰富、体积巨大、瘤巢之间存在大量血窦样间质成分有关。

临床证据

1. 术中探查　腹腔镜下打开肾周筋膜，沿肾周筋膜分离右肾背侧、上极，见肾结构正常。向上分开肾上腺见一肿物直径约 3.1cm，沿肿物边缘将肿物分离取出（图 4-12-2A）。

2. 病理结果

镜下所见：符合肾上腺嗜铬细胞瘤（图 4-12-2B）。

免疫组织化学：Vim（－）、CgA（＋）、NSE（＋）、Syn（＋），支持细胞 S-100（＋）、CK（＋），Ki67index<2%。

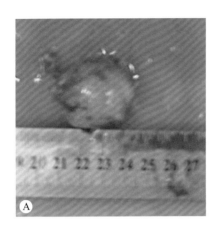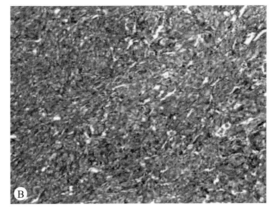

图 4-12-2

病例综述

嗜铬细胞瘤（pheochromocytoma）是起源于交感神经嗜铬细胞的神经内分泌肿瘤，大部分发生于肾上腺，约占 90%；少部分发生于肾上腺外，约占 10%（又称副神经节瘤）。嗜铬细胞瘤分泌儿茶酚胺，临床可表现阵发性或持续性高血压。嗜铬细胞瘤多为良性，恶性嗜铬细胞瘤约占嗜铬细胞瘤的 10%，且多见于肾上腺外。单纯的形态学上恶性嗜铬细胞瘤与良性嗜铬细胞瘤难以区别。因肿瘤较大，血供相对不足或血管变性等，肿瘤易发生出血、坏死、囊变、钙化。瘤体内富含毛细血管网而实性部分呈明显强化是嗜铬细胞瘤的一个典型特征。肾上腺嗜铬细胞瘤的临床及影像特点主要包括：

（1）可发生于任何年龄，30～50 岁为高峰期，临床可有内分泌改变。

（2）肿块多为单侧发病，多为圆形或类圆形，包膜完整，边界清楚，通常较大，易发生出血、坏死、囊变、钙化。

（3）增强扫描肿块呈不均质明显强化。

重要提示

本病例诊断核心点：双侧肾上腺多发结节状膨隆肿块，病变呈类圆形，包膜完整，无恶性肿瘤转移及侵犯征象，定位征象较为明确，特征性影像征象可符合肾上腺嗜铬细胞瘤。由于本例患者临床及实验室表现不典型，易给影像诊断带来误区，因此提示临床复查相关血液生化指标，再进一步综合诊断。

（陈文波　李胜开　代海洋）

4-13　肾上腺节细胞神经瘤

临床资料

女，40 岁。体检 B 超发现"右肾上腺结节"1 月余。无肉眼血尿，无尿频、尿急、尿痛，患者无午后潮热、盗汗。专科检查：双侧肋脊角对称，局部无隆起，双侧肾区未扪及肿块，双侧肾区叩痛（－），双侧肋脊角压痛（－）。腹部 B 超提示：肝右叶与右肾之间实性结节，考虑来源于右肾上腺。

实验室检查无明显异常。

影像学资料 （图 4-13-1）

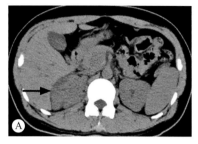
CT 平扫

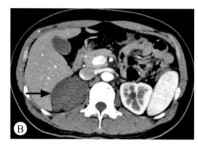
增强动脉期

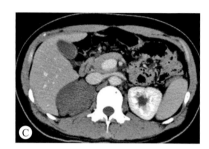
增强静脉期

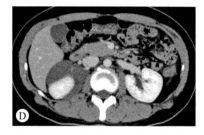
增强静脉期

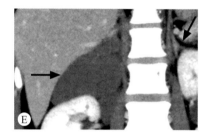
增强静脉期冠状位

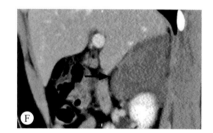
增强静脉期矢状位

图 4-13-1

诊断思路分析

一、定位征象

本病例肿块位于右侧腹膜后、肝肾间隙，上下分别与肝脏及肾脏紧贴，需要分析病变来源于腹腔脏器还是腹膜后其他组织来源。

1.腹膜后来源的征象

（1）直接征象：各方位 CT 图像显示肿块位于右侧腹膜后、肝后缘及下腔静脉后方，右侧肾上腺结构显示不清，下方肾脏包膜清晰并无明显受侵犯征象。

（2）间接征象：肝后缘及下腔静脉受压、稍前移。

2.肾上腺来源的征象

（1）特定部位：各方位 CT 图像显示肿块位于右侧腹膜后、右侧肾上腺区。

（2）患侧肾上腺结构消失：患侧正常肾上腺结构消失，提示肿瘤来源右侧肾上腺或侵犯右侧肾上腺可能性大。

综合上述征象，肿块定位于腹膜后间隙，来源于右侧肾上腺可能性大。

二、定性征象

1.基本征象　CT 平扫显示病灶呈等或稍低密度，边界清楚，密度均匀，无明显钙化或出血。增强扫描动脉期、静脉期肿块呈轻度强化，持续性强化。

2.特征性征象

（1）CT平扫密度低，密度均匀，包膜完整，提示良性可能性大。

（2）强化程度低，动脉期强化类似于囊性肿瘤，静脉期轻度持续性强化，未见血管影，反映肿瘤为乏血供。

（3）伪足样尖角征：肿瘤呈嵌入性生长，瘤体自身受压变形，形成伪足样尖角。

三、综合诊断

中年女性，B超发现"右肾上腺占位"来诊，实验室检查无明显异常。影像学检查发现右侧肾上腺区占位性病变，肿块平扫呈等、稍低密度，密度均匀，增强动脉期类似于囊性肿瘤，静脉期轻度强化、持续性强化。综上考虑为右侧腹膜后良性肿瘤性病变，来源于右侧肾上腺，节细胞神经瘤可能性大。

四、鉴别诊断

1.肾上腺髓质脂肪瘤　是一种少见的无功能性的良性肿瘤，好发于40～60岁，无明显性别差异。影像表现为肾上腺区圆形或类圆形肿块，常单发，通常最大径为3～10cm，边界清楚，有包膜，与周围组织分界清楚。肿瘤以脂肪密度为主的混杂密度，可见分隔。脂肪密度中散在云絮状、斑点状及条索状髓样组织影。增强扫描髓样组织及分隔可轻度强化，脂肪组织无强化。

2.肾上腺皮质腺瘤　最常见的肾上腺肿瘤，分为功能性和无功能性，功能性腺瘤包括皮质醇腺瘤（cushing腺瘤）和醛固酮腺瘤（conn腺瘤）。单侧多见，呈类圆形或椭圆形，边界清楚，有包膜，与肾上腺相连或邻近层面多可见相对正常的肾上腺。CT平扫呈稍低密度或水样密度，增强扫描呈轻、中度强化，造影剂廓清迅速。Cushing腺瘤常伴同侧及对侧肾上腺萎缩。

3.肾上腺皮质癌　好发于5岁以下儿童和40～50岁成人，女性多见。CT平扫显示肾上腺区巨大分叶状肿物，形态不规则，密度不均匀，瘤内常有出血、坏死，中央区常见沙粒样钙化。肿瘤可侵犯下腔静脉和邻近器官，最常见的转移部位是肝、肺、骨和腹膜后淋巴结。增强扫描肿瘤实质部分动脉期迅速强化，延迟期持续强化，呈"渐进式"强化，这与肿瘤血供丰富、体积巨大、瘤巢之间存在大量血窦样间质成分有关。

4.肾上腺转移瘤　常见于肺癌、乳腺癌、甲状腺癌等原发肿瘤患者，可同时见其他部位转移。肿瘤为双侧或单侧，大小多变，轮廓多不规则，呈分叶状，增强呈均匀或不均匀性强化。

5.肾上腺嗜铬细胞瘤　临床表现为持续性或阵发性高血压和"头痛、心悸、多汗"三联征。影像学表现为一侧或双侧肾上腺圆形或类圆形软组织肿块，较小者密度均匀，较大者常因陈旧性出血、坏死、囊变而密度不均，少数肿瘤中心或边缘可见点状或弧形钙化。增强扫描动脉期肿瘤实性部分明显强化，静脉期持续强化。

临床证据

1.术中探查　腹腔镜下分离乙状结肠，纵行打开右结肠旁沟后腹膜，打开肾周筋膜，沿肾周筋膜分离右肾背侧、上极、中极，见肾结构正常，上极可见一实性肿物直径约6.5cm×4.5cm，探查见肿物与肾血管关系紧密，肿物包膜完整，沿肿物包膜将肿物完全分离后经腹腔切口取出（图4-13-2A）。

2.病理结果

镜下所见：右侧肾上腺区肿物符合肾上腺节细胞神经瘤（图4-13-2B）。

免疫组织化学：Ki67index（1%+）、Vim（+）、节细胞NSE（+）、S-100（+），CD34、CK、Desmin、EMA、P16、SMA均（-）。

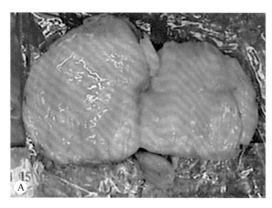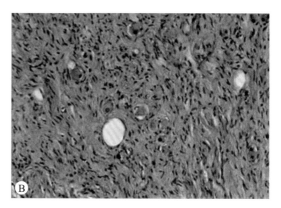

图 4-13-2

病例综述

　　节细胞神经瘤为罕见肿瘤，根据发病部位，分为中枢性和外周性。外周性节细胞神经瘤多起源于肾上腺髓质、脊柱两旁或前方的交感神经节细胞。因此节细胞神经瘤可位于纵隔、颈部和腹膜后。肾上腺髓质为外周性节细胞神经瘤的好发部位之一，肾上腺节细胞神经瘤为交感神经母细胞分化而来的良性肿瘤，居髓质肿瘤第 2 位。肾上腺节细胞神经瘤的临床及影像特点主要包括：

　　（1）肾上腺节细胞神经瘤 40 岁以下多见，男女比例相似，双侧发病率相似。

　　（2）肿瘤质地软，边界清楚，沿着肾上腺区邻近结构和血管铸形生长，呈嵌入方式生长，容易形成伪足样改变。肿瘤可自身变形包绕血管，而血管形态多正常。10%～25% 的肿瘤出现钙化，出现粗大条形或不定型钙化提示肿瘤为恶性。

　　（3）增强扫描：由于肿瘤内黏液成分多，瘤体密度相对较低。增强后强化程度低，动脉期扫描类似于囊性肿瘤，门静脉期多轻度、持续性强化。

　　（4）无腹水，无邻近侵犯或转移等恶性肿瘤表现。

重要提示

　　本病例诊断核心点：肾上腺来源肿瘤，病变沿邻近器官间隙爬行生长，包膜完整，无恶性肿瘤转移及侵犯征象，定位征象较为明确，结合特征性影像征象和临床表现，可考肾上腺节细胞神经瘤诊断。

（陈文波　李胜开　代海洋）

4-14　肾上腺嗜铬细胞瘤伴出血

临床资料

　　女，43 岁。2 周前体检时 B 超发现"左肾上腺占位"，伴左腰部隐痛不适，可忍受，无向其他方向放射，无恶心、呕吐，无尿频、尿急，无肉眼血尿，无排尿困难、尿失禁，无畏寒、发热，无腹痛、腹胀，无午后潮热、盗汗、乏力，无肢体感觉运动异常，近期体重无明显减轻。否认高血压病史。

　　实验室检查：促肾上腺皮质激素定量 63.46pg/ml（↑）（参考范围 7.20～63.3pg/ml），皮质醇测定（4PM）346.74nmol/L（↑）（参考范围 55.18～248.3nmol/L）。甲胎蛋白、癌胚抗原、铁蛋白指标均正常。

影像学资料 （图 4-14-1）

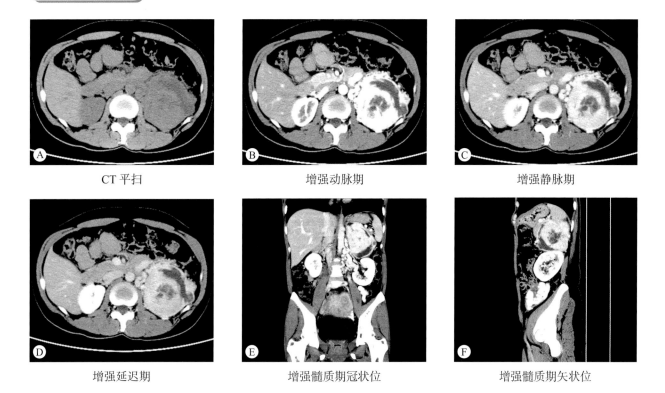

CT 平扫	增强动脉期	增强静脉期
增强延迟期	增强髓质期冠状位	增强髓质期矢状位

图 4-14-1

诊断思路分析

一、定位征象

1. 本病例肿块位于左肾上腺区，上缘邻近胰尾，下部位于左肾上方。邻近胰体尾部及左肾上极呈受推移改变，与左肾脂肪间隙清晰，定位为腹膜后来源。

2. 左肾上腺未见明确显示，故肿块来源于肾上腺可能性大。

二、定性征象

1. 基本征象　左肾上腺区见一类圆形肿块，密度不均匀，呈高低混杂密度影，边界清楚，邻近胰腺、左肾呈受推压改变，周围未见明显肿大淋巴结及邻近结构侵犯征象。病灶周围、左肾门区见多发迂曲扩张血管团，与左肾静脉相通。

2. 特征性征象

（1）肿瘤密度不均匀，内部夹杂不规则斑片状稍高、低密度区，提示合并出血或坏死囊变可能。

（2）增强扫描动脉期显著强化，CT 值达 160.7Hu，提示肿瘤富血供。

（3）病灶周围见多发迂曲静脉血管团，并与肾静脉相通，考虑肾静脉近心端受压迫致回流障碍或肿瘤引起动静脉瘘可能。

（4）静脉及延迟期强持续强化，造影剂廓清缓慢。

三、综合诊断

中年女性患者，腹部 CT 及彩超均提示左肾上腺占位。肿块呈类圆形，边界清楚，密度不均匀，伴不规则片状坏死区及局灶性出血。增强扫描动脉期显著不均匀强化，静脉期及延迟期强化持续，造影剂廓清较慢。综合上述资料考虑为腹膜后肿瘤性病变，来源于左侧肾上腺，嗜铬细胞瘤可能性大。

四、鉴别诊断

1. 肾上腺皮质癌　好发于 5 岁以下儿童和 40～50 岁成人，女性多见。CT 平扫显示肾上腺区巨大分叶状肿物，形态不规则，密度不均匀，瘤内常有出血、坏死，中央区常见沙粒样钙化。肿瘤可侵犯下腔静脉和邻近器官，最常见的转移部位是肝、肺、骨和腹膜后淋巴结。增强扫描肿瘤实质部分动脉期迅速强化，延迟期持续强化，呈"渐进式"强化，这与肿瘤血供丰富、体积巨大、瘤巢之间存在大量血窦样间质成分有关。

2. 肾上腺转移瘤　常见于肺癌、乳腺癌、甲状腺癌等原发肿瘤患者，可同时见其他部位转移。肿瘤为双侧或单侧，大小多变，轮廓多不规则，呈分叶状，增强呈均匀或不均匀性强化。

3. 肾上腺腺瘤　最常见的肾上腺肿瘤。分为功能性和无功能性。单侧多见，呈类圆形或椭圆形，边界清楚，有包膜，与肾上腺相连或邻近层面多可见相对正常的肾上腺。CT 平扫呈稍低密度或水样密度，增强扫描呈轻、中度强化，造影剂廓清迅速。其中功能性皮质醇腺瘤（Cushing 腺瘤）常伴同侧及对侧肾上腺萎缩。

临床证据

1. 术中探查　腹腔镜下纵向打开左结肠旁沟后腹膜，打开肾周筋膜，见肾上腺肿瘤，大小约 10cm×8cm，球状，边界不清。血管结扎器沿肾上极分离肿瘤与肾表面，完整分离左肾上腺腹侧、内侧、上中极，沿肿瘤壁分离出肿瘤。检查创面未见明显出血，纵向切开腹部约 8cm，逐层切开皮肤、皮下组织，肌肉组织，腹膜，找到肿瘤，予完整取出肾上腺肿瘤。肾周置引流管一条，逐层缝合切口，切除肿瘤送病理（图 4-14-2A）。

2. 病理结果

镜下所见：左侧肾上腺及肿物符合肾上腺嗜铬细胞瘤，肿瘤伴有出血，包膜上有侵犯（图 4-14-2B），建议随诊。

免疫组织化学：瘤组织 CgA（+），Syn（+），CK（-），EMA（-），S100（+），Vim（弱 +），Ki67index 约 1%。

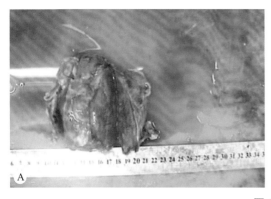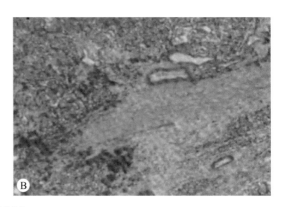

图 4-14-2

病例综述

肾上腺嗜铬细胞瘤起源于肾上腺髓质、交感神经节或其他部位的嗜铬组织，可持续或间断地释放大量儿茶酚胺，引起持续性或阵发性高血压和多个器官功能及代谢紊乱；典型症状为"头痛、心悸、多汗"三联征。嗜铬细胞瘤也称 10% 肿瘤，即 10% 肿瘤位于肾上腺外，10% 为双侧、多发肿瘤，10% 为恶性肿瘤和 10% 为家族性。肾上腺嗜铬细胞瘤的临床及影像特点主要包括：

（1）好发于 30～50 岁成人，无明显性别差异。典型临床表现为阵发性高血压和"头痛、心悸、多汗"三联征。

（2）单侧肾上腺圆形或类圆形软组织肿块，边界清楚，瘤体常较大，直径常为 3～5cm，少数可达 10cm 以上。

（3）较小者密度均匀，较大者常因陈旧性出血、坏死、囊变而密度不均，内有单发或多发低密度区，少数肿瘤中心或边缘可见点状或弧形钙化。

（4）富血供肿瘤，肿瘤实质呈明显持续强化，造影剂廓清较慢，中心低密度坏死囊变区不强化。

重要提示

本病例诊断核心点：中年女性，左肾上腺占位，肿块呈类圆形，边界清楚，密度不均匀，平扫部分病灶呈高密度区，提示肿瘤合并出血可能。增强扫描肿瘤实体部分明显不均匀强化，造影剂廓清较慢，此强化方式可作为嗜铬细胞瘤的典型征象。本病例虽然缺乏高血压和典型临床三联征，但结合特征性影像征象，可考虑肾上腺嗜铬细胞瘤伴出血诊断。

（王海妍　李胜开　代海洋）

4-15　肾上腺髓样脂肪瘤

临床资料

女，67 岁。患者 5 天前体检腹部 CT 提示左侧腹膜后肿物，无腹痛、腹胀，无腰背痛，无畏寒、发热，无恶心、呕吐。有高血压病史 20 余年，平素血压控制可。专科检查无明显异常。

实验室检查无明显异常。

影像学资料　（图 4-15-1）

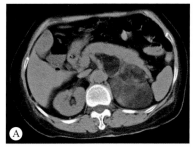
CT 平扫

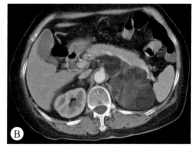
增强动脉期

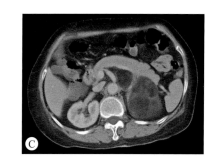
增强静脉期

图 4-15-1

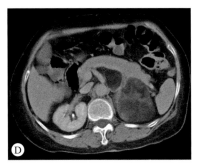

增强延迟期

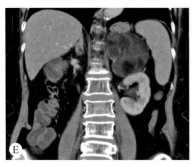

增强髓质期冠状位

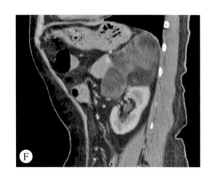

增强髓质期矢状位

图 4-15-1（续）

诊断思路分析

一、定位征象

本病例肿块位于左侧腹膜后间隙，分别与胰腺及肾脏紧贴，需要分析病变来源于腹膜后脏器还是腹膜后其他组织。主要定位征象有：

1. 腹膜后来源的征象

（1）直接征象：各方位 CT 图像显示肿块位于左侧腹膜后、胰腺后方，正常左侧肾上腺结构显示不清，下方肾脏包膜清晰并无明显受侵犯征象。

（2）间接征象：胰腺后缘受压、稍前移。

2. 肾上腺来源的征象

（1）特定部位：各方位 CT 图像显示肿块位于左侧腹膜后、左侧肾上腺区。

（2）患侧肾上腺结构消失：患侧正常肾上腺结构消失，提示肿瘤来源右侧肾上腺或侵犯左侧肾上腺可能性大。

综合上述征象，肿块定位于腹膜后间隙，来源于左侧肾上腺可能性大。

二、定性征象

1. 基本征象　左侧肾上腺来源占位，CT 平扫病灶以低密度为主，内见条片状等、稍高密度分隔，病灶边界清楚，增强扫描分隔及病灶边缘可见强化，病灶内低密度区无明显强化。左肾受推压，未见明确侵犯征象。

2. 特征性征象

（1）单发，形态不规则，有包膜，边界清楚。

（2）病灶以脂肪密度为主，可见分隔，内散在云絮状、斑点状稍高密度影。

三、综合诊断

老年女性患者，因体检行腹部 CT 发现左侧腹膜后肿物，实验室检查无明显异常。影像学检查发现左侧肾上腺占位性病变，内部含有脂肪和髓样成分，边界清楚，包膜完整，增强边缘及分隔可见轻、中度强化。综合上述资料考虑为左侧肾上腺良性肿瘤性病变，肾上腺髓质脂肪瘤可能性大。

四、鉴别诊断

1. 腹膜后脂肪瘤　以脂肪成分为主，边界清楚，且与同侧肾上腺之间有明显分界，增强扫描多无明显强化，主要通过病灶准确定位予以鉴别。

2. 肾脏血管平滑肌脂肪瘤 患侧可见正常肾上腺结构。最典型影像学特征是肿瘤内脂肪成分，可出现"劈裂征"或"杯口征"。增强扫描强化不均匀，肿瘤内血管成分多明显强化，平滑肌成分轻中度强化，脂肪成分不强化。

3. 肾上腺脂肪瘤 很少见，呈均匀脂肪密度，有包膜，边界清楚，无钙化，易于诊断。但与均匀脂肪密度信号的肾上腺髓质脂肪瘤鉴别困难。

4. 腹膜后脂肪肉瘤 好发于40～70岁中老年人，男性多见。CT表现可呈囊样分隔状改变，边界清楚，也可为低密度团块，内部可有较厚的分隔；部分有脂肪密度或信号，轻度不均匀强化。分化程度影响CT表现，分化程度越差，越不均匀，边界越模糊，强化越明显。

临床证据

1. 术中探查 取左侧肋缘下切口，腹腔无腹水，肝脏、腹膜光滑，盆底光滑，腹主动脉旁未及明显肿大淋巴结。左侧腹膜后可触及一肿物，大小约12cm×7cm，质韧，触之边界不清。暴露出腹膜后组织，见肿物起源于左侧肾上腺，与脾脏、胰体尾、膈肌粘连紧密，切断结扎左肾上腺血管，钝锐性结合分离粘连，从而将肿物与左肾分离开，考虑肿物与脾脏、胰体尾关系密切，遂联合胰体尾＋脾切除术（图4-15-2A）。

2. 病理结果

镜下所见：左侧腹膜后肿物符合肾上腺髓脂瘤（图4-15-2B）。

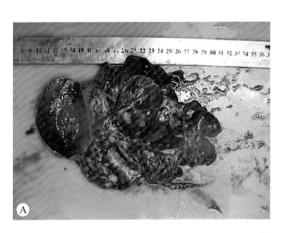
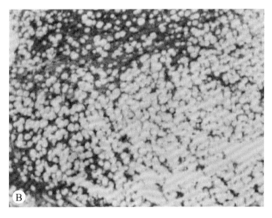

图 4-15-2

病例综述

肾上腺髓样脂肪瘤（adrenal myelolipoma，AML）是一种少见的无功能性的良性肿瘤，含有丰富成熟脂肪组织和髓样组织，多发生于肾上腺皮质或髓质，偶见于腹腔、盆腔、纵隔、肝及胃等处。临床多无症状，以往病例是大多数是在尸检时无意中发现。髓质脂肪瘤的临床及影像特点主要包括：

（1）好发于40～60岁，无明显性别差异。

（2）肾上腺区圆形或类圆形肿块，常单发，通常最大径为3～10cm，边界清楚，有包膜，与周围组织分界清楚。

（3）肿瘤以脂肪密度为主的混杂密度，可见分隔。脂肪密度中散在云絮状、斑点状及条索状髓样组织影。增强扫描髓样组织及分隔可轻度强化，脂肪无强化。

重要提示

本病例诊断核心点：肾上腺肿块，包膜完整，病灶内可见低密度脂肪成分及云絮状髓样成分，可考虑髓质脂肪瘤诊断。

（陈文波　李胜开　代海洋）

4-16　肾上腺神经鞘瘤

临床资料

男，50岁，体检发现右肾上腺占位3天。患者3天前在当地体检时发现肾上腺区占位，无腰痛，无尿频、尿急、尿痛，无消瘦，无午后潮热、盗汗，无颜面、双下肢水肿。患者既往有长期慢性阵发性腹痛史，以脐周为主，可自行缓解。外院B超提示：右侧肾上腺区实性占位性病变（大小约32mm×27mm）。

实验室检查无明显异常。

影像学资料　（图 4-16-1）

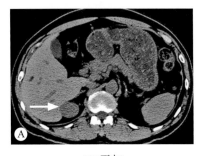
CT 平扫

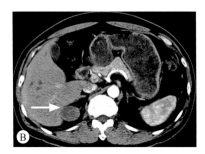
增强动脉期

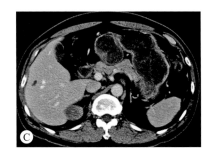
增强静脉期

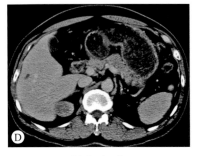
增强延迟期

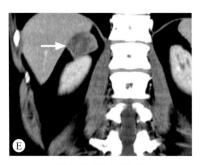
增强髓质期冠状位

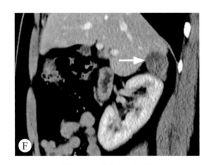
增强髓质期矢状位

图 4-16-1

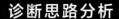

一、定位征象

本例病灶定位征象明确，位于肝肾间隙、右侧肾上腺区。主要定位征象有：

（1）直接征象：各方位 CT 图像显示肿块主体位于肝肾间隙、右侧肾上腺区。

（2）间接征象：毗邻肝右后缘及右肾上极，但分界清楚。

二、定性征象

1. 基本征象　CT 平扫显示病灶呈略低密度，边缘光滑、边界清楚。增强扫描呈轻度强化，强化欠均匀，内见相对低强化区。

2. 特征性征象

（1）肾上腺区单发类圆形占位，包膜完整，密度偏低，增强扫描轻度强化，内见斑驳样低强化区。

（2）增强呈轻度、持续性强化。

三、综合诊断

中年男性，体检发现右肾上腺占位，无明显不适。CT 发现右肾上腺稍低密度占位，边缘光滑，边界清楚；增强扫描呈轻度持续性强化，内见斑驳样低强化区。综合上述资料考虑为右肾上腺良性肿瘤，神经鞘瘤可能。

四、鉴别诊断

1. 肾上腺腺瘤　最常见的肾上腺肿瘤。分为功能性和无功能性。单侧多见，呈类圆形或椭圆形，边界清楚，有包膜，与肾上腺相连或邻近层面多可见相对正常的肾上腺。CT 平扫呈稍低密度或水样密度，增强扫描呈轻 - 中度强化，造影剂廓清迅速。其中功能性皮质醇腺瘤（cushing 腺瘤）常伴同侧及对侧肾上腺萎缩。

2. 肾上腺嗜铬细胞瘤　临床表现为持续性或阵发性高血压和"头痛、心悸、多汗"三联征。影像学表现为一侧或双侧肾上腺圆形或类圆形软组织肿块，较小者密度均匀，较大者常因陈旧性出血、坏死、囊变而密度不均，少数肿瘤中心或边缘可见点状或弧形钙化。增强扫描动脉期肿瘤实性部分明显强化，门静脉期持续强化。

3. 肾上腺转移瘤　常见于肺癌、乳腺癌、甲状腺癌等原发肿瘤患者，可同时见其他部位转移。肿瘤为双侧或单侧，大小多变，轮廓多不规则，呈分叶状，增强呈均匀或不均匀性强化。

4. 肾上腺髓质脂肪瘤　是一种少见的无功能性的良性肿瘤，好发于 40～60 岁，无明显性别差异。影像表现为肾上腺区圆形或类圆形肿块，常单发，通常最大径为 3～10cm，边界清楚，有包膜，与周围组织分界清楚。肿瘤以脂肪密度为主的混杂密度，可见分隔。脂肪密度中散在云絮状、斑点状及条索状髓样组织影。增强扫描髓样组织及分隔可轻度强化，脂肪组织无强化。

【临床证据】

1. 术中探查　腹腔镜下打开肾周筋膜，沿肾周筋膜分离右肾背侧、上极，见肾结构正常。向上分开肾上腺见一肿物直径约 3cm，沿肿物边缘将肿物分离取出。检查创面未见明显出血，肾周置引流管一条，退出套管，缝合切口。

2. 病理结果

镜下所见：右肾上腺肿物符合富于细胞性神经鞘瘤（图 4-16-2）。

免疫组织化学：CK（-），Vim（+），S-100（+），SMA（-），Desmin（-），CD34（-），CD117（-），CD99（+），EMA（-）；泡沫细胞 CD68（+），Vim（+），EMA（-），PR（-），S-100（-），Ki67index（+），CD56（+），NSE（-）。

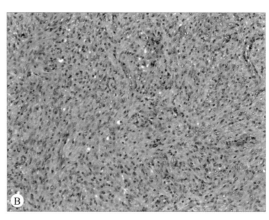

图 4-16-2

病例综述

神经鞘瘤来源于神经鞘膜施万细胞，可发生于全身各处的周围神经，多见于颈部、四肢，发生于肾上腺区的神经鞘瘤少见。肾上腺神经鞘瘤多为良性病变，好发年龄为 20～50 岁，男女发病率相近。肿瘤生长缓慢，患者多无明显临床症状，少数可表现为上腹部、腰背部隐痛等不适感，极少数合并发热、头痛、恶心呕吐、高血压、视力模糊等。肾上腺神经鞘瘤（adrenal schwannoma，AS）的影像学表现主要有：

（1）肾上腺区圆形或类圆形软组织肿块，边界清楚，CT 平扫呈低或稍低密度，可伴有出血、坏死和囊变，钙化少见。增强扫描呈轻度强化，包膜可见强化。

（2）MRI 表现为长 T_1、长 T_2 信号，反相位无信号减低，肿瘤内部囊变区呈更长 T_2 信号，纤维包膜呈 T_2 低信号。

重要提示

本病例诊断核心点：肾上腺区类圆形稍低密度占位，边缘光滑，边界清楚；增强扫描呈轻度持续性强化，内见斑驳样低强化区，可考虑肾上腺神经鞘瘤诊断。

（陈文波　李胜开　代海洋）

4-17　膀胱平滑肌瘤

临床资料

女，47 岁，同房后阴道流血半年余。患者近半年来无明显诱因出现同房后阴道出血，量少，呈点滴状，无腹痛，无头晕、乏力等不适。近期体重无明显改变。

实验室检查无明显异常。

影像学资料　（图 4-17-1）

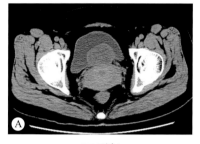

CT 平扫

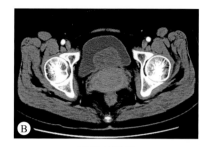

增强动脉期

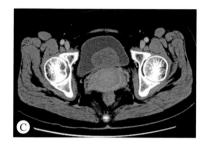

增强静脉期

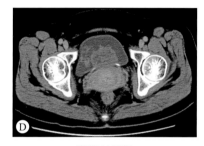

增强延迟期

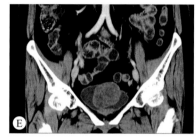

增强静脉期冠状位

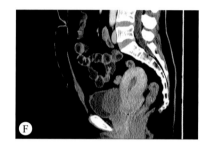

增强静脉期矢状位

图 4-17-1

诊断思路分析

一、定位征象

本例肿块较大，各方位 CT 图像显示肿瘤中心和大部分轮廓位于膀胱，与邻近膀胱壁呈锐角相交，后壁宽，基底贴于子宫前缘，膀胱腔受压变形不明显，提示肿块位于膀胱后壁。

二、定性征象

1.基本征象　肿瘤呈实性，肿瘤体积较大，边界光整，无明显钙化。增强扫描轻度不均匀强化，呈渐进性强化模式，内见小灶性不均匀无强化坏死区，邻近膀胱壁略毛糙，相应的膀胱 - 子宫间隙模糊不清。

2.特征性征象

（1）肿瘤呈实性，类圆形，宽基底，边界清楚、光整，提示良性可能性大。

（2）增强后肿块轻度不均匀强化，有"渐进性"强化的特征。

三、综合诊断

中年女性患者，同房后阴道流血来诊，实验室检查无明显异常。影像学检查发现膀胱内占位性病变，定位为膀胱后壁，宽基底，肿块无明显转移及周围侵犯征象，增强后轻度渐进性强化。综合上述资料考虑为膀胱内良性肿瘤性病变，平滑肌瘤可能性大。

四、鉴别诊断

1.膀胱癌　多见于 40 岁以上男性，以无痛性肉眼血尿为最常见的症状。膀胱癌约 80% 发生于膀胱后侧壁和三角区，影像学表现为自膀胱壁突向腔内的软组织密度影，肿块大小不一，呈结节状、菜花状、分叶状或乳头状。肿瘤基底宽窄不一，表面不光整，易发生出血、坏死、钙化。增强扫描早期呈明显强化，强化不均匀。肿瘤易突破浆膜面侵及邻近器官，易发生盆腔、腹膜后淋巴结转移。

2.膀胱嗜铬细胞瘤　好发于膀胱三角区，常表现为均匀实性结节或肿块，可呈分叶状，边界清楚，增强扫描显著强化。患者可有血清儿茶酚胺水平升高，典型临床表现为排尿时血压升高、心悸、大汗淋漓。

3.膀胱内翻性乳头状瘤　表面光滑、有蒂或无蒂的息肉样病变，多数直径小于3cm；邻近膀胱壁无明显增厚，增强扫描中等程度较均匀强化。

临床证据

1.膀胱镜探查　F27#镜鞘顺利导入膀胱，接等离子电切镜，膀胱后壁一实性肿物，大小约3.0cm×5.0cm×4.0cm，表面光滑，未见明显溃烂或出血，宽基底，边界清楚，周围膀胱壁无明显异常。肿物距输尿管口约1cm，输尿管口通畅，未见肿物浸润。

2.病理结果

镜下所见：膀胱肿物符合平滑肌瘤（图4-17-2）。

免疫组织化学：瘤细胞 SMA（+）、Desmin（-）、CD117（-）、P53（-）、部分残留上皮CK7（+）、CK20（-）、Ki67index<1%。

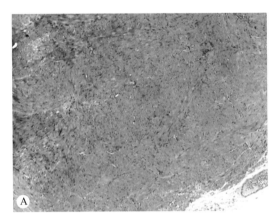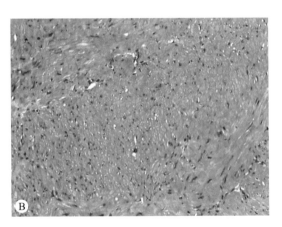

图 4-17-2

病例综述

膀胱平滑肌瘤（bladder leiomyoma，BL）是一种罕见的非上皮性良性肿瘤，占膀胱肿瘤的0.04%～0.50%，好发于30～60岁女性。女性患者常有子宫肌瘤手术切除史或同时发现子宫肌瘤存在。患者临床症状表现不一，主要取决于肿瘤生长部位及大小。肿瘤可以位于膀胱腔内、壁间或腔外，最常见症状是尿路梗阻，少见的表现为痛经、性交困难等。镜下肿瘤由大量呈漩涡状排列的平滑肌细胞构成，细胞之间有数量不等的胶原纤维分隔。随着肿瘤体积增大，血供不足时，膀胱平滑肌瘤可发生变性，包括透明样变、囊性变、钙化、出血、坏死等。增强扫描多表现为轻、中度强化，但因其常存在不同程度的变性，故影像学表现也可不典型，甚至出现类似恶性肿瘤的明显不均匀强化。膀胱平滑肌瘤的主要临床及影像特点有：

（1）好发于30～60岁的女性。

（2）以膀胱三角区及两侧壁多发软组织密度，宽基底，边界清楚，体积较大时可见坏死。

（3）增强扫描呈轻度、中等强化或无强化。

（4）膀胱壁无浸润表现，膀胱壁及浆膜面光整，周围脂肪间隙清晰。

重要提示

本病例诊断核心点：膀胱内单发软组织密度肿块，类圆形，宽基底，边界清楚，增强后轻度强化，无外侵及转移征象，结合临床及影像学特征可考虑膀胱平滑肌瘤诊断。

（王海妍 李胜开 代海洋）

4-18 膀胱非霍奇金淋巴瘤

临床资料

女，66岁。患者于20余天前无明显诱因出现全程肉眼血尿，呈浓茶样，为间歇性。无血块，无尿频、尿急、尿痛，无排尿困难，无发热、寒战，无腰痛、腹痛。专科检查无明显异常。外院B超提示膀胱左侧壁低回声实性肿块。

实验室检查无明显异常。

影像学资料 （图 4-18-1）

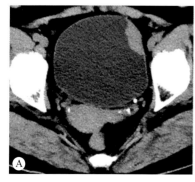

CT 平扫

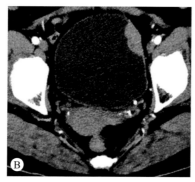

增强动脉期

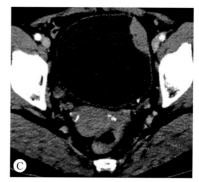

增强静脉期

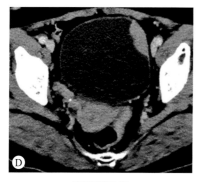

增强延迟期

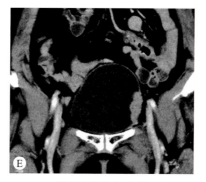

增强静脉期冠状位

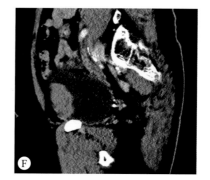

增强静脉期矢状位

图 4-18-1

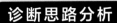

诊断思路分析

一、定位征象

肿块位于膀胱左侧壁，突向膀胱腔内生长，肿块邻近膀胱浆膜面局部欠光滑，定位征象明确。

二、定性征象

1. 基本征象　CT平扫显示肿块呈实性，形态不规则，边界清楚，呈宽基底，与膀胱壁相连。密度尚均匀，呈等、稍高密度，局部可见少许斑点状钙化灶。增强扫描动脉期呈轻度强化，门脉及延迟期呈轻、中度渐进性强化，内部见少许局灶性低强化区。

2. 特征性征象　肿瘤呈实性，边缘光整，增强呈轻、中度强化，此征象符合淋巴瘤、平滑肌瘤的影像特点。

三、综合诊断

老年女性患者，因无痛性肉眼血尿20余天就诊。影像学检查发现膀胱左侧壁实性占位，呈宽基底，与膀胱壁相连，形态不规则，密度尚均匀；增强扫描呈轻、中度渐进性强化，邻近膀胱浆膜面是毛糙。综合上述资料考虑为膀胱壁起源的肿瘤性病变：淋巴瘤、平滑肌瘤可能。

四、鉴别诊断

1. 膀胱平滑肌瘤　好发于30~60岁女性，常有子宫肌瘤手术病史或同时发现有子宫肌瘤存在。临床常表现为尿路梗阻，其他症状包括尿路刺激及血尿等。影像学表现为膀胱壁宽基底或腔内息肉样肿块，边界清晰，邻近膀胱壁完整，浆膜面光滑。CT常呈均匀等密度，MRI呈均匀等 T_1 短 T_2 信号，增强后多为轻度强化，以壳样强化颇具特点。

2. 膀胱癌　多见于40岁以上男性，以无痛性肉眼血尿为最常见的症状。膀胱癌约80%发生于膀胱后侧壁和三角区，影像学表现为自膀胱壁突向腔内的软组织密度影，肿块大小不一，呈结节状、菜花状、分叶状或乳头状。肿瘤基底宽窄不一，表面不光整，易发生出血、坏死、钙化。增强扫描早期呈明显强化，强化不均匀。肿瘤易突破浆膜面侵及邻近器官，易发生盆腔、腹膜后淋巴结转移。

3. 膀胱炎性肌成纤维细胞瘤　发生于膀胱者罕见。CT平扫常表现为分叶状、团块状软组织肿块影，密度欠均匀，内可见囊变、坏死，部分可合并出血，边界清或不清。增强扫描多表现为早期实性部分轻、中度不均匀强化，晚期持续性强化。部分病灶可累及邻近膀胱壁及其周围脂肪间隙，但无盆腔其他器官或淋巴结转移。

临床证据

1. 术中探查　膀胱镜经尿道导入膀胱，尿色清，见膀胱三角区黏膜水肿，呈滤泡样改变，膀胱左侧壁及左侧顶壁见多发菜花样肿物，质中，部分组织并坏死、钙化，较大一个大小约3.5cm×2.0cm，基底宽，边界欠清，触之易出血，将肿瘤及周围部分膀胱壁完整切除（图4-18-2A）。

2. 病理结果

镜下所见：膀胱肿物符合B细胞源性非霍奇金淋巴瘤，形态倾向弥漫大B细胞型，侵及膀胱壁全层达周围脂肪组织（图4-18-2B）。

免疫组织化学：瘤细胞 CD20（+），CD79α（+），Bcl-6（+），CD10（+），Bcl-2（+），PAX-5（+），MUM1（+），P53（3+），CD3（−），CD43（−），CyclinD1（−），Ki67index 约 80%。

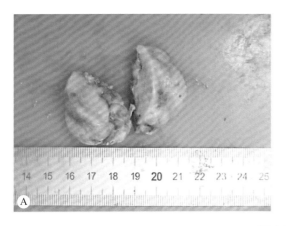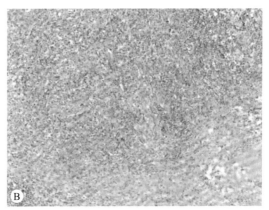

图 4-18-2

病例综述

原发性膀胱淋巴瘤（primary bladder lymphoma，PBL）非常罕见，是指淋巴瘤局限于膀胱，无周围组织、淋巴结及骨髓受累。其发病率约占膀胱肿瘤的 1%，占原发结外淋巴瘤的 0.2%。PBL 多见于老年女性，平均年龄约 64 岁（20~85 岁），临床常表现为肉眼血尿、尿路刺激征及腹痛等。PBL 最常见的病理类型为黏膜相关淋巴组织淋巴瘤，该类型为低级别 B 细胞型非霍奇金淋巴瘤，预后通常较好。高级别 B 细胞型淋巴瘤发病率不足 20%，最常见的类型为弥漫性大 B 细胞型。本病罕见，影像特征目前尚不明确，PBL 的典型影像特点：

（1）好发于膀胱三角区、底部和侧壁。

（2）膀胱壁单发或多发软组织结节，多为宽基底与膀胱壁相连。或表现为膀胱壁不规则增厚，可同时累及膀胱壁内外。可伴发肾积水、输尿管积水。

（3）CT 上呈软组织密度，密度多均匀，增强后呈轻、中度强化。

（4）T_1WI 上为低信号，T_2WI 上为高信号，弥散受限，增强后呈轻、中度强化。

重要提示

本病例诊断核心点：老年女性患者，膀胱壁实性肿块，密度基本均匀，增强呈轻、中度强化，应考虑到膀胱淋巴瘤的可能。

（张志艳　李胜开　代海洋）

4-19　膀胱神经内分泌癌

临床资料

男，54 岁。无明显诱因出现全程性肉眼血尿半年余。血尿为间歇性，无血块，无尿频、尿急、尿痛，无排尿困难、腰痛。

实验室检查：血红蛋白 114g/L（↓），尿液红细胞 4197/μl（↑），白细胞（尿液）517/μl（↑）。余实验室检查无明显异常。

影像学资料 （图 4-19-1）

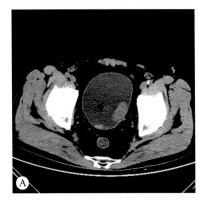
CT 平扫

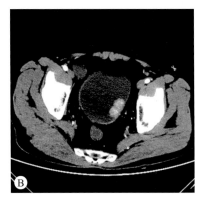
增强动脉期

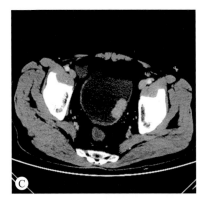
增强静脉期

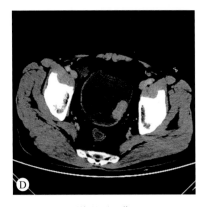
增强延迟期

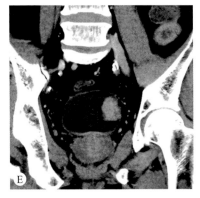
增强静脉期冠状位

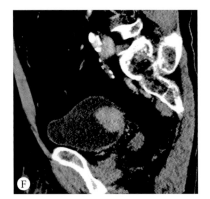
增强静脉期矢状位

图 4-19-1

诊断思路分析

一、定位征象

本病例肿块位于膀胱左侧壁及后壁，两处病灶均局限于膀胱腔内，定位明确，周围未见明确侵犯、转移征象。

二、定性征象

1.基本征象　膀胱左侧壁近输尿管开口处及后壁可见结节状、团块状软组织密度影，病灶以宽基底与膀胱壁相连、边缘可见斑点状钙化灶。增强扫描动脉期可见明显不均匀强化，CT 值达 90Hu，静脉期（CT 值达 75Hu）及延迟期（CT 值达 65Hu）强化程度逐渐减退（图 4-19-1）。

2.特征性征象

（1）肿瘤呈实性，形态不规则，密度不均，内见斑点状钙化灶。

（2）增强扫描早期呈明显不均匀强化，晚期强化程度减退。

三、综合诊断

中老年男性患者，无明显诱因出现全程性肉眼血尿，为间歇性，实验室检查无明显异常。影像学检查发现膀胱左侧壁及后壁占位性病变，定位为膀胱内病变，未见周围侵犯及明显远处转移征象；增强后呈明显不均匀强化，静脉期及延迟期强化程度减退。综合上述资料考虑膀胱恶性占位性病变。

四、鉴别诊断

1. 膀胱癌　多见于 40 岁以上男性，以无痛性肉眼血尿为最常见的症状。膀胱癌约 80% 发生于膀胱后侧壁和三角区，影像学表现为自膀胱壁突向腔内的软组织密度影，肿块大小不一，呈结节状、菜花状、分叶状或乳头状。肿瘤基底宽窄不一，表面不光整，易发生出血、坏死、钙化。增强扫描早期呈明显强化，强化不均匀。肿瘤易突破浆膜面侵及邻近器官，易发生盆腔、腹膜后淋巴结转移。在影像上与本例鉴别困难。

2. 炎性肌成纤维细胞瘤　发生于膀胱者罕见。CT 平扫常表现为分叶状、团块状软组织肿块影，密度欠均匀，内可见囊变、坏死，部分可合并出血，边界清或不清。增强扫描多表现为早期实性部分轻、中度不均匀强化，晚期持续性强化。部分病灶可累及邻近膀胱壁及其周围脂肪间隙，但无盆腔其他器官或淋巴结转移。

3. 膀胱平滑肌瘤　好发于 30～60 岁女性，常有子宫肌瘤手术病史或同时发现有子宫肌瘤存在。临床常表现为尿路梗阻，其他症状包括尿路刺激及血尿等。影像学表现为膀胱壁宽基底或腔内息肉样肿块，边界清晰，邻近膀胱壁完整，浆膜面光滑。CT 常呈均匀等密度，MRI 呈均匀等 T_1 短 T_2 信号，增强后多为轻度强化，以壳样强化颇具特点。

4. 子宫内膜异位（膀胱）　膀胱子宫内膜异位发生率极低，多位于膀胱顶部及后壁，临床表现为与月经周期密切相关的血尿、下腹胀痛等，经期后症状缓解或部分缓解。肿块形态常为圆形或卵圆形，肿块可为囊实性、实性和囊性，囊内常有分隔形成多个小囊或实性肿块内常有多个小囊，肿块密度各异，增强扫描示实性部分和分隔可呈、中度强化，囊性部分不强化。

临床证据

1. 术中探查　将输尿管游离至膀胱入口处暂不切断，继续向下离断膀胱侧血管蒂。切开腹前壁与膀胱之间的腹膜反折，显露膀胱前间隙及耻骨后间隙，缝扎阴茎背复合体后予以切断。切开盆内筋膜，游离前列腺腹侧及侧韧带，显露膀胱直肠陷窝，切开腹膜，于狄氏筋膜间隙游离精囊及前列腺，用"立加素"切断输精管及前列腺侧韧带，充盈膀胱，用剪刀横断尿道，完整切除膀胱、前列腺、精囊（图 4-19-2A）。

2. 病理结果

镜下所见：送检膀胱肿物局限于黏膜下层，见脉管壁侵犯，未见神经束膜侵犯。附带前列腺、前列腺尖部切缘、尿道断端、双侧精囊腺及双侧输精管断端均未见癌累及（图 4-19-2B）。

免疫组织化学：癌细胞 CK 灶（+），EMA 灶（+），CEA 灶（+），CK7（-），P63（-），CD56（弱+），Syn（+），CgA（+），Ki67index 约 80%。

结合 HE 形态和免疫组织化学及特殊染色结果，病变符合大细胞神经内分泌癌（G3）。

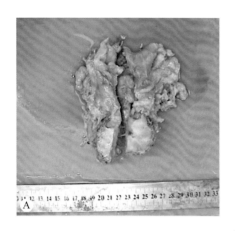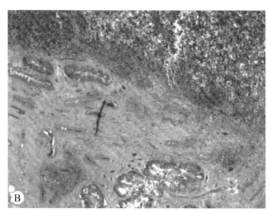

图 4-19-2

病例综述

神经内分泌癌（neuroendocrine carcinoma，NEC）起源于神经内分泌细胞，是一类摄取胺前体，并通过脱羧作用合成和分泌胺及多肽激素的恶性肿瘤。其广泛存在于人体各部位，最常发生于肺和消化道，发生于泌尿系统者极其少见，老年男性为高发人群。主要临床表现为无痛性肉眼血尿，少数伴排尿困难，偶伴有尿频、尿急、尿痛等症状。肿瘤可发于膀胱任何部位，侧壁高发，其次为顶壁、后壁。膀胱 NEC 与尿路上皮癌在临床表现及影像上难以区分，确诊依靠于病理结果。主要影像学特点有：

（1）好发于老年男性，大多数患者缺乏特异性症状和体征，确诊时已达晚期。

（2）影像学检查常发现肿块较大，实性成分为主，常单发、好发于侧壁，形态规则或不规则，密度不均匀，坏死常见。

（3）增强扫描：肿块早期可呈明显不均匀强化，晚期强化程度减退。

（4）肿瘤发展速度快，大部分为浸润性生长，易侵犯周围组织、远处转移及淋巴结转移。

重要提示

本病例诊断核心点：膀胱多发占位性病变，形态不规则。平扫呈软组织密度，增强扫描可见明显不均匀强化，定位、定性征象明确，结合影像特点及临床表现可考虑膀胱恶性肿瘤，明确诊断依靠于病理检查。

（李汉彬　李胜开　代海洋）

4-20　气肿性膀胱炎

临床资料

女，59 岁。小便次数增多 1 个月。患者于 4 年前诊断为"糖尿病"。近期出现夜尿次数增多，每晚约 3 次，无泡沫样尿。发病以来，偶有咳嗽，无咳痰，无午后潮热、盗汗，无胸闷、胸痛，无颜面、双下肢水肿，无尿急、尿痛，无腹胀、腹痛。近 1 个月来体重减轻约 6kg。

实验室检查：中段尿培养提示大肠埃希菌。

影像学资料　（图 4-20-1）

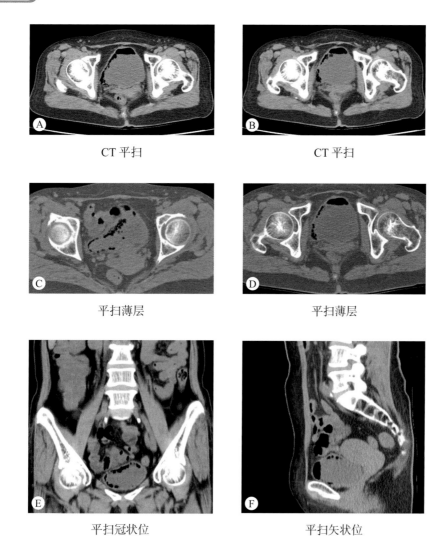

CT 平扫　　　　　　　　　　　CT 平扫

平扫薄层　　　　　　　　　　平扫薄层

平扫冠状位　　　　　　　　　平扫矢状位

图 4-20-1

诊断思路分析

一、定位征象

膀胱内见积气，气体沿膀胱环壁呈串珠状分布，以薄层脂肪窗观察为宜（图 4-20-1C、D），部分气体位于膀胱腔内。

二、定性征象

1. 基本征象　膀胱壁增厚并广泛积气，沿膀胱壁分布。

2. 特征性征象　膀胱壁间弥漫性串珠样积气，形似气体环绕球体样改变，呈"气抱球征"。

三、综合诊断

老年女性患者，慢性糖尿病病史，中段尿培养提示存在大肠埃希菌。影像学检查发现膀胱内积气，沿膀胱壁分布，呈串珠样积气。综合上述资料考虑为气肿性膀胱炎。

四、鉴别诊断

1. 囊性膀胱炎　病灶为囊性密度，可累及整个膀胱壁，囊腔可向壁内、壁外生长，囊腔可与膀胱壁相通，壁内多发大小不等囊性灶，呈串珠状。

2. 坏疽性膀胱炎　膀胱内可见气体，但膀胱壁内无气体影。

临床证据

1. 中段尿培养提示大肠埃希菌。

2. 予"哌拉西林钠他唑巴坦钠"抗感染治疗后复查。中段尿培养提示无致病菌生长。

病例综述

气肿性膀胱炎（emphysematous cystitis，EC）是一种少见的感染性膀胱炎症，是以气体积聚于膀胱壁及膀胱腔内为特征的少见类型的膀胱炎，多由产气菌感染所致，常见于糖尿病及恶病质患者，症状多不严重，缺乏典型临床特征。CT 检查是诊断 EC 的金标准。EC 易发人群多在 60～70 岁，男女比例约为 1∶1.8，女性糖尿病患者比男性患者更易患此病。因糖尿病患者的膀胱损伤后使细菌经血液、淋巴管或膀胱上皮进入膀胱壁，或由于膀胱的出口梗阻引发尿潴留导致继发感染致使细菌或真菌生长，这些生物体与糖作用产生二氧化碳，在膀胱黏膜内形成许多气性囊泡，气泡破溃进入膀胱腔，使膀胱内产生大量气体。EC 的临床及影像特点主要包括：

（1）好发于 60～70 岁老年人，女性多见。

（2）细菌或真菌感染是 EC 的直接发病原因。

（3）CT 表现为膀胱壁及膀胱腔内积气或伴膀胱外积气；"气抱球征"是 EC 最敏感最特异性 CT 征象。

重要提示

本病例诊断核心点：膀胱壁积气，膀胱壁间弥漫性串珠样积气，呈"气抱球征"，定位征象较为明确，结合特征性影像征象和临床表现，可考虑 EC 诊断。

（王海妍　李胜开　代海洋）

4-21　腺性膀胱炎

临床资料

女，67 岁。反复尿频、血尿 5 年。患者于 5 年前无明显诱因出现尿频、尿急、尿痛及排尿不畅，期间有肉眼血尿，洗肉水样，伴左侧腰部疼痛，呈酸胀痛，疼痛无向他处放射，无寒战、发热，体重无明显变化。专科检查：输尿管区、膀胱区无明显充盈，无压痛。

实验室检查：超敏 C 反应蛋白 78.97mg/L（↑），余尿常规、肿瘤标志物等实验室指标无明显异常。

影像学资料 （图 4-21-1）

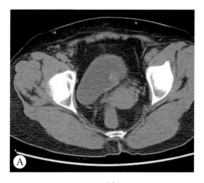

CT 平扫

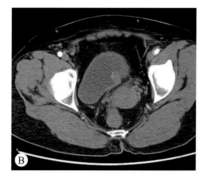

增强动脉期

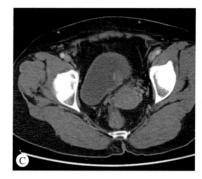

增强静脉期

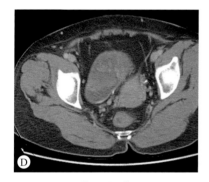

增强延迟期

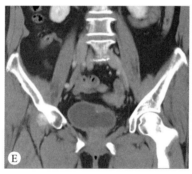

静脉期冠状位

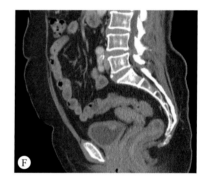

静脉期矢状位

图 4-21-1

诊断思路分析

一、定位征象

本例病变位于膀胱壁，定位征象明确。主要定位征象有：

（1）膀胱左后壁不规则增厚，局部呈结节状隆起，呈宽基底突向膀胱腔内。

（2）病变区膀胱腔局部塌陷变形，内壁尚光整，外壁较毛糙并见细索条影，但与子宫、周围肠管等邻近结构分界清楚。

二、定性征象

1. 基本征象　CT 平扫显示膀胱左后壁较广泛不规则增厚，局部呈结节状隆起，内可见少许沙砾状钙化。增强扫描各期病变均呈轻度强化，与正常膀胱组织强化相当，相应病变区膀胱内壁尚光整，局部浆膜面毛糙并见少许细索条影。

2. 特征性征象

（1）膀胱壁增厚，伴隆起性病变，厚度大于 5mm，内见斑点状钙化。病变区膀胱壁变形，邻近浆膜面见索条影。

（2）增强各期病变均呈轻度强化，与正常膀胱壁密度相似。

三、综合诊断

老年女性患者，无明显诱因出现尿路刺激症状及排尿困难，偶见血尿，超敏C反应蛋白升高。影像学检查发现膀胱左侧壁较广泛不规则增厚，局部呈结节状，伴沙砾样钙化。病变区域膀胱腔塌陷变形，膀胱内壁尚光整，外壁局部毛糙并见细索条影。增强扫描病灶呈轻度强化，与周围正常膀胱组织强化相当。盆腔内未见肿大淋巴结及积液等恶性征象。综合上述资料，考虑膀胱壁良性病变，腺性膀胱炎可能性大。

四、鉴别诊断

1. 膀胱癌　多见于40岁以上男性，无痛性肉眼血尿是最常见的症状。膀胱癌约80%发生于膀胱后侧壁和三角区，影像学表现为自膀胱壁突向腔内的软组织密度影，呈结节状、菜花状、分叶状或乳头状。肿瘤基底宽窄不一，表面不光整，易发生出血、坏死、钙化。增强扫描早期呈明显强化，强化不均匀。肿瘤易突破浆膜面侵及邻近器官，易发生盆腔、腹膜后淋巴结转移。

2. 慢性膀胱炎　临床上慢性细菌性膀胱炎较多见。CT表现为膀胱壁弥漫增厚，但厚度一般小于5mm，膀胱黏膜表面毛糙高低不平，增强扫描为中等强化，常合并膀胱容积缩小。

3. 膀胱结核　膀胱结核多属继发感染，有结核病史，全身结核中毒症状明显，影像表现多为膀胱壁不均匀增厚，肉芽肿可表现为软组织结节，密度不均，边界不清，可有坏死及钙化，周围淋巴结明显。

临床证据

1. 术中探查　膀胱镜经尿道导入膀胱，0.9%生理盐水持续冲洗膀胱，膀胱部分黏膜呈慢性炎症改变，膀胱左侧壁局部隆起，大小约1.0cm×1.5cm，予以局部切除，见少许脓性分泌物流出，吸泵吸出切除组织，止血，退镜。切除肿物送病检，送冰冻病理示（膀胱肿瘤组织）符合腺性（囊性）膀胱炎（图4-21-2A）。

2. 病理结果

镜下所见：送检膀胱肿瘤组织镜下可见膀胱黏膜固有层多数Brunn巢聚集增生，部分呈腺样结构，小灶区域上皮呈乳头状增生，细胞层次及极向未见异常，伴有散在慢性炎细胞浸润，组织学形态符合腺性（囊性）膀胱炎（图4-21-2B）。

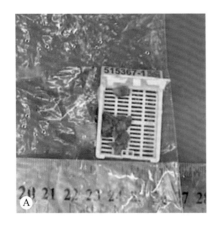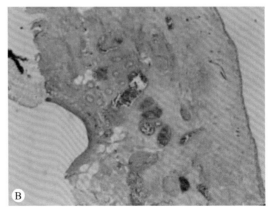

图 4-21-2

病例综述

腺性膀胱炎（cystitis glandularis，CG）是膀胱黏膜的一种增殖性改变，多与长期慢性炎症刺激有关。组织学上这种增殖最初表现为 von Brunn 巢，即正常的膀胱尿路上皮细胞呈巢状深入黏膜下层，细胞生长呈团状。随着反应性刺激的持续存在或增强，细胞巢内可出现间隙，内腔覆盖多层柱状或长柱状上皮细胞而成为腺状增生，称为 CG。若增生形成囊肿间隙并有染色粉红的液体者，则称为囊性膀胱炎（cystitis cystica，CC）。好发于中老年人群，女性多于男性，多表现为尿路刺激症状，如尿频、尿急、尿痛，部分患者可有血尿。病变好发于膀胱三角区及膀胱颈，少数可累及整个膀胱或双侧输尿管末端，引起泌尿系积水症状。

CG 的影像学表现为膀胱壁不规则或规则增厚，或呈结节肿块状软组织密度影，部分病灶可有囊肿或钙化形成；增强扫描呈轻度强化，较邻近正常膀胱壁强化程度相似。CG 累及膀胱黏膜下层，而不累及膀胱肌层，亦不侵犯膀胱外黏膜层，与周围组织分界清楚，盆腔内无肿大淋巴结。根据病灶形态不同可将 CG 分为 4 种类型：

（1）结节隆起型：病灶呈结节样向膀胱内壁隆起，呈乳头或团块状，基底宽，此型为 CG 最常见的类型。

（2）局限性壁增厚型：膀胱壁局限性增厚，表面粗糙不光整呈锯齿状。

（3）弥漫性壁增厚型：膀胱壁弥漫性明显增厚，较厚处可达 4cm，严重者可伴有膀胱腔挛缩。

（4）混合型：膀胱壁局限性或弥漫性隆起的基础上伴有结节状隆起，基底宽大，形态不规则。

重要提示

本病例诊断核心点：老年患者，慢性病程，以膀胱刺激症状为主。影像学发现膀胱壁不规则增厚，局部形成软组织结节伴钙化，增强呈轻度强化。结合特征性影像征象和临床表现，可考虑 CG 诊断。

（李汉彬　李卉　李胜开　代海洋）

4-22　睾丸 B 细胞淋巴瘤

临床资料

男，63 岁。发现右侧阴囊肿物 2 个月。患者于 2 个月前无明显诱因发现右侧阴囊内鸡蛋大小肿物，无疼痛、发热，无尿频、尿急、尿痛，无排尿困难、血尿、尿失禁。专科检查：右侧阴囊扪及一实性肿物，质硬，边界清楚，大小约 5cm×4cm，表面光滑，无触痛、压痛，透光试验（−）。阴囊外表无红肿、溃烂。左侧睾丸及附睾未扪及明显异常。

实验室检查无明显异常。

影像学资料 （图 4-22-1）

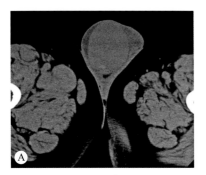

CT 平扫

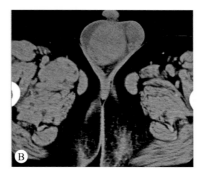

CT 平扫

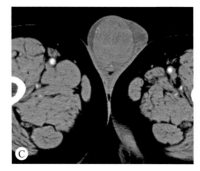

增强动脉期

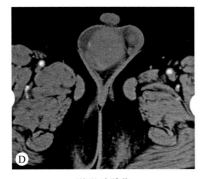

增强动脉期

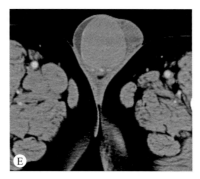

增强静脉期

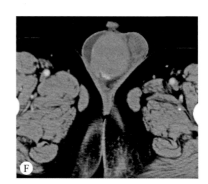

增强静脉期

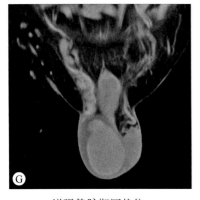

增强静脉期冠状位

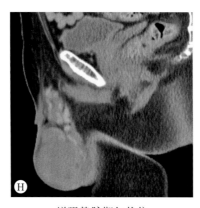

增强静脉期矢状位

图 4-22-1

诊断思路分析

一、定位征象

右侧阴囊增大，内可见椭圆形肿块，主要定位征象有：

（1）右侧阴囊软组织肿块，正常睾丸结构未见明确显示。

（2）右侧附睾位置正常，右侧精索静脉增粗。

综合上述征象，右侧阴囊内肿块来源右侧睾丸，定位征象明确。

二、定性征象

1. 基本征象　CT 平扫显示右侧睾丸软组织肿块，密度均匀，未见明显坏死、出血、囊变及钙化，病灶边界大部分清楚，上缘紧贴附睾。增强扫描病灶呈均匀轻度强化，内部及周边可见小血管穿行，肿块上方可见血增粗、迂曲的精索静脉。

2. 特征性征象

（1）病变侧阴囊内未见正常的睾丸结构，提示肿瘤占据整个睾丸，肿瘤呈弥漫、浸润性生长。

（2）肿块密度均匀，无坏死、出血及囊变，强化程度较低。

三、综合诊断

老年男性，发现右侧阴囊肿物 2 个月。影像学检查发现右侧阴囊占位，考虑为睾丸来源，病灶密度均匀，强化程度较轻，内部及周边可见小血管穿行，患侧精索血管增粗、迂曲。综合上述资料考虑为偏恶性肿瘤性病变。

四、鉴别诊断

1. 精原细胞瘤　睾丸最常见的低度恶性肿瘤，好发于中青年男性，尤其有隐睾病史者发病率明显增高。影像学表现为睾丸实性软组织肿块，单侧多见，边界清楚，CT 平扫肿瘤密度稍高于正常睾丸，与肌肉密度相似。MRI 平扫 T_1WI 呈低信号，T_2WI 呈不均匀低、稍低信号，其内见多条纤维间隔影，增强后呈不均匀轻、中度强化。有学者认为在 T_2WI 上见均质性低信号及纤维间隔强化是精原细胞瘤的特征性表现。

2. 睾丸炎　起病急，临床症状常表现为发热、局部红肿热痛，常合并附睾炎，多继发于泌尿道或者其他部位感染。影像学上表现为睾丸或附睾肿大，可伴鞘膜积液及脓肿形成。

3. 胚胎性恶性肿瘤　仅次于精原细胞瘤的睾丸生殖细胞肿瘤，属于高度恶性肿瘤，可直接侵犯附睾及精索。其发病高峰年龄更早于精原细胞瘤，可见于婴儿及儿童。肿块一般较大，密度不均匀，可见出血及坏死。早期可出现肝、肺及淋巴结的转移。

4. 睾丸转移瘤　较少见，常有原发病史，大多是全身多发转移瘤的一部分，表现为睾丸内的结节影，而不是睾丸弥漫性肿大。

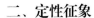 临床证据

1. 术中探查　右腹股沟区至阴囊作斜向切口，充分游离精索，将睾丸及附睾挤出切口，并将其充分游离。仔细分离出精索及输精管，离断并结扎输精管，于接近内环口离断、结扎精索，完整切除睾丸及附睾（图 4-22-2A）。

2. 病理结果

镜下所见：右侧睾丸肿物可见中等偏大肿瘤细胞呈弥漫浸润，肿瘤细胞核异型性明显，核分裂象易见（图 4-22-2B）。

免疫组织化学：肿瘤细胞 LCA（+）、CD20（+）、CD79a（+）、Vim（+）、MuM1（+）、CD5（+）、Bcl-6（部分 +）、CK（点状 +）、CD10（-）、CD3（-）、D2-40（-）、Ki67index>90%。

组织形态结合免疫组化标记结果，诊断符合睾丸弥漫大 B 细胞淋巴瘤（间变性），肿瘤侵及睾丸外血管壁、神经束膜及脂肪组织，局部肿瘤紧邻附睾管组织，精索切缘未见肿瘤。

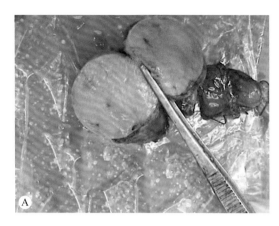
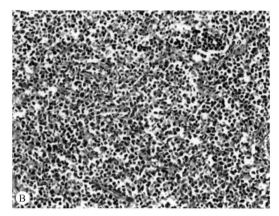

图 4-22-2

病例综述

　　睾丸淋巴瘤（testicular lymphoma，TL）是结外淋巴瘤的一种，原发于睾丸的淋巴瘤非常罕见，病理类型多为弥漫大 B 细胞型非霍奇金淋巴瘤。TL 好发于老年人，是 60 岁以上老年男性较常见的睾丸恶性肿瘤，30 岁以下者罕见。临床上常表现为睾丸无痛性肿块或伴轻微疼痛，生长快，预后较差，多为单侧发病，约 1/3 患者亦可表现为双侧发病。睾丸淋巴结的影像学表现主要包括：

　　（1）睾丸弥漫性肿大，一般边界清楚，单侧或双侧受累均可出现，以单侧病变多见。

　　（2）CT 平扫密度较均匀，MRI 一般表现为 T_1WI 等信号，T_2WI 低信号，DWI 高信号，增强扫描呈中度强化，强化多较均匀，内可见小血管穿行，部分学者认为这是 TL 的典型征象之一。

　　（3）病灶多见同侧附睾及精索受累，精索受累表现为精索增粗、迂曲，强化明显。

　　（4）部分病例可发现腹腔脏器及淋巴结病变。

重要提示

　　本病例诊断核心点：中老年男性，睾丸弥漫性肿大，密度（或）信号相对均匀，同侧附睾及精索受累，增强肿块内见条状血管走行，高度提示 TL。

（张志艳　李胜开　代海洋）

4-23　睾丸 T 细胞淋巴瘤

临床资料

　　男，63 岁。患者于 2 年前无明显诱因出现左侧阴囊阵发性胀痛，无向他处放射，与体位等无明显相关。无尿频、尿急、尿痛，无排尿困难、尿失禁及肉眼血尿，无畏寒、发热，无腹痛、腹胀、呕吐。专科检查：扪及左侧睾丸上方肿物，大小约 10cm×5cm，质硬，边界不清楚，无触痛、压痛。阴囊皮肤无红肿、溃烂，透光试验（-）。彩超提示左侧阴囊实性肿物。

　　实验室检查无明显异常。

影像学资料 （图 4-23-1）

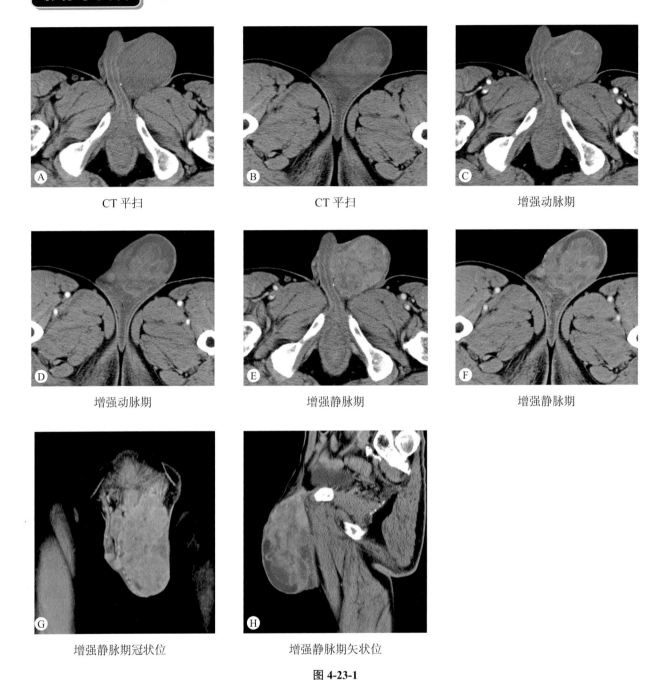

CT 平扫 　　　　　　 CT 平扫 　　　　　　 增强动脉期

增强动脉期 　　　　　　 增强静脉期 　　　　　　 增强静脉期

增强静脉期冠状位 　　　　 增强静脉期矢状位

图 4-23-1

诊断思路分析

一、定位征象

　　左侧阴囊明显增大，内见不规则软组织肿块。病灶前下方可见残留睾丸结构，并与其分界不清楚，提示肿块来源左侧睾丸或侵犯左侧睾丸可能性大。

二、定性征象

　　1. 基本征象　CT 平扫显示左侧阴囊内不规则实性软组织肿块，体积较大，边界不清楚，侵犯左侧附睾。增强扫描动脉期呈不均匀结节状、团片状强化，静脉期呈进一步强化，内部可见散在片状坏死低密度区。病灶周围、右侧阴囊另见多发异常强化结节。左侧阴囊可见积液。

2. 特征性征象

（1）肿瘤呈实性为主肿块，肿块较大，边界不清楚，形态不规则，内可见低密度坏死区，肿块侵犯附睾，提示恶性可能性大。

（2）血管漂浮征：肿块边缘及内部可见条状小血管影，此为淋巴瘤较为特异的征象。

（3）增强后肿块呈不均匀结节样强化，肿块周围及右侧阴囊另见散在强化结节，考虑为区域淋巴结转移或同一病变多发病灶。

三、综合诊断

老年男性患者，无明显诱因出现左侧阴囊肿块，实验室检查无明显异常。影像学检查发现左侧睾丸不规则实性肿物，病灶侵犯左侧附睾，增强扫描呈中度不均匀强化，其内及边缘可见小血管穿行，肿物周围及右侧阴囊另见强化结节。综合上述资料考虑为左侧睾丸恶性肿瘤性病变，淋巴瘤可能性大，但其与较常见的弥漫大 B 细胞型淋巴瘤影像特点不同，提示可能是其他类型来源。

四、鉴别诊断

1. 精原细胞瘤　是睾丸最常见的生殖细胞肿瘤，好发于中青年男性，尤其有隐睾病史的发病率明显增高。CT 平扫多为边界清楚、密度均匀的软组织肿块，增强扫描病灶呈轻中度强化，强化程度较睾丸淋巴瘤低。病灶多为单侧，双侧少见，部分可见侵犯精索及附睾。

2. 非精原细胞性生殖细胞瘤　包括恶性畸胎瘤、卵黄囊瘤及胚胎性癌等。恶性畸胎瘤密度不均匀，可见脂肪成分，增强后实性成分明显强化。卵黄囊瘤多见于婴幼儿，也称内胚窦瘤，常伴 AFP 升高，以无痛性睾丸迅速长大为主要症状，影像学表现无特异性。胚胎性癌发病高峰为 25～35 岁，侵袭性强，易出现肺转移、腹膜后淋巴结转移或远处转移。

3. 间质细胞瘤　有两个发病高峰年龄，20% 发生于 5～10 岁儿童，80% 发生于 20～60 岁成人。表现为无痛性睾丸肿大，伴内分泌症状（男性女性化、性早熟、第二性征发育等）。影像上肿块位于睾丸实质内，边界清楚，密度、信号均匀或不均匀，肿瘤富含黏液基质间隔，增强呈显著强化。

临床证据

1. 术中探查　取左腹股沟切口，见睾丸肿物约 12cm×10cm 大小，质硬，活动可，将睾丸肿瘤完全分离并予以切除。阴茎根部背侧切除一肿物，约 3cm×3cm 大小，质硬，活动可，并取一淋巴结活检，仔细止血后未见活动性出血，阴囊内留置胶片引流条一条，按解剖层次缝合伤口，术毕（图 4-23-2A）。

2. 病理结果

镜下所见：左睾丸肿物镜下可见中等大小核异型细胞弥漫浸润，细胞核仁明显，部分偏位，核分裂象易见（图 4-23-2B）。

免疫组织化学：BOB1（+），CD4（部分 +），CD138、CD56、PAX5、CD30、ALK、OCT$_2$、CD2、CD7、CD8、CD68、MyoD、Myogenin 均为（-），INI1 部分缺失表达。

结合 HE 形态和免疫组织化学结果：符合左侧睾丸恶性淋巴造血系统肿瘤，T 细胞淋巴瘤可能。

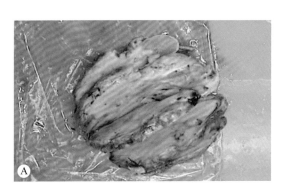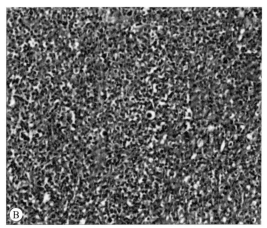

图 4-23-2

　　淋巴瘤是一种起源于淋巴造血系统的恶性肿瘤，常累及全身多个部位，而结外淋巴瘤特指发生于淋巴结以外组织器官的淋巴瘤。原发性睾丸淋巴瘤（primary testicular lymphoma，PTL）非常少见，约占结外淋巴瘤的 2.4% 和睾丸恶性肿瘤的 5%，多为弥漫大 B 细胞型非霍奇金淋巴瘤，而 T 细胞型非霍奇金淋巴瘤更为罕见。研究认为诊断 PTL 应符合以下条件：①睾丸及附属结构为首先诊断部位；②诊断时可有区域淋巴结侵犯；③诊断后 3 个月无其他部分侵犯；④有明确病理诊断。

　　临床上，PTL 好发于中老年人，多表现为触及阴囊无痛性肿块，有时可伴有坠胀、酸痛，全身症状不明显。淋巴瘤的典型影像表现为密度、信号均匀，强化程度较低，病灶内见血管漂浮征。本病例属于淋巴瘤的少见部位不典型表现，较为罕见，影像诊断较为困难，需依靠病理确诊。

重要提示

　　老年男性患者，影像学检查发现左侧睾丸不规则实性肿物，增强扫描呈不均匀结节状强化，其内及边缘可见小血管穿行，肿物周围及右侧阴囊另见强化结节，考虑为睾丸恶性肿瘤，在排除睾丸恶性生殖细胞肿瘤后需考虑淋巴瘤可能。

（张志艳　李胜开　代海洋）

4-24　睾丸混合生殖细胞瘤

临床资料

　　男，26 岁。患者于 5 个月前剧烈咳嗽后出现左侧睾丸无规律阵发性胀痛，程度较剧烈，伴全身冷汗。无尿频、尿急、尿痛，无排尿困难、尿失禁及肉眼血尿。专科检查：发现左侧睾丸肿大，大小约 9cm×6cm，可触及数个大小不等、质中的软组织结节。阴囊皮肤无红肿、溃烂。B 超提示"左侧睾丸实性占位"。

实验室检查：甲胎蛋白 38.53μg/L（↑），癌胚抗原 14.51μg/L（↑），余实验室检查无明显异常。

影像学资料 （图 4-24-1）

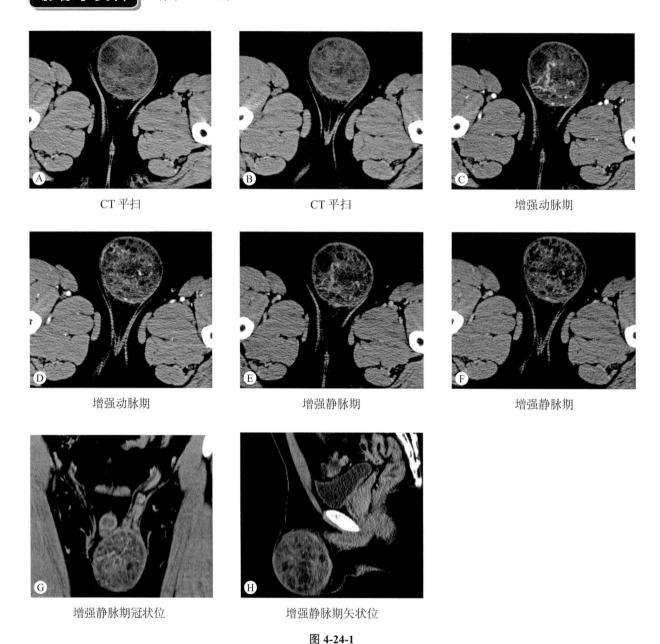

CT 平扫　　　　　　　　　CT 平扫　　　　　　　　　增强动脉期

增强动脉期　　　　　　　　增强静脉期　　　　　　　　增强静脉期

增强静脉期冠状位　　　　　增强静脉期矢状位

图 4-24-1

诊断思路分析

一、定位征象

左侧阴囊明显肿大，内见软组织密度肿块，正常睾丸结构未见显示，提示病灶来源左侧睾丸可能性大。

二、定性征象

1. 基本征象　CT 平扫显示左侧阴囊内类圆形囊实性肿块，可见条索状分隔，内部密度不均匀，可见不成熟脂肪密度及少许点状钙化灶，病灶与邻近附睾及精索分界不清。增强扫描显示病灶内实性成分及分隔呈不均匀轻、中度渐进性强化，肿块边缘及内部见多发迂曲条状血管穿行，患侧精索动、静脉增粗。

2. 特征性征象

（1）肿块体积较大，边界不清，可见多发坏死、囊变区，并可见丰富的肿瘤血管，患侧精索动、静脉增粗，提示恶性可能性大。

（2）肿块内部可见不成熟脂肪密度及斑点状钙化灶，提示肿瘤为畸胎瘤或含有畸胎瘤成分。

（3）增强后肿块实性成分及分隔呈不均匀轻、中度渐进性强化。

三、综合诊断

青年男性患者，无规律阵发性左侧睾丸胀痛 5 个月，实验室检查 AFP、癌胚抗原增高。影像学检查发现左侧睾丸占位性病变。肿块呈不均匀囊实性变，边界不清，内见不成熟脂肪密度及钙化灶；增强扫描呈不均匀渐进性强化，内见多发血管穿行。综合上述资料考虑为左侧睾丸恶性生殖源性肿瘤，混合性生殖细胞瘤（含畸胎瘤成分）可能性大。

四、鉴别诊断

1. 生殖细胞类肿瘤　精原细胞瘤是睾丸最常见的生殖细胞肿瘤，好发于中青年男性，尤其有隐睾病史的患者发病率明显增高。CT 平扫多为边界清楚、密度均匀的软组织肿块，增强扫描病灶呈轻中度强化。有文献报道 T_2WI 序列呈均匀低信号及纤维分隔样强化是其影像学特征。畸胎瘤好发于 2 岁以下儿童或青年人，可见钙化及脂肪成分，当肿块内出现实性成分并伴有囊变及周围结构浸润时，应考虑恶变可能。胚胎癌为高度恶性肿瘤，好发于青壮年男性，因其血供丰富且生长速度快，其内常伴有出血、坏死及囊变，偶有条片状钙化，早期可出现淋巴结及血行转移，肿瘤标记物 AFP 及 β-HCG 常明显升高。卵黄囊瘤好发于 4 岁以下儿童，影像学上肿瘤边界清楚，有包膜，表现与胚胎癌相似，增强扫描病灶呈渐进性明显强化。肿瘤标记物 AFP 明显升高。

2. 性索间质肿瘤　主要包括间质细胞瘤、纤维瘤、支持细胞瘤及粒层细胞肿瘤等，大多数睾丸性索 - 质肿瘤为良性，仅少数为恶性，病灶多小于 5cm，且边界清楚，以混杂密度、信号为主，呈不均匀强化。发生恶变时可见淋巴结转移及周围结构侵犯。

3. 淋巴瘤　好发于 60 岁以上患者，弥漫大 B 细胞型淋巴瘤是最常见的病理类型，实质密度、信号较均匀，呈轻、中度强化，出血、坏死较少见，同侧精索及附睾常有受累。文献报道认为病灶内有小血管穿行是其重要特征。

临床证据

1. 术中探查　术中见睾丸明显肿大，大小约 10cm×8cm，质硬，将睾丸、附睾游离出阴囊切口，充分分离精索，同时将精索血管及输精管分离，分别切断、结扎精索血管及输精管，将睾丸及附睾切除（图 4-24-2A）。

2. 病理结果

镜下所见：左睾丸肿物符合混合性生殖细胞肿瘤，考虑睾丸畸胎瘤与胚胎性癌混合（图 4-24-2B）。

免疫组织化学：胚胎性癌部分 CK（+）、EMA（±）、CEA（±）、CD30（+）、α-inhibin（-）、PLAP（+）、AFP（+）、CD117（弱 +）。

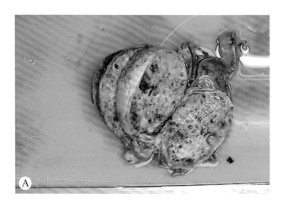
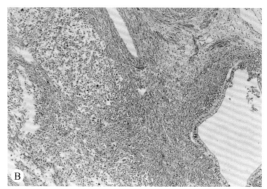

图 4-24-2

病例综述

混合型生殖细胞瘤（mixed germ cell tumor）是由两种或两种以上的生殖细胞肿瘤成分构成的恶性肿瘤，好发于儿童和青少年。肿瘤常发生于性腺内，也可发生在性腺外如前纵隔、腹膜后、颅内。临床表现无特异性，发生于睾丸者常表现为睾丸肿大。混合性生殖细胞瘤是睾丸生殖细胞肿瘤中第二常见肿瘤，约占睾丸原发生殖细胞肿瘤的 40%～45%。目前它的发病机制尚不明确，多数认为是来源于具有多向分化潜能的原始生殖细胞，其可分化为胚胎类肿瘤（畸胎瘤、胚胎癌），也可分化为非胚胎类肿瘤（绒毛膜癌、卵黄囊瘤）。研究表明，混合型生殖细胞瘤成分中最常见的是胚胎癌（约占 84.4%），其次为畸胎瘤（约占 69.7%）、卵黄囊瘤（约占 60.1%）。混合性生殖细胞瘤的临床及影像特点主要包括：

（1）好发于儿童及青少年，临床常有 AFP 和 / 或 β-HCG 的升高。

（2）CT 上肿块密度常不均匀，呈囊实性改变，其内部可见粗细不均匀分隔，部分内部可见坏死及出血，部分肿瘤内部可见不同程度的钙化及脂肪密度。

（3）肿块多数边界不清，易向周围组织浸润及侵犯，恶性程度高的混合性生殖细胞瘤可较早出现远处转移，腹膜后是最常见的转移部位。

（4）增强扫描肿块多呈逐渐性强化的模式，强化程度与肿瘤血供相关，囊变及坏死区域无强化，瘤内分隔及实性成分中度至明显强化。

重要提示

本病例诊断核心点：青年男性，左侧睾丸单发囊实性肿块伴血清 AFP 升高，肿块内部含有不成熟脂肪成分及钙化灶，并可见丰富血管穿行，增强呈轻、中度延迟强化，综合临床、影像学特征及实验室检查，可考虑睾丸混合性生殖细胞瘤可能。

（张志艳　李胜开　代海洋）

4-25　腹腔精原细胞瘤

临床资料

男，44 岁。1 个月前发现右下腹可触及一肿物，约鸡蛋大小，轻压痛，未予处理，后发现肿物有逐渐增大趋势。患者发病以来，精神、食欲、睡眠可，大小便正常。近期体重无明显减轻。外院腹部CT提示盆腔右侧软组织包块影，右侧阴囊内未见睾丸影像。

实验室检查无明显异常。

影像学资料　（图 4-25-1）

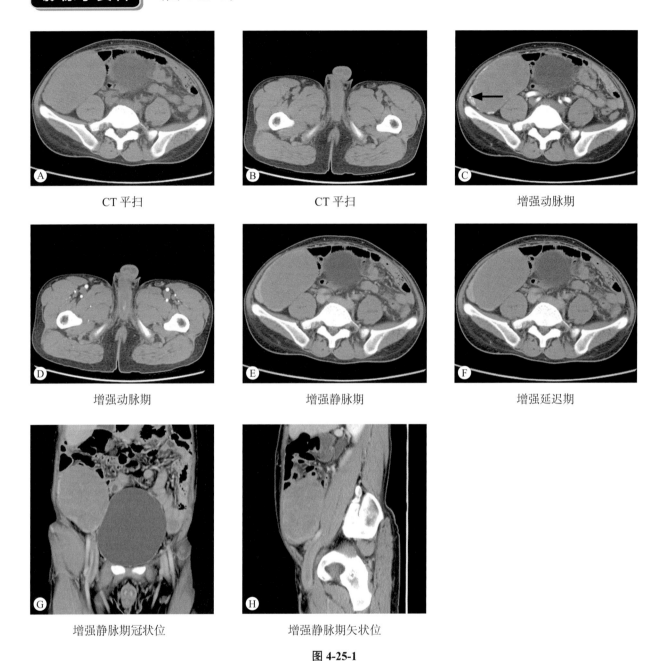

CT 平扫	CT 平扫	增强动脉期
增强动脉期	增强静脉期	增强延迟期
增强静脉期冠状位	增强静脉期矢状位	

图 4-25-1

诊断思路分析

一、定位征象

本病例肿块位于右下腹部，邻近肠管受压，与腰大肌紧贴。各方位 CT 显示病灶位于回盲部盆腔间位器官前侧方，与腹膜内器官脂肪间隔存在，定位于腹膜腔内，需要鉴别来源于胃肠的肿瘤。

二、定性征象

1. 基本征象 右下腹软组织密度肿块,体积较大,边界清楚,内部密度较均匀。肿块沿腹股沟管长轴方向生长;增强扫描动脉期呈轻度强化,静脉期及延迟期呈进一步强化。肿块右侧缘可见增粗的血管聚集包绕肿块(图 4-25-1C 黑箭),内部可见线状分隔样血管影,周围未见肿大淋巴结影,邻近肠管受压推移,与肠管间周围脂肪间隙尚清楚。右侧阴囊空虚。

2. 特征性征象

(1)右侧阴囊空虚。

(2)肿瘤部位与睾丸下行方向一致,长轴指向腹股沟管。

(3)睾丸血管蒂征:图 4-25-1C 示供血动脉从肿瘤后外方进入肿瘤,血管分支多且粗细不均,呈短线状或树枝状分布;静脉期可见增粗扭曲的睾丸静脉引流。

三、综合诊断

中年男性患者,无诱因出现右下腹肿块,实验室检查无明显异常。CT 检查发现腹膜腔实质性肿块,呈轻、中等分隔样强化,包膜完整,其长轴与睾丸的下降方向一致,肿瘤供血动脉为睾丸动脉。同时存在右侧阴囊空虚、隐睾,高度提示为隐睾基础上发生的精原细胞瘤可能。

四、鉴别诊断

1. 胃肠道外间质瘤 是发生于肠系膜、网膜、腹膜后间隙的原发间叶源性肿瘤,与肠壁及浆膜面无关。多见于 50 岁以上中老年人,男女发病率相近。肿瘤以圆形或卵圆形为主,部分可呈分叶状,边界尚清晰。CT 平扫肿块呈稍低密度,内可见坏死、囊变,钙化少见。增强扫描中度不均匀强化,部分病灶实质部分可见短条状、斑点状肿瘤血管。腹水和淋巴结转移少见。

2. 淋巴瘤 中年男性多见,多为全身淋巴瘤的一部分。一般发生在腹膜后大血管旁或间隙,表现为不规则软组织肿块,密度相对均匀,成串状或团块状生长,肿块较大时可推移、包埋邻近血管。增强后以轻、中度强化为主。腹主动脉和下腔静脉后淋巴结受累可致血管向前移位,呈血管漂浮征。

3. 平滑肌肉瘤 起源于腹膜后平滑肌组织或腹膜后大静脉管壁,为腹膜后第二常见肉瘤(约占 28%)。平滑肌肉瘤最常见生长方式为完全血管外生长的肿瘤,少数肿瘤呈血管外和血管内同时受累,完全血管内生长(常发生于下腔静脉)罕见。影像上通常表现为较大的边界不清的软组织肿块,内部可见坏死、出血或囊变区,钙化少见。平滑肌肉瘤大多血供丰富,增强后呈持续渐进性强化,动脉期病灶内多可见粗细不等的迂曲血管。易累及周围组织及血管,形成血管内癌栓。常见血行转移,淋巴结转移少见。

临床证据

1. 术中探查 右侧腹腔可见一肿瘤,大小约 10cm×8cm,质韧,有完整包膜,部分小肠粘连,腹膜光滑,未见明显腹水,周围未及明显肿大淋巴结(图 4-25-2A)。

2. 病理结果

镜下所见:送检腹部肿物为灰红组织一块带完整包膜,10cm×8cm×5cm,切面灰黄,质软,边缘似带一管状组织约 8.0cm×0.4cm,周围附睾组织未见肿瘤累及(图 4-25-2B)。

免疫组织化学:CK(-)、EMA(-)、CD30(-)、PLAP(+)、AFP(-)、CD117(部分弱+)。

结合 HE 形态和免疫组织化学及特殊染色结果,病变符合精原细胞瘤。

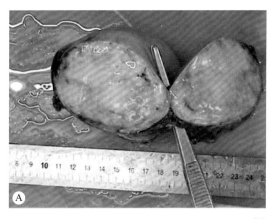
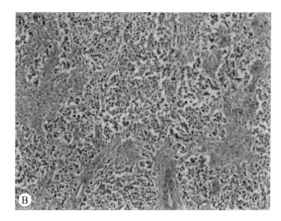

图 4-25-2

病例综述

睾丸精原细胞瘤（testicular seminoma，TS）起源于睾丸原始生殖细胞，是睾丸最常见的恶性生殖细胞肿瘤，占全部睾丸生殖细胞肿瘤的 35%～50%。本病好发于中青年男性，常为单侧性，其中隐睾是精原细胞瘤最主要的诱发因素，尤其是发生于腹盆腔及腹股沟区的患者。该肿瘤为低度恶性，对放射治疗高度敏感，淋巴结转移较常见，血行转移较少发生，肿瘤局部侵犯力较低，一般有明显界限。

腹腔型隐睾精原细胞瘤较为罕见，肿块位置深在而不易被发现。临床症状隐蔽，常表现为下腹部肿块，同时由于患者常无提供隐睾病史，给影像学诊断带来困难。实验室检查 AFP 不高、HCG 可轻度升高或正常。腹腔型隐睾合并精原细胞瘤的临床及影像特点主要包括：

（1）好发于 35～45 岁，呈单发囊实性，边界清楚（邻近组织受压、移位），无脂肪、可钙化，增强扫描呈不均匀轻、中度渐进性强化伴瘤内分隔样强化。

（2）同侧阴囊空虚，精索及睾丸缺如。

（3）肿块与睾丸下行方向一致，长轴指向腹股沟管。

（4）动脉期于肿块边缘可见增粗扭曲的睾丸动脉供血，静脉期可见增粗迂曲的睾丸引流静脉，此为睾丸血管蒂征，具有特征性。

重要提示

本病例诊断核心点：隐睾病史是诊断的关键，当青中年男性发现下腹部及盆腔肿块，应仔细检查双侧阴囊内睾丸是否缺如。同时 CT 发现肿瘤呈囊实性改变，分隔样强化，伴有增粗的睾丸供血动脉及增粗迂曲的睾丸引流静脉，可为诊断腹腔内隐睾继发精原细胞瘤提供重要依据。

（尹凯文 李胜开 曾裕镜 杨健）

4-26 未成熟畸胎瘤

临床资料

女，18 岁。患者无明显诱因持续性腹胀 2 个月，以中下腹为主，与进食无关，不随体位改变而缓解，无恶心、呕吐，无腹痛、腹泻。月经周期、经期及经量无明显改变。专科检查：腹部可扪及一巨大包块，上至剑突下，下缘坠入盆腔，实性，固定，无压痛。子宫及双侧附件扪诊欠清。

实验室检查：CA125：436.3μ/ml（↑），CA153：29.3μ/ml（↑），CA19-9：187.0μ/ml（↑），AFP：72.43μg/L（↑），CEA：7.38μg/L（↑）；余实验室检查无明显异常。

影像学资料 （图 4-26-1）

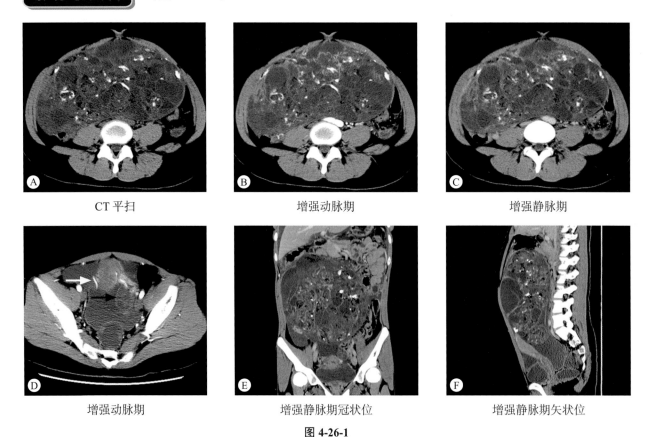

CT 平扫　　　　　　　　增强动脉期　　　　　　　增强静脉期

增强动脉期　　　　增强静脉期冠状位　　　　增强静脉期矢状位

图 4-26-1

诊断思路分析

一、定位征象

1.基本征象　本病例肿块巨大，上达肝下缘，下至盆腔，跨越腹中线两侧，肿块位于大网膜后方、胰腺及肠系膜上动脉前方，定位为腹膜腔来源明确。肿块邻近肠管呈受压移位改变，无明显扩张、积液等梗阻征象，提示肿块非肠道来源可能性大。

2.附件来源的征象

（1）子宫动脉卵巢支供血：右侧子宫动脉增粗、增多，宫角分支（即卵巢动脉）发出多发杂乱血管网参与肿块供血（图 4-26-1D 白箭）。

（2）患侧卵巢结构消失：CT 软组织分辨率较低，本病例得益于盆腔内大量积液衬托，可清楚显示左侧正常卵巢结构（图 4-26-1D 黑箭），而右侧卵巢结构消失，提示肿瘤来源右侧卵巢或侵犯右侧卵巢可能性大。

综合上述征象，肿块位于腹膜腔内，来源于右侧卵巢可能性大。

二、定性征象

1.基本征象　盆腹腔巨大不规则囊实性肿块，CT 平扫以液性成分及软组织成分为主，内部夹杂散

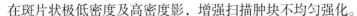

在斑片状极低密度及高密度影，增强扫描肿块不均匀强化。

2. 特征性征象

（1）多重密度征：肿块内部成分复杂，可见囊变区、不成型钙化及不成熟脂肪成分，呈极低、低、等、高四重混杂密度，提示肿瘤向多胚层组织分化特性。

（2）混杂强化：增强扫描肿块内液性成分及多发囊状低密度影未见明显强化，软组织成分呈不均匀轻中度强化，部分软组织成分边缘可见多发散在线条状、索条状明显强化影。

（3）网膜污垢征：大网膜密度增高、模糊，局部呈结节状增厚，网膜血管增粗，腹腔间隙广泛积液，提示肿瘤合并大网膜种植可能。

三、综合诊断

青年女性，持续性腹胀来诊，实验室检查提示多项肿瘤指标升高。影像学检查发现盆腹腔巨大占位性病变，定位为腹膜腔内。肿块成分复杂，强化模式混杂，并伴有大网膜种植征象。综合上述资料考虑为来源于右侧卵巢恶性肿瘤性病变，未成熟畸胎瘤可能性大。

四、鉴别诊断

1. 卵巢成熟性畸胎瘤　为最常见的良性生殖细胞肿瘤；多数患者无明显症状，肿瘤巨大可产生压迫症状。肿瘤呈类圆形，绝大多数可见脂肪密度组织，为特征性 CT 征象。常合并牙齿或钙化、毛发、液体等，实性成分较少，分隔较薄，增强扫描强化一般不明显，边界清楚。

2. 卵巢内胚窦瘤　是一种恶性程度极高的肿瘤，多见于儿童及青年女性。肿瘤生长迅速，多伴有腹痛、腹部膨隆、腹水等，血清 AFP 显著升高，HCG 正常。肿瘤体积较大，呈实性或囊实性，易伴坏死、出血，增强扫描明显不均匀强化，瘤体内可见明显强化的点状或管状血管影。15% 的内胚窦瘤与畸胎瘤伴发。

3. 无性细胞瘤　约占卵巢恶性肿瘤的 5% 左右，以年轻女性多见，肿瘤体积常较大，直径为 10～20cm。大部分为分叶状实质性肿块，多伴坏死囊变，增强实质部分不均匀强化，肿块内见纤维血管间隔为其较为特征的影像表现。

4. 脂肪肉瘤　常发生于腹膜后，沿腹盆部各间隙侵袭性生长、包绕大血管及腹盆腔脏器。好发年龄为 40～70 岁，男性多见。CT 表现可呈囊样分隔状改变，边界清楚，也可为低密度团块，内部可有较厚的分隔；部分有脂肪密度或信号，轻度不均匀强化。分化程度影响 CT 表现，肿瘤分化程度越差，密度越不均匀，边界越不清楚，强化越明显。部分肿瘤内部可观察成熟脂肪组织，但钙化少见。其转移方式一般以血行转移为主，而腹膜种植是未成熟畸胎瘤的特点。

临床证据

1. 术中探查　逐层切开腹壁各层达腹腔，大网膜及膀胱反折腹膜密布多发粟粒状结节，直径 0.2～1.0cm，质硬，腹腔内见黄色积液，量约 300ml，右侧卵巢肿瘤 30cm×25cm×22cm，表面光滑，坚硬，活动好，与大网膜及前腹壁粘连（图 4-26-2A）。术中冰冻病理结果示（右附件及肿物）未成熟型囊性畸胎瘤。

2. 病理结果

镜下所见：右侧附件肿物见较多成熟的脑神经组织及不成熟间叶（软骨）组织，并见少量未成熟神经上皮灶，组织形态符合未成熟畸胎瘤（Ⅰ级），同侧输卵管组织未见特殊（图 4-26-2B）。

免疫组织化学：神经组织 S100（+），NSE（+），GFAP（+），Ki67index 约 5%。

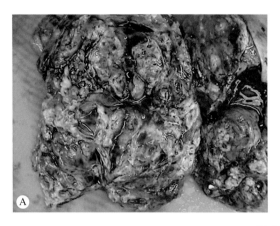
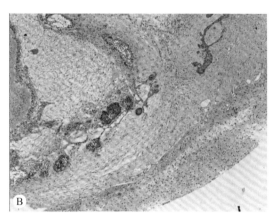

图 4-26-2

病例综述

　　卵巢未成熟畸胎瘤又称恶性畸胎瘤，是起源于卵巢生殖细胞的恶性肿瘤，占卵巢恶性肿瘤的 3%。卵巢未成熟畸胎瘤主要发生于儿童及青年，平均发病年龄约 19 岁，常见临床表现包括盆腔包块、腹痛、腹胀，少数病例因肿瘤蒂扭转或破裂而引起急腹症。实验室检查常无特殊，部分未成熟畸胎瘤合并内胚窦瘤或绒癌时，可以出现血中 AFP 或 HCG 升高和相关内分泌异常表现。

　　未成熟畸胎瘤由分化程度不同的未成熟组织构成，具有多向转化和转移的潜能。肿块多呈圆形或椭圆形，直径一般大于 12cm，切面实性，间有小囊或由于坏死造成大囊性间隙，囊内以浆液成分多见；实性部分呈多彩颜色，如灰、黄、红和深棕色，质软似豆腐或脑组织样，有出血及坏死区，半数掺杂软骨或骨组织。镜下肿瘤内可见到 2~3 个胚层衍化的组织，分化成熟程度不一，恶性程度也因此不同，故病理分级极为重要。

　　卵巢未成熟畸胎瘤 CT 平扫典型表现为含有脂肪、钙化、骨骼或牙齿及软组织的混合密度肿块，还可见脂 - 液平面，钙化成分往往不如良性者致密和规则。增强扫描实性部分及囊壁呈轻、中度不均匀渐进性强化。多数合并腹水，部分可出现大网膜转移及邻近器官转移。

重要提示

　　本病例诊断核心点：腹腔巨大软组织肿块，形态欠规则，密度混杂，内部可见不成型钙化及不成熟脂质成分，伴有大网膜种植及腹水，结合临床表现和相关实验室检查指标，应考虑卵巢恶性生殖源性肿瘤，未成熟畸胎瘤可能。

（李胜开　代海洋　蓝博文）

4-27　卵巢卵黄囊瘤

临床资料

　　女，33 岁，发现腹部包块 1 周。患者 1 周前自行扪及腹部包块，无发热、腹胀，大便正常，体重无明显改变。月经周期规律，量少，无痛经。专科检查：盆腹腔扪及一包块，大小约 20cm×16cm，上界至脐上两横指，下界坠入盆腔，边界清楚，活动可，无压痛。

实验室检查：甲胎蛋白 1210μg/L（↑），铁蛋白 171μg/L（↑），余实验室检查无明显异常。

影像学资料 （图 4-27-1）

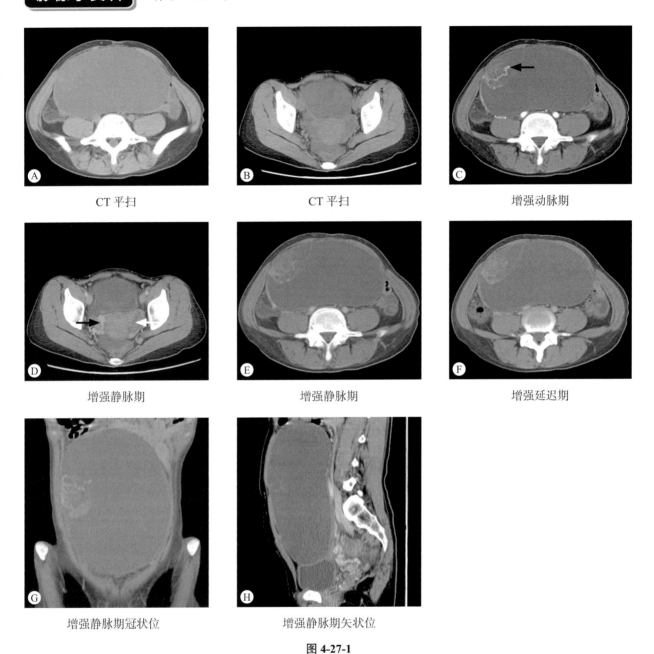

CT 平扫　　　　　　　　CT 平扫　　　　　　　　增强动脉期

增强静脉期　　　　　　　增强静脉期　　　　　　　增强延迟期

增强静脉期冠状位　　　　增强静脉期矢状位

图 4-27-1

诊断思路分析

一、定位征象

本病例肿块跨越中下腹及盆腔，前后分别与腹直肌及腰骶椎前缘紧贴，需要分析病变来源于腹膜腔还是腹膜后。

1. 腹膜腔来源的征象　肿块位于子宫前上方，膀胱上缘受推压塌陷，膀胱壁清晰并无明显侵犯征象；盆腹腔内见少量积液。

2. 附件来源的征象

（1）血管蒂征：右侧卵巢静脉较对侧明显增粗（图 4-27-1D 黑箭），可观察到血管蒂征，追寻肿块血供，可见肿块来源于右侧卵巢。

（2）患侧卵巢结构消失：左侧正常卵巢结构（图 4-27-1D 白箭），而右侧正常卵巢结构消失，提示肿瘤来源右侧卵巢可能性大。

综合上述征象，肿块定位于腹膜腔内，来源于右侧卵巢。

二、定性征象

1. 基本征象　CT 平扫显示病灶呈囊实性，以囊性为主，边界清楚，可见少许线状分隔。增强扫描实性部分动脉期呈轻度强化，门脉期及延迟期呈进一步强化，囊性部分未见强化。实性部分内见多发粗细不等、分布不均匀的肿瘤血管。

2. 特征性征象

（1）肿瘤呈囊实性，囊变成分较多，无脂肪、钙化。

（2）肿瘤血供丰富，增强后肿块实性部分及囊内分隔呈渐进性强化。

（3）增强病灶内见多发扩张迂曲走行小血管影，增强扫描可见"亮点征"（图 4-27-1C 黑箭），表现为肿瘤内血管增多及血管动脉瘤形成。

三、综合诊断

青年女性患者，发现腹部肿块来诊，实验室检查 AFP 升高。影像学检查发现中下腹部 - 盆腔巨大囊实性肿块，定位为右侧卵巢来源，增强后病灶实性部分及分隔渐进性强化，可见多发扩张迂曲走行小血管影及"亮点征"。综合上述资料考虑为来源于右侧卵巢恶性肿瘤，卵黄囊瘤可能性大。

四、鉴别诊断

1. 浆液性囊腺癌和黏液性囊腺癌　发病年龄较大，40～60 岁，病灶呈囊实性，单房或多房，壁及分隔可厚薄不均，可有壁内结节和颗粒样钙化，常伴有 CA125 升高，而 AFP 不高。

2. 卵巢无性细胞瘤　好发于儿童、青少年和妊娠妇女，约占卵巢恶性肿瘤的 5%，临床常伴有 HCG 和碱性磷酸酶升高。肿瘤体积常较大，直径为 10～20cm。大部分为分叶状实质性肿块，多伴坏死囊变，增强实质部分轻度不均匀强化，肿块内见纤维血管间隔为其较为特征的影像表现。

3. 未成熟畸胎瘤　表现为囊实性混杂密度肿块，呈类圆形或分叶状，体积一般较大，可跨越腹盆腔生长。肿瘤实性部分形态多不规则，增强呈显著强化。实性团块内多发大小不等囊状影，呈"簇"状或散在分布，囊内液体呈水样或黏液样密度或信号。

4. 卵巢颗粒细胞瘤　多发生于 45～55 岁，AFP 不高，雌激素水平增高。影像学以实性为主的囊实性肿块，边缘光滑，肿块内见多房蜂窝状囊变为其特征，而且囊变区多位于肿块边缘带，增强后实性成分轻度强化。患者常伴子宫内膜增厚（与肿瘤分泌雌激素有关），临床常出现功能性子宫出血、乳房增大等内分泌紊乱表现。

临床证据

1. 术中探查　腹腔内见少量褐色积液；右侧卵巢见暗红色巨大肿物，表面光滑，囊实性，活动好，与周围组织无粘连；子宫及左侧卵巢未见异常（图 4-27-2A）。

2. 病理结果

镜下所见：右侧附件肿物肿瘤细胞排列呈腺样、巢状或筛状，部分可见 S-D 小体，浸润性生长伴微囊结构（图 4-27-2B）。

免疫组织化学：CK（+），CK8/18（+），AFP（+），Vim（部分+），PLAP、CD30、HCG、CD117、CEA、CK7、CK20 均为（-），Ki67index 约 40%。

结合 HE 形态和免疫组织化学及特殊染色结果，病变符合卵巢卵黄囊瘤。

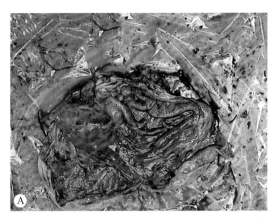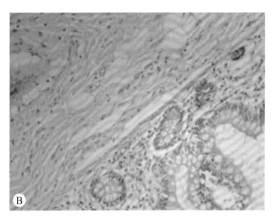

图 4-27-2

病例综述

卵巢卵黄囊瘤（yolk sac tumor，YST）又名内胚窦瘤，是一种高度恶性生殖细胞肿瘤，生长迅速，易出现转移和复发，预后较差。多见于儿童及年轻女性，早期患者多无明显临床症状，当肿瘤较大时，压迫周围组织器官，可出现腹痛、腹胀等症状。可以产生 AFP 是本瘤的一个重要生物学特性，术后随访血 AFP，可判定疗效及预后。YST 的临床及影像特点主要包括：

（1）多见于儿童及年轻女性，血清学检查 AFP 常增高。

（2）肿瘤不大时，边界清楚，以实性成分为主。肿瘤越大，其中囊变成分越多。与周围有粘连或侵犯邻近器官。

（3）多数呈囊实性，内可见分隔带、出血、坏死，一般无脂肪、钙化。

（4）肿瘤血供丰富，增强后肿块实性部分及囊内分隔呈中度至明显强化，其中部分动态增强扫描呈渐进性强化。瘤体内可见走行迂曲的肿瘤血管影，增强扫描常见"亮点征"。

重要提示

本病例诊断核心点：青年患者，发生在卵巢的较大囊实性肿块，增强后肿块内实性成分渐进性强化，可见扭曲的血管影，结合临床 AFP 明显升高，应考虑生殖细胞肿瘤，卵黄囊瘤的诊断。

（尹凯文　李胜开　杨健）

4-28　卵巢混合性生殖细胞瘤

临床资料

女，17 岁，无意中发现盆腔包块半月余。无腹痛、腹胀，大小便正常，体重无明显改变。自述月经周期不规律，月经量中等，偶有血块，无痛经。专科检查：盆腔扪及一包块，大小约 20cm×12cm，上界达脐上 2cm，下陷入直肠陷窝，无压痛，活动可。

实验室检查：甲胎蛋白 1669.04μg/L（↑），余实验室检查无明显异常。

影像学资料 （图 4-28-1）

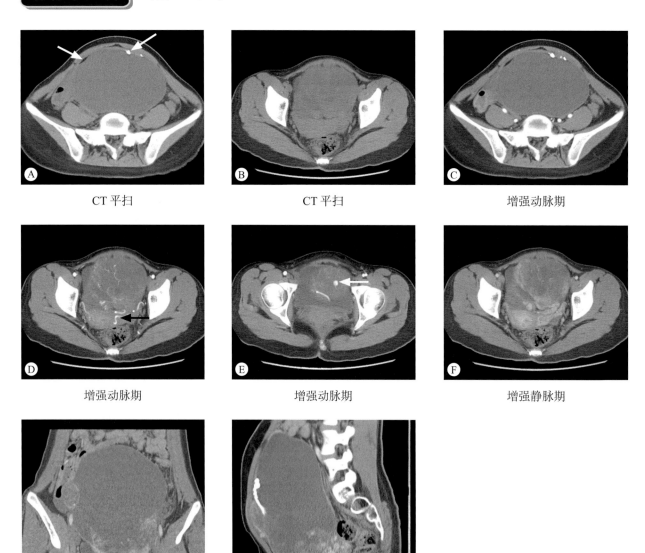

图 4-28-1

诊断思路分析

一、定位征象

女性盆腔肿物，需观察肿物与盆腔器官（子宫、卵巢、膀胱等）的位置关系，寻找双侧卵巢是否可见。年轻女性在影像学检查中双侧卵巢通常可见，若卵巢未见明确显示，且相应卵巢血管增粗并与肿块关系密切，则高度提示肿块可能为卵巢来源。本例患者左侧卵巢结构显示欠清，左侧卵巢静脉较对

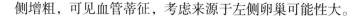

侧增粗，可见血管蒂征，考虑来源于左侧卵巢可能性大。

二、定性征象

1.基本征象　CT平扫显示病灶呈混杂密度影，以囊性密度为主，内见脂肪密度及结节状钙化灶，病灶下份及周边见软组织密度影。增强扫描动脉期软组织密度呈轻度强化，静脉期呈进一步强化，囊性部分未见强化。

2.特征性征象

（1）病灶呈囊实性密度影，边缘可见脂肪及钙化（图4-28-1A白箭）。

（2）病灶内部可见迂曲的病理血管影，追寻血管，显示病灶由左侧附件动脉供血（图4-28-1D黑箭）。

（3）病灶下份及周边以软组织成分为主，增强呈渐进性强化，增强扫描可见"亮点征"（图4-28-1E白箭），提示为肿瘤内血管增多及小血管动脉瘤形成。

三、综合诊断

年轻女性患者，发现腹部肿块来诊，实验室检查AFP明显升高。影像学检查发现盆腹腔巨大囊实性占位，病灶主体以囊性为主，由左侧卵巢动脉供血，定位于左侧卵巢来源。增强扫描病灶实性部分呈渐进性强化，可见"亮点征"，结合AFP升高，符合卵黄囊瘤影像学表现。因肿块边缘可见脂肪及钙化成分，需考虑到合并成熟型畸胎瘤的成分，综合考虑为混合性生殖细胞瘤。

四、鉴别诊断

1.浆液性和黏液性囊腺癌　发病年龄较大，40～60岁，病灶呈囊实性，单房或多房，壁及分隔可厚薄不均，可有壁内结节和颗粒样钙化，常伴有CA125升高，而AFP不高。

2.卵巢无性细胞瘤　好发于儿童、青少年和妊娠妇女，约占卵巢恶性肿瘤的5%左右，临床常伴有HCG和碱性磷酸酶升高。肿瘤体积常较大，直径为10～20cm。大部分为分叶状实质性肿块，多伴坏死囊变，增强实质部分轻度不均匀强化，肿块内见纤维血管间隔为其较为特征的影像表现。

3.卵巢颗粒细胞瘤　多发生于45～55岁，AFP不高，雌激素水平增高。影像学表现为以实性为主的囊实性肿块，边缘光滑，肿块内见多房蜂窝状囊变为其特征，而且囊变区多位于肿块边缘带，增强后实性成分轻度强化。患者常伴子宫内膜增厚（与肿瘤分泌雌激素有关），临床常出现功能性子宫出血、乳房增大等内分泌紊乱表现。

4.未成熟型畸胎瘤　表现为囊实性混杂密度肿块，呈类圆形或分叶状，体积一般较大，可跨越腹盆腔生长。肿瘤实性部分形态多不规则，增强呈显著强化。实性团块内多发大小不等囊状影，呈"簇"状或散在分布，囊内液体呈水样或黏液样密度或信号。

临床证据

1.术中探查　左侧卵巢见一囊实性肿瘤，约28cm×18cm×16cm，表面尚光滑，陷入直肠窝内，活动尚可。子宫大小正常，表面光滑（图4-28-2A）。

2.病理结果

镜下所见：瘤细胞排列成疏松网状，并见内胚窦样小体及腺样结构，部分区域见毛囊、皮脂腺、脂肪等外胚层组织（图4-28-2B）。

免疫组织化学：卵黄囊瘤不同区域AFP均（+）、CK均（+）、PLAP均（+）、CD30均（-）、β-HCG均（-），GFAP、S-100（-），Ki67index约60%。

结合 HE 形态和免疫组织化学及特殊染色结果，病变符合混合性生殖细胞瘤（成熟型囊性畸胎瘤 + 卵黄囊瘤）。

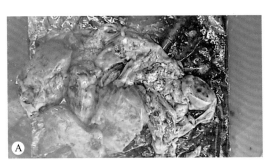
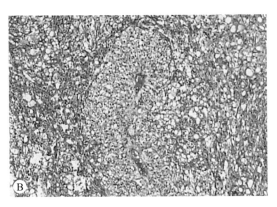

图 4-28-2

病例综述

卵巢混合性生殖细胞瘤（ovarian mixed germ cell tumor，OMGCT）起源于卵巢原始生殖细胞，是由两种或两种以上的生殖细胞肿瘤成分构成的肿瘤，常见的成分为无性细胞瘤、内胚窦瘤、畸胎瘤和绒毛膜癌等，其中无性细胞瘤和卵黄囊瘤混杂最为常见。好发于儿童、年轻女性，症状中以腹痛最为常见，伴或不伴发热、腹胀、阴道不规则出血等。由于肿瘤恶性程度高，生长迅速，易发生破裂和扭转。混合性生殖细胞瘤由于含有两种或两种以上肿瘤成分，影像学表现取决于其主要成分。

（1）成分为卵黄囊瘤的临床影像特点：多为单发，囊实性多见，其内部可见粗细不均分隔，可见斑点状钙化，且多位于病灶的边缘；增强扫描肿瘤实性部分及瘤内分隔可见中度至明显强化，多呈逐渐性强化模式，囊性及坏死区域无强化，常见"亮点征"，AFP 值升高。

（2）成分为畸胎瘤的临床影像特点：成熟畸胎瘤常含有水、脂肪、钙化等多种成分，液性成分多，实性成分少，增强后软组织部分可有轻度强化。若实性比例明显增多，且 AFP、CA125 升高，但 AFP 水平远较卵黄囊瘤低，则应考虑未成熟畸胎瘤可能。

重要提示

本病例诊断核心点：年轻女性，盆腹腔巨大囊实性占位病变，结合实验室及影像学检查，肿瘤主体符合卵黄囊瘤表现。仔细观察肿块内成分，若发现合并脂肪及钙化等成分，需考虑到混合性生殖细胞瘤可能。

（尹凯文　李胜开　杨健）

4-29　卵巢无性细胞瘤

临床资料

女，38 岁。无明显诱因出现腹部闷胀并持续性加重 1 个月。无腹痛，无呕吐，大小便正常，无阴道流血、流液。孕2产2，剖宫产2次，近2年月经不规律，月经周期为7~8天/1~3个月。专科检查：白带常规（-），下腹部可扪及囊实性包块，上界平脐，下界深达盆腔，活动欠佳，轻压痛。

实验室检查：HCG 199.20U/L（↑），CA125：62.0U/ml（↑），人附睾蛋白4、CA153、CA19-9未见异常。

影像学资料 （图4-29-1）

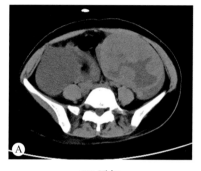

CT平扫

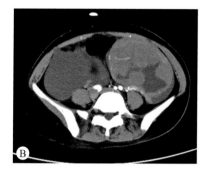

增强动脉期

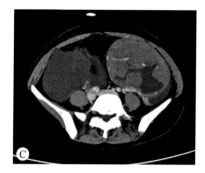

增强静脉期

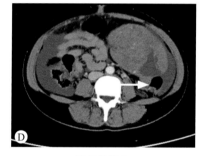

增强静脉期

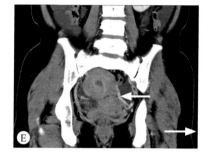

增强静脉期冠状位

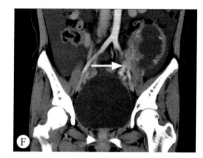

增强静脉期冠状位

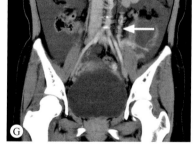

增强静脉期冠状位

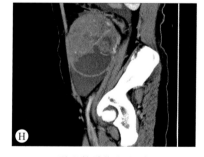

增强静脉期矢状位

图4-29-1

诊断思路分析

一、定位征象

本病例肿块主体位于左下腹及左侧髂窝，瘤体较大，前后缘分别紧贴腹直肌及腰大肌，需要分析病变来源于腹膜腔还是腹膜后。

1.腹膜腔来源的征象

（1）直接征象：CT各方位图像显示肿块位于乙状结肠前侧方（图4-29-1D白箭），与膀胱、腰大肌紧贴层面并呈锐角相交，周围脂肪间隙尚清晰。

（2）间接征象：腹盆腔内见大量积液。

2. 附件来源的征象

（1）左侧子宫动脉较对侧粗大（图 4-29-1E 白箭），增粗的宫角分支（即卵巢动脉）参与肿块供血（图 4-29-1F 白箭）。

（2）左侧卵巢悬韧带增粗，内部可见"麻花样"增粗血管影，呈血管蒂征（图 4-29-1G 白箭）。

综合上述征象，肿块定位于腹膜腔内，来源于左侧卵巢可能性大。

二、定性征象

1. 基本征象　左下腹单发软组织肿块，密度欠均匀，边界较清晰，周围组织侵犯不明显。

2. 特征性征象

（1）肿瘤体积较大，以实性成分为主，内部见不规则裂隙状、片状低密度囊变区。

（2）增强扫描肿瘤呈轻、中度持续强化，肿块内部及边缘见增多增粗的病理血管网，肿瘤血管呈蔓状分布，同时实性成分可见低密度纤维分隔影。

（3）伴发腹盆腔积液。

三、综合诊断

年轻女性，因腹部持续性闷胀伴月经紊乱来诊，血清 HCG、CA125 升高。影像学检查发现肿块主体位于左下腹及左髂窝内，左侧子宫动脉宫角分支（即卵巢动脉）增粗并参与肿块供血，可观察到左侧卵巢悬韧带呈血管蒂征，因此肿块定位于左侧卵巢较为明确。肿块以实性成分为主，内部可观察到裂隙样低密度液化坏死区，增强后肿块呈持续性轻、中度强化，肿块内部及边缘均可见蔓状病理血管网，综合上述资料考虑为来源于左侧卵巢的生殖细胞类肿瘤——无性细胞瘤可能。

四、鉴别诊断

1. 浆液性和黏液性囊腺癌　发病年龄较大，40～60 岁，病灶呈囊实性，单房或多房，壁及分隔可厚薄不均，可有壁内结节和颗粒样钙化，常伴有 CA125 升高，而 AFP 不高。

2. 子宫阔韧带肌瘤　多见于育龄期女性，一般无临床症状，血清肿瘤指标无异常改变。影像学表现为双侧卵巢结构正常，而肿瘤常密度较均匀，强化与子宫肌层同步，合并肌瘤变性时可呈不均匀地图样改变。

3. 卵巢卵黄囊瘤　多见于儿童及年轻女性，血清学检查 AFP 常增高。肿瘤不大时，边界清楚，以实性成分为主。肿瘤越大，囊变成分越多，内可见分隔带、出血和坏死，一般无脂肪、钙化。肿瘤血供丰富，增强后肿块实性部分及囊内分隔呈中度至明显强化，其中部分动态增强扫描呈渐进性强化。瘤体内可见走行迂曲的肿瘤血管影，增强扫描常见"亮点征"。

4. 转移瘤　多来源于乳腺或消化道的原发灶，病变以双侧同时发生常见，多合并其他部分转移表现。无性细胞瘤为低度恶性肿瘤，少有转移。

临床证据

1. 术中探查　腹腔大量积液，淡黄色，左侧卵巢肿瘤大小约 11cm×10cm×10cm，囊实性，表面光滑，右侧卵巢及双侧输卵管外观正常。将左侧附件切除送冰冻病理检查，提示小细胞肿瘤，考虑恶性，

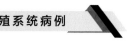

故行全子宫切除＋右侧附件切除＋双侧骨盆漏斗韧带高位结扎＋盆腔淋巴结清扫＋部分大网膜切除。

2. 病理结果

镜下所见：卵巢肿瘤由大而一致的卵圆或多边形细胞构成（类似原始生殖细胞），肿瘤细胞呈巢状或片状排列，核分裂象易见，伴坏死及纤维组织间隔（图 4-29-2）。

免疫组织化学：肿瘤细胞 Vimentin（+），PLAP（+），NSE（+），CD99（+），P53（+），ER（−），PR（−），AFP（−），CK7（−），CR20（−），CA125（−），Ki67index 约 80%。

结合 HE 形态和免疫组织化学及特殊染色结果，病变符合卵巢无性细胞瘤。

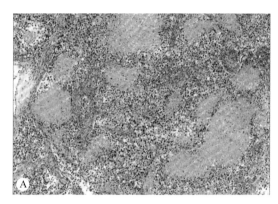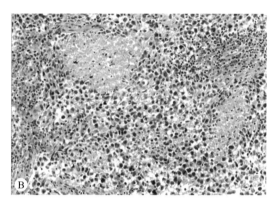

图 4-29-2

病例综述

卵巢无性细胞瘤（ovarian dysgerminoma，OD）是一种少见的低到中度恶性卵巢肿瘤，占卵巢恶性肿瘤的 3.11%；因肿瘤起源于性分化以前的原始生殖细胞，故名无性细胞瘤。无性细胞瘤多见于儿童、青少年和妊娠期妇女，好发年龄在 20~30 岁，患者早期症状轻微，直至肿块较大时才出现压迫症状。本病多为单发，右侧占 55%~68%，双侧占 5%~15%。肿瘤大体标本呈圆形、肾形或椭圆形，平均长径约为 15cm，质地韧实，表面光滑，包膜一般完整，切面呈灰淡红或棕黄色。显微镜下瘤细胞分为大细胞型和小细胞型两类，大细胞型瘤细胞大，呈圆形、卵形，形态较为一致，边界清楚，常见核分裂象；小细胞型瘤细胞为密集的小圆形细胞，细胞核圆而深染，细胞质少，常排列成巢状、片状或索状。影像学上分为单纯型和混合型两种。单纯型无内分泌异常表现，CT 增强扫描轻至中度强化。混合型常合并卵黄囊或绒癌成分，实验室检查伴有 AFP、HCG 升高，部分患者可出现性早熟或男性化表现。肿瘤易发生坏死及囊变，实性成分肿瘤血管丰富，强化较明显。据文献报道无性细胞瘤主要通过直接蔓延和淋巴道转移，约半数患者合并腹水。OD 的临床及影像特点主要包括：

（1）下腹部和盆腔内类圆形、椭圆形软组织肿块，多为单发，包膜完整，体积较大，大多数直径大于 10cm，边界清楚。

（2）CT 平扫呈混杂稍低密度肿块，增强扫描实性部分不均匀强化，其内可见明显的裂隙样坏死囊变区。

（3）增强扫描肿瘤呈轻至中度持续强化，肿块内部及边缘常见增多增粗的病理性血管，肿瘤血管呈蔓状分布，同时实性成分可见低密度纤维分隔影。

重要提示

本病例诊断核心点：年轻女性下腹部偏侧性软组织肿块，应考虑附件来源的肿瘤可能。由于本例患者 CT 检查膀胱处于过度充盈状态导致肿块位置偏高，同时 CT 对软组织分辨率不足，对卵巢结构显示欠佳，会导致诊断信心不足。本例肿块以实性成分为主，包膜完整，内部可见裂隙样坏死囊变区，肿块内部及边缘见蔓状分布的肿瘤血管网，结合特征性影像征象和临床表现，可考虑无性细胞瘤诊断。

（李胜开　代海洋　杨健）

4-30　卵泡膜细胞瘤

临床资料

女，83 岁。患者 20 余天前无明显诱因出现下腹部疼痛，伴有便意、排便稍费力、便量减少，无里急后重，无脓血便，无阴道流血、流液。专科检查：腹软，下腹有轻压痛，无反跳痛，下腹可扪及 7cm×10cm 肿块，边缘光滑，质硬，活动度差，脾肝未触及肿大。

实验室检查：CA153、CA19-9、肿瘤三项（AFP、CEA、FER）无异常，性激素 6 项未检。

影像学资料　（图 4-30-1）

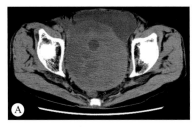

CT 平扫

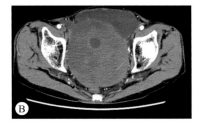

增强动脉期

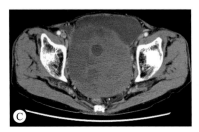

增强静脉期

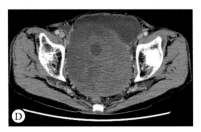

增强延迟期

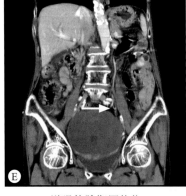

增强静脉期冠状位

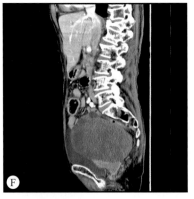

增强静脉期矢状位

图 4-30-1

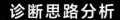

一、定位征象

本病例盆腔内巨大肿块，主体位于子宫直肠窝内，与直肠、膀胱、子宫紧贴，三者均呈受压改变。盆腔间隙肿瘤除来源于间叶组织、血管及神经外，女性患者还需注意来源于附件的可能性。本例患者年龄较大，实质性器官（子宫、卵巢）均发生一定程度的萎缩，同时由于在 CT 检查中软组织分辨率不足，定位有一定困难，容易导致误诊。但我们仍能从有限的信息中找到重要的定位征象——左侧卵巢血管蒂征（图 4-30-1E 白箭），这一特征性征象提示本病例来源于左侧附件可能性大。

二、定性征象

1.基本征象　盆腔内类圆形软组织肿块，边界清楚，包膜完整，不伴出血、钙化及周围组织侵犯征象，提示良性可能性大。

2.特征性征象

（1）肿瘤体积较大，以实性成分为主，内部见不规则斑片状及薄壁小囊状低密度区，囊壁清晰。

（2）肿块内部及边缘可见增粗的病理血管影，但肿瘤强化不明显，可能与肿瘤较大需要更多供血动脉，同时又因为肿瘤细胞相互交错、排列紧密，导致造影剂扩散受限，强化不明显。

（3）少量腹水：为卵巢性索间质肿瘤较为重要征象之一，可作为性索间质肿瘤与其他卵巢良性肿瘤的鉴别。

三、综合诊断

老年女性患者，因腹痛及排便习惯改变检查发现下腹部包块，实验室检查无明显异常。影像学检查发现盆腔子宫直肠窝内占位性病变，可观察到左侧卵巢血管蒂征，考虑为左侧卵巢来源肿瘤性病变可能性大。肿块无明显转移及周围侵犯征象，CT 平扫内部可观察到特征性薄壁小囊状低密度影，增强后周围可观察明显肿瘤血管，但肿块强化程度轻，同时伴有少量盆腹腔游离积液。综合上述资料考虑为来源于左侧卵巢偏良性肿瘤性病变，性索间质类肿瘤——卵泡膜细胞瘤可能。

四、鉴别诊断

1.卵巢颗粒细胞瘤　多发生于 45～55 岁，AFP 不高，雌激素水平增高。影像学检查以实性为主的囊实性肿块，边缘光滑，肿块内见多房蜂窝状囊变为其特征，而且囊变区多位于肿块边缘带，增强后实性成分轻度强化。患者常伴子宫内膜增厚（与肿瘤分泌雌激素有关），临床常出现功能性子宫出血、乳房增大等内分泌紊乱表现。

2.浆膜下子宫肌瘤　发病年龄以 50 岁以下多见，绝经后随性激素水平下降子宫肌瘤会随之缩小。影像学上双侧卵巢显示正常，肿瘤与子宫肌层强化同步，由子宫动脉穿过子宫肌层供应肌瘤，因此可见肿瘤与子宫肌层界面的血管，称"桥血管征"。

3.平滑肌肉瘤　起源于腹膜后平滑肌组织或腹膜后大静脉管壁，为腹膜后第二常见肉瘤（约占28%）。平滑肌肉瘤最常见生长方式为完全血管外生长，少数肿瘤呈血管外和血管内同时受累，完全血管内生长（常发生于下腔静脉）罕见。影像学上通常表现为较大的边界不清的软组织肿块，内部可见坏死、出血或囊变区，钙化少见。平滑肌肉瘤大多血供丰富，增强后呈持续渐进性强化，动脉期病灶内多可见粗细不等的迂曲血管。易累及周围组织及血管，形成血管内癌栓。常见血行转移，淋巴结转移少见。

4.神经源性肿瘤　神经源性肿瘤以腹膜后中线区较为多见，肿瘤较小时为实性，较大肿瘤呈囊实性，呈不均匀强化，强化较卵泡膜细胞瘤明显。

临床证据

1. 术中探查　左侧卵巢肿瘤大小约 13cm×10cm×10cm，表面光滑，坚硬，活动好，与周围组织无粘连（图 4-30-2A）。子宫萎缩，质中，表面光滑。切除左侧卵巢及肿物送病检，快速冰冻病理考虑良性卵巢性索间质肿瘤。

2. 病理结果

镜下所见：左附件肿物符合卵泡膜细胞瘤（图 4-30-2B）。

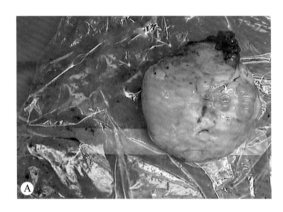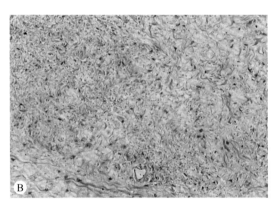

图 4-30-2

病例综述

卵泡膜细胞瘤起源于卵巢性索间质细胞，发病率较低，占全部卵巢肿瘤的 0.5%～1%，占性索间质肿瘤的 7%。卵泡膜细胞瘤多见于围绝经期或绝经后的妇女，平均年龄在 50～55 岁。大约 15% 的肿瘤可分泌雌激素而引起子宫内膜增生，多达 25% 的患者具有非特异性症状（如盆腹部疼痛或腹胀）。卵泡膜细胞瘤几乎都是良性的，至今尚无术后复发和转移的报道。光学显微镜下瘤细胞大小一致，胞质丰富且富含脂质，瘤细胞由产生胶原的成纤维细胞分隔，间质水肿及黏液样变比较明显，有些肿瘤可见局部微小钙化。卵泡膜细胞瘤的临床及影像特点主要包括：

（1）好发于围绝经期或绝经后的妇女，部分患者可合并性激素分泌改变。

（2）肿块以实性成分为主，包膜完整，边界清楚，内部可观察到特征性薄壁小囊状低密度影及低密度区。

（3）增强扫描时肿块内部及边缘可见增粗病理血管影，但肿瘤强化不明显，呈轻度强化。

（4）少量盆腔积液，无临近侵犯或转移等恶性肿瘤表现。

重要提示

本病例诊断核心点：盆腔单发巨大混杂密度肿块，以实性成分为主，内部可观察到特征性薄壁小囊结构，包膜完整，无恶性肿瘤转移及侵犯征象，定位征象较为明确。结合特征性影像征象和临床表现，可考虑卵泡膜细胞瘤诊断。

（李胜开　代海洋　杨健）

4-31　纤维卵泡膜细胞瘤

临床资料

女，62岁。患者1个月前无明显诱因出现腹胀伴下腹部包块，轻压痛。无腹痛、腹泻，无恶心、呕吐等不适。发病以来大小便正常，体重无明显改变。专科检查：腹平软，左下腹部可触及一大小约5cm×5cm包块，边界尚清，质韧，活动性差，伴触痛，无胃肠型及蠕动波，腹式呼吸存在，腹壁静脉无曲张。

实验室检查：CA125：174.5U/ml（↑），铁蛋白：1086.00μg/L（↑），CEA、AFP、HE4指标均正常。

影像学资料　（图4-31-1）

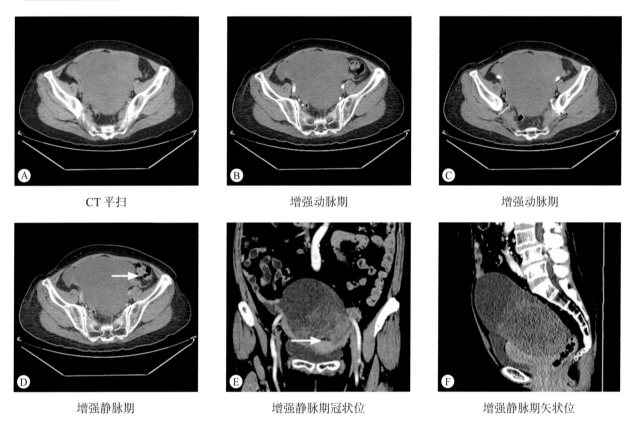

CT平扫　　　增强动脉期　　　增强动脉期

增强静脉期　　　增强静脉期冠状位　　　增强静脉期矢状位

图 4-31-1

诊断思路分析

一、定位征象

1. 基本征象　本病例肿块主体位于盆腔内，上缘达脐平面，下部向子宫直肠窝延伸，明确定位为腹膜腔来源。肿块邻近肠管呈受压移位改变，与膀胱脂肪间隙清晰，无明显肠梗阻及泌尿系统异常临床表现及影像征象，提示肿块非肠道、非膀胱来源。

2. 子宫及附件来源的征象

（1）抱球征：肿块位于子宫-附件后方，呈"抱球征"（图4-31-1E）。

（2）子宫形态正常，肿块与子宫宽基底相贴，边缘呈锐角相交，呈外压改变，部分层面仍可见脂肪间隙，提示肿瘤起源于子宫可能性较小（图4-31-1E白箭）。

（3）左侧子宫动脉卵巢支、左侧卵巢动脉（腹主动脉分支）稍增粗，参与肿块供血（图4-31-1D白箭），提示肿瘤来源左侧卵巢可能性大。

综合上述征象，肿块位于腹膜腔内，左侧卵巢来源于可能性大。

二、定性征象

1. 基本征象　盆腔巨大不规则囊实性肿块，单囊，囊性部分位于肿块右上部，囊壁薄，呈均匀液性密度。余肿块以软组织成分为主，不伴钙化，边界清楚，周围未见明确肿大淋巴结及邻近结构侵犯征象，盆、腹腔积液不明显，考虑良性肿瘤可能性。

2. 特征性征象

（1）肿瘤密度不均匀，内部夹杂不规则斑片状稍低密度区，提示肿瘤成分混杂，低密度区提示肿瘤含胶原或黏液成分可能。

（2）增强扫描肿块囊性成分未见明确强化征象，实性成分呈不均匀轻度强化，内夹杂不强化稍低密度区，未见明显增多病理血管，提示乏血供肿瘤。

三、综合诊断

老年女性，腹部CT提示盆腔巨大包块，伴血清CA125升高。病灶定位腹膜腔明确，左侧卵巢来源可能性大。肿瘤成分混杂，强化轻微，不伴恶性肿瘤侵犯转移征象。综合上述资料考虑为来源于左侧卵巢良性肿瘤性病变，纤维卵泡膜细胞瘤可能性大。

四、鉴别诊断

1. 子宫浆膜下肌瘤/阔韧带肌瘤　是妇科常见的良性肿瘤，多见于30～50岁之间的女性。肿瘤较小呈实性，以子宫肌层密度相近，较大肿瘤常合并局部变性，变性区密度可以表现较混杂。增强扫描示肿块明显强化，强化程度与子宫肌层强化相一致。卵泡膜纤维瘤增强后呈渐进性轻度强化，其强化与子宫强化程度不一致。

2. 卵巢黏液性囊腺瘤（癌）　黏液性囊腺瘤好发于育龄期妇女，一般呈多房分隔的囊性肿块，囊液含黏液成分、密度较混杂，增强扫描囊壁及分隔呈轻、中度强化；卵巢黏液性囊腺癌则表现为边界不清的囊实性肿块，实性成分较多，增强扫描实性部分明显强化，常伴有盆腔淋巴结转移。当纤维卵泡膜细胞瘤发生囊变，同时伴有大量腹水及CA125升高时，则容易误诊为囊腺癌。

3. 卵巢颗粒细胞瘤　多发生于45～55岁，AFP不高，雌激素水平增高。影像学表现以实性为主的囊实性肿块，边缘光滑，肿块内见多房蜂窝状囊变为其特征，而且囊变区多位于肿块边缘带，增强后实性成分轻度强化。患者常伴子宫内膜增厚（与肿瘤分泌雌激素有关），临床常出现功能性子宫出血、乳房增大等内分泌紊乱表现。

临床证据

1. 术中探查　剪开腹膜，见少量淡黄色腹水，盆腹腔见一大小约18cm×18cm×15cm肿物，来源左侧卵巢，半囊半实性，粘连于盆底（图4-31-2A）。子宫常大，左侧输卵管及右侧附件外观未见异常。左侧附件肿瘤切除送冰冻病理检查，术中冰冻病理示左侧附件肿物符合卵巢纤维瘤。

2. 病理结果

镜下所见：左侧附件肿物符合卵巢纤维卵泡膜细胞瘤伴出血及囊性变（图4-31-2B）。

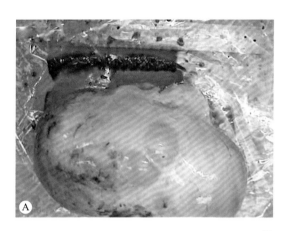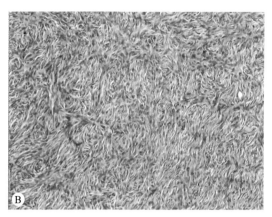

图 4-31-2

病例综述

　　纤维卵泡膜细胞瘤是卵巢性索间质肿瘤的一种，好发于中老年人，约占所有卵巢肿瘤的 4%，大部分为良性，少部分为低度恶性。该病少见，由于多呈实性改变，临床易误诊为子宫肌瘤，或由于伴有胸水、腹水或血清 CA125 升高，易与晚期卵巢恶性肿瘤相混淆。

　　卵巢性索间质肿瘤起源于原始性腺中的性索组织，性索组织向间质分化可形成卵泡膜细胞肿瘤及纤维瘤。纤维卵泡膜肿瘤根据卵泡膜细胞、成纤维细胞和纤维成分的多少分为纤维瘤、纤维卵泡膜细胞瘤和卵泡膜细胞瘤。纤维瘤主要由成纤维细胞和胶质组成，质硬、切面呈灰白色编织状，好发于中年妇女，因其不含卵泡膜细胞，故不具雌激素分泌功能，但常合并胸、腹水。卵泡膜肿瘤富含脂质，好发于绝经后，多有雌激素活性，可表现为雌激素增多等临床症状，部分患者血清 CA125 可升高。

　　纤维卵泡膜细胞瘤典型影像表现为类圆形、椭圆形实性肿块，边界清楚，包膜完整，也可有囊变，个别肿瘤可有钙化，但很少有广泛的钙化。由于肿瘤血供较少，增强后呈轻、中度延迟不均匀强化，卵泡膜成分越多，强化越明显，但平均强化程度均低于子宫肌层。该肿瘤常合并腹水，检出率 30%～86%，偶尔合并胸、腹水，即 Meigs 综合征。

重要提示

　　本病例诊断核心点：老年女性患者，盆腔囊实性肿块，伴血清 CA125 升高明显，常首先考虑卵巢恶性上皮源性肿瘤，但 CA125 升高除了卵巢恶性上皮源性肿瘤，也可以出现在一些良性肿瘤（如纤维瘤）。本病例影像上肿瘤边界较清，轻度不均匀强化，提示良性占位可能性较大，综合临床及影像，应考虑卵巢性索间质类肿瘤，纤维卵泡膜细胞瘤可能。

（李胜开　代海洋　杨健）

4-32　卵巢硬化性间质瘤

临床资料

　　女，18 岁。患者半个月前因月经欠规律检查发现盆腔包块，憋尿时感不适。无尿频、尿急、尿痛，无腹痛、腹胀，无呕吐，大小便正常，近期体重无明显改变。月经史：14（4～5/28～30），近1年来月经欠规律，经期缩短，量正常，无痛经，无异常阴道流血。专科检查：下腹部可扪及一约12cm×8cm肿物，质稍硬，边界清楚，移动度欠佳，无明显压痛，皮肤无红肿、破溃。全身浅表淋巴结未触及肿大。

实验室检查无明显异常。

影像学资料 （图4-32-1）

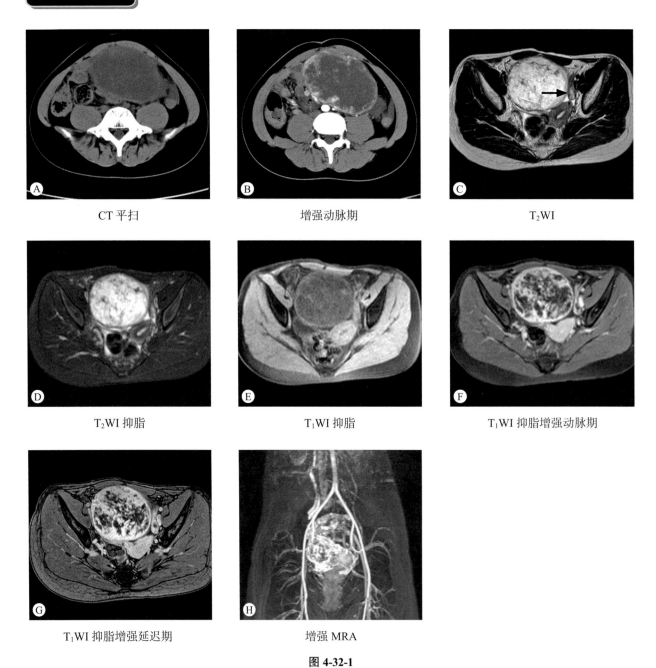

CT平扫　　　　　　　增强动脉期　　　　　　　T₂WI

T₂WI抑脂　　　　　　T₁WI抑脂　　　　　　T₁WI抑脂增强动脉期

T₁WI抑脂增强延迟期　　　　　　增强MRA

图4-32-1

诊断思路分析

一、定位征象

本病例肿块较大，跨越下腹及盆腔，前后分别与腹直肌及骶椎前缘紧贴，需要分析病变来源于腹膜腔还是腹膜后。

1. 腹膜腔来源的征象

（1）直接征象：各方位 CT 和 MRI 图像显示肿块位于子宫、乙状结肠等盆腔间位器官前侧方，膀胱上缘明显受推压塌陷，膀胱壁清晰并无明显侵犯征象。

（2）间接征象：盆腹腔内见病理性积液。

2. 附件来源的征象

（1）血管蒂征：图 4-32-1H 显示肿块内见多发增粗病理血管，患侧卵巢静脉较对侧明显增粗，可观察到血管蒂征。

（2）患侧卵巢结构消失：左侧正常卵巢结构正常（图 4-32-1C 黑箭），而肿块侧正常卵巢结构消失，提示肿瘤来源于右侧卵巢或侵犯右侧卵巢可能性大。

综合上述征象，肿块定位于腹膜腔内，来源于右侧卵巢可能性大。

二、定性征象

1. 基本征象　CT 平扫显示病灶呈囊实性，肿瘤体积较大，边界清楚，无明显钙化或骨化。MRI 显示肿瘤包膜完整，T_1WI 呈低信号、T_2WI 呈高信号，边缘见粗大棘状突起，内部伴有不规则条片状等 T_1 短 T_2 信号影。增强扫描动脉期早期周边明显强化，延迟扫描造影剂向中心填充，内部可见不规则大片状无强化囊变区。

2. 特征性征象

（1）肿瘤呈囊实性，以囊性成分为主，边界清楚，包膜完整。

（2）肿块内部及边缘可见增多迂曲病理血管影，反映肿瘤为富血供成分，内部片索状 T_2 低信号影提示纤维可能。

（3）增强后肿块动脉期边缘带先出现梳状或棘突状明显强化，延迟后持续显著强化，有类似"血管瘤样向心性填充"的强化特征。

三、综合诊断

青年女性患者，因月经欠规律检查发现下腹部包块，实验室检查无明显异常。影像学检查发现下腹部 - 盆腔巨大占位性病变，定位为腹膜腔内病变，肿块无明显转移及周围侵犯征象，增强后向心性渐进性强化并见右侧卵巢血管蒂征，右侧卵巢结构消失。综合上述资料考虑为腹膜腔内良性肿瘤性病变，来源于右侧卵巢，性索间质类肿瘤，硬化性间质瘤可能性大。

四、鉴别诊断

1. 其他性索间质类肿瘤　颗粒细胞瘤、卵泡膜纤维瘤两者多发生于绝经前后的中老年妇女，肿瘤呈囊实性，强化程度不及硬化性间质瘤明显。Sertoli-Leydig 细胞瘤发病年龄与硬化性间质瘤相似，但为 Sertoli-Leydig 细胞瘤较罕见，患者容易伴发高雄激素血症，男性化特征明显，同时 Sertoli-Leydig 细胞瘤为恶性肿瘤，常合并转移。

2. 海绵状血管瘤　硬化性间质瘤多呈囊实性，其实性成分多位于肿瘤边缘带，增强呈向心性渐进性强化，与血管瘤有一定的相似之处。但海绵状血管瘤体积一般较小，较大的海绵状血管瘤钙化常见，易合并肿瘤出血及静脉石。结合内分泌等相关表现，两者鉴别不难。

3. 卵巢黏液性囊腺瘤（癌）　患者年龄范围较大，平均年龄 50 岁，良性者一般呈多房分隔的囊性肿块，囊液含黏液成分、密度较混杂，囊变较薄且均匀，可伴有少量钙化，增强扫描囊壁及分隔呈轻、中度强化。卵巢黏液性囊腺癌则表现为边界不清的囊实性肿块，实性成分较多，可见壁结节，增强扫描实性部分明显强化，常伴有盆腔淋巴结转移。

4. 卵巢无性细胞瘤　好发于儿童、青少年和妊娠妇女，约占卵巢恶性肿瘤的 5% 左右，临床常伴有 HCG 和碱性磷酸酶升高。肿瘤体积常较大，直径为 10～20cm。大部分为分叶状实质性肿块，多伴坏死囊变，增强实质部分轻度不均匀强化，肿块内见纤维血管间隔为其较为特征的影像表现。

临床证据

1. 术中探查　探查腹腔，术中发现肿物为卵巢实性肿块，约 15cm×15cm×10cm（图 4-32-2A），与输卵管粘连严重，并见盆腔少量黄色渗液。切除右侧附件及肿物送病检，送冰冻病理示卵巢性索间质肿瘤。

2. 病理结果

镜下所见：肿瘤由富细胞区和硬化水肿区构成，富细胞区见大量薄壁血管（图 4-32-2B）。

免疫组织化学：Vimentin 部分（++），CD34 显示血管丰富，Desmin（−），SMA 部分（+），S-100（−）。

结合 HE 形态和免疫组织化学及特殊染色结果，病变符合硬化性间质瘤。

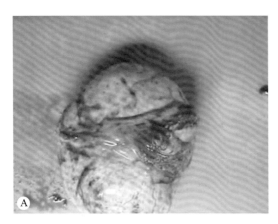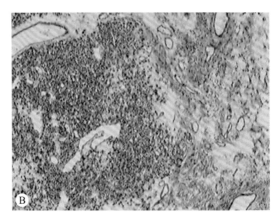

图 4-32-2

病例综述

卵巢硬化性间质瘤（ovarian sclerosing stromal tumor，OSST）是一种少见的卵巢良性肿瘤，占卵巢性索间质肿瘤的 1.5%～7.0%，多为单侧，双侧罕见。在 2014 年世界卫生组织的卵巢肿瘤组织学分类中，OSST 被纳入卵巢性索间质肿瘤。目前多数学者认为，OSST 起源于卵巢皮质中具有多分化潜能的未分化间质细胞，属于单纯性间质细胞肿瘤。该肿瘤常见于 20～30 岁的年轻女性，大部分患者小于 30 岁，婴儿及绝经后妇女也有报道。肿瘤可有内分泌功能，引起雌激素、孕酮及睾酮水平增高，临床表现为月经紊乱、腹部包块、腹痛、不孕等，预后良好。瘤体主要由富细胞区和硬化水肿区构成，富细胞区具有大量薄壁血管，强化明显，硬化水肿区肿瘤细胞散在分布，增强扫描呈轻度不均匀强化。

OSST 的临床及影像特点主要包括：

（1）好发于年轻女性患者，80% 发生于 20～30 岁，临床可有内分泌改变。

（2）肿块一般单侧发病，包膜完整，边界清楚，瘤体较大，呈囊实性混杂密度。

（3）增强扫描肿块动脉期边缘带最先出现强化，呈梳状或结节状，延迟后持续显著强化，有类似"血管瘤样向心性填充强化"特征。

（4）常伴少量盆腔积液，无临近侵犯或转移等恶性肿瘤表现。

重要提示

本病例诊断核心点：盆腔单发肿块，病变呈类圆形，包膜完整，无恶性肿瘤转移及侵犯征象，定位征象较为明确，结合特征性影像征象和临床表现，可考虑 OSST 诊断。

（李胜开 代海洋 杨健）

4-33 妊娠合并卵巢颗粒细胞瘤

临床资料

女，28 岁。停经 9 个月，发现盆腔包块 10 天，羊水少 2 天。患者孕期以来无腹痛、腹胀，无阴道流血、流液，无头痛、头晕，无恶心、呕吐等不适，精神、食欲、睡眠可。近期无畏寒、发热，无咳嗽、咳痰，大小便无异常。孕期以来体重增加 16.5kg。B 超示宫内妊娠，单活胎，头位，宫颈后方及左上腹腔多房囊状包块。

实验室检查：甲胎蛋白 283μg/L（妊娠参考范围 <500μg/L），铁蛋白 7.16μg/L ↓（参考范围 13.00～150.00μg/L），CA125 20.39U/ml（参考范围 <35U/ml），CA153 3.23U/ml（参考范围 <28U/ml），CEA 1.64ng/ml（参考范围 <5ng/ml），HCG 838.00U/L。

影像学资料 （图 4-33-1）

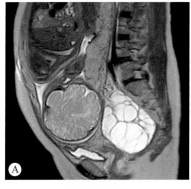

T_2WI 矢状位

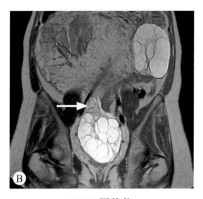

T_2WI 冠状位

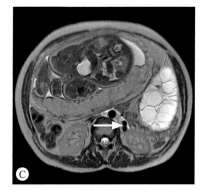

T_2WI 横断位

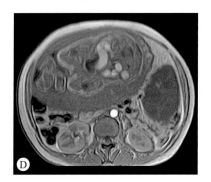

T_1WI 平扫横断位

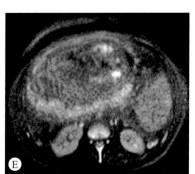

DWI（b=800s/mm²）

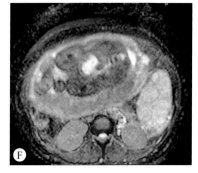

ADC

图 4-33-1

诊断思路分析

一、定位征象

女性腹盆腔肿物，首先要排除子宫附件来源可能。本例由于患者处于晚孕期，子宫明显增大，双侧卵巢位置也会随之发生变化。由于本例为两处肿物，病灶形态及信号相似，考虑为同源性。盆腔肿物上缘见"蒂征"（图4-33-1B白箭），同时左侧卵巢静脉增粗（图4-33-1C白箭），进而推断肿物来源于双侧卵巢可能性大。

二、定性征象

1. 基本征象　MRI显示宫颈后方、左上腹各见一个多房囊性肿块，呈卵圆形，表面光整，包膜完整，边界清楚；双处病灶均呈长 T_1 长 T_2 多房囊性（同源性可能），内见多发厚薄不一分隔，未见明显壁结节信号影，考虑偏良性或低度恶性肿瘤可能性大。

2. 特征性征象
（1）肿块为多房囊性，呈蜂窝状、海绵状改变。
（2）囊壁及分隔较厚、光滑，囊壁未见明显壁结节。

三、综合诊断

年轻女性，影像学检查发现盆腹腔占位，定位于卵巢来源，实验室检查CEA125正常。患者年龄较小，肿瘤成分比较单一，主要为囊性伴有实性分隔，影像学呈海绵状、蜂窝状改变，故优先考虑卵巢性索间质类肿瘤，颗粒细胞瘤可能性大。

四、鉴别诊断

1. 卵巢黏液性囊腺瘤（癌）　患者年龄范围较大，平均年龄50岁，良性者一般呈多房分隔的囊性肿块，囊液含黏液成分、密度较混杂，囊变较薄且均匀，可伴有少量钙化，增强扫描囊壁及分隔呈轻、中度强化。卵巢黏液性囊腺癌则表现为边界不清楚的囊实性肿块，实性成分较多，可见壁结节，增强扫描实性部分明显强化，常伴有盆腔淋巴结转移。

2. 卵巢卵黄囊瘤　是一种恶性程度极高的肿瘤，多见于儿童及青年女性。肿瘤生长迅速，多伴有腹痛、腹部膨隆、腹水等，血清AFP显著升高，HCG正常。肿瘤体积较大，呈实性或囊实性，易伴坏死、出血，增强扫描明显不均匀强化，瘤体内可见明显强化的点状或管状血管影。

3. 卵巢巧克力囊肿　常呈多发的单囊、多囊大小不等病灶，囊内信号混杂，以不同时期的出血信号为主，常与周边组织有粘连，囊肿无实性部分。

4. 卵巢卵泡膜细胞瘤　多发生于绝经后，肿瘤分泌雌激素，可伴有子宫内膜癌。实性或者囊实性肿块，边界清楚，形态规则或欠规则。由于肿瘤缺乏动脉血管，肿瘤仅有轻度强化。可有腹水和CA125升高。

临床证据

1. 术中探查　绕脐延长切口，挽出左侧卵巢肿瘤，见肿瘤与卵巢组织分界不清，在肿瘤与卵巢组织分界处表面作一横贯切口，沿肿瘤表面钝性及锐性分离，分离过程中囊壁极薄，自然破裂，流出黄色囊液。肿瘤壁呈多房样改变，内部光滑未见乳头状突起，边在腹腔外吸取囊液，边剥离直至整个肿瘤剥出（图4-33-2A、B）。同法处理右侧卵巢肿物，送病理。

2.病理结果

镜下所见：双侧卵巢肿物见小卵圆形肿瘤细胞呈片状或滤泡状分布，可见C-E小体，有囊性变，部分细胞质丰富淡染或嗜酸性（似黄体细胞），形态符合卵巢成年型高分化（黄素化）颗粒细胞瘤（图4-33-2C、D）。

免疫组织化学：肿瘤细胞CK（+）、EMA（−）、Vim（+）、α-inhibin（+）。

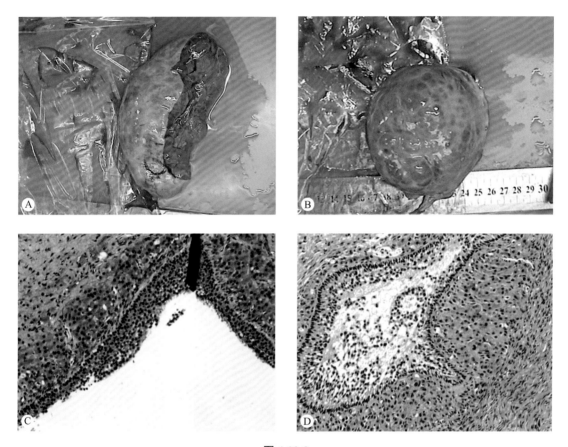

图 4-33-2

病例综述

卵巢颗粒细胞瘤（ovarian granulosa cell tumor，OGCT），又称粒层细胞瘤，是起源于卵巢性索间质的低度恶性肿瘤，占卵巢肿瘤的3%～6%，为卵巢最常见的一种功能性肿瘤。根据临床及病理组织学特征分为成人型及幼年型，其中成人型占95%，幼年型占5%。颗粒细胞瘤的临床及影像特点主要包括：

（1）成年型好发于50～55岁女性，幼年型好发于儿童或青春期年轻女性。主要临床症状与雌激素增高有关，表现为青春期性早熟，生育期妇女月经紊乱，绝经后阴道出血。

（2）以囊实性或囊性为主常见，其形态多为卵圆形或圆形，表面光整，包膜完整，边界清楚。囊性变为多发而大小不等，且肿瘤越大其囊变区范围越大，囊壁光整，囊与囊间有分隔，分隔厚薄不一，多数分隔较厚，无明显壁结节及乳头状突起。

重要提示

本病例诊断核心点：年轻女性，双侧附件区肿块，肿块均呈多房囊性、蜂窝状，内见厚薄不一分隔，囊内壁光滑，无壁结节及乳头状突起，考虑同源性可能，结合特征性影像征象，应该注意颗粒细胞瘤可能，需提示临床进一步行激素检查。

（王海妍　李胜开　杨健）

4-34　卵巢转移性肿瘤

临床资料

女，62岁。3个月前无明显诱因间断出现下腹部隐痛、不适，进食后加重，伴腹胀、恶心，无呕吐，夜间小便次数增多，肛门有排气、排便，无排血便、黏液便，无肉眼血尿。患者发病以来，食欲、睡眠、精神一般。30年前因"子宫腺肌症"行子宫全切术。B超示下腹部混合包块。

实验室检查：CA125：445.5U/ml ↑（参考范围 0.0～35.0U/ml），HCG、性激素7项、CA153、CA19-9、血沉无明显异常。

影像学资料　（图4-34-1）

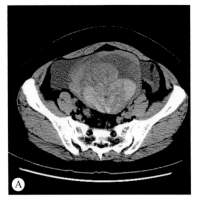
CT平扫

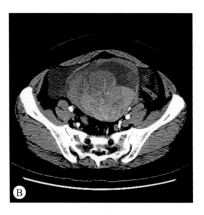
增强动脉期

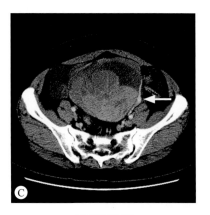
增强静脉期

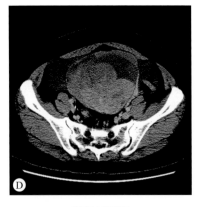
增强延迟期

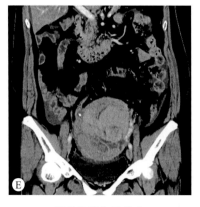
增强静脉期冠状位

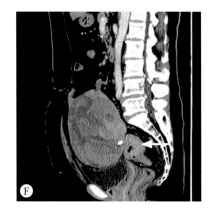
增强静脉期矢状位

图 4-34-1

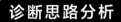

一、定位征象

肿块主体位于盆腔内，观察肿块与盆腔器官（卵巢、膀胱、直肠等）的位置关系，主要定位征象有：

（1）肿块与膀胱之间的脂肪间隙清晰，子宫切除术后，提示肿块非膀胱、非子宫来源。

（2）左侧卵巢血管与肿块关系密切，左侧卵巢静脉增粗，可见血管蒂征（图4-34-1C白箭），考虑来源于左侧卵巢可能性大。

（3）肿块与直肠壁关系密切，直肠上端管壁增厚，见软组织肿块影（图4-34-1F白箭），需考虑两者之间的关系。

二、定性征象

1. 基本征象　CT平扫显示病灶呈囊实性，肿瘤体积较大，瘤内密度不均匀，平扫呈混杂密度影，以稍高密度为著。瘤内见结节状钙化灶，边界尚清。肿块后缘局部与直肠壁关系较密切，且直肠壁增厚，见软组织肿块影（图4-34-1）。

2. 特征性征象

（1）肿瘤密度不均匀，内部夹杂不规则斑片状稍高、低密度区，提示合并出血或坏死囊变可能。

（2）增强动脉期可见肿块内部增多迂曲的病理血管影，反映肿瘤为富血供成分。

三、综合诊断

老年女性患者，腹部CT提示盆腔包块，可见左侧卵巢血管蒂征，伴血清CA125升高，高度提示来源于左侧卵巢。肿块呈囊实性，内见出血、坏死囊变。增强扫描实性成分中度、明显强化，而卵巢囊腺癌亦可有相似的表现，这时需要仔细观察胃肠道、阑尾和胰腺等有无原发性肿瘤的证据。本病例患者，病灶肿块邻近直肠壁增厚，见软组织肿块影，需考虑胃肠道肿瘤转移瘤可能。

四、鉴别诊断

1. 浆液性和黏液性囊腺癌　发病年龄较大，40~60岁。病灶呈囊实性，单房或多房，壁及分隔可厚薄不均，可有壁内结节和颗粒样钙化，常伴有CA125升高，AFP不高。

2. 未成熟畸胎瘤　表现为囊实性混杂密度肿块，呈类圆形或分叶状，体积一般较大，可跨越腹盆腔生长。肿瘤实性部分形态多不规则，增强呈显著强化。实性团块内多发大小不等囊状影，呈"簇"状或散在分布，囊内液体呈水样或黏液样密度或信号。

3. 卵巢颗粒细胞瘤　多发生于45~55岁，AFP不高，雌激素水平增高。影像学表现以实性为主的囊实性肿块，边缘光滑，肿块内多房蜂窝状囊变为其特征，而且囊变区多位于肿块边缘带，增强后实性成分轻度强化。患者常伴子宫内膜增厚（与肿瘤分泌雌激素有关），临床常出现功能性子宫出血、乳房增大等内分泌紊乱表现。

4. 子宫阔韧带肌瘤　多见于育龄期女性，一般无临床症状，血清肿瘤指标无异常改变。影像学表现为双侧卵巢结构正常，而肿瘤常密度较均匀，强化与子宫肌层同步，合并肌瘤变性时可呈不均匀地图样改变。

临床证据

1. 手术探查　探查腹腔，见淡黄色腹水约400ml。子宫缺如，左侧卵巢肿瘤约13cm×11cm×11cm，囊实性，表现光滑，表面见血管充盈，坠入盆腔，与阴道残端、直肠前壁、膀胱致密粘连（图4-34-2A），右侧卵巢萎缩，双侧输卵管未见，盆腔充血、水肿严重。故先行左侧卵巢切除术。分离左侧卵巢肿瘤周围粘连，分离过程中肿瘤破裂，见褐色液体及坏死组织溢出（图4-34-2A）。

2. 病理结果

镜下所见：卵巢肿物符合浸润性中、低分化腺癌（图4-34-2B）。需与黏液性腺癌、子宫内膜样腺癌及肠腺癌转移癌鉴别。

免疫组织化学：CK7（-）、CK20（+）、Villin（+）、CDX2（+）、CA125（-）、ER（-）、PR（-）、PAX-8（-）。

结合HE形态和免疫组织化学结果，考虑肠癌卵巢转移。

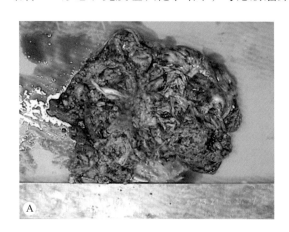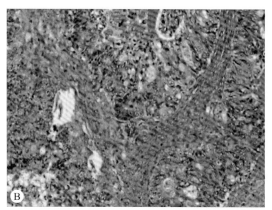

图 4-34-2

病例综述

卵巢含有丰富的淋巴，是转移瘤的好发部位。卵巢转移性肿瘤（ovarian metastatic tumor）占全部卵巢肿瘤的10%~25%，70%~90%累及双侧卵巢。原发肿瘤常通过血行转移、腹膜途径及直接蔓延至卵巢。常见的原发灶有胃、结直肠、乳腺、生殖道和阑尾部位的肿瘤，少见的为胰胆管系统、肺、小肠、造血系统等部位的恶性肿瘤也可继发累及卵巢。卵巢转移性肿瘤的临床及影像学特点主要包括：

（1）主要为腹胀、腹痛、下腹部坠胀感、腹部包块、尿频、尿痛、肠梗阻，B超可查及盆腔包块或腹水等。

（2）肿块可为囊实性、囊性或实性，以囊实混合性最常见。双侧多见，同时显示胃肠道肿瘤征象（或有肿瘤病史）。

（3）囊性转移瘤表现为多个囊性病变，非肿块性；囊大小不一，囊壁厚薄不一，囊内容物为液性成分，部分可伴出血；囊壁中度以上强化，可见小的壁结节强化。实性转移瘤表现为实性为主的多发性结节，边界清楚，增强扫描不均匀强化。

重要提示

本病例诊断核心点：老年女性，盆腔囊实性肿块，可见卵巢血管蒂征，内见病理血管影，实性成分中度、明显强化，少、中量腹水，同时可见直肠壁软组织肿块影。综合临床及影像，应考虑到来源于胃肠道肿瘤的卵巢转移性肿瘤。

（王海妍　李胜开　杨健）

4-35 子宫内膜异位症

临床资料

女，28岁。患者1年前无诱因出现左中下腹疼痛，呈阵发性闷痛，无向远处放射。患者自发病以来，体重无明显改变。月经周期规则，自述月经量较以前减少，无血块、无痛经。有两次剖宫产手术史。专科检查：腹肌柔软，左侧下腹腹直肌有一4cm×3cm肿物，质硬，边界不清楚，活动度差。

实验室检查无明显异常。

影像学资料 （图4-35-1）

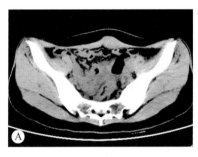

CT平扫

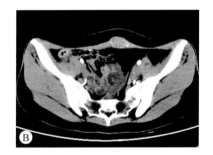

增强动脉期

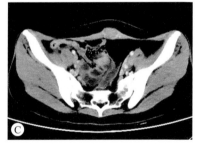

增强动脉期

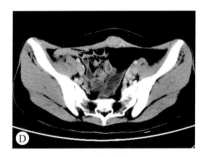

增强静脉期

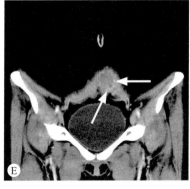

增强静脉期冠状位

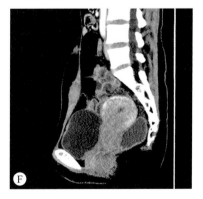

增强静脉期矢状位

图 4-35-1

363

诊断思路分析

一、定位征象

病灶位于左侧腹壁肌肉软组织内、近中线附近，边界不清楚，定位于腹壁腹直肌内，定位征象明确。

二、定性征象

1. 基本征象　CT平扫显示病灶呈软组织密度影，边界不清楚，密度欠均匀，边缘见稍高密度影。增强扫描动脉期呈轻度不均匀强化，内见斑片状"囊腔样"低强化区，静脉期有进一步强化，病灶内部及边缘见强化的血管影（图4-35-1E白箭）。

2. 特征性征象

（1）腹直肌内稍低密度软组织肿块，与腹壁肌分界不清楚。

（2）增强扫描呈轻度不均匀强化，呈多发囊腔样改变。

三、综合诊断

青年女性患者，有剖宫产史，无明显诱因出现左中下腹疼痛，实验室检查无明显异常。影像学检查发现左侧腹壁占位性病变，定位为腹直肌内，病灶无周围侵犯征象，增强扫描后呈轻度强化，可见多发囊腔样改变。综合上述资料考虑为腹直肌内良性肿瘤性病变，来源于子宫内膜异位症可能性大。

四、鉴别诊断

1. 腹壁韧带样纤维瘤　起源于筋膜或腱膜结缔组织的软组织肿瘤，具有良性肿瘤的组织学特征，不发生转移，但呈侵袭性生长。多见于妊娠或产后女性。CT显示密度均匀，与肌肉类似，出血坏死钙化少见。T_1WI多呈等低混合信号，T_2WI多呈等高混合信号，DWI呈轻度弥散受限或不受限，增强动脉期呈轻度不均匀强化，静脉期及延迟期呈渐进性强化。腹壁韧带样纤维瘤与子宫内膜异位症在临床及影像上多有相似之处，鉴别较难，但腹壁韧带样纤维瘤少见出血密度及多发囊腔样改变。

2. 腹壁转移瘤　多有原发腹腔恶性肿瘤病史，常合并其他部位转移，腹壁病灶常呈多发，质地较硬，压痛明显，肿块可压迫胃肠道出现肠梗阻等严重临床症状。

3. 腹壁纤维肉瘤　生长较快，多呈分叶状，灶内常有坏死区，密度不均，周围浸润明显。

4. 腹壁血肿　多有外伤或凝血异常等病史，CT密度混杂，MRI根据出血时段而信号不同，增强无强化。

临床证据

1. 术中探查　皮下组织腱膜层见一肿物，大小约5cm，质硬，边界不清楚，见肿物基底起源于腹壁肌肉。

2. 病理结果

大体所见：腹壁肿物色灰红，直径5cm，切面见出血点（图4-35-2A）。

镜下所见：早期浆膜及肌层内可见易于识别的子宫内膜腺体及间质，陈旧性病变出现囊性变及间质被含铁血黄素巨噬细胞取代（图4-35-2B）。

免疫组织化学：CK8（+），p53（-），Ki67index（+），Vimentin（-），CK20（-）。

结合HE形态和免疫组织化学及特殊染色结果，病变符合子宫内膜异位症。

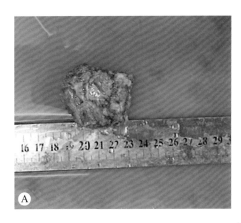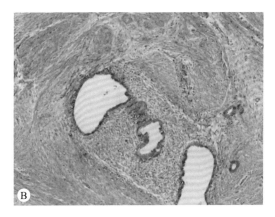

图 4-35-2

病例综述

子宫内膜异位症（endometriosis，EM）是女性常见的妇科病，是指子宫内膜间质与腺体或内膜碎片由于手术或其他原因出现在子宫体腔或子宫肌层以外的部位，如卵巢异位、子宫腺肌症、腹壁切口异位等。当异位的子宫内膜组织出现在腹壁切口处称为腹壁子宫内膜异位症（abdominal wall endometriosis，AWE）。AWE 是最常见的盆腔外 EM，主要发生在剖宫产术后，好发于 25～45 岁，发病隐匿，会受月经周期的变化而出现疼痛、增大等临床症状，严重者甚至影响生育能力。EM 发病机制目前有淋巴血管播散学说、子宫内膜种植学说以及体腔上皮化生学说，其中最常见的是种植学说，即由于活性的内膜细胞种植在子宫内膜以外的其他部位而形成。EM 属于良性病灶，但存在恶变可能，一般行手术治疗后预后较好。AWE 的临床及影像特点主要包括：

（1）好发于年轻女性，既往多有剖宫产或盆腔手术史，症状表现为与月经周期有关的腹壁下痛性硬结，经期疼痛明显。

（2）分布于手术切口处或切口边缘，病灶内可见片状高密度影及"卫星囊"征象（由于囊内反复出血，压力升高，囊壁出现裂隙，内容物渗出后再包裹，大囊外再形成子囊）。

（3）大多数病灶增强扫描呈轻度强化，囊壁以厚薄不均为主，厚处密度及强化不均，甚是部分呈蜂窝样改变，有一定特异性。

重要提示

本病例诊断核心点：年轻女性，有剖宫产手术史，腹壁实性为主的占位病变。影像学表现呈多囊状改变，增强后轻度强化，结合特征性影像征象和临床表现，可考虑 EM 诊断。

（尹凯文　李胜开　杨健）

4-36　卵巢子宫内膜异位囊肿

临床资料

女，36 岁。发现盆腔包块 7 天，伴尿频，无尿急、尿痛及肉眼血尿，无腹痛、腹胀等不适。月经周期及经量无改变。既往月经规则，15（4～5/30～37），有伴血块，偶有痛经，有剖宫产史。专科体格检查：耻骨联合上方可触及一包块，边界清楚，无明显压痛，似与子宫相连。

实验室检查：血红蛋白：78g/L（↓），CA125：52.30U/ml（↑）；余实验室检查无明显异常。

影像学资料 （图 4-36-1）

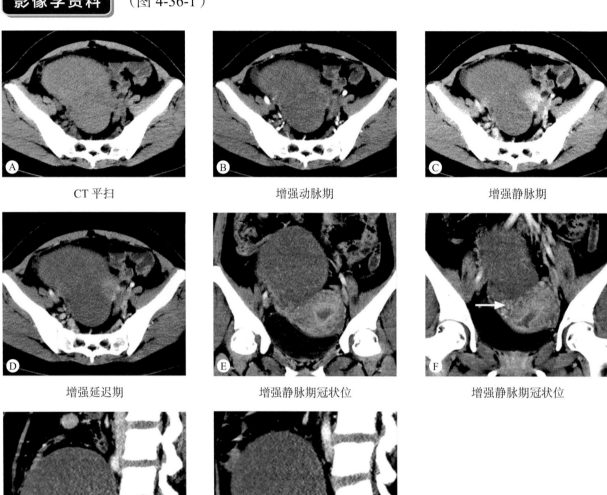

CT 平扫	增强动脉期	增强静脉期
增强延迟期	增强静脉期冠状位	增强静脉期冠状位

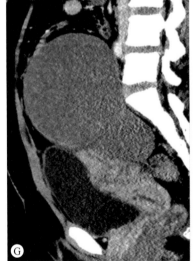
增强静脉期矢状位

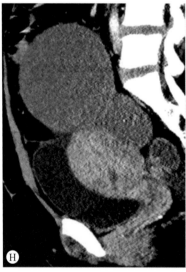
增强静脉期矢状位

图 4-36-1

诊断思路分析

一、定位征象

本病例肿块较大，跨越下腹及盆腔，主要定位征象有：

（1）直接征象：各方位 CT 图像显示肿块位于子宫、乙状结肠等盆腔间位器官前侧方、膀胱的上方，肿块与膀胱分界清晰。

（2）肿块与右侧附件结构关系密切，右侧卵巢静脉较对侧稍增粗（图 4-36-1F 白箭）。

综合上述征象，肿块定位于腹膜腔内，来源于右侧卵巢可能性大。

二、定性征象

1. 基本征象　盆腔内右侧附件区椭圆形稍高密度灶，形态欠规则，体积较大，边界清楚，增强扫描病灶未见明显强化，囊壁薄而均匀。

2. 特征性征象

（1）病灶呈"葫芦状"，上下病灶呈"姐妹囊"状，与右侧附件关系密切。

（2）平扫病灶密度较高，内容物呈囊性，增强后无明显强化。

三、综合诊断

青年女性患者，体检发现盆腔包块，偶有痛经，实验室检查示血红蛋白降低，CA125 轻度升高。影像学检查发现下腹部 - 盆腔巨大囊性占位，呈"葫芦状""姐妹囊"状，定位于右侧卵巢。平扫病灶密度较高，提示囊内有出血或蛋白黏液成分，增强后囊液未见明显强化，囊壁轻度强化。综合上述资料考虑为盆腔内良性病变，卵巢子宫内膜异位囊肿可能。

四、鉴别诊断

1. 卵巢囊腺瘤　体积可较大，边界清楚，出血少见，可伴有微小钙化，增强扫描囊壁可见强化。

2. 功能性囊肿　密度较低，多为水样密度，边界清楚，当合并出血时则鉴别困难。

3. 出血性囊肿　多为单侧、单房，无明显囊壁，临床发病较急，可有急性腹痛症状，随访观察囊肿出血可以吸收缩小。

4. 异位妊娠　异位妊娠可有突发性下腹剧痛、不规则阴道流血、停经及 HCG 增高等相关病史。影像学上表现为子宫旁较高密度、边界不清楚的肿块，当其内见新鲜出血时，容易误诊为卵巢子宫内膜异位囊肿。

5. 成熟性畸胎瘤　多为圆形或椭圆形，边界清楚，多有两种或以上不同密度影，可见液 - 脂平面，成熟脂肪密度、钙化、牙齿骨骼密度是典型表现。

临床证据

1. 术中探查　探查腹腔，子宫增大如孕 60+ 天，均匀增大，质硬，右侧卵巢肿瘤大小约 25cm×20cm×16cm，囊性，囊肿与子宫后壁、直肠窝、左侧盆壁致密粘连，直肠窝消失。在分离粘连过程中囊肿破裂，见巧克力样液体流出。左侧卵巢囊肿大小约 5cm×5cm×4cm，囊性，表面光滑。双侧输卵管肉眼观正常。术中诊断：右侧卵巢巧克力囊肿，左侧卵巢囊肿，盆腔粘连，子宫腺肌症。遂行右侧附件切除术 + 左侧卵巢肿瘤剔除术 + 盆腔粘连松解术 + 腹腔引流术。

2. 病理结果

大体所见：送检右附件肿物，输卵管一段，6cm×4cm，带伞，边缘带囊肿一个，直径约 7cm，内容物流失，内壁光滑，暗红。送检左附件肿物，囊壁样组织一堆，直径 1.5cm（图 4-36-2A）。

镜下所见：右侧附件肿物符合卵巢子宫内膜异位囊肿，输卵管慢性炎。左附件肿物符合卵巢黄体囊肿伴出血及滤泡囊肿伴黄素化（图 4-36-2B）。

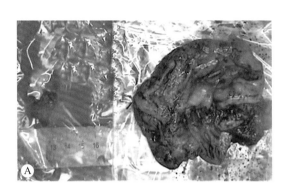
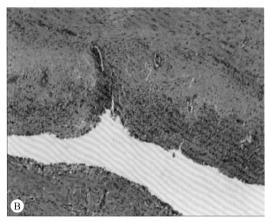

图 4-36-2

病例综述

子宫内膜异位症是指具有生长功能的子宫内膜组织出现在子宫腔被覆内膜及宫体肌层以外其他组织的一种疾病。卵巢子宫异位囊肿好发于育龄女性，是盆腔子宫内膜异位症中最常见的一种（约占80%），40%～50% 为双侧卵巢受累。异位的子宫内膜受卵巢激素影响，发生周期性出血，形成内含陈旧性出血及瘢痕的结节或包块。病灶因反复出血，与周围组织形成粘连，或向卵巢深部侵入，形成多房性囊肿，囊壁厚薄不均，因囊内积聚咖啡色黏稠液体，又称巧克力囊肿。卵巢子宫内膜异位囊肿的临床及影像特点主要包括：

（1）好发于育龄期女性，常见的临床症状为痛经、下腹疼痛、月经紊乱、不孕等，部分患者可无明显症状，于体检时偶然发现。临床检查可扪及附件区囊性包块，边界清或不清，活动或与周围组织粘连固定，多有压痛。

（2）与子宫紧密粘连的囊性肿块，肿块可以单侧或双侧。大多数囊肿大小为 3～8cm，少数超过10cm，常为圆形或卵圆形，部分呈葫芦形，少数为不规则形。双侧发病时可形成蝴蝶状或发髻状三联体征。可为单房或多房型。多房型可再分为姐妹囊、外子囊（卫星囊）、内子囊、混合型 4 种亚型，其中卫星囊多见。

（3）囊肿密度较高，大多数 CT 值超过 30Hu，介于 30～50Hu 之间，这是由于较浓稠的血液内蛋白含量较高所致。囊肿内局灶性高密度灶为卵巢子宫内膜异位囊肿较特异的征象，高密度灶代表凝血块。囊肿与周围组织（子宫壁、阔韧带、肠管、盆壁、腹膜等）有不同程度粘连。

（4）CT 平扫时部分囊壁由于囊液呈等或高密度而难以显示，增强扫描后绝大部分可显示。囊壁可薄、可厚或厚薄不均，以厚薄不均为主。增强扫描囊液部分无强化，囊壁、囊内分隔可轻中度强化，也可呈明显强化，主要见于较厚的囊壁，可同时合并子宫腺肌症。

重要提示

本病例诊断核心点：盆腔囊性占位，密度较高（超过 30Hu），增强病灶无强化，可见姐妹囊。结合特征性影像征象和临床表现，可考虑卵巢子宫内膜异位囊肿的诊断。

（黄丽莹　李胜开　杨健　王晓冰）

4-37 子宫平滑肌瘤变性

临床资料

女，41 岁。患者 1 周前无诱因出现腹痛、腹胀，以下腹部阵发性隐痛为主，无发热，无肠道不适，给予对症处理后症状无缓解。发病以来大小便正常，体重无明显改变。月经周期规则，无痛经。专科检查：右下腹压痛，无反跳痛，右下腹触及一大小 5cm×4cm 肿块，边界清楚，活动可。

实验室检查无明显异常。

影像学资料　（图 4-37-1）

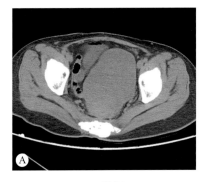

CT 平扫

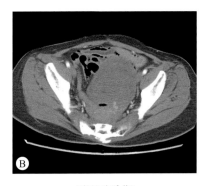

增强动脉期

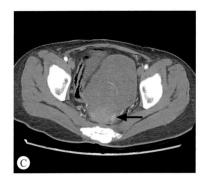

增强动脉期

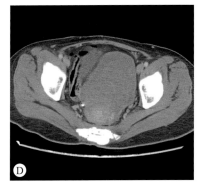

增强静脉期

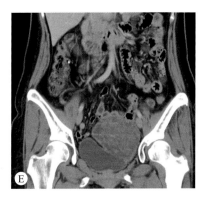

增强静脉期冠状位

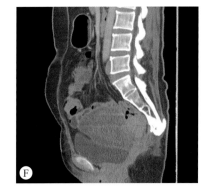

增强静脉期矢状位

图 4-37-1

诊断思路分析

一、定位征象

本病例肿块位于盆腔，与子宫及附件关系密切，需要分析病变来源于子宫还是附件。主要定位征象有：

1.通过供血动脉来定位　盆腔原发性肿瘤的血供一般来自肿瘤起源组织的供血动脉，卵巢肿瘤的血供主要来自卵巢动脉和／或子宫动脉卵巢支，子宫肌瘤主要由子宫动脉或其分支供血。

2.通过与子宫的关系来定位　卵巢肿瘤由于带蒂而活动度较大时，与子宫间没有直接接触，肿瘤与子宫外壁之间可见脂肪间隙。浆膜下子宫肌瘤起源于子宫，与子宫有直接接触，部分层面与子宫间没有脂肪间隙。

3. 通过病灶的强化表现来鉴别　大多数子宫肌瘤存在不同程度变性，多位于瘤体中心或呈同心圆样分布，瘤内平滑肌细胞与纤维结缔组织相互交替，部分病变中心呈漩涡状混杂密度，即影像所见的"漩涡征"。卵巢肿瘤强化方式多样。

4. 通过合并表现来鉴别　卵巢肿瘤可导致子宫内膜增生、胸腹水及 CA125 升高等。单纯子宫肌瘤没有子宫内膜增厚、腹水等合并表现。

本病例肿块由子宫供血，部分层面与子宫间没有脂肪间隙，没有腹水等合并症，增强似呈"漩涡征"样轻度强化，综上所述，肿块定位于子宫。

二、定性征象

1. 基本征象　CT 平扫显示病灶呈混杂密度影，以软组织密度为主，内见条状及裂隙状低密度影，边界清楚，局部与子宫及左附件区分界欠清楚，宫体受推压后移。增强扫描动脉期可见子宫动脉供血，呈轻度不均匀强化。静脉期强化程度与动脉期强化程度相近（图 4-37-1）。

2. 特征性征象

（1）病灶呈囊实性密度影，边界清楚，形态较规整，包膜完整，提示良性可能性大。

（2）病灶内部可见少许迂曲病理血管影，追寻血管显示病灶血供来源于子宫动脉（图 4-37-1C 黑箭）。

（3）增强扫描呈裂隙状、蜂窝状轻度不均匀强化。

三、综合诊断

中年女性患者，无明显诱因出现腹痛、腹胀，实验室检查无明显异常。影像学检查发现盆腔巨大占位性病变，由子宫动脉供血，子宫与肿瘤间可见血管相连，定位于子宫来源。病灶边界清楚，增强后呈裂隙状、蜂窝状轻度不均匀强化。综合上述资料考虑盆腔占位性病变，子宫的平滑肌瘤伴变性可能性大。

四、鉴别诊断

1. 子宫腺肌瘤　即宫内局限性子宫内膜异位，多有继发性痛经及进行性加重的病史，且多为单发。腺肌瘤是内膜在子宫肌壁内的良性浸润，与平滑肌瘤主要的区别点在于没有包膜，故边界不清楚且不规则。CT 表现为增大的子宫肌壁间不均匀等密度或稍低密度影，边界不清楚，没有子宫肌瘤相对规则的圆或卵圆形外观轮廓。增强扫描病灶呈斑片、点状不均匀强化。

2. 卵巢肿瘤　多由卵巢动脉供血，多为囊性，CT 若见附件区水样密度团块影，并且能定位于附件来源，子宫轮廓清晰规则，则病灶为子宫肌瘤可能性小。另外卵巢恶性肿瘤 MRI 弥散受限，边界不清楚，多有周围淋巴结转移，比较容易与良性变性子宫肌瘤鉴别。

3. 子宫平滑肌肉瘤　子宫平滑肌瘤与肉瘤在影像学上鉴别较难，因后者可在前者的基础上发生。多表现为子宫肌壁间内不规则团块影，密度很不均匀，可伴有变性坏死，瘤周不光整、边缘可有毛刺样外观，边界不清楚，短期内增长较快。

临床证据

1. 术中探查　盆腔淋巴结未扪及肿大，子宫偏小，表面光滑。盆腔巨大肿瘤，位于膀胱及子宫之间，包膜完整，呈实性，根部带蒂连于子宫表面。双侧卵巢及输卵管未见异常。

2. 病理结果

大体所见：送检盆腔肿物色灰红，直径 7cm，切面灰白灰红，见裂隙，裂隙中见黏液，包膜完整（图 4-37-2A）。

镜下所见：形态一致的梭形细胞呈漩涡状、编织状排列，可见透明变性和囊性变（图 4-37-2B）。

免疫组织化学：bcl-2（+），PCNA（-），p16（-），Ki67index（+），Desmin（+）。

结合 HE 形态和免疫组织化学及特殊染色结果，病变符合平滑肌瘤伴黏液样变性及玻璃样变。

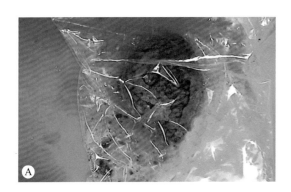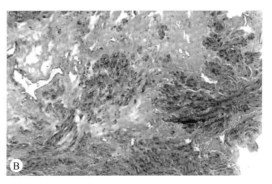

图 4-37-2

病例综述

子宫平滑肌瘤（uterine leiomyoma，UL），是 30~50 岁的女性生殖系统最常见的良性肿瘤，发病率高达 50% 以上。子宫肌瘤可引起月经周期延长、月经量增加、下腹部疼痛等症状。UL 由致密的束状梭形平滑肌细胞和纤维结缔组织组成，其血供主要来自肌瘤的假包膜，假包膜为肌瘤压迫周围组织形成的纤维神经血管结构，当肿瘤发生血供障碍或营养缺乏时，会发生各种变性。直径≥4cm 的子宫肌瘤变性风险较高，以玻璃样变最为多见。黏液样变和囊性变常继发于玻璃样变，脂肪样变和钙化也多在坏死、玻璃样变后发生，当黏液样变发生浸润时应当做恶性处理。变性子宫肌瘤与未变性子宫肌瘤的治疗方法不同，术前明确子宫肌瘤是否变性及变性的程度，可为临床治疗方式提供依据。UL 伴变性的临床及影像特点主要包括：

（1）好发于 30~50 岁的女性，可引起月经周期延长、月经量增加、下腹部疼痛等症状。

（2）大多数表现为等或低密度影，变性者往往密度不均，由于肌瘤外肌层受压所致假包膜的存在，多表现为规则的圆形或椭圆形，由子宫动脉或其分支供血。

（3）病灶内玻璃样变平扫可见裂隙状或同心圆状低密度影，以实性成分为主，密度不均匀，增强根据变性程度分为裂隙状、云雾状、蜂窝状低强化或不强化。

（4）病灶内黏液样变平扫以囊性成分为主，呈均匀低密度影；增强扫描囊壁强化而囊内不强化。

重要提示

本病例诊断核心点：中年女性，盆腔混杂密度占位病变，由子宫动脉供血，可见包膜样结构及"漩涡征"，边界清楚，未见毛刺样外观，增强扫描呈裂隙状、蜂窝状轻度不均匀强化，应考虑来源于子宫的平滑肌瘤伴变性可能。

（尹凯文　李胜开　杨健　郭泰然）

参 考 文 献

[1] 周锐志，张静，徐文坚，等. CT 动态增强在鉴别肾嗜酸细胞瘤和嫌色细胞癌中的应用价值 [J]. 临床放射学杂志，2021，40（3）：547-550.

[2] LOBO J, OHASHI R, AMIN M B, et al. WHO 2022 landscape of papillary and chromophobe renal cell carcinoma[J]. Histopathology, 2022, 81(4): 426-438.

[3] 薛龙梅，赵学武，潘历波，等. 乳头状肾细胞癌、嫌色细胞肾癌 MSCT 影像表现及鉴别诊断价值探讨 [J]. 中国 CT 和 MRI 杂志，2022，20（8）：112-114.

[4] MARKO J, CRAIG R, NGUYEN A, et al. Chromophobe Renal Cell Carcinoma with Radiologic-Pathologic Correlation[J]. Radiographics, 2021, 41(5): 1408-1419.

[5] 鲍远照，葛亚琼，程琦，等. 基于增强 CT 影像组学在鉴别肾嫌色细胞癌与肾嗜酸细胞腺瘤中的应用价值 [J]. 放射学实践，2021，36（2）：211-215.

[6] 邱香，郭亮，丁小博，等. 实性肾细胞癌的影像诊断与鉴别诊断 [J]. 中华放射学杂志，2020，54（9）：917-920.

[7] 田序伟，马依迪丽·尼加提，孟令辉，等. 肾盂鳞状细胞癌的影像表现及病理特点 [J]. 实用放射学杂志，2020，36（10）：1619-1621，1634.

[8] 张玲，郭华雄，龚平，等. 低度恶性潜能的多房囊性肾肿瘤与囊性肾瘤的 CT 影像特征及临床病理分析 [J]. 中国肿瘤临床，2019，46（13）：669-672.

[9] CABANILLAS G, MONTOYA-CERRILLO D, KRYVENKO O N, et al. "Collecting duct carcinoma of the kidney: diagnosis and implications for management" [J]. Urol Oncol, 2022, 40(12): 525-536.

[10] 谢欢，刘四斌，刘静. 肾实质浸润型尿路上皮癌 CT 表现 [J]. 临床放射学杂志，2020，39（11）：2253-2256.

[11] 韩金花，丁霞，赵霞，等. 肾透明细胞癌与肾嗜酸细胞腺瘤的 CT 鉴别诊断 [J]. 医学影像学杂志，2022，32（1）：107-110.

[12] 郭美琴，易自生，熊敏，等. 后肾腺瘤的 CT 诊断 [J]. 实用放射学杂志，2019，35（4）：669-671.

[13] 孙德政，姜天娇，李伟，等. 后肾腺瘤的 CT 表现及病理相关性 [J]. 实用放射学杂志，2020，36（8）：1277-1280.

[14] 姜国锦，王亮，方松华. 肾上皮样血管平滑肌脂肪瘤的 MSCT 表现及误诊原因分析 [J]. 医学影像学杂志，2021，31（08）：1363-1366.

[15] 郝跃文，张增俊. 儿童肾母细胞瘤的 CT 特征分析 [J]. 实用放射学杂志，2020，36（9）：1463-1465.

[16] 李蓉，孙浩然，王红，等. 嗜铬细胞瘤的典型及不典型 CT 和 MRI 特征 [J]. 中国医学影像学杂志，2019，27（12）：926-931.

[17] LONERGAN G J, SCHWAB C M, SUAREZ E S, et al. Neuroblastoma, ganglioneuroblastoma, and ganglioneuroma: radiologic-pathologic correlation[J]. Radiographics, 2002, 22(4): 911-934.

[18] KAYASTHA R, ACHARYA R, PRADHAN S, et al. Adrenal Ganglioneuroma[J]. Kathmandu Univ Med J, 2020, 18(71): 316-319.

[19] 王君广，陈俊波，赵红，等. 肾上腺节细胞神经瘤与皮质腺瘤的动态增强 CT 特征分析 [J]. 医学影像学杂志，2020，30（7）：1319-1322.

[20] 张冲，赵安超，刘月. 磁共振成像与 CT 在肾上腺嗜铬细胞瘤诊断中的价值比较 [J]. 实用医学影像杂志，2019，20（2）：177-179.

[21] METE O, ERICKSON L A. Overview of the 2022 WHO Classification of Adrenal Cortical Tumors[J]. Endocr Pathol, 2022, 33(1): 155-196.

[22] SAMIMAGHAM H, KAZEMI JAHROMI M. Bilateral Adrenal Myelolipoma, A Case Presentation and Brief Literature Review[J]. Iran J Kidney Dis, 2020, 14(1): 62-64.

[23] 王健，周晓璇. 肾上腺神经鞘瘤和嗜铬细胞瘤的 CT 鉴别诊断价值 [J]. 临床放射学杂志，2019，38（6）：1075-1079.

[24] BANGASH M, FARUQUI N, MUHAMMAD A U, et al. Leiomyoma Urinary Bladder, Mimicking Urothelial Cancer[J]. J Ayub Med Coll Abbottabad, 2021, 33(4): 685-689.

[25] JIANG Z Z, ZHENG Y Y, HOU C L, et al. Primary mucosal-associated lymphoid tissue extranodal marginal zone lymphoma of the bladder from an imaging perspective: A case report[J]. World J Clin Cases, 2021, 9(32): 10024-10032.

[26] YANG F, WEN Z. Computed tomography manifestations and pathological features of neuroendocrine carcinoma in uncommon sites[J]. Transl Cancer Res, 2020, 9(11): 6912-6918.

[27] 倪晓琼, 范国华. 腺性膀胱炎与膀胱尿路上皮癌的 CT 鉴别诊断 [J]. 临床放射学杂志, 2019, 38（9）: 1708-1712.

[28] NEPAL P, OJILI V, KAUR N, et al. Gas Where It Shouldn't Be! Imaging Spectrum of Emphysematous Infections in the Abdomen and Pelvis[J]. AJR Am J Roentgenol, 2021, 216(3): 812-823.

[29] 胡兴荣, 朱鑫, 贵丹, 等. 超声、CT 与 MRI 对原发性睾丸淋巴瘤诊断价值的临床研究 [J]. 影像科学与光化学, 2020, 38（6）: 994-999.

[30] 简远席, 王家平. 睾丸生殖细胞肿瘤的表现与肿瘤标记物及病理对照分析 [J]. 临床放射学杂志, 2019, 38（5）: 859-863.

[31] 吴晓兵, 张宏彬, 丁文, 等. 腹内型隐睾继发精原细胞瘤 MSCT 表现与病理分析 [J]. 医学影像学杂志, 2020, 30（2）: 277-279.

[32] SHINKAI T, MASUMOTO K, CHIBA F, et al. Pediatric ovarian immature teratoma: Histological grading and clinical characteristics[J]. J Pediatr Surg, 2020, 55(4): 707-710.

[33] WANG Q, YU D, WANG F. Clinical and Computed Tomography Features of Female Pelvic Malignant Germ Cell Tumors in Children and Adolescents: A Series of 30 Cases[J]. J Pediatr Adolesc Gynecol, 2020, 33(1): 83-88.

[34] 陈秋梅, 叶裕丰, 袁晓芸, 等. 多种影像检查结合 AFP 对卵黄囊瘤诊断的价值 [J]. 现代医用影像学, 2019, 28（3）: 533-535.

[35] 胡悦林, 高秋, 施全, 等. 儿童及青少年卵巢生殖细胞恶性肿瘤的影像表现及临床病理特征 [J]. 中国临床医学影像杂志, 2020, 31（6）: 429-433.

[36] RAMALINGAM P. Germ Cell Tumors of the Ovary: A Review[J]. Semin Diagn Pathol, 2023, 40(1): 22-36.

[37] 廖江, 陈加优, 郑祥, 等. 卵巢无性细胞瘤的影像学表现与病理对照研究 [J]. 临床放射学杂志, 2020, 39（12）: 2486-2489.

[38] 刘伟, 张丽虹, 曲玉清, 等. 卵巢混合性生殖细胞肿瘤病理特征及诊断分析 [J]. 中国临床新医学, 2020, 13（10）: 1031-1035.

[39] ROBERTSON J A, SANDAY K, NICKLIN J. Malignant ovarian germ cell tumours in the post-menopausal population[J]. Aust N Z J Obstet Gynaecol, 2019, 59(2): 285-287.

[40] TSUBOYAMA T, HORI Y, HORI M, et al. Imaging findings of ovarian dysgerminoma with emphasis on multiplicity and vascular architecture: pathogenic implications[J]. Abdom Radiol (NY), 2018, 43(7): 1515-1523.

[41] 盘宏彪, 卢绍路, 郭子霞, 等. 卵巢卵泡膜细胞瘤的磁共振成像表现特征 [J]. 实用医学影像杂志, 2019, 20（4）: 410-411.

[42] 宋思思, 陈淑君, 宁刚. 卵巢卵泡膜纤维瘤组肿瘤的 CT 诊断价值 [J]. 实用放射学杂志, 2020, 36（5）: 772-775.

[43] ITO K, TANAKA Y O, WATANABE R, et al. Variable Distribution of Pseudolobules in Ovarian Sclerosing Stromal Tumors: Utility of Diffusion-weighted Imaging for Differential Diagnosis[J]. Magn Reson Med Sci, 2018, 17(2): 107-108.

[44] 潘佳佳, 林达, 吴灵智, 等. 卵巢硬化性间质瘤 CT 和 MRI 表现与病理特征 [J]. 医学影像学杂志, 2020, 30（12）: 2284-2287, 2326.

[45] 王艳, 张育苗, 魏菁苗, 等. 基于 CT、MRI 多模态成像探讨卵巢颗粒细胞瘤影像学特征 [J]. 实用放射学杂志, 2022, 38（7）: 1143-1146.

[46] 姬颖彬, 石丽莉, 王建涛. 卵巢性索间质肿瘤的影像诊断 [J]. 实用放射学杂志, 2022, 38（4）: 596-599.

[47] ZULFIQAR M, KOEN J, NOUGARET S, et al. Krukenberg Tumors: Update on Imaging and Clinical Features[J]. AJR Am J Roentgenol, 2020, 215(4): 1020-1029.

[48] BALLARD D H, MAZAHERI P, OPPENHEIMER D C, et al. Imaging of Abdominal Wall Masses, Masslike Lesions, and Diffuse Processes[J]. Radiographics, 2020, 40(3): 684-706.

[49] 颜春龙. 腹壁子宫内膜异位症的 MRI 表现与临床应用 [J]. 影像研究与医学应用，2020，4（6）：23-24.

[50] 徐昌浓，张洪标，吕铭，等. MSCT 对卵巢子宫内膜异位囊肿的诊断分析 [J]. 现代医用影像学，2019，28（2）：288-289.

[51] TAN Y, HU X, SONG X, et al. MRI and Transvaginal Ultrasound Findings of Atypical Polypoid Adenomyoma: A Case Report[J]. Chin Med Sci J, 2022, 37(1): 82-86.

[52] 王艳，王恩力，侯朝华. CT 平扫加增强扫描对子宫肌瘤的诊断效果分析 [J]. 中国计划生育学杂志，2019，27（1）：115-118.

[53] PARRA-HERRAN C, HOWITT B E. Uterine Mesenchymal Tumors: Update on Classification, Staging, and Molecular Features[J]. Surg Pathol Clin, 2019, 12(2): 363-396.

第五章

骨肌关节病例

　　骨肌关节疾病种类繁多，病变的组织学起源、定位和定性都较为复杂。虽然 X 线在骨关节病变诊断中发挥了重要作用，但依然无法满足临床诊治的需求。随着 CT 和 MRI 在骨肌关节中的广泛应用，影像科医生应尽可能对每个病例给出一个较为明确的诊断，若无法给出确定的结论则应提供合理的诊断考虑和鉴别诊断，这对骨肌关节基本病变和诊断思路的掌握提出了较高的要求。

　　本章精选了骨肌关节病例共 30 例，包括了骨肌关节的常见典型病例、常见不典型病例以及少见的典型病例，按照骨肿瘤、软组织肿瘤、骨感染性病变和软组织感染性病变的顺序进行编排，具有一定的代表性。每个病例分别从展示临床和影像学资料开始，进而分析病变的解剖定位、基本征象及特异性的影像学征象并做出诊断和鉴别诊断，最后依据病理结果对病例予以解析、综述和总结。每个病例都将临床、影像和病理三者相结合，图文对应，引导读者横向加宽疾病谱系结构，纵向加深疾病认识，有助于读者把握骨肌关节疾病相关的知识和诊断要点，形成正确的诊断及鉴别诊断思路和提升实践能力。

5-1 骨旁骨肉瘤

临床资料

女，11岁。发现左大腿肿物1年余。患者于1年前无意中发现左大腿中下段皮肤隆起，此后逐渐明显，无其他症状。专科检查：扪及左大腿中下段一肿物，质地硬，活动度差，无压痛、叩击痛及搏动感。局部皮肤隆起，表面无红肿、破溃。

影像学资料 （图5-1-1）

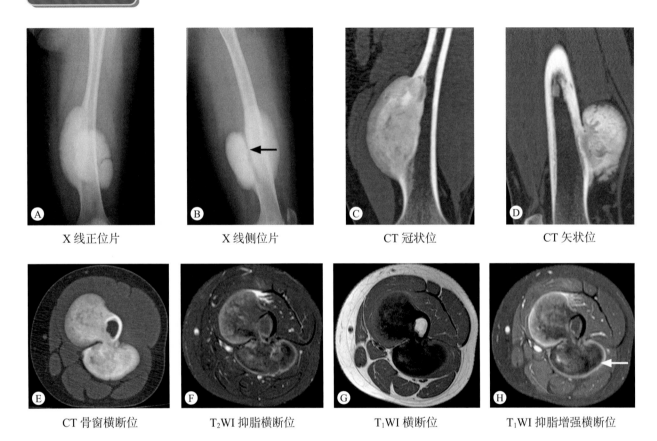

A. X线正位片 B. X线侧位片 C. CT冠状位 D. CT矢状位

E. CT骨窗横断位 F. T₂WI抑脂横断位 G. T₁WI横断位 H. T₁WI抑脂增强横断位

图 5-1-1

诊断思路分析

一、定位征象

本例病变定位于股骨远端骨皮质，肿块包绕骨干呈分叶状、外生性生长，附着处骨皮质增厚，髓腔结构局部变窄。

二、定性征象

1. 基本征象　股骨远端骨皮质增厚，并见骨性肿块分叶状、外生性生长，边界清楚。病灶包绕骨干生长，X线示病灶局部与股骨间可见透亮裂隙（图5-1-1B黑箭），MRI示病变段骨髓腔局部变窄，但信号无异常。肿块表面可见均匀完整的 T_1WI 等、T_2WI 稍高信号软骨帽结构（图 5-1-1H 白箭），增强扫描轻度强化，肿块内部未见明确强化。病灶周围水肿轻微，不伴骨膜反应及软组织肿块。

2. 特征性征象

（1）肿块环绕骨干生长，CT 横断位上呈"衣领征"。

（2）肿块与骨干间可见透亮间隙，表现为"裂隙征"，即肿块与骨皮质间残存的骨膜影。

三、综合诊断

青少年女性，无痛性生长肿物，进展缓慢。影像学检查示股骨远端皮质增厚伴分叶状骨性肿块，包绕骨干生长。CT 横断面呈"衣领征"；X 线示局部与股骨间可见透亮裂隙；MRI 示肿块表面软骨帽形成，周围软组织水肿轻微，未见骨膜反应，不伴软组织肿块。综合考虑股骨远端皮质来源低度恶性成骨性肿瘤，骨旁骨肉瘤可能性大。

四、鉴别诊断

1. 骨化性肌炎　以男性青少年多见，发病时间短，多伴有外伤及红肿热痛病史。骨化期走向、形态与相应肌肉组织一致，且骨化有"分区现象"，由外周向中心呈向心性骨化。与骨干间无"裂隙征"，无髓腔受侵及骨膜反应。

2. 骨软骨瘤　好发于长管状骨干骺端，背离关节生长，无包绕骨干趋势。病灶皮质及髓腔与母骨延续，其内可有透亮的软骨区域或软骨小叶环形钙化。

3. 骨膜骨肉瘤　少见，表现为局部肿块伴有疼痛，常见于股骨远端前侧或内侧。骨内病变局限于皮质内，皮质增厚呈扇贝状，可见垂直或放射状瘤骨，典型者表现为"竖发征"。

4. 骨表面高度恶性骨肉瘤　高发年龄为 10～20 岁，常见于股骨、肱骨及胫骨，肿瘤体积一般较大，预后差。肿瘤位于骨表面，表现为含骨性肿块，常伴骨皮质破坏及骨膜反应。

5. 皮质旁型软骨肉瘤　低度恶性肿瘤，发生于骨旁软组织内，大部分肿瘤内可见软骨样基质，内伴斑点状、棉絮状不规则钙化或软骨小叶环形钙化，邻近骨质可增厚或受侵蚀变薄。

临床证据

镜下所见：送检肿物内见排列较规则的编织骨，其间可见梭形细胞，梭形细胞异型性不明显，核分裂象不易见，可见成骨。

免疫组织化学：瘤细胞 CDK4（+），P16（+），SATB2 部分（+），CyclinD1 部分（+），P63（−），Ki67index（2%+）。分子检测：MDM2—FISH 检测（+）。

结合 HE 形态、免疫组织化学结果及分子检测结果，本例经专科组会诊，病变考虑为（左大腿）高分化骨旁骨肉瘤。

病例综述

骨旁骨肉瘤（parosteal osteosarcoma，POS）是骨肉瘤的一个亚型，起自骨膜或骨皮质旁的成骨性结缔组织，因位于骨皮质旁得名。组织学上 POS 由分化较好的骨基质或骨小梁组成，骨小梁排列规则似正常骨组织，可见软骨分化，形成软骨结节或软骨帽，也可以纤维成分为主，伴有丰富胶原。根据骨基质和纤维成分的含量不同可分为硬化型、发团型、骨块型、混合型。

POS 是低度恶性肿瘤，以 20～40 岁成年人多见，好发于股骨远端后侧，常表现为无痛性缓慢增大的肿块。影像学上常表现为基底部附于骨表面的骨性肿块，包绕骨干生长。CT 横断面呈"衣领征"；X线可见"裂隙征"，附着处骨皮质增厚，一般无骨膜反应，不伴软组织肿块。病灶中心大量骨化，由基底部向周围分布，可伴有非骨化区，与骨干间可出现特征性透明间隙。本病治疗以手术切除为主，预后较典型骨肉瘤好，伴有髓腔侵犯或出现溶骨性改变者预后差。

重要提示

本病易误诊为良性骨肿瘤，核心点在于掌握骨皮质及骨旁成骨性肿瘤的诊断与鉴别诊断。青少年发生于股骨远端的无痛性、缓慢生长肿物，影像学表现为基底部附于骨表面的骨性肿瘤，包绕骨干生长，可见"衣领征""裂隙征"，附着处骨皮质增厚，一般无骨膜反应，不伴软组织肿块，需考虑 POS可能。

（曾玉蓉　代海洋　蓝博文）

5-2　透明细胞软骨肉瘤

临床资料

男，31岁。反复右髋部疼痛1年余。1年前无明显诱因出现右侧髋部疼痛，下蹲时诱发疼痛，无向他处放射。专科检查：右下肢无明显短缩畸形，右侧髋关节"4"字征阳性，髋关节屈曲、外旋活动无明显受限，极度屈曲髋关节可诱发疼痛。

影像学资料　（图 5-2-1）

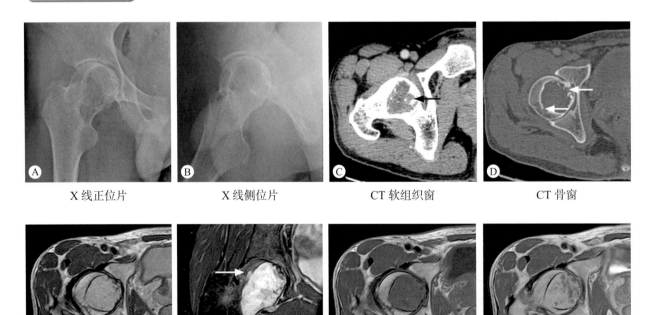

| A X线正位片 | B X线侧位片 | C CT软组织窗 | D CT骨窗 |

| E T₂WI横断位 | F T₂WI抑脂冠状位 | G T₁WI横断位 | H T₁WI增强横断位 |

图 5-2-1

诊断思路分析

一、定位征象

本例病变定位于右侧股骨头颈部，局部髓腔轻度膨胀，可见囊状骨质破坏透亮区达股骨头关节面下，内可见斑点状、小结节及斑片状骨性密度，边缘可见薄层硬化边，边界清楚。

二、定性征象

1.基本征象 X线正位片示右侧股骨头颈部轻度膨胀性骨质破坏，局部囊状骨质密度减低，边界清楚，边缘可见薄层硬化边。CT示病灶呈软组织密度，内多发斑点状、小结节及斑片状骨性密度，考虑为病灶内基质钙化或骨化（图5-2-1C黑箭）。病灶于股骨头关节面下硬化边中断（图5-2-1D白箭）。MRI中T_2WI示病灶呈稍高信号，T_2WI抑脂呈明显高信号，可见实质部分突出硬化边外（图5-2-1F白箭）。T_1WI与肌肉呈等信号，增强扫描欠均匀明显强化，内骨化区未见强化。病灶周围软组织层次清晰，未见水肿及受侵征象。

2.特征性征象

（1）肿块T_2WI抑脂呈高信号，内见斑点、小结节状骨性密度，提示软骨源性病变可能性大。

（2）病灶边缘伴硬化边，但局部中断，提示病灶具有侵袭性生物学行为。

三、综合诊断

青年男性患者，慢性病程，影像学检查提示右侧股骨头颈部骨质破坏，内多发斑点、小结节及斑片状成骨性密度，周围可见硬化边但局部中断，实质T_2WI抑脂呈高信号，考虑软骨源性肿瘤性病变，软骨肉瘤可能性大。

四、鉴别诊断

1.内生软骨瘤 10~40岁多见。最常见手足部管状骨，尤以手掌、指骨最多见，其次为长骨和肋骨。单发的内生软骨瘤约有一半发生在手部，发生在长管状骨者约为25%，上肢多于下肢。肿瘤呈中心膨胀性生长，内可见散在沙砾样钙化，骨皮质变薄，有硬化边，骨内膜伴有扇贝形压迹，深度一般不超过骨皮质厚度的2/3，病变多出现病理性骨折时被发现。

2.骨巨细胞瘤 是局部侵袭性生长的原发性骨肿瘤，好发年龄为20~40岁。常见于骨骺闭合后的骨端，最常见于股骨远端、胫骨近端及桡骨远端，向关节方向生长，靠近骨性关节面。病灶呈横向膨胀性、偏心性生长，其内可见纤细骨嵴形成的皂泡样分隔，不伴硬化边，无钙化或骨化。

3.软骨母细胞瘤 发病年龄较小，多发生于骨骺闭合前的骺板附近，瘤体一般小于5 cm。病灶多为圆形或不规则局限性骨破坏区，可突破骨端进入关节，亦可跨越骺板向干骺端扩展。病灶边界清楚，常有硬化边，可穿破骨皮质形成局限性软组织肿块。20%~50%病例在骨破坏区出现钙化，多呈小点状、斑片状甚至团状。

4.骨纤维结构不良 多见于儿童或青春期，任何骨均可受累，颜面骨和股骨是最常见的部位，可分为单骨型和多骨型。单骨型以股骨近端多见，病灶形态较规则，与正常骨髓腔无明确分界，骨质破坏区多呈磨玻璃样或囊状改变，内可见粗大骨小梁，伴有硬化边时一般完整、无破坏中断。

临床证据

1.术中探查 置入活检钳，取出少量乳白色沙砾状组织，再使用活检钳经活检针套筒进入病灶，于不同位置再分别取出 3 粒乳白色沙砾状组织。

2. 病理结果

镜下所见：送检破碎组织，镜下见肿瘤主要由小叶状的细胞团构成，肿瘤细胞胞质透亮，胞膜界限清楚，轻度核异型性，核分裂象不易见，局部散在破骨细胞样多核巨细胞，部分区域可见低级别普通软骨肉瘤区域（软骨基质丰富、细胞密集、偶见双核细胞等），软骨基质有散在钙化（图 5-2-2）。

免疫组织化学：肿瘤细胞 S-100（弥漫 +），IDH-1（+），Ki67index（2%+）。

结合影像学检查、HE 形态及免疫组织化学结果，病变考虑（右股骨头）透明细胞软骨肉瘤。

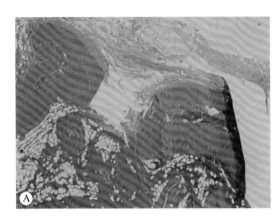
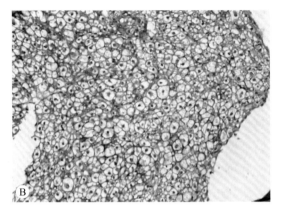

图 5-2-2

病例综述

软骨肉瘤（chondrosarcoma）是一种常见的恶性骨肿瘤。发病率仅次于多发性骨髓瘤和骨肉瘤，占原发恶性骨肿瘤的 20%～27%。软骨肉瘤起源于软骨细胞或向软骨分化的间叶组织，常伴有基质黏液变性、钙化或骨化。本病大多为原发，仅少数继发于内生软骨瘤、骨软骨瘤、骨纤维结构不良及 Paget 病等。按发病部位软骨肉瘤可分为中央型（髓内型）和周围型，以前者多。按组织学可分为普通型、间叶型、去分化型、黏液型和透明软骨细胞型五类。按分化程度可分为 I～III 级，I 级为低度恶性，常见软骨的钙化或骨化；II 级为中度恶性，相对较少；III 级为高度恶性，基本不见钙化或骨化。

软骨肉瘤可发生于 11～60 岁，30～60 岁为高峰，男性稍多于女性。临床症状主要由局部压迫或受侵所致，含腔器官可为受压阻塞症状，表浅部位可为无痛或隐痛不适肿块，皮肤无红肿。继发病变常为无痛性肿块短期增大，出现疼痛。患者血清碱性磷酸酶可升高。文献报道软骨肉瘤好发于肩三角（肩胛骨、肱骨近端和锁骨）及盆三角（髂骨、骶骨和股骨近端），其次是胸肋骨和颅骨，手足骨仅占 1%。

影像学上骨质破坏区或软组织肿块内出现软骨基质钙化或骨化是本病的重要影像特征，钙化多呈绒毛状、棉团状、环状、点结节或不定型。透明细胞型软骨肉瘤以发生于骨骺位置为特征，常见于股骨和肱骨头，属于 I 级病变，病变区骨质轻度膨胀，罕见骨外侵犯。MRI 检查 T_1WI 多呈低信号，T_2WI 呈高信号，抑脂呈更高信号，增强病灶多呈环形及间隔样强化，部分明显强化，病灶内可伴有基质钙化和出血。

重要提示

本病例诊断核心点在于掌握软骨源肿瘤的临床和影像学特点。发生于肩三角及盆三角区域的骨质破坏，内伴软骨基质钙化或骨化，MRI 呈现 T_2WI 高信号的软骨基质和典型的环形及间隔样强化，需首先考虑到软骨源性肿瘤的诊断。

（陈镜聪　曾玉蓉　蓝博文）

5-3 尺骨侵袭性骨巨细胞瘤

临床资料

男，36岁。3个月前出现左腕部不适，当时无红肿、疼痛、破溃、麻木。2周前肿胀感加重，腕部尺侧明显肿大。专科检查：左腕部尺侧明显肿胀，皮肤红肿，皮温稍高，质地韧，活动度差。

影像学资料 （图 5-3-1）

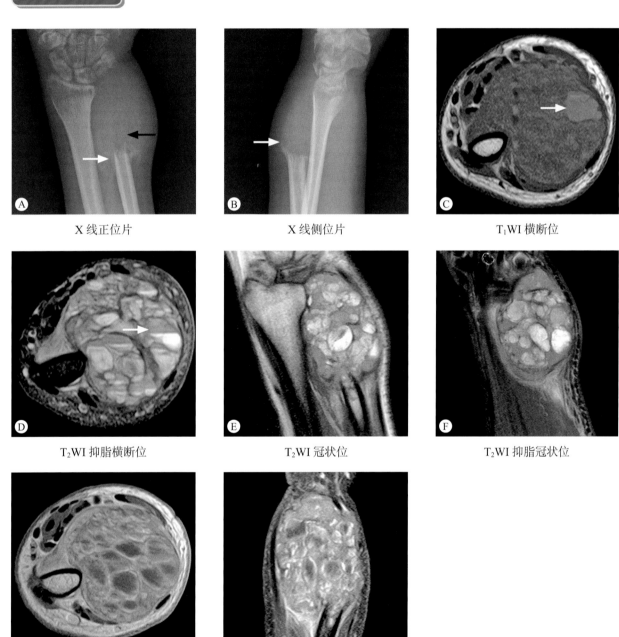

X 线正位片　　　　　　　　　X 线侧位片　　　　　　　　　T₁WI 横断位

T₂WI 抑脂横断位　　　　　　T₂WI 冠状位　　　　　　　　T₂WI 抑脂冠状位

T₁WI 增强横断位　　　　　　T₁WI 抑脂增强矢状位

图 5-3-1

诊断思路分析

一、定位征象

本例病变定位于左尺骨远侧骨端，相应区域尺骨膨胀性、溶骨性骨质破坏并见巨大软组织肿块，内可见残留骨嵴（图 5-3-1A 黑箭），尺骨残端骨质不规则，可见再破坏的骨膜反应（图 5-3-1A、B 白箭）。

二、定性征象

1. 基本征象　左侧尺骨远端膨胀性、溶骨性骨质破坏并见巨大软组织肿块，X 线正侧位片示软组织肿块内残留骨嵴，尺骨破坏端残留骨质形态不规则，可见骨膜反应再破坏，提示恶性或侵袭性病变。MRI 检查示病灶呈多皂泡、结节状改变，与肌肉组织相比，T_1WI 呈等信号为主，内混杂结节、团片状高信号（图 5-3-1C 白箭）；T_2WI 呈混杂稍高、高信号，实性成分主要分布于周围区域，皂泡区可见液 - 液平面（图 5-3-1D 白箭），增强扫描病灶明显不均匀强化，以周围实性成分强化为主，皂泡及结节边缘环形明显强化。病灶周围可见片状水肿，邻近肌肉及肌腱受压外移。

2. 特征性征象

（1）病灶发生于骨骺愈合后的骨端，内部呈多皂泡、结节状改变伴周围实性成分，并可见残留骨嵴，部分结节或皂泡内伴有出血。

（2）尺骨破坏端骨质不规则，骨膜反应再破坏，提示恶性或侵袭性病变。

三、综合诊断

青年男性，左腕部肿物近期明显增大。影像学检查提示左侧尺骨远侧骨端溶骨性骨质破坏伴巨大软组织肿块，破坏端骨质不规则、骨膜反应再破坏，病灶内呈多皂泡、多结节状改变并其内出血；增强扫描不均匀明显强化。综合上述资料考虑为左尺骨远侧骨端骨源性肿瘤，侵袭性骨巨细胞瘤可能性大。

四、鉴别诊断

1. 动脉瘤样骨囊肿　两者均呈膨胀性骨质破坏，向关节方向扩张，但动脉瘤样骨囊肿的发病年龄更轻，病变常始发于关节周围，呈"吹气球样"改变，其内液 - 液平面宽窄不等，明显多于骨巨细胞瘤。病灶周围无软组织成分，病史及影像学表现提示良性生物学行为。骨巨细胞瘤可合并动脉瘤样骨囊肿，出现此现象时难以鉴别。

2. 嗜酸性肉芽肿　好发于儿童及青少年，发病年龄较骨巨细胞瘤轻，好发于颅骨、脊柱、肩胛骨、骨盆等部位，临床可伴有嗜酸性粒细胞轻度升高、血沉加快，具有自限自愈和多发病灶此起彼伏的特点。病变发生于长骨时多累及干骺端或骨干，骨皮质内缘呈"扇贝样压迹"，CT 呈"钻孔样"骨质破坏，MRI 呈现"袖套征"。

3. 转移瘤　发病年龄较大，常伴有原发病史，呈溶骨性骨质破坏，边界不清楚，内不伴骨嵴。

4. 腕关节结核　首先表现为腕关节的骨质疏松，关节间隙变窄，相邻关节骨质破坏，周围冷脓肿形成，结核造成的骨质破坏的残余骨组织多位于腕关节附近，脓肿腔内一般不伴出血、无残骨骨嵴。

临床证据

1. 术中探查　左尺骨远端 6cm 骨质破坏、可见膨胀性生长肿物，质软，与周围组织无明显粘连。

2. 病理结果

大体所见：送检左尺骨远端肿物为肌肉样组织一块，切面灰黄，内见大量出血、质软，边缘带少许骨（图 5-3-2A）。

镜下所见：病变符合（左尺骨远端肿物）符合侵袭性骨巨细胞瘤，瘤组织破坏骨质并侵犯周围软组织，伴大片出血、坏死（图 5-3-2B）。

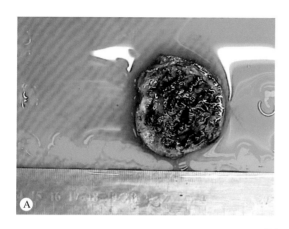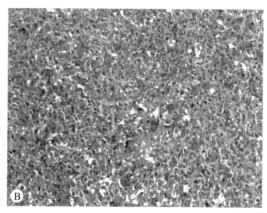

图 5-3-2

病例综述

　　骨巨细胞瘤（giant cell tumors，GCT）是比较常见的低度恶性潜能的原发性骨肿瘤，具有侵袭性和高局部复发率的特点，部分可发生肺转移。目前多数学者认为肿瘤起源于支持骨髓组织的单核基质细胞而非巨细胞本身，病理上主要成分是间质细胞和多核巨细胞。根据组织学特点可分为三级，Ⅰ级为良性，Ⅱ级为过渡型（生长活跃），Ⅲ级为恶性。患者多有疼痛、局部肿胀或肿块，关节活动受限，偶伴病理性骨折。GCT 发病年龄多为 20～40 岁，好发于骨骺愈合后的长骨骨端，尤以股骨远端、胫骨近端为多，少数见于中轴骨，偶见于髂骨、肋骨等。

　　GCT 具有横向膨胀性生长的倾向，X 线表现为患骨囊样、膨胀性单房或多房偏心性骨质破坏，亦可表现为单纯溶骨性破坏，可达到关节面下，但一般不穿破关节软骨。多房者瘤内可见骨性间隔，致肿瘤呈现特征性的"肥皂泡"样改变。患骨不同程度膨大，皮质变薄甚至仅残留菲薄骨壳，边缘较清楚但无明显硬化，缺少硬化边被认为是其特征性征象之一。骨膜反应少见，除非伴发病理性骨折，部分病例的骨壳被突破，形成骨旁软组织肿块。因肿瘤易出血、坏死、囊变及继发动脉瘤样骨囊肿，MRI 检查其信号多种多样，实性部分 T_1WI 呈等或稍低信号，如出现高信号，提示亚急性出血。T_2WI 上信号不均匀，实性部分多呈稍高信号，坏死囊变部分呈明显的高信号，其内可见分隔，继发动脉瘤样骨囊肿时可见液 - 液平面。增强扫描病灶呈轻度到明显强化。当骨破坏区出现侵袭性表现如骨壳及骨性间隔残缺不全、骨膜明显增生、软组织肿块较大或肿瘤生长迅速等征象时，常提示肿瘤为恶性。

重要提示

　　本例诊断的核心在于骨肿瘤好发年龄、部位及 GCT 影像学特点的掌握。本病例发生于青年男性，病史提示近期进展迅速，影像学检查提示长骨骨骺闭合后骨端骨质破坏伴巨大软组织肿块，骨壳及骨性间隔残缺不全、骨膜反应再破坏，病灶内呈多"肥皂泡"样改变伴实性成分及出血，需考虑到好发于青年人骨端的 GCT 和侵袭性、合并动脉瘤样骨囊肿的可能。

（陈镜聪　曾玉蓉　代海洋）

5-4 胫骨浆细胞骨髓瘤

临床资料

女，60岁。3个月前无明显诱因出现左小腿疼痛，局部隆起，1个月前疼痛加剧。专科检查：左胫骨上段可扪及一肿物，约 3.5cm×3.0cm，质地硬，活动度差，未触及搏动，边界清楚，局部压痛、叩击痛（+）。局部皮肤稍隆起，表面无红肿、破溃。

影像学资料 （图 5-4-1）

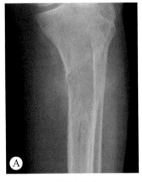

X 线正位片

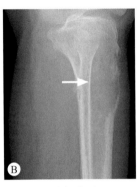

X 线侧位片

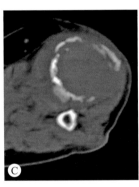

CT 骨窗横断位

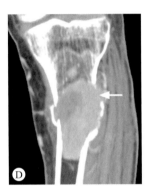

CT 软组织窗冠状位

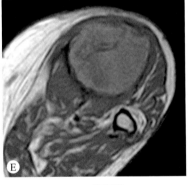

T$_1$WI 横断位

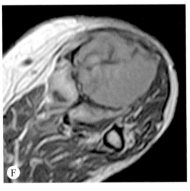

T$_2$WI 横断位

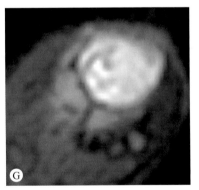

DWI（b=800s/mm^2）

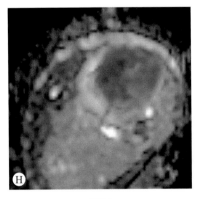

ADC

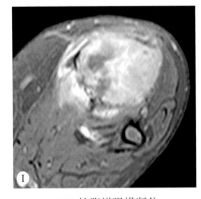

T$_1$WI 抑脂增强横断位

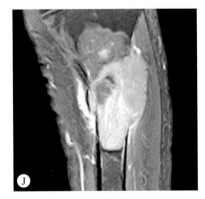

T$_1$WI 抑脂增强冠状位

图 5-4-1

诊断思路分析

一、定位征象

本例病变定位于左胫骨上段髓腔，局部骨质溶骨性破坏伴软组织肿块形成，破坏区边缘浸润、虫蚀状改变，可见残存骨嵴，软组织肿块突破骨皮质。

二、定性征象

1. 基本征象　X线正侧位示胫骨上段溶骨性骨质破坏，骨质破坏边缘不规则，呈浸润性、虫蚀状改变，可见残留骨嵴（图5-4-1B白箭）。CT平扫示胫骨上段髓腔可见软组织肿块（图5-4-1D白箭），病灶密实，密度均匀较高，内伴小片状坏死，肿块突破骨皮质累及骨旁。MRI检查示病灶T_1WI及T_2WI信号偏低；DWI示病灶弥散受限；ADC呈明显低信号；增强扫描病灶明显强化，强化尚均匀。

2. 特征性征象

（1）病灶骨质破坏区边缘不规则且不伴骨膜反应，软组织肿块范围超越骨破坏区，提示恶性。

（2）软组织肿块密实，CT平扫密度较高，DWI及ADC弥散受限提示恶性。

三、综合诊断

患者老年女性，亚急性病程，无原发肿瘤病史。影像学检查提示胫骨上段溶骨性骨质破坏，X线示骨质破坏区不规则伴残留骨嵴，无明显骨膜反应。CT检查示病灶密度均匀较高，MRI检查示软组织肿块范围大于骨质破坏区，T_1WI及T_2WI信号偏低，增强扫描均匀明显强化，DWI及ADC提示弥散受限。综合上述资料考虑多灶性骨源性肿瘤，浆细胞骨髓瘤可能性大。

四、鉴别诊断

1. 骨淋巴瘤　多见于中老年人，最常见于长管状骨（股骨为甚），影像表现重而临床症状轻为其特征性改变。MRI检查T_1WI表现为正常高信号髓腔内局部弥漫性低信号，骨皮质呈虫蚀状或融冰样骨质破坏，可伴有骨膜反应。病灶区形成软组织肿块时大部分表现为长T_1稍短T_2信号，软组织肿块往往超过骨质破坏范围，围绕骨性生长。增强扫描病灶轻、中度均匀或不均匀强化。

2. 转移瘤　有原发肿瘤病史，瘤灶常呈多发跳跃状分布。破坏区常呈溶骨性骨质破坏，边界不清楚，内不伴骨嵴。

3. 尤文氏肉瘤　多发生于5～15岁青少年长管状骨的骨干和干骺端，临床进展迅速，伴有不规则发热、贫血、白细胞增高及血沉增快。病变区软组织肿块与骨破坏范围不成比例，骨质破坏边缘可见洋葱皮样骨膜反应或放射状骨针，MRI检查病灶浸润骨干范围长，坏死出血明显，增强扫描病灶不均匀明显强化。

临床证据

1. 穿刺探查　将穿刺针垂直钻入左小腿前方胫骨中上段病灶表面处，C臂透视见穿刺针已钻入胫骨病灶内，拔出针芯，取出内套管，见取出少量黏液状肿物，同理再次穿刺取出黏液状肿物。

2. 病理结果

镜下所见：送检左胫骨肿物见不同分化程度的浆细胞弥漫片状浸润性生长，以较成熟的浆细胞为主，瘤细胞胞质嗜碱性、核偏位，染色质细腻，无核仁（图5-4-2）。

免疫组织化学：肿瘤细胞 CD20（-）、CD79a 部分（+）、CD3（-）、CD5（-）、CD38 弱（+）、CD138 弥漫强（+）、Ki67index（30%+）。

结合 HE 形态、免疫组织化学结果，病变符合浆细胞骨髓瘤（plasma cell myeloma）。

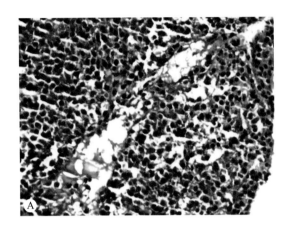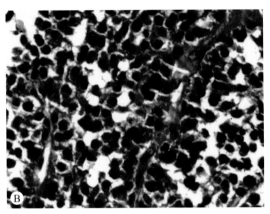

图 5-4-2

病例综述

浆细胞瘤（plasmacytoma）是一种浆细胞异常增生的恶性肿瘤，起源于骨髓的原始网状细胞。2013年 WHO 分类将其分为浆细胞骨髓瘤（多发性骨髓瘤）、孤立性浆细胞瘤和浆细胞白血病。孤立性浆细胞瘤依据发病部位可分为骨内孤立性浆细胞瘤和髓外浆细胞瘤。临床以浆细胞骨髓瘤多见，大约占所有恶性肿瘤的 1%，血液系统恶性肿瘤的 10%。浆细胞骨髓瘤好发于骨髓丰富的骨组织，例如椎体、股骨、骨盆和肋骨等，脊椎是最常见的部位，该肿瘤可引起广泛的骨髓破坏，造成骨痛、病理性骨折、高钙血症和贫血，常有全身性疼痛、慢性肾功能衰竭等全身性症状。浆细胞骨髓瘤的影像学表现主要包括：

（1）X线及CT表现为好发部位局限性骨质疏松，多发"穿凿状"、"蜂窝状"、"鼠咬状"、"皂泡状"、"蛋壳样"溶骨性骨质破坏，骨质破坏区可有软组织肿块形成，软组织肿块常突破皮质，可伴有病理性骨折。CT平扫肿瘤密实、密度较高，骨质破坏边缘不规则，内可见残留骨嵴，表现为粗糙或细小的蜂窝状或脑回样的骨性间隔。大部分病灶边界清楚，与正常骨组织有一条窄的过渡带，骨质破坏区原始骨板轮廓仍可见，无明显骨膜反应。

（2）MRI检查软组织肿块信号相对均匀，T_1WI 呈等或稍低信号，T_2WI 呈稍高信号，增强扫描瘤体均匀或不均匀明显强化，与病灶内较丰富的血管相关。

重要提示

本例诊断的核心在于浆细胞瘤影像特点的掌握。本例浆细胞骨髓瘤发生于非典型部位，但影像学表现符合常规浆细胞骨髓瘤的表现，即病灶区溶骨性骨质破坏，软组织肿块范围大于骨质破坏区，CT平扫密度较高，病灶信号相对均匀，T_1WI 及 T_2WI 信号偏低，增强均匀明显强化，且本例病变多发，应考虑到浆细胞骨髓瘤的诊断。

（陈镜聪　曾玉蓉　蓝博文）

5-5 距骨骨样骨瘤

临床资料

女，23岁。反复左踝关节疼痛11个月。患者于11个月前无明显诱因出现左踝关节疼痛不适，夜间明显，足部感觉功能无异常，足趾屈伸活动无影响，口服抗炎止痛（水杨酸类）药治疗后可稍缓解，近期疼痛症状加重。专科检查：左踝关节皮肤无红肿、破溃，踝前侧局部压痛明显，踝关节内外翻及抽屉试验因疼痛无法配合检查，趾端感觉及血运良好。

影像学资料 （图 5-5-1）

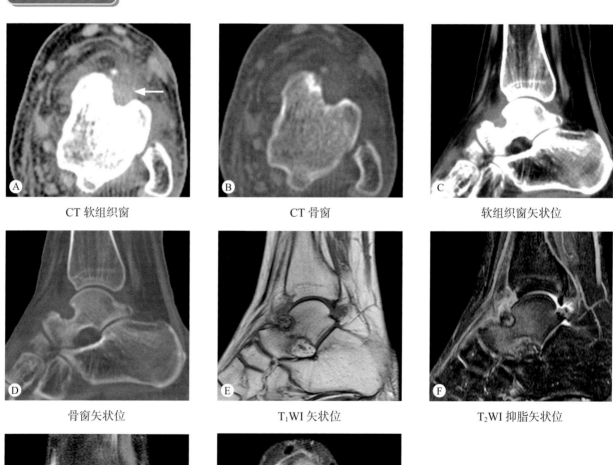

CT 软组织窗　　　　　CT 骨窗　　　　　软组织窗矢状位

骨窗矢状位　　　　　T₁WI 矢状位　　　　　T₂WI 抑脂矢状位

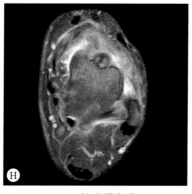

T₂WI 抑脂冠状位　　　　　T₂WI 抑脂横断位

图 5-5-1

诊断思路分析

一、定位征象

本例病变位于距骨颈上部皮质区，周围软组织水肿明显，需分析病变来源于距骨还是邻近软组织。

（1）病灶主体位于距骨颈内，距骨颈局部骨质凹陷，皮质中断。CT 和 MRI 图像示距骨颈上部溶骨性破坏，骨质凹陷、缺损，皮质中断。CT 溶骨区呈结节状软组织密度，内见斑点状钙化或骨化（图 5-5-1A 白箭），前缘凸向软组织内，后缘髓腔轻度骨质硬化（图 5-5-1D、E、F）。

（2）周围软组织水肿为主，结构、层次保持。MRI 示距骨周围软组织明显水肿为主，局部结构及层次保持，不伴结节或肿块样病灶（图 5-5-1F、G、H）。

综合上述征象，病灶定位于距骨颈上部，皮质或骨膜来源骨肿瘤可能性大，伴周围软组织广泛水肿。

二、定性征象

1. 基本征象　病灶位于距骨颈上部皮质区，体积小，直径约 8mm，边界清楚。CT 示病灶呈软组织密度，内见斑点状钙化或骨化。MRI 信号混杂，T_1WI 以低信号为主，T_2WI 呈低、高混杂信号，内斑片状长 T_1 短 T_2 信号区考虑局部硬化。病灶周围骨质反应性硬化，无明显浸润性破坏，提示为良性病变。

2. 特征性征象

（1）病灶体积小，周围软组织水肿重。

（2）病灶内伴硬化区，周围骨质反应性硬化、无明显膨胀或侵蚀性破坏。

三、综合诊断

青年女性，以疼痛为主要症状，夜间为重，服用抗炎止痛药（水杨酸类）可缓解。影像学检查示距骨颈上部皮质区结节状病灶，体积小而周围水肿明显；CT 呈软组织密度伴点状钙化或骨化。MRI 提示病灶内及周围骨质局部硬化，无明显膨胀及浸润性、侵蚀性破坏。综合考虑距骨颈皮质或骨膜来源良性骨肿瘤，骨样骨瘤可能性大。

四、鉴别诊断

1. 骨母细胞瘤　好发青少年，多见于年龄小于 30 岁的男性。临床可有局部疼痛症状，但不呈夜间痛，服用抗炎止痛药（水杨酸类）无效。骨母细胞瘤主要发生于脊椎附件，其次为长管状骨，肿瘤较骨样骨瘤大，又称"大骨样骨瘤"，影像学检查表现为类圆形膨胀性骨质破坏，病灶内多伴有钙化或骨化，随着病变进展钙化或骨化范围增大、增重。肿瘤体积大，膨胀性破坏可与骨样骨瘤鉴别。

2. 内生软骨瘤　又称中心性软骨瘤，多发生于骨髓腔内，是因胚胎组织错置而引起的软骨类肿瘤。好发年龄为 20～30 岁，多无症状，疼痛轻微，常因外伤或肿瘤所致畸形才被发现。内生软骨瘤常见于手足短管状骨，表现为囊状膨胀性骨质破坏，周围可见薄而清楚的骨包壳，瘤灶内沙粒样、斑点状或小环形钙化是其特征性表现。

3. Brodie 脓肿　局限性慢性骨髓炎，为相对静止的局限性低毒性感染。该脓肿常见于长骨干骺端骨皮质，表现为圆形、椭圆形或不规则骨质破坏，内可见致密死骨。病灶边缘规则，周围骨质增生硬化明显，范围多大于骨质破坏区，软组织水肿不明显。

4. 恶性骨肿瘤　骨样骨瘤体积小而瘤周水肿重，因此需与恶性骨肿瘤，如骨肉瘤、尤因肉瘤等鉴别。骨样骨瘤无浸润性、侵蚀性破坏，不伴软组织肿块可作鉴别。

临床证据

1. 术中探查　切开皮肤、皮下组织，充分暴露肿物，见肿物质地较硬，包膜不完整，内呈骨样组织及钙化，与距骨相连。肿瘤近全切。

2. 病理结果

镜下所见：送检左距骨肿物呈网状结构的成熟编织骨及疏松的血管纤维性间质，组织形态符合骨样骨瘤（图 5-5-2）。

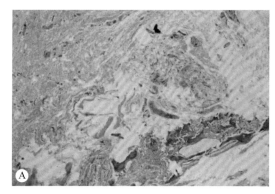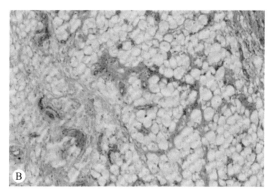

图 5-5-2

病例综述

骨样骨瘤（osteoid osteoma）是常见的良性骨肿瘤，占全部原发性骨肿瘤的 2%～3%，最常发生于 30 岁以下，尤其是 5～25 岁的男性多见。病灶多发生于下肢长骨，以胫骨、股骨骨干多见，发生于距骨少见。早期影像学检查不易发现，且可因外伤、运动损伤等因素影响诊断。患者多以疼痛就诊，以夜间疼痛为主，服用水杨酸类抗炎止痛药可缓解是骨样骨瘤的特征性表现。

骨样骨瘤具有形成骨样组织的能力，由瘤巢和周围硬化骨质组成。瘤巢呈圆形或椭圆形，直径多在 0.1～1.5cm，由血供丰富的结缔组织、放射状骨样小梁、不同程度的钙化或骨化组成，发展进程可分为初期、中期及晚期。初期以成骨性纤维基质及骨母细胞为主，伴丰富的血管，但骨质形成稀少；中期骨样组织形成逐渐增多，晚期则以编织骨为主要成分。

影像学上依据发生部位将骨样骨瘤分为皮质型、髓腔型、骨膜下型，以皮质型最多见。X 线和 CT 上瘤巢呈低密度，中心可硬化；MRI 上瘤巢 T_1WI 呈低信号，T_2WI 可呈低、中或高信号，与骨样骨瘤的发展进程相关。增强扫描瘤巢明显强化，硬化明显者呈环形强化。病灶周围骨质增生硬化，皮质型骨样骨瘤可因硬化明显掩盖瘤巢。瘤巢周围骨髓及软组织的炎性水肿程度与服用抗炎止痛药物（水杨酸类）有关，未经药物治疗者周围水肿明显，长期服用抗炎止痛药物（水杨酸类）者水肿相对较轻。骨样骨瘤可保守治疗，当患者疼痛严重以及对止痛药物不敏感时，需考虑手术治疗。

重要提示

本例病变是不典型部位的常见骨肿瘤，因病灶位置表浅，其内钙化、骨化不明显而易误诊。青少年以疼痛，尤其是夜间疼痛为主要症状，服用水杨酸类抗炎止痛药物可缓解，影像学检查表现为发生于距骨或下肢长骨骨干皮质区的溶骨性肿瘤，瘤巢小而周围水肿重，瘤巢内伴不同程度钙化或骨化，周围骨质反应性硬化明显者需首先考虑此病的可能。

（曾玉蓉　代海洋　蓝博文）

5-6　骶骨脊索瘤

女，78 岁。2 年前无明显诱因出现腰骶疼痛，呈持续性钝痛，程度较重，无其他不适。此后腰骶疼痛间断发作，未就诊处理，20 余天前出现小便排出困难。专科检查：骶尾部压痛明显，四肢肌张力不高。

影像学资料　（图 5-6-1）

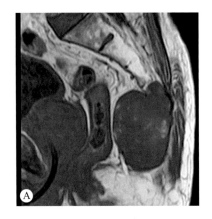

T₁WI 矢状位

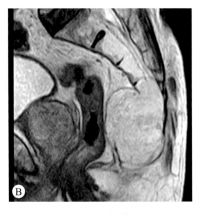

T₂WI 矢状位

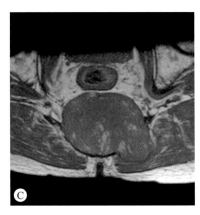

T₁WI 横断位

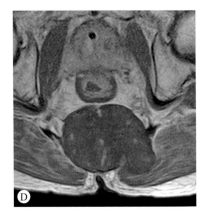

T₁WI 增强横断位

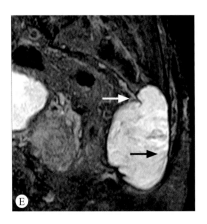

T₂WI 抑脂矢状位

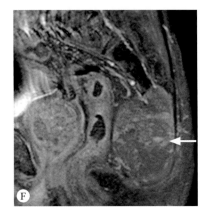

T₁WI 抑脂增强矢状位

图 5-6-1

诊断思路分析

一、定位征象

本例病变位于骶尾部，需分析病变来源于骶管、尾椎还是骶前软组织。软组织肿块位于下骶部 -尾部正中区向周围膨胀，相应骶 4 及以下水平骨质破坏、消失而非外压性吸收、侵蚀。肿块居于脊椎中线，无单侧椎间孔或骶孔、骶管扩大，肿块上行性延伸入椎管，而非以椎管为中心向周围延伸，同时与直肠、骶前结构分界清楚。综合考虑下骶椎 - 尾骨来源肿瘤性病变可能性大。

二、定性征象

1. 基本征象 下骶椎 - 尾椎骨质破坏，正中区可见分叶状软组织肿块，向前突向骶前间隙，与直肠分界清楚，向后、向上累及上部椎体和椎管。肿块 T_1WI 以等信号为主，内混杂多发斑点、斑片及条片状高信号（图 5-6-1A、C）；T_2WI 及抑脂 T_2WI 呈明显高信号，内多发低信号线样分隔（图 5-6-1E 黑箭）。增强扫描病灶轻度不均匀强化，内分隔可见强化（图 5-6-1F 白箭）。

2. 特征性征象

（1）病灶发生于下骶尾椎中线区，骶尾椎骨质破坏。

（2）病灶 T_2WI 及 T_2WI 抑脂呈明显高信号，内多发低信号分隔。

（3）"反引号"征：肿瘤向椎管上方延伸，侵犯上部椎体或其上的椎管（图 5-6-1E 白箭）。

三、综合诊断

老年女性，病程缓慢。影像学检查提示骶尾下部正中区域骨质破坏伴软组织肿块，向上侵犯椎体及椎管，病灶内 T_1WI 夹杂斑点、结节状高信号，T_2WI 呈较明显高信号并多发线样、条索状分隔，增强扫描分隔可见延迟强化。综合上述资料考虑为骶尾椎来源缓慢生长的骨肿瘤，脊索瘤可能性大。

四、鉴别诊断

1. 骨巨细胞瘤 多见于 20～40 岁青年人，上骶骨（骶 1～3 水平）偏离中线区域，呈膨胀性、皂泡样骨质破坏，常跨越骶髂关节向髂骨侧横向生长。骨壳菲薄，内伴骨嵴呈多房状，且易出血形成液 - 液平面，内无钙化及骨化，增强扫描呈显著不均匀强化。

2. 神经鞘瘤 最常见的椎管内肿瘤，位于髓外硬脊膜内，以胸腰段稍多。一般呈孤立偏向性、哑铃状生长，常伴椎间孔扩大、椎弓根压迫性吸收。MRI 检查病灶呈囊实性改变，增强不均匀强化。

3. 软骨肉瘤 常偏中线生长，钙化常见且呈点状、簇状、环形或半环形，T_2WI 瘤体呈显著高信号，内夹杂点状、弓环状低信号，增强扫描呈明显不均匀强化，内部间隔及外周呈花环样渐进性强化具有特征性。

4. 椎体转移瘤 以老年人多见，多有原发肿瘤病史，病灶呈跳跃性、结节状分布，累及椎体附件为多，可伴发病理性压缩骨折及椎旁软组织肿块。MRI 呈 T_1WI 及 T_2WI 稍低信号，脂肪抑制序列呈高信号，增强扫描一般显著强化，在脂肪抑制序列椎体转移瘤显示明显。

【临床证据】

1. 术中所见 骶骨背侧、尾椎破坏明显，可见一巨大肿物，色灰红，质软，血供相对丰富，包膜完整，瘤体位于硬脊膜外，肿物与周围骶神经粘连明显（图 5-6-2A）。向前探及肿物与直肠脂肪间隔完整，无破损。

2. 病理结果

镜下所见：肿瘤细胞呈空泡状、含大量黏液基质，呈多结节状生长（图 5-6-2B）。

免疫组织化学：肿瘤细胞 CK（+）、Vim（+）、S-100（+）、EMA（+）、CEA（-）、E-cad（+），Ki67index 约 10%。

结合 HE 形态、免疫组织化学结果，病变符合骶尾椎脊索瘤。

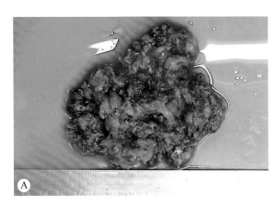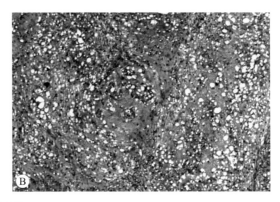

图 5-6-2

病例综述

脊索瘤是起源于胚胎时期残余脊索的低度恶性骨肿瘤，是继骨肉瘤、软骨肉瘤和纤维肉瘤之后发生率最高的原发性恶性骨肿瘤。该肿瘤生长缓慢，具有侵袭性，不易彻底切除，复发率较高，预后较差。脊索瘤可发生于任何年龄，多见于 30～60 岁，发生在骶尾部者年龄偏大，男女比例约为 1.8：1。可发生于沿脊柱中轴的任何部位，好发于脊柱两端，即骶尾部、颅底蝶枕软骨结合处。发生于骶尾部时多见于骶 2/3 椎间盘以下、骶尾中线区。患者临床症状不一，发生在颅底斜坡处的常以脑神经及垂体功能障碍或鼻咽部症状就诊，发生在骶尾部的则以疼痛，直肠、膀胱及相应神经受累症状就诊。脊索瘤的影像学表现包括：

（1）类圆形或分叶状软组织肿块，边界清楚，多在中线区域生长，亦可偏离中线结构，受累的椎体或斜坡膨胀性、溶骨性骨质破坏。骶尾部脊索瘤多起始于下部骶椎（骶 2/3 椎间盘以下），病灶可突破骨皮质形成骶前巨大软组织肿块，向后可累及椎管。

（2）X 线及 CT 病灶区可见散在分布的钙化或骨化影，MRI 检查 T_1WI 呈低或稍低信号，内可伴出血或含高蛋白黏液所致的高信号。T_2WI 呈中度或明显高信号，特征性表现为多结节"卵石状"聚集，结节间夹杂粗细不等的条索样低信号分隔，呈现特征性的"蜂房状"改变。

（3）"反引号"征：肿瘤向椎管上方延伸，侵犯上部椎体或其上的椎管。

（4）"横板"征：肿瘤内残存的椎间盘形成横线样结构。

（5）增强扫描病灶缓慢渐进性、持续性强化，轻度至中度的不均匀性强化，低信号分隔延迟强化特征性表现为条索样、颗粒样强化，呈"蜂房状"改变。

（6）按进展程度可分为四期：Ⅰ期肿瘤局限于原发部位，无邻近结构侵犯；Ⅱ期肿瘤向原发部位周围间隙或组织结构侵犯，只累及一个颅底解剖间隙，脊柱肿瘤则为累及椎弓根；Ⅲ期肿瘤累及两个颅底解剖间隙，脊柱肿瘤为累及整节脊椎；Ⅳ期肿瘤累及两个以上颅底解剖间隙，脊柱肿瘤为累及椎旁软组织或向椎管内侵犯，复发或伴有转移。

重要提示

本例诊断的核心在于骶尾部常见肿瘤影像学特点的掌握。本例肿瘤位于下骶部正中区域，瘤体侵犯上部椎体和椎管形成"反引号"征，瘤内混杂斑点、结节状 T_1WI 高信号（考虑为高蛋白黏液）及多发条索状分隔，T_2WI 呈较明显高信号，增强扫描分隔可见强化。本病依据发病部位、年龄及 MRI 表现可作出脊索瘤的诊断，但因缺乏 X 或 CT 资料对肿瘤的定位及骨质破坏情况的评估有一定影响。

（陈镜聪　曾玉蓉　蓝博文）

5-7　骨化性纤维瘤

临床资料

女，73岁。左下颌骨肿物渐大半年。患者于半年前无明显诱因发现左下颌隆起，质硬，此后肿物逐渐增大，无其他症状。专科检查：左下颌磨牙后区口腔前庭明显隆起，触及一约3.5cm×3.0cm大小的肿物，质硬，边界清楚，活动度差。肿物表面黏膜无充血、糜烂，压之有少许不适，无明显疼痛。

影像学资料　（图5-7-1）

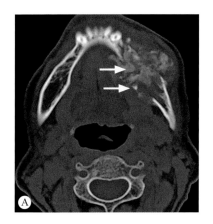
CT 骨窗

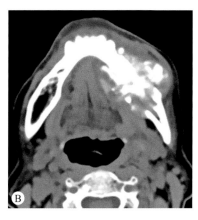
CT 软组织窗

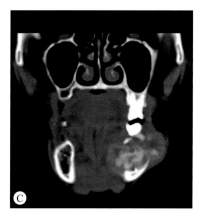
CT 骨窗冠状位

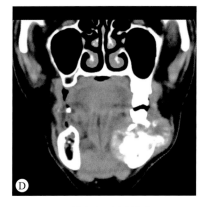
CT 软组织窗冠状位

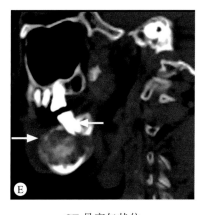
CT 骨窗矢状位

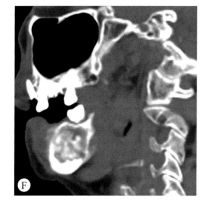
CT 软组织窗矢状位

图 5-7-1

诊断思路分析

一、定位征象

本病例肿块主体位于左下颌骨角，相应骨髓腔增宽，局部骨质膨胀性破坏并软组织肿块形成。瘤周可见菲薄骨壳，邻近牙根结构保持，皮下组织及舌侧肌群受压移位但保留原有形态，综合考虑病灶起源于左下颌骨角部骨髓腔。

二、定性征象

1.基本征象 CT平扫示左下颌骨角部膨胀性骨质破坏并软组织肿块形成（图5-7-1A、B），肿块呈混杂密度，内见毛玻璃样、棉花团状骨化及钙化影（图5-7-1A白箭），骨髓腔增宽，骨皮质受压变薄、局部中断，周围可见菲薄线样骨包壳（图5-7-1E白箭），未见明显骨膜反应，邻近牙根受压，无明显破坏吸收（图5-7-1E白箭）。肿块突破髓腔推压舌侧肌群，占位效应显著但分界清楚，周围淋巴结未见肿大，提示良性骨肿瘤可能性大。

2.特征性征象

（1）下颌骨膨胀性破坏伴软组织肿块，肿块内部以放射状、云絮状高密度为主，提示有丰富的骨化及钙化。

（2）肿块周围可见菲薄骨壳，未见明显骨膜反应，邻近牙根无明显破坏。

三、综合诊断

老年女性，病程进展缓慢。影像学检查提示左下颌骨占位性病变，局部骨质膨胀性破坏，病灶体积较大但边界清楚，内部多发钙化及骨化，周围可见纤细骨壳，邻近牙根无明显破坏，综合考虑为左下颌骨来源良性肿瘤性病变，骨化性纤维瘤可能性大。

四、鉴别诊断

1.骨纤维异常增殖症 骨化性纤维瘤与骨纤维异常增殖症的影像表现和组织学相似，但两者是不同的疾病。骨化性纤维瘤是肿瘤性病变，有包膜，与正常骨分界清楚。骨纤维异常增殖症是骨内纤维组织异常增生的非肿瘤性病变，呈弥漫性生长，无包膜，边界不清楚。是否存在包膜是两者的鉴别要点，免疫组织化学有助于进一步鉴别诊断。

2.成釉细胞瘤 是最常见的牙源性肿瘤，组织学表现为良性但具有局部浸润生长的特点，好发于30~49岁成年，下颌骨多于上颌骨。成釉细胞瘤影像学上可表现为实性、囊性及囊实性，颌骨膨胀性破坏以向唇颊部为主，邻近牙根呈锯齿状吸收，牙齿可被推移或脱落缺失。肿瘤内钙化或骨化罕见，可含有脱落的牙齿。

3.骨瘤 分为致密型与海绵型，WHO分类被认为是一种错构瘤，主要发生于颅面骨。致密型骨瘤表现为均匀骨质密度，而骨化性纤维瘤表现高密度的肿块内有相对低密度区，CT骨窗可作鉴别。海绵型骨瘤常呈半球状或扁平型突起起自颅板，边缘光滑，密度类似板障或呈磨玻璃样。

4.颌骨血管瘤 牙龈反复出血是最常见症状。CT示病变区颌骨膨大，病灶呈不均匀囊状骨质密度减低灶，内可见无数细小的骨性分隔自病灶中心向周围放射，呈"日光放射状"钙化或骨化。

5.恶性骨肿瘤 主要与成骨性肿瘤，骨肉瘤等鉴别。恶性骨肿瘤进展快，常表现为虫蚀样骨质破坏，骨膜反应明显，软组织肿块常超出骨质破坏区，瘤内成骨多不均质、不规则，周围结构受累或水肿明显。

临床证据

1.术中探查 肿物为灰红组织，约3.5cm×2.0cm×2.0cm，下颌骨骨质破坏明显，肿物向颊舌侧推进生长，口底肌与病灶分界不清。切除肿物及部分下颌骨。

2.病理结果

镜下所见：梭形细胞中见成骨及钙化组织，细胞异型性不明显，病变符合骨化性纤维瘤（图 5-7-2）。

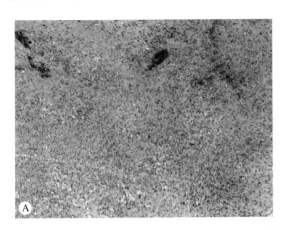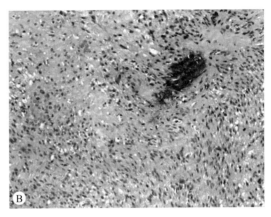

图 5-7-2

病例综述

骨化性纤维瘤（ossifying fibroma，OF）是常见的颅面骨良性肿瘤，组织学上由富含细胞的纤维组织和表现多样的矿化组织构成。OF 常见于青年人，女性多于男性，生长缓慢，早期无自觉症状，随着肿瘤增大可引起牙移位、牙合关系紊乱、颌面部变形。

OF 多为单发，上、下颌骨均可发生，以下颌骨更多见。发生于上颌骨者多位于尖牙窝、颧弓及鼻窦处，发生于下颌者以前磨牙区下缘和下颌角处多见。CT 上因肿瘤内纤维组织和矿化组织的比例不同而表现不同，骨化少者呈骨质透亮改变，但很少表现为囊肿样；骨化多者呈毛玻璃样、棉花团状、网织状及云絮状高密度影，骨化分布不均，形态多样。病灶多呈膨胀性生长，骨髓腔增宽，周围可见连续的菲薄骨包壳，老年患者因骨质脆弱，骨包壳可中断，肿块周围结构受压移位为主，分界清楚。发生于颌骨者需与成釉细胞瘤鉴别，OF 邻近牙根多呈推压改变，成釉细胞瘤瘤内钙化罕见。

重要提示

本病例是常见病的相对不典型表现，因肿块体积较大且骨包壳局部中断易误诊为恶性肿瘤，核心点在于常见病典型表现的掌握。颌骨的单发肿块，膨胀性生长并瘤内形态多样的骨化及钙化，瘤周可见菲薄线样连续的骨包壳（老年人因骨质脆弱可局部中断），需考虑到本病的可能。

（廖俊杰　曾玉蓉　代海洋）

5-8　腓骨单纯性骨囊肿

临床资料

女，20 岁。左侧小腿疼痛 3 年，加重 1 个月。专科检查：左小腿中段外侧局部稍隆起，未触及搏动，局部有压痛，皮肤无红肿、破溃，未扪及明显肿物。胫腓骨未及骨擦感，足背动脉搏动良好，感觉良好，未见足内、外翻畸形。膝关节、踝关节、各跖趾关节活动尚可。

影像学资料　（图 5-8-1）

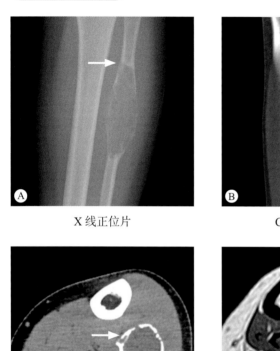

X 线正位片

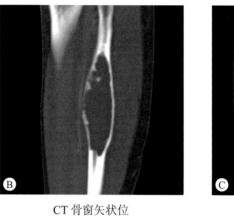

CT 骨窗矢状位

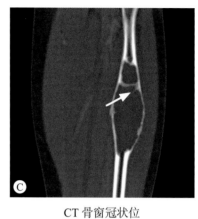

CT 骨窗冠状位

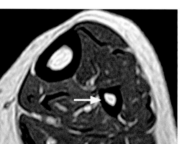

CT 软组织窗横断位

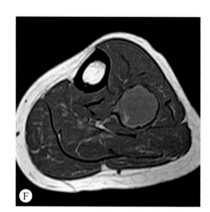

T₂WI 横断位

T₁WI 横断位

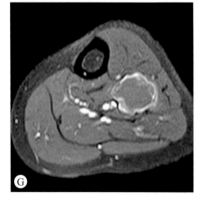

T₁WI 抑脂增强横断位

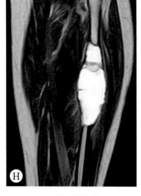

T₂WI 冠状位

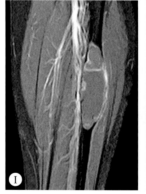

T₁WI 抑脂增强冠状位

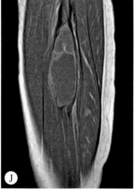

T₁WI 增强矢状位

图 5-8-1

诊断思路分析

一、定位征象

本例病变位于左侧腓骨中上段髓腔，相应骨干膨胀性骨质破坏，可见骨性分隔，骨皮质连续、变

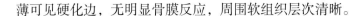

薄可见硬化边，无明显骨膜反应，周围软组织层次清晰。

二、定性征象

1. 基本征象　平片示左侧腓骨中上段髓腔膨胀性骨质破坏，长轴与腓骨一致，边界清楚，相应皮质菲薄但连续，可见硬化边（图 5-8-1A 白箭），无明显骨膜反应。病灶呈囊状改变，可见线样骨性分隔（图 5-8-1C 白箭）。CT 平扫病灶内呈液性低密度，CT 值约 23Hu（图 5-8-1D）。MRI T₁WI 病灶呈低信号，T₂WI 呈明显高信号，增强扫描病灶边缘及其内分隔可见强化，余区域未见强化，提示病灶内主要为液性成分（图 5-8-1I、J）。病灶周围软组织层次清晰，未见软组织肿块。

2. 特征性征象

（1）病灶膨胀性破坏伴骨性分隔，长轴与骨干一致，骨包壳菲薄但连续。

（2）悬片征：即骨片不能从皮质上完全游离坠落而悬浮在囊液中，这可作为与实质性囊性病变鉴别的依据（图 5-8-1D、E 白箭）。

三、综合诊断

青年女性患者，病程长。影像学检查发现左侧腓骨中上段膨胀性骨质破坏伴骨性分隔，骨包壳菲薄但连续，可见"悬片征"，未见骨膜反应及软组织肿块，增强扫描病灶壁及分隔强化，余区域未见明显强化。综合上述所见，考虑骨源性良性病变，骨囊肿可能性大。

四、鉴别诊断

1. 动脉瘤样骨囊肿　与骨囊肿在临床和 X 线上都有相似之处，但动脉瘤样骨囊肿多为偏心性，具有中等度侵蚀性，且常可穿破骨包壳、其边缘轮廓模糊不清，呈虫蚀状，其骨皮质常膨胀如气球状，可穿刺出新鲜血液，穿刺时常有血液搏动感，而骨囊肿则为黄色或褐色液体。

2. 骨巨细胞瘤　多见于 20 岁以上的成年患者，好发于股骨远端及胫骨近端，病变呈多房状或泡沫状，具有高度偏心性和膨胀性，有一定的侵蚀性，可穿透骨皮质累及骨骺，股骨上端的骨巨细胞瘤与骨囊肿有时仍难以鉴别。

3. 骨纤维异常增殖症　大部分表现为磨玻璃或丝瓜瓤状骨质异常，如无磨玻璃或丝瓜瓤状改变而呈囊状膨胀时与单纯性骨囊肿难以鉴别。但纤维异样增殖症病变范围较广泛，不一定呈中心性生长，除骨端外常侵及干骺端及骨干。

4. 骨肉瘤　单纯溶骨性骨肉瘤可误诊为骨囊肿。一些骨肉瘤变异或形成假包囊时，较少出现临床症状，影像学表现类似骨囊肿。在影像学上毛细血管扩张型骨肉瘤、Ewing 肉瘤也可类似于骨囊肿，但这些恶性肿瘤常表现出更强的侵袭性。

临床证据

1. 术中探查　术中用穿刺针钻入腓骨病灶内，抽出 15ml 淡红色积液（图 5-8-2A），探查病灶内为空腔，囊壁硬，未探及有软组织肿物，考虑骨囊肿可能。

2. 病理结果

镜下所见：镜下见骨及纤维组织，形态温和，未见异型细胞，考虑良性增生性病变，符合单纯性骨囊肿（图 5-8-2B）。

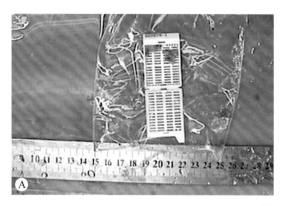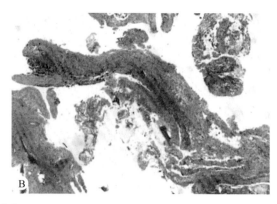

图 5-8-2

病例综述

　　单纯性骨囊肿（simple bone cyst，SBC）又称孤立性骨囊肿，在骨肿瘤中约占 3%，是一种具有自限性的良性骨病变。SBC 常见于儿童及青少年，男性多发，男女发病比例为 2∶1～4∶1。平均发病年龄 8～14 岁，年龄对骨囊肿预后影响较大，文献报道大于 10 岁患者预后明显好于小于 10 岁患者。SBC 发病机制仍不清楚，其机制存在多种假说，其中静脉阻塞假说最为广泛接受，骨内静脉回流障碍导致骨内高压，增加破骨活性，致局部骨质破坏。SBC 为囊性结构，腔内充满透明或半透明囊液，外伤后囊液可呈血性，囊腔表面覆盖有光滑的内膜。SBC 起病比较隐匿，80% 的患者无任何症状。

　　SBC 好发于长管状骨的干骺端，一般不跨骺板生长，随骨的生长而向骨干移行，骺线闭合后即停止生长。和远离骺板的病变相比，临近骺板的病变常表现出更强的"活跃程度"，更易进展及复发。临近骺板的活动性骨囊肿还可能会影响长管状骨的纵向生长。X 线上病灶一般表现为卵圆形骨质透亮影，干骺侧常宽于骨干侧，局部骨髓腔中心性膨胀，周围由薄层骨质包裹，边界清楚，囊肿纵轴常大于其横径，且囊肿横径常小于相邻骺板宽度。除非发生病理性骨折，周围常无骨膜反应，囊肿不会突破骨皮质、不会有层状骨膜反应及 Codman 三角等影像学表现。病灶内部主要为均匀低密度，囊壁可见纤细骨嵴，外层有菲薄骨硬化边。肿块内部可见"骨片陷落征""悬片征"，一般无明显骨膜反应，不伴软组织肿块，无转移等恶性肿瘤征象。治疗的目的在于促进囊肿吸收、改善病骨皮质强度、治疗及避免骨折、恢复肢体负重力线及正常功能。

重要提示

　　本病例诊断核心点在于掌握骨囊肿的影像特点及鉴别诊断。长骨干骺端或骨干膨胀性骨质破坏，长轴与骨干一致，可见"骨片陷落征""悬片征"，病灶内以液性成分为主，骨包壳完整，无骨膜反应及软组织肿块，结合患者的年龄需考虑到骨囊肿的可能。

（廖俊杰　曾玉蓉　蓝博文）

5-9　跖骨嗜酸性肉芽肿

临床资料

　　男，8 岁。1 个月前因扭伤致右踝肿痛、活动受限。专科查体：右踝、右足前部稍肿胀，皮温正常，轻压痛，第3跖骨明显，足趾活动、感觉、血运正常。

影像学资料 （图 5-9-1）

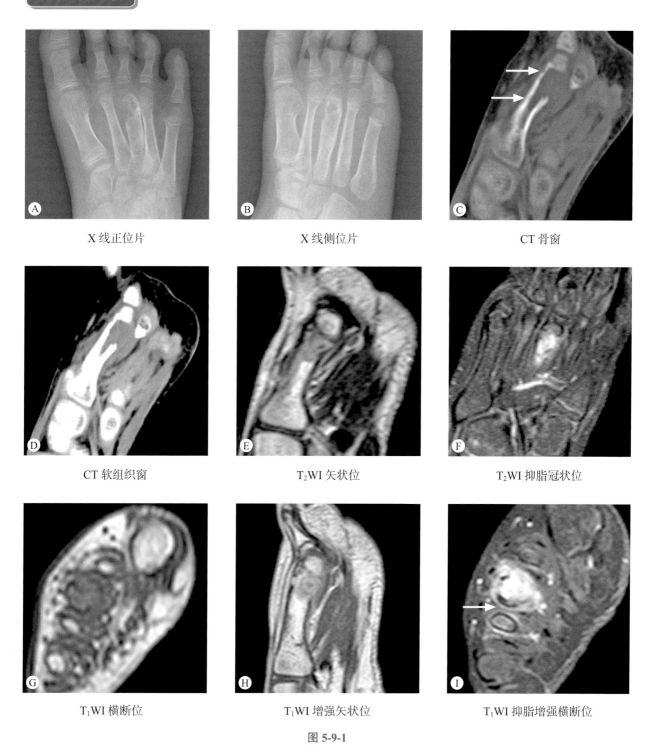

X 线正位片	X 线侧位片	CT 骨窗
CT 软组织窗	T₂WI 矢状位	T₂WI 抑脂冠状位
T₁WI 横断位	T₁WI 增强矢状位	T₁WI 抑脂增强横断位

图 5-9-1

诊断思路分析

一、定位征象

本例病变发生于右足第 3 跖骨骨干及远侧干骺端，相应骨质膨胀性破坏并软组织肿块形成，肿块突破皮质向周围间隙生长，周围软组织受压为主，需鉴别软组织来源病变侵犯跖骨髓腔。主要定位征象有：

1. 位于骨组织的征象　平片示右足第 3 跖骨骨干及远侧干骺端弥漫膨胀性骨质破坏，远侧干骺端偏侧性皮质缺损，相应区域软组织肿块主体仍位于髓腔内。肿块突入软组织部分远端呈"尖角样"改变，周围软组织受压移位，仍保留原有的形态结构。

2. 位于软组织的征象　肿块中心位于软组织内，与来源软组织关系密切。相应软组织结构紊乱、间隙增宽，肿块进展可压迫骨皮质，但一般在晚期才突破骨皮质侵犯至髓腔内。

综合上述征象，病变定位于右足第 3 跖骨，考虑骨来源肿瘤或肿瘤样病变。

二、定性征象

1. 基本征象　X 线正侧位片示右足骨干及远侧干骺端膨胀性骨质破坏，骨皮质变薄、密度增高，远侧干骺端偏侧性骨皮质缺损，相应区域髓腔密度斑片状减低（图 5-9-1A、B）。CT 平扫骨窗及软组织窗示跖骨髓腔内软组织肿块形成，并局部骨皮质虫蚀状（图 5-9-1C 白箭）或较大范围破坏、缺损，软组织肿块突破皮质侵犯周围软组织，周围间隙轻度水肿。病灶纵径大于横径，与骨干长轴一致，骨皮质内缘呈弧形压迹。MRI 检查 T_2WI 序列信号偏低，T_2WI 抑脂呈高信号，T_1WI 呈等信号，增强扫描病灶均匀明显强化，周围及邻近第 4 跖骨可见层状骨膜反应性明显强化（图 5-9-1I 白箭）。

2. 特征性征象

（1）CT 上可见骨皮质"钻孔样""虫蚀状"骨质破坏（图 5-9-1C 白箭），边缘规则，并可见骨内膜"扇贝样"压迹（图 5-9-1C 白箭）。

（2）袖套征：表现为病灶周围软组织内出现薄层带状长 T_1 长 T_2 信号，对称性的包绕病灶，增强后明显强化（图 5-9-1I）。

（3）病变骨 MRI 检查可见层状骨膜反应，形态规则。

三、综合诊断

男性患儿，临床症状轻，外伤史意外发现第 3 跖骨轻压痛。影像学检查发现右足第 3 跖骨骨质膨胀并虫蚀状破坏、软组织肿块形成，髓腔内侧皮质见"扇贝样"压迹，周围水肿轻，肿块 T_2WI 信号偏低，增强扫描均匀明显强化，可见层状骨膜反应。综合上述资料考虑为右足第 3 跖骨肿瘤样病变，嗜酸性肉芽肿可能性大。

四、鉴别诊断

1. 急性骨髓炎　大多急性起病，临床症状较重，常有感染症状，白细胞明显增高，局部有红、肿、热、痛等症状和体征，骨髓及周围软组织水肿较广泛，较少见到钻孔样骨质破坏，无软组织包块形成。

2. 慢性骨髓炎　往往有急性骨髓炎病史，骨质破坏区常见死骨形成，周围骨质增生硬化，骨皮质增厚，骨干变形，邻近软组织萎缩，常见窦道形成。

3. 尤文氏肉瘤　本病亦好发于儿童或青少年，肿瘤易破坏骨皮质向周围浸润扩散，形成放射状骨膜反应或形成骨膜三角，软组织包块不规则，瘤内可见出血、坏死及囊变，软组织内亦可见瘤骨形成，周围水肿较重。

4. 骨纤维异常增殖症：多发生于 10～40 岁，病变多以实性成分为主，实性成分以"磨玻璃样"生长为主，囊变多见，多无软组织包块、骨膜反应及周围水肿，常呈"云絮样"强化。

临床证据

大体所见：灰白色骨及骨样组织一条，伴少量肌肉及脂肪组织（图 5-9-2A）。

镜下所见：镜下除板层骨、纤维、脂肪及肌组织外，见大量嗜酸细胞灶性增生，夹杂少量组织细胞（图 5-9-2B）。

免疫组织化学：组织细胞 100（+），CD68（+），CDa（+），Vim（+）。

结合 HE 形态和免疫组织化学结果，病变符合嗜酸性肉芽肿。

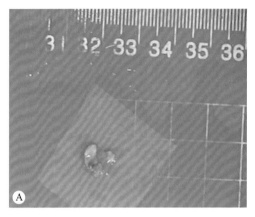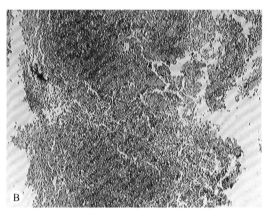

图 5-9-2

病例综述

骨嗜酸性肉芽肿属于朗格汉斯细胞组织细胞增生症（langerhans cell histiocytosis，LCH）的良性局限型，占 75%～80%，是一种以朗格汉斯细胞组织细胞增生为特征的良性肿瘤性病变，好发于 20 岁以下的青少年和儿童，男性多见，男女之比为 2.5∶1。病灶多为单发，多发病变多见于 5 岁以下儿童，多累及胸椎和锁骨。本病可发生在任何骨，但最常见于颅骨、脊椎、骨盆和股骨。患者临床症状轻微而影像学检查表现重，具有自限自愈和多发病灶此起彼伏的特点。其主要影像表现为：

（1）病变以颅骨多见，发生于颅骨时可呈穿凿样外观，其内有"纽扣样"死骨，破坏外板后可形成软组织肿块。病灶区内外板破坏程度不一，可出现"双边征"或"斜面征"。

（2）病变发生于长骨者，多累及干骺端和骨干髓腔，膨胀性生长，边界清楚，伴有软组织密度肿块，骨皮质内缘可见"扇贝样"压迹，相应骨皮质可呈小钻孔样破坏，髓腔内可呈膨胀性溶骨性及洞套洞样骨质破坏，肿块可突破骨皮质形成软组织肿块，可有较规则的层状骨膜反应。

（3）MRI 扫描病灶 T_1WI 多呈等或低信号，T_2WI 多呈高信号。病灶周围可出现"袖套征"，表现为病灶周围软组织内出现薄层带状长 T_1 长 T_2 信号，对称性的包绕病灶，增强后明显强化，袖套状改变显示更加清楚。

（4）无远处转移。

重要提示

本病例诊断核心点是掌握骨嗜酸性肉芽肿的影像诊断要点。跖骨骨干及干骺端髓腔内单发肿块，突破骨皮质形成软组织肿块，骨内膜可见扇贝样压迹，骨皮质小钻孔状破坏并有层状骨膜反应，MRI 检查伴有"袖套征"，结合患者年龄及临床症状轻微的病史，可考虑跖骨嗜酸性肉芽肿诊断。

（廖俊杰 曾玉蓉 蓝博文）

5-10 局限型腱鞘巨细胞瘤

临床资料

女，21岁。3个月前无明显诱因出现左膝关节疼痛，逐渐加重，行走及运动时明显，休息后可缓解。

影像学资料 （图 5-10-1）

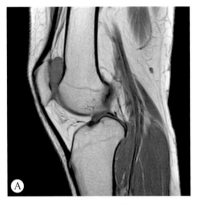
T₁WI 矢状位

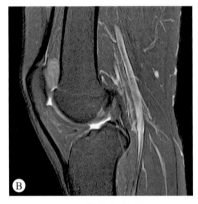
T₂WI 抑脂矢状位

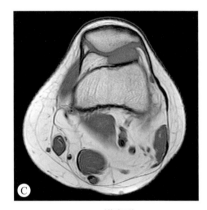
T₁WI 横断位

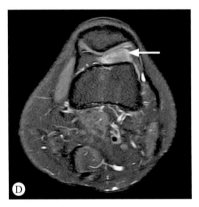
T₂WI 抑脂横断位

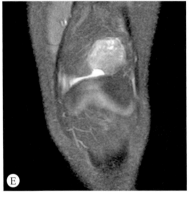
T₂WI 抑脂冠状位

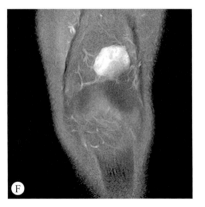
T₁WI 抑脂增强冠状位

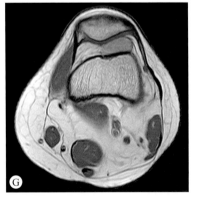
T₁WI 增强横断位

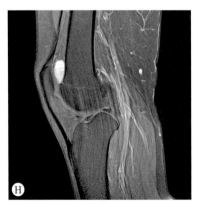
T₁WI 抑脂增强矢状位

图 5-10-1

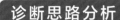

诊断思路分析

一、定位征象

各方位 MRI 图像显示病灶结节状位于膝关节内侧间隙，边界清楚，与邻近股骨面滑膜关系密切，周围结构保持，邻近髌骨、股骨骨质无明显破坏。

二、定性征象

1. 基本征象　病灶呈结节状，边界清楚，与邻近股骨面滑膜关系密切，周围脂肪间隙清晰，邻近骨质无明显破坏。病灶 T_1WI 呈低信号，T_2WI 抑脂序列信号不均匀，以稍高信号为主，内可见线样、斑片状低信号影（图 5-10-1D 白箭）。增强扫描病灶欠均匀明显强化。

2. 特征性征象　病灶内见线样、斑片状低信号影，考虑纤维组织或含铁血黄素沉积可能。

三、综合诊断

青年女性患者，无明显诱因左膝关节疼痛。影像学检查发现膝关节内侧间隙占位，病灶边界清晰、光整，无明显侵袭征象，内可见线样、斑点状 T_2WI 低信号影，考虑为纤维组织或含铁血黄素沉积可能。综合上述资料考虑为膝关节滑膜来源良性肿瘤性病变，局限型腱鞘巨细胞瘤可能性大。

四、鉴别诊断

1. 滑膜血管瘤　起源于滑膜下层的间充质，属于软组织血管瘤类型之一。该病多见于儿童和青少年，女性较多见。典型的滑膜血管瘤因病灶内含有大量迂曲、扩张的血管表现为 T_1WI 低信号、T_2WI 明显高信号的特征性"葡萄串"样改变，增强扫描明显强化。

2. 色素沉着绒毛结节性滑膜炎　与腱鞘巨细胞瘤有类似的组织学表现，早期认为是发生不同部位的同一疾病。色素沉着绒毛结节性滑膜炎是良性滑膜增生性疾病，好发于中青年，30～40 岁为发病高峰。MRI 表现为滑膜增厚呈明显"海绵垫样"，结节内见含铁血黄素沉着颗粒，表现为 T_1WI 和 T_2WI 均呈低信号。其增生的滑膜组织沿关节间隙浸润，破坏关节软骨面。

3. 良性神经鞘瘤　病灶多数形态规则，轮廓光整，长轴与肌肉走行一致，表现为轮廓清晰的软组织肿块，可有坏死囊变。增强扫描实性部分可有轻中度强化，坏死囊变部分无明显强化，常伴有典型的"靶征""神经出入征""束征"或"脂肪分离征"。

4. 腱鞘纤维瘤　可发生于任何年龄，多见于男性。紧邻腱鞘边界清楚的椭圆形肿块，T_1WI、T_2WI 呈等、低信号，典型表现中心可见条带样低信号。部分区域细胞成分较多或黏液变时，T_2WI 信号增高。增强扫描大部分无或轻度强化。

临床证据

1. 术中探查　膝关节镜检查，见关节腔内滑膜增生，内、外侧半月板未见明显损伤。前、后交叉韧带形态完整，张力可，无松弛。髌上囊处可见一圆形黄色包块，边界清楚，可见包膜，约 2cm×2cm×1cm 大小，与股骨远端前方皮质关系密切（图 5-10-2A）。

2. 病理结果

镜下所见：左膝关节腔肿物符合腱鞘巨细胞瘤（图 5-10-2B）。

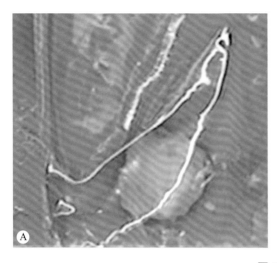
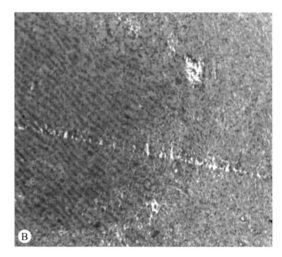

图 5-10-2

病例综述

腱鞘巨细胞瘤（giant cell tumor of the tendon sheath，GCTTS），是起源于滑膜细胞或趋向滑膜细胞分化的间叶细胞，发生在关节和滑囊内或沿腱鞘生长的良性肿瘤，组织学主要为滑膜细胞，伴有数量不等的多核巨细胞、泡沫细胞、慢性炎细胞及含铁血黄素沉积，生物学上具有一定侵袭性，2013 年 WHO 软组织肿瘤分类中将其归类于所谓的纤维组织细胞性肿瘤。

GCTTS 大部分发生于手和足部，也可发生于其他关节（踝、膝、髋、肘、肩等大关节）或非关节部位（脊柱等），为较少见的组织细胞肿瘤。根据受累的解剖部位、病灶的形态特点、生长方式及生物学行为不同，可分为局限型 GCTTS（L-GCTTS）和弥漫型 GCTTS（D-GCTTS）。据研究报道，局限型 GCTTS 平均发病年龄约 37 岁，少数见于 20 岁以下；弥漫型 GCTTS 老年患者常见，平均年龄约 57 岁，男女发病比率约 1∶2。局限型 GCTTS 表现为包膜完整、边界清楚的肿块；弥漫型 GCTTS 常与周围软组织不同程度粘连，包膜不完整或无包膜。临床上两型均可引起疼痛、关节活动障碍及局部神经压迫症状等。

GCTTS 以 MRI 检查为主，局限型 GCTTS 常表现为局限性的软组织肿块，边界清楚，与邻近滑膜、肌腱关节密切。T_1WI 病灶呈低信号，主体大多与正常的骨骼肌信号相仿。T_2WI 序列病灶信号不一，取决于病灶内有无出血、囊变、含铁血黄素及胶原纤维组织的比例及分布。肿瘤邻近骨质可发生溶骨性破坏，增强明显强化。

GCTTS 以手术切除为主要治疗方式，但术后易复发。少数肿瘤多次复发后可发生肉瘤样恶变，并可出现淋巴结和肺的转移。

重要提示

本病例诊断核心点在于腱鞘、滑囊及关节滑膜常见病变的掌握。青年患者，膝关节内单发的包膜完整、边界清楚肿块，与关节滑膜关系密切，病灶内可见特征性 T_2WI 低信号影，可考虑膝关节局限型 GCTTS 诊断。

（曾玉蓉　代海洋　蓝博文）

5-11 腺泡状软组织肉瘤

临床资料

女，29岁。1个月前无意中发现右大腿外侧肿物，行走时轻微疼痛不适，有小腿及足部麻木不适。近期发现肿物较前增大、疼痛不适加重。专科检查：右大腿外侧中下段可扪及圆形、质地坚硬肿物，表面光滑，压痛，固定无活动度，膝关节屈伸活动时肿物不移动。

影像学资料 （图 5-11-1）

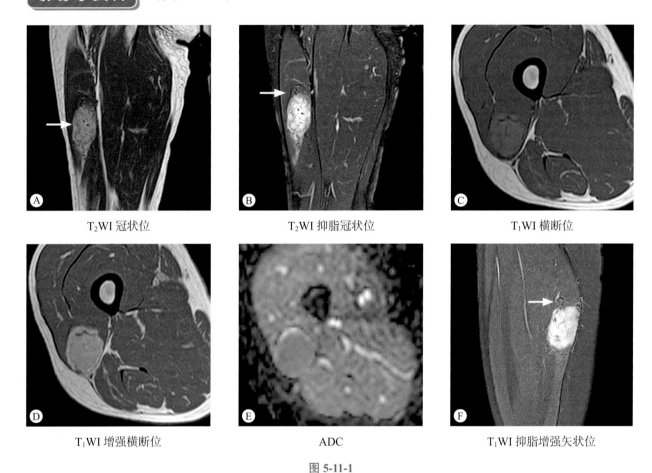

T₂WI 冠状位	T₂WI 抑脂冠状位	T₁WI 横断位
T₁WI 增强横断位	ADC	T₁WI 抑脂增强矢状位

图 5-11-1

诊断思路分析

一、定位征象

本病例病变定位于大腿右侧股外侧肌 - 中间肌内，病灶长轴与肌肉走行一致，边界尚清，周围间隙稍模糊，股外侧肌 - 中间肌后缘筋膜连续。

二、定性征象

1. 基本征象 MRI 检查示右侧股外侧肌 - 中间肌内见一椭圆形肿块，长轴与肌肉走行一致，边界尚清，周围间隙稍模糊。与肌肉组织信号相比，病灶 T₁WI 呈稍高信号、T₂WI 呈高信号，ADC 明显减低，增强扫描病灶均匀显著强化，未见明确包膜结构。股外侧肌 - 中间肌后缘筋膜连续，局部稍模糊，邻近肌间脂肪信号保持。右股骨骨质未见异常。

2. 特征性征象

（1）病灶内及周围存在蜿蜒迂曲的血管，在 MRI 图像上表现为流空信号（图 5-11-1A、B、F 白箭），提示肿瘤血供丰富。

（2）肿块显著持续性强化，提示肿瘤组织内存在血流缓慢的丰富血窦；DWI 提示弥散受限。

三、综合诊断

年轻女性，右大腿无痛性肿块，进展快。影像学检查发现右股部股外侧肌 - 中间肌内占位性病变，边界尚清楚，周围浸润不明显，MRI 像 T_1WI 呈稍高信号，瘤内及瘤周多发迂曲、紊乱的流空血管影，增强后肿块持续明显强化，弥散受限。综合上述资料考虑间叶组织来源恶性肿瘤，腺状软组织肉瘤可能性大。

四、鉴别诊断

1. 腺泡状横纹肌肉瘤　是儿童及青少年多见的软组织恶性肿瘤，好发于口腔、鼻、生殖道等部位。与腺状软组织肉瘤相比，腺泡状横纹肌肉瘤肿瘤细胞亦可呈腺泡状排列，但腺泡之间为纤维血管间隔，缺乏血窦，肿瘤由圆形、卵圆形、小多边形原始间叶细胞组成，可呈横纹肌母细胞分化，胞质红染、核偏位、可见横纹。免疫组化提示瘤细胞表达 Des、MyoD1 等肌源性标记，MyoD1 为核阳性，以区别腺状软组织肉瘤肿瘤细胞的胞浆阳性。

2. 透明细胞肉瘤　青壮年好发，多位于四肢远端深部组织，表现典型者累及肌腱和腱膜。病灶呈结节状或分叶状，体积相对较小，直径为 2～6cm，切面呈灰白色，少数肿瘤有色素区。瘤细胞排列紧密，结构一致，呈巢状、腺泡状或束状，由纤细的纤维组织分隔。瘤细胞呈多角形或梭形，有丰富的嗜酸性或透明胞质，核空泡状，核仁明显，电镜下细胞内可见不成熟的黑色素小体。免疫组织化学提示肿瘤细胞 S-100、HMB45 阳性。

3. 滑膜肉瘤　青少年最常见的软组织肿瘤之一，好发年龄在 30 岁左右。最常见的发病部位是在膝关节周围，其他较少见的累及部位包括头颈部和胸壁。肿瘤好发于四肢深部大关节附近，典型者由于病灶的囊性变、坏死和营养不良性钙化和纤维化条带于 T_2WI 表现为"三重信号征"，少数患者病灶内可出现多发液平面，呈"葡萄碗"征象。T_1WI 图像上呈稍高信号，但内部无流空血管影，肿瘤体积较大时囊变较显著。

4. 纤维肉瘤　是来源于成纤维细胞的恶性肿瘤，可分为婴儿型和成人型。成人型纤维肉瘤好发于青壮年，容易发生转移，内部和周边可见流空血管，但其分化较为成熟部分表现为 T_1WI 呈低信号、T_2WI 呈等信号。

临床证据

1. 术中探查　肿物呈血管团样结构，部分呈实性。将肿物完整切除，切除范围包括肿瘤包膜、周围部分正常组织。探查肿物旁，阔筋膜张肌肌腱未明显侵犯（图 5-11-2）。

2. 病理结果

镜下所见：右大腿肿物符合腺泡状软组织肉瘤。

免疫组织化学：瘤细胞 Desmim 灶（+）、NSE 小灶（+）、Vim 及网状纤维染色示腺泡状结构，余 MyoD1、Myoglobin、S-100、D2-40、CK、EMA、CgA、Syn 均（-），Ki67index<2%。PAS 染色小灶细胞胞浆红染。

结合镜下所见及免疫组织化学结果，病变符合腺泡状软组织肉瘤。

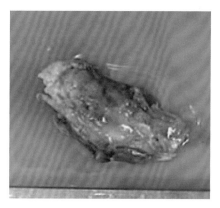

图 5-11-2

病例综述

　　腺泡状软组织肉瘤（alveolar soft part sarcoma，ASPS）是一种少见的高度恶性软组织肿瘤，占所有软组织肉瘤的 0.5%～1.0%，好发于 15～35 岁的女性，儿童也可发生，40 岁以上的人群罕见。发病部位以下肢和躯干常见，儿童可发生于头颈部，通常表现为缓慢增大的肿块或局灶性的疼痛。病理为多边形的肿瘤细胞围成腺泡状结构，而这些腺泡状结构间衬覆血管内皮细胞，形成裂隙状及血窦样毛细血管网，因此肿瘤血供极为丰富，病灶内及周边的滋养血管都极为丰富。ASPS 虽然生长缓慢，但属于高度恶性肿瘤，预后较差，5 年生存率为 60%，10 年生存率为 38%，仅有 18% 的患者 20 年后仍存活。影响预后的因素包括诊断时的年龄、肿瘤大小以及就诊时是否有转移。研究表明年龄越大和肿瘤直径大于 5cm 为 ASPS 的不良预后因素。目前，ASPS 的确诊依靠组织活检或手术病理，原发部位肿瘤的彻底切除是 ASPS 主要的治疗方式，早期发现、广泛切除是治疗 ASPS 的关键。ASPS 的影像学表现主要包括：

　　（1）肿瘤好发于深在部位软组织，表现为无痛性进行性增大肿块，故发现时肿瘤体积一般较大。病灶多呈卵圆形或结节状，少数呈分叶状，边界相对清楚。病灶密实，体积较大者可出现坏死，少数可伴有囊变。病灶多为膨胀性生长，对周围组织、器官浸润相对少见。

　　（2）肿瘤内及瘤周存在大量蜿蜒迂曲、紊乱的血管，这些血管大部分在 MRI 图像上表现为流空信号，肿瘤血管内血液流动较为缓慢，加上红细胞破裂，含铁血黄素释放，平扫病灶与肌肉组织信号相比，T_1WI 序列呈稍高信号。由于肿瘤组织内的出血、坏死、瘢痕形成等因素，T_2WI 图像上肿瘤信号多样。T_1WI 序列呈稍高信号及瘤内、瘤周大量流空血管影共同构成 ASPS 特征性 MRI 表现，部分病灶可伴有动静脉瘘。肿瘤周边的血管内常见瘤栓，是肿瘤早期发生转移的主要原因。转移以肺部最多见，其次是骨、脑及肝脏，淋巴结转移少见。

　　（3）增强扫描肿瘤强化明显，且为持续性强化。该强化模式除了与肿瘤内血管密集和走行蜿蜒迂曲密切有关外，还与肿瘤巢之间血管内皮细胞形成的毛细血管状结构使得肿瘤内"血池"容积较大有关。

重要提示

　　腺状软组织肉瘤多见于青少年女性，好发于下肢，尤其深部软组织。临床多表现为缓慢生长的软组织肿块，T_1WI 序列呈稍高信号及瘤内、瘤周大量流空血管影共同构成 ASPS 特征性 MRI 表现，增强扫描持续明显强化。

（罗锦沛　曾玉蓉　蓝博文）

5-12 恶性外周神经鞘膜瘤

临床资料

男，53岁。2个月前无意中发现右大腿肿物，受压时轻微疼痛，腿部无明显麻木不适及感觉功能障碍，屈伸活动无明显影响。近期发现肿物较前增大、伴疼痛不适。专科检查：右大腿外侧可见皮肤隆起，无流血、皮疹，可扪及软组织包块，轻压痛，质地较韧，边界不完全清楚，固定无活动度。

影像学资料 （图 5-12-1）

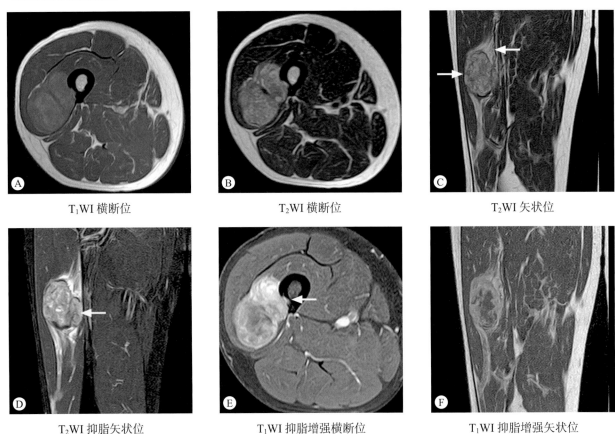

T₁WI 横断位　　　　T₂WI 横断位　　　　T₂WI 矢状位

T₂WI 抑脂矢状位　　T₁WI 抑脂增强横断位　　T₁WI 抑脂增强矢状位

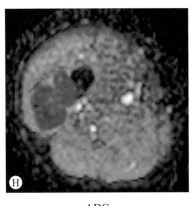

DWI（b=800s/mm²）　　　　ADC

图 5-12-1

诊断思路分析

一、定位征象

本例病灶来源于右股外侧软组织，主要判别肿块来源于肌内还是肌间隙。横断位（图 5-12-1A、B、E）可见病灶占据股中间肌，侵犯股骨外后侧皮质（图 5-12-1E 白箭），矢状位（图 5-12-1C、D）可见股外侧肌及股二头肌短头受压、外移，病灶与血管神经束关系密切（图 5-12-1C 白箭），综合考虑股外侧肌 - 中间肌间隙来源病变累及相应肌肉、股骨皮质可能性大。

二、定性征象

1.基本征象　病灶形态不规则、分叶及周围水肿明显。T₁WI 病灶呈稍高信号，提示肿瘤细胞密实或富含黏液样基质（图 5-12-1A）。T₂WI 呈稍高信号为主的混杂信号，内可见线状低信号和局灶性高信号，增强扫描呈漩涡状明显强化（图 5-12-1E）。病灶侵犯骨中间肌和股骨皮质（图 5-12-1E 白箭），DWI 示弥散受限，ADC 明显减低（图 5-12-1G、H），提示肌间隙来源恶性肿瘤可能性大。

2.特征性征象

（1）"束征"：T₂WI 高信号区混杂由多个环状结构组成的低信号区（图 5-12-1C、D 白箭）。

（2）病灶与股深部血管神经束关系密切，邻近股外侧肌及股二头肌短头受压、外移。

（3）增强扫描病灶漩涡状明显强化（图 5-12-1E、F）。

三、综合诊断

中年男性患者，逐渐增大的右大腿肿物，伴有疼痛不适。影像学检查提示右股外侧肌间隙占位，与血管神经束关系密切，可见"束征"。病灶分叶、不规则，周围水肿明显，侵犯股外侧肌及股骨皮质，增强扫描可见漩涡状强化。综合上述资料考虑为神经源性恶性肿瘤性病变，恶性外周神经鞘膜瘤可能性大。

四、鉴别诊断

1.良性神经鞘瘤　病灶多数形态规则，轮廓光整，长轴与肌肉走行一致，表现为轮廓清晰的软组织肿块，可有坏死囊变。增强扫描实性部分可有轻中度强化，坏死囊变部分无明显强化，常伴有典型的"靶征""神经出入征""束征"或"脂肪分离征"。

2.孤立性纤维性肿瘤　间质来源的梭形细胞肿瘤，常起源于胸膜，也可见于其他部位。病灶多表现为边缘清楚孤立性肿块，T₁WI 为等信号，T₂WI 信号多样，根据纤维成分、细胞成分及黏液变等所占比例、可为低信号、略高信号及混杂高信号，增强扫描持续不均匀明显强化。

3.肌成纤维细胞肉瘤　是由肌成纤维细胞分化而来的梭形细胞肉瘤，累及部位广泛，常见于四肢浅表组织。CT 检查示边界不清楚，可见钙化，增强后肿瘤实质呈厚壁花环样明显强化，中心可见低密度无强化区。

4.黏液性脂肪肉瘤　常表现为巨大的、边界清楚的、多结节的肌肉间的肿块，部分有包膜。病灶 CT 上多呈明显低密度，T₁WI 呈低信号，T₂WI 呈显著高信号，缺乏明显脂肪信号。由于含有丰富的毛细血管，增强扫描可有明显强化，黏液基质区延迟强化。

临床证据

1.术中所见　肿物呈分叶状，位于股外侧肌间隙及肌内，与股骨骨膜相连，与坐骨神经无粘连（图 5-12-2A）。

2. 病理结果

镜下所见：肿瘤组织细胞异型性显著，部分出现巨核或多核瘤细胞，病理性核分裂象易见，伴大片坏死（图 5-12-2B）。

免疫组织化学：肿瘤细胞 Vim（+）、S-100（部分 +）、Des（核 +）、MyoD1（-）、SMA（-）、CD31（-）、CD34（-）、F8（-）、CK（部分 +）、NF（-）、Lys（-），Ki67index 约 80%。

结合 HE 染色和免疫组织化学结果，诊断符合分化差的软组织肉瘤，恶性外周神经鞘膜瘤可能性大。

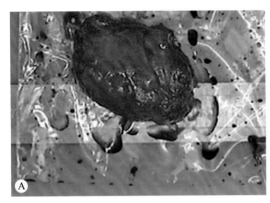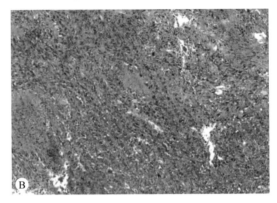

图 5-12-2

病例综述

恶性外周神经鞘肿瘤（malignant peripheral nerve sheath tumor，MPNST）是起源于神经外胚层间质的恶性肿瘤，发病率低，占所有软组织肉瘤的 5%～10%，恶性程度高，预后差。MPNST 可散在发生，其中 20%～40% 与 NF-Ⅰ（神经纤维瘤病Ⅰ型）相关。散发的 MPNST 好发于 50～60 岁，而与 NF-Ⅰ 相关的 MPNST 则发生较早，平均年龄为 30 岁，无明显性别差异。

MPNST 主要沿主神经根发生，如坐骨神经、骶丛神经、臂丛神经等，最常发生在四肢，其次是躯干、头颈部。病变通常表现为巨大肿块，形态不规则，结节状或分叶状，发生于四肢时常渐进性增大且伴有疼痛。病理学上 MPNST 可分为 Antoni A 区和 Antoni B 区，A 区集中在瘤体中央，由密集的束状细胞组成，呈栅栏状、车辐状排列，不易发生囊变；B 区分布于瘤体周围，瘤细胞稀少，排列呈网状，其内基质含水量高，常发生囊变坏死。病灶 T_1WI 呈等信号为主，可能与肿瘤细胞排列紧密和富含黏液样基质有关。T_2WI 呈稍高信号为主的混杂信号，内可见线状低信号和局灶性高信号，增强扫描病灶强化不均，实性成分可呈斑片状、网格状、岛屿状、漩涡状强化。MPNST 可有以下特征性征象：

（1）不典型"靶征"：病变 T_2WI 呈中间低信号（Antoni A 区）、周围高信号（Antoni B 区），增强不均匀强化。

（2）不典型"神经出入征"：肿瘤推移或包绕神经，上下两极可见"出入"的神经呈结节样、团块样或串珠样增粗。

（3）不典型"束征"：T_2WI 高信号区出现低信号灶，常由多个环状结构组成。

（4）不典型"脂肪分离征"：神经血管束常被脂肪包围，生长在神经血管束的肿瘤缓慢增大时，周围的脂肪成分得以保留，形成"脂肪分离征"。

重要提示

本病例诊断核心点在于对病灶的定位和特征性征象的把握。病灶同时占据股外侧肌及相应肌间隙，冠状位及矢状位可见肌肉受压外移，与血管神经束关系密切，由此定位于肌间隙，累及肌群。病灶分叶、形态不规则且周围水肿明显，邻近骨质侵蚀，定性为恶性肿瘤，综合病灶与血管神经束密切、增强漩涡状强化，可考虑恶性外周神经鞘膜瘤诊断。

（苏宏邦 曾玉蓉 代海洋）

5-13 黏液性脂肪肉瘤

临床资料

女，58岁。1个月前发现左大腿一包块，稍隆起于皮面，质地较软，无红、肿、热、痛。专科检查：左大腿可见一肿物，稍高出皮肤表面，触之边界尚清楚，无破溃，质地软，皮温不高，压之不褪色，无明显触痛，未扪及搏动感及波动感，未闻及血管杂音，局部淋巴结未触及肿大。

影像学资料 （图 5-13-1）

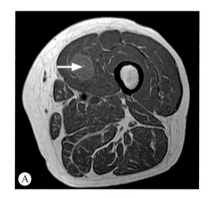
T₁WI 横断位

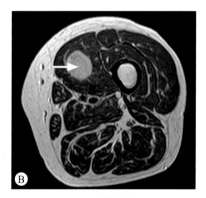
T₂WI 横断位

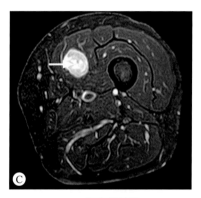
T₂WI 抑脂横断位

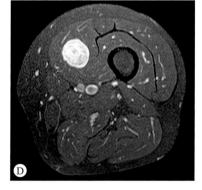
T₁WI 抑脂增强动脉期

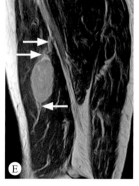
T₂WI 矢状位

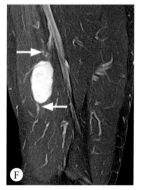
增强静脉期

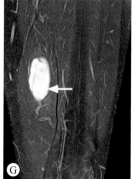
增强延迟期

图 5-13-1

诊断思路分析

一、定位征象

本例病灶位于左股内侧软组织内，主要鉴别病灶来源于肌肉内还是肌间隙。横断位（图 5-13-1A、B）

病灶占据股中间肌及骨外侧肌 - 中间肌间隙不易判断，T_2WI 矢状位股外侧肌受压外移，病灶上下极可见分离的脂肪信号（图 5-13-1E 白箭），抑脂序列信号减低（图 5-13-1F 白箭），且病灶与肌间隙内的血管神经束走行一致，因此定位于股内侧肌间隙可能性大。

二、定性征象

1. 基本征象　病灶呈椭圆形位于股内侧肌间隙内，边界清楚，形态规则，周围无明显水肿及侵犯征象。T_1WI 序列示病灶呈较高信号，T_2WI 及 T_2WI 抑脂序列呈明显高信号，内可见斑点状脂肪信号（图 5-13-1A、B、C 白箭）。增强扫描病灶持续、渐进性明显强化（图 5-13-1D、F、G），内可见线样低强化分隔。

2. 特征性征象

（1）病灶 T_2WI 及 T_2WI 抑脂序列呈明显高信号，内夹杂斑点状脂肪信号。

（2）病灶持续、渐进性明显强化，内伴线样低强化分隔。

三、综合诊断

中老年女性，左大腿无痛性肿块。影像学提示左股内侧肌间隙占位，边界清楚，形态规则，无周围侵犯征象。T_2WI 及 T_2WI 抑脂呈明显高信号，内可见斑点状脂肪信号，增强后持续明显强化。综合考虑为左股内侧肌内低度恶性肿瘤性病变，黏液样脂肪肉瘤可能性大。

四、鉴别诊断

1. 肌内黏液瘤　发生于肌内的良性病变，最常发生在股部，其次为肩部、臀部及上臂等处，好发于中老年人。绝大多数肌肉内黏液瘤单发，边界清楚，内含有大量黏液成分，呈长 T_1、长 T_2 信号；增强扫描肿瘤可呈不均匀强化。肿瘤周围可出现"周围脂肪带"征（周围肌肉的萎缩）和周围肌肉内水肿。

2. 血管瘤　无包膜，T_1WI 为等信号或稍高信号，T_2WI 呈高信号，有"灯泡征"征象，内可见迂曲条形、管状流空信号。另外，当血管瘤合并钙化时，T_1WI、T_2WI 均为低信号。增强扫描血管瘤明显强化，强化程度明显高于神经源性肿瘤。

3. 神经鞘瘤　多沿着神经走行生长，有完整的包膜，伴有囊性区和实性区，T_2WI 表现为"靶征"、可出现"束征""脂肪分离征""神经出入征"。

4. 纤维组织细胞瘤、横纹肌肉瘤、滑膜肉瘤　有明显的软组织肿块，形态多不规则、分叶，肿瘤密实 T_1WI 信号常低于肌肉信号。T_2WI 呈稍高信号，与周围组织分界不清楚，侵犯骨骼可引起骨膜反应或破坏，增强扫描不均匀强化。横纹肌肉瘤多见儿童，滑膜肉瘤多见于关节周围，可跨关节生长。

临床证据

1. 术中所见　瘤体位于股内侧肌群间隙，黄色质韧，边界清楚，包绕股内侧神经，基底无侵犯。

2. 病理结果

镜下所见：左大腿肿物符合黏液样脂肪肉瘤（图 5-13-2）。

免疫组织化学：瘤细胞 S-100（+）、Vim（+），余 CD34、CK 均（-），Ki67index 约 10%。

结合 HE 形态及免疫组织化学结果，病变符合黏液样脂肪肉瘤。

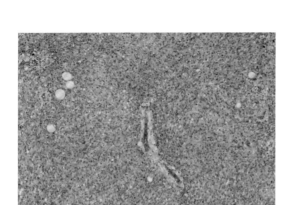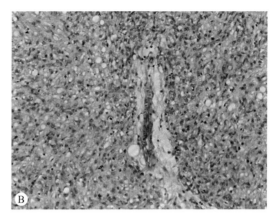

图 5-13-2

病例综述

脂肪肉瘤（liposarcoma）是成人最常见的软组织恶性肿瘤，占软组织恶性肿瘤的 14%～18%，也可见于儿童和青少年。该肿瘤由脂肪母细胞构成，通常体积较大，一般表现为无痛性逐渐增大的深部肿物，常发生在脂肪较多的四肢（最常发生于下肢如腘窝和大腿内侧）、臀部、腹部和腹膜后。不同部位该肿瘤的发生率取决于其亚型，可分为高分化、去分化、黏液样、多形性和混合型脂肪肉瘤。黏液性脂肪肉瘤在所有脂肪肉瘤中发生率为 20%～50%，占所有软组织肉瘤的 10%。该型脂肪肉瘤发病高峰为 40～60 岁，无明显性别差异。与其他类型的脂肪肉瘤不同，黏液样脂肪肉瘤具有不同寻常的转移方式，即主要出现肺外转移，最常见转移部位是骨和软组织，其次是肺和肝。

典型的黏液样脂肪肉瘤表现为四肢软组织深部巨大的无痛性肿物，边界清楚，可呈多结节改变，部分有包膜。病灶可有钙化、出血及囊变，瘤内缺乏明显或可见少许脂肪信号，富含水分的黏液样组织 CT 平扫呈明显低密度，MRI 检查 T_1WI 呈低或高信号，T_2WI 及 T_2WI 抑脂呈显著的高信号，可混杂线状、条状分隔。病灶内含有丰富的毛细血管，增强扫描多呈不均匀渐进性明显强化，部分均匀强化或无强化（无强化对应瘤内富含黏液基质区，显著强化部分为瘤内血管及肿瘤细胞密集区），黏液基质区可延迟强化。

重要提示

本病例诊断核心点在于掌握不同分型脂肪肉瘤的影像学特点。脂肪肉瘤是成人最常见的软组织肉瘤，影像学检查提示四肢软组织深部（尤其是下肢如腘窝和大腿内侧）无痛性肿物，边界清楚，T_2WI 及 T_2WI 抑脂呈明显高信号，部分可夹杂少许脂肪信号，增强扫描不均匀渐进性明显强化时，需考虑黏液性脂肪肉瘤的诊断。

（苏宏邦　曾玉蓉　蓝博文）

5-14　上臂软组织平滑肌肉瘤

临床资料

男，78 岁。3 个月前无意中发现左上臂远端内侧有一肿物生长，近期肿物较前明显增大。无其他不适。专科检查：左上臂内侧局部肿胀，可扪及一鸡蛋大小肿物，质地中等，移动度欠佳，无明显压痛，局部皮肤呈暗红色。

影像学资料 （图 5-14-1）

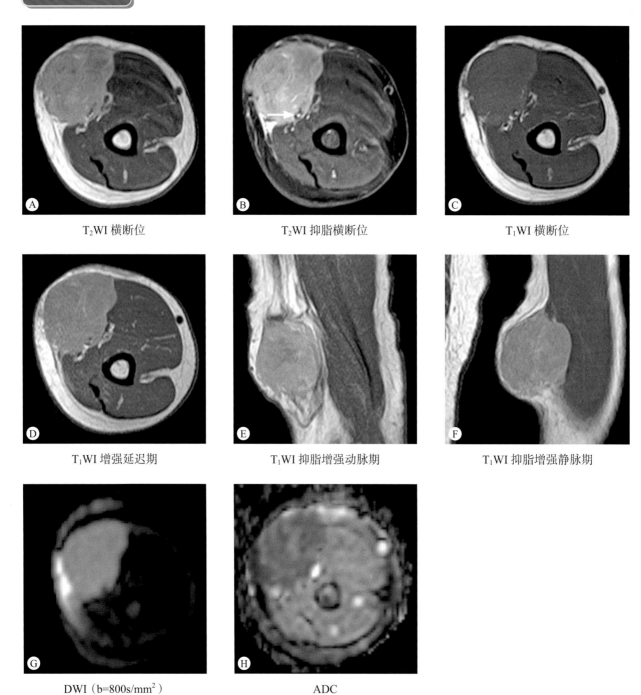

T₂WI 横断位   T₂WI 抑脂横断位   T₁WI 横断位

T₁WI 增强延迟期   T₁WI 抑脂增强动脉期   T₁WI 抑脂增强静脉期

DWI（b=800s/mm²）   ADC

图 5-14-1

诊断思路分析

一、定位征象

本例病灶体积较大，位于左上臂内侧肱二头肌、肱三头肌内侧头浅面，外侧缘可见残留皮下脂肪层，内侧缘肱二头肌、肱三头肌内侧头受累，病灶向深部侵犯左上臂血管神经束（左肱动脉、左肱静脉、贵要静脉、正中神经和尺神经），其中贵要静脉见"血管包埋征"（图5-14-1B白箭），管腔局部闭塞。结合以上，肿块主体定位于左上臂浅筋膜层。

二、定性征象

1.基本征象　病灶体积较大，边缘分叶、内部密实，内无明显囊变、坏死或出血，未见明显包膜样结构，周围脂肪间隙模糊。与肌肉信号相比，肿块T_1WI呈稍高信号，T_2WI呈较高信号，内见点片状低信号及片状更高信号；病灶弥散受限，ADC明显减低，增强扫描均匀明显强化。

2.特征性征象

（1）肿块短期内明显增大，病灶内密实，未见明显钙化、出血及坏死，未见包膜，抑制序列未见脂肪成分，生物学行为偏向恶性肿瘤。

（2）病灶侵犯左上臂血管神经束，包绕左侧贵要静脉。

（3）肿瘤持续性、渐进性较明显强化（图5-14-1D、E、F）。

三、综合诊断

老年男性患者，因左上臂肿块短期内明显增大入院，肿块定位于左上臂浅筋膜层，侵犯左上臂血管神经束，包绕左侧贵要静脉，增强明显强化。综合上述资料考虑为恶性间叶源性肿瘤，平滑肌肉瘤可能性大。

四、鉴别诊断

1.横纹肌肉瘤　一般发生于肌肉内，T_1WI呈等信号，其内见小片状低信号为坏死区，T_2WI呈等或高信号，增强扫描可见不强化的坏死区及明显强化的肿瘤实质交替存在，少见大片坏死、出血或钙化。

2.脂肪肉瘤　要与低分化脂肪肉瘤鉴别，肿块以实性成分为主，肿块周围或内部可见少量的脂肪成分是二者鉴别的主要特点，病灶强化低于平滑肌肉瘤。

3.滑膜肉瘤　青少年最常见的软组织肿瘤之一，好发年龄在30岁左右。最常见的发病部位是在膝关节周围，其他较少见的累及部位包括头颈部和胸壁。肿瘤好发于四肢深部大关节附近，典型者由于病灶的囊性变、坏死和营养不良性钙化和纤维化条带于T_2WI表现为"三重信号征"，少数患者病灶内可出现多发液平面，呈"葡萄碗"征象。T_1WI图像上呈稍高信号，但内部无流空血管影，肿瘤体积较大时囊变较显著。

4.神经鞘瘤　多沿着神经走行生长，有完整的包膜，伴有囊性区和实性区，T_2WI表现为"靶征"、可出现"束征""脂肪分离征""神经出入征"。

临床证据

1.术中探查　肿块实性、坚硬，边界不清，与体表皮下关系密切（图5-14-2A），无法推动，贵要静脉被病灶包埋，尺神经、肱动脉及正中神经连续性存在。

2.病理结果

镜下所见：镜下见肿瘤细胞呈束状排列、浸润性生长，核分裂大于10个/10HPF（图5-14-2B）。

免疫组织化学：Vimentin（+），Actin（+），SMA（+），Des（部分+），S-100（-），CD34（-），MyoD1（-），CK（-），Ki67index40%。

结合 HE 形态和免疫组织化学结果，病变符合软组织中分化平滑肌肉瘤。

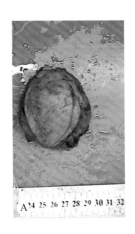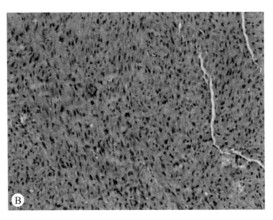

图 5-14-2

病例综述

软组织平滑肌肉瘤（leiomyosarcoma，LMS）是一种恶性程度较高的肿瘤，一般认为其来源于平滑肌细胞或有向平滑肌分化能力的间叶细胞。软组织 LMS 约占原发性恶性软组织肿瘤的 7%，可发生于身体各部位，但腹膜后及四肢深部软组织相对较多。依据发生部位可分为真皮和皮下 LMS、深部组织 LMS、血管源性 LMS。四肢软组织 LMS 主要来源于血管平滑肌。软组织 LMS 的临床及影像特点主要包括：

（1）四肢软组织 LMS 好发于中老年患者，男女发病率无明显差异。

（2）肿块多以实性成分为主，周边多无包膜，内可见小的坏死囊变区、钙化，少数见出血，易侵犯或包裹四肢重要的血管和神经。

（3）T_1WI 瘤体呈等信号为主，斑片状稍低或高信号；T_2WI 呈稍高信号为主，伴斑片状高、等、低信号，在 T_2WI 序列于瘤中央见到斑片状或弧形低信号具有一定特点，该低信号区域主要由纤维组织、含铁血黄素及骨化组织组成。

（4）增强扫描肿瘤多表现为渐进性持续、不均匀强化，这与肿瘤内合并出血、坏死、黏液变性有关。

重要提示

本病例诊断核心点在于熟悉四肢浅层软组织肿瘤的影像学表现。病灶位于左上臂浅筋膜层，形态相对规则，未见包膜，恶性征象明显，近邻肌肉受累，尤其是侵犯、包埋邻近重要的血管和神经，结合影像征象和临床表现需考虑间叶源性恶性肿瘤，可考虑 LMS 诊断。

（李翊葵　曾玉蓉　蓝博文）

5-15　双相型滑膜肉瘤

临床资料

男，8 岁。6 个月前无意中发现右肘部有一包块，质地较软，右肘关节无明显活动障碍。近期肿物明显增大。专科检查：右肘部可见一椭圆形肿物，约 3.5cm×2.0cm，边界清楚，质地软，稍高出皮面，按压时明显疼痛，未扪及波动感或搏动感，表面皮肤无明显异常，未闻及血管杂音，局部淋巴结未触及肿大。

影像学资料 （图 5-15-1）

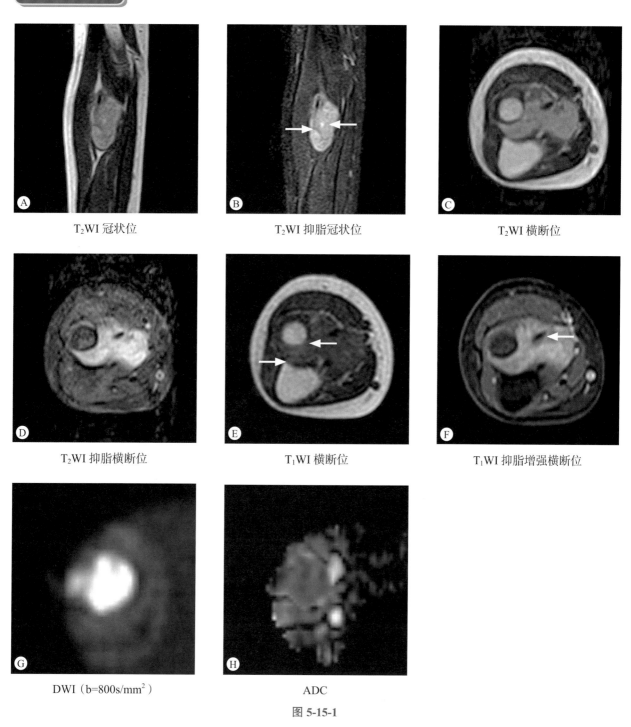

T₂WI 冠状位   T₂WI 抑脂冠状位   T₂WI 横断位

T₂WI 抑脂横断位   T₁WI 横断位   T₁WI 抑脂增强横断位

DWI（b=800s/mm²）   ADC

图 5-15-1

诊断思路分析

一、定位征象

本病例病灶位于右前臂深层肌间隙内，包绕肱二头肌肌腱，邻近旋前圆肌，肱肌及肱桡肌受推挤向四周移位，可见肌间隙增宽，肌肉筋膜与病灶分界不清楚。病灶向上沿上尺桡关节间隙生长（图 5-15-1）。

二、定性征象

1. 基本征象　病灶呈分叶状、浸润性生长，与正常肌肉相比，T_1WI 病灶呈等信号，T_2WI 呈稍高信号，T_2WI 抑脂序列内见细条索状低信号及类圆形更高信号（图 5-15-1B 白箭）。增强扫描病灶整体呈明显强化，右桡骨小头及尺骨桡切迹骨皮质见骨质吸收（图 5-15-1E 白箭）。

2. 特征性征象

（1）病灶沿肌间隙及关节间隙"钻孔样"生长，包绕肱二头肌肌腱（图 5-15-1F 白箭），与肌肉筋膜分界不清楚。

（2）病灶 T_1WI 信号与肌肉相近，T_2WI 为高信号，T_2WI 抑脂序列内见低信号及更高信号，表现为"三重信号征"（图 5-15-1B 白箭），DWI 及 ADC 图见弥散受限。

（3）右桡骨小头肌尺骨桡切迹骨皮质见骨质吸收。

三、综合诊断

年幼患者，影像学检查发现右上臂近端占位性病变，病灶主要位于肌间隙内，包绕肌腱并沿上尺桡关节间隙呈"钻孔样"生长，T_2WI 见"三重信号征"，增强见明显强化。综合上述资料考虑为右上臂深部软组织间叶源性恶性肿瘤，滑膜肉瘤可能。

四、鉴别诊断

1. 恶性周围神经鞘膜瘤　起源于周围神经或继发于神经纤维瘤，以合并有神经纤维瘤病 I 型患者常见，肿瘤多为囊实性，T_1WI 信号混杂，瘤周水肿明显，浸润性生长，增强扫描多表现为边缘强化。

2. 黏液纤维肉瘤　多见于老年人，起源于腱膜结构，80%～90% 位于浅筋膜层。肿瘤有比例不等结节样实质区和胶冻样黏液基质区，T_1WI、T_2WI 信号不均匀，增强较明显强化，"筋膜尾征"是其特征性影像表现。

3. 尤文氏肉瘤 / 外周原始神经外胚层肿瘤　多见于 10～30 岁年轻人，病变区见肿块及溶骨性骨质破坏、不规则骨膜反应，层状或洋葱样骨膜反应可提示该肿瘤。

4. 横纹肌肉瘤　起源于向横纹肌细胞分化的原始间叶细胞，以头颈部好发，四肢横纹肌肉瘤多见于成人。T_1WI 信号以等信号为主，T_2WI 抑脂序列呈高、中、低信号混杂，增强肿瘤明显强化。

【临床证据】

1. 术中探查　肿物呈黄色实性肿块，边界尚清楚，质地稍脆，瘤体部分包绕肱二头肌肌腱及正中神经，瘤体基底侵及上尺桡关节。

2. 病理结果

镜下所见：镜下由比例不等的上皮样细胞和梭形细胞构成，瘤细胞轻度异型性，见钙化及散在肥大细胞（图 5-15-2）。

免疫组织化学：上皮细胞 CK（+）、CK7（+）、CK19（+）、EMA（+）、Vim（−）、Bcl-2（+）、CD99（+）、CD117 局灶（+）。梭形细胞 Vim（+）、Bcl-2（+）、CD99（+）、CK（−）、CK7（−）、CK19（−）、EMA（−）、CD117（−）。结合 HE 形态和免疫组织化学结果，病变符合双相型滑膜肉瘤。

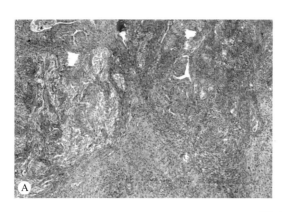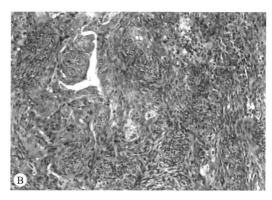

图 5-15-2

病例综述

滑膜肉瘤（synovial sarcoma，SS）通常起源于具有向滑膜分化潜能的间叶细胞，由于 SS 细胞具有双相分化的特点，因此组织学可分为单相型、双相型及低分化型三种。2013 年 WHO 在软组织肿瘤分类中，SS 被归类为不确定分化的软组织肿瘤。SS 以青壮年多见，男女发病比例约为 2∶1，常发生在四肢大关节附近，以膝关节周围最多，少见于头颈部、腹壁、腹膜后及纵隔、脊柱等无滑膜组织的部位。肿瘤早期通常为无痛的慢速生长的肿块，临床症状取决于肿瘤的大小及位置。SS 的临床及影像特点主要包括：

（1）病灶多表现为深部软组织肿块，轮廓一般较清楚，也可呈弥漫或浸润性生长。生长方式多沿肌腱呈"包绕样"或沿关节间隙呈"钻孔样"生长。

（2）MRI 主要以 T_1WI 等、略低信号，T_2WI 稍高、高信号为主，弥散受限。滑膜肉瘤 T_2WI 往往出现低、高、更高"三重信号征"，低信号可为钙化、纤维分隔或陈旧出血，高信号代表为肿瘤实性部分，更高信号可为新鲜出血、坏死囊变。

（3）SS 强化方式大多表现为较明显强化，内部出血、坏死囊变区不强化。

（4）发生在大关节周围，累及骨质多数为不规则骨性破坏，少数可呈多囊状破坏。可跨越关节引起多骨破坏，也可破坏关节软骨。

（5）有研究表明伴有钙化的 SS 多见于单相纤维型 SS，伴有出血、坏死囊变多见于双相型 SS。

重要提示

本病例诊断核心点：右上臂深部软组织肿块，T_2WI 见"三重信号征"，沿肌腱及关节间隙生长，结合特征性影像征象和临床表现，可考虑 SS。

（李翊葵　曾玉蓉　代海洋）

5-16　骨外黏液样软骨肉瘤

临床资料

男，67 岁。发现左肩部肿物半年。患者半年前无意中发现左肩部肿物，无其他不适。3 周前无意中发现左肩后部及腋窝新增肿块，亦无明显不适。专科体查：肿块表面皮温略升高，左侧锁骨上下窝及腋窝扪及多发肿块，质硬，边界清楚，无明显压痛、无波动。

影像学资料 （图 5-16-1）

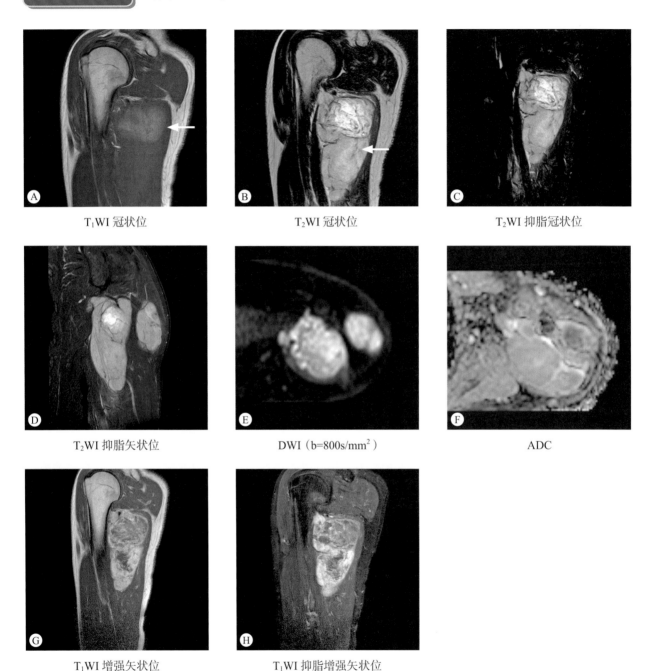

T₁WI 冠状位　　　　　　　T₂WI 冠状位　　　　　　　T₂WI 抑脂冠状位

T₂WI 抑脂矢状位　　　　　DWI（b=800s/mm²）　　　　ADC

T₁WI 增强矢状位　　　　　T₁WI 抑脂增强矢状位

图 5-16-1

诊断思路分析

一、定位征象

本病例病变定位于左上臂肌群内（三角肌、小圆肌、冈下肌），病灶较大、多发，分叶，呈梭形走行于肌肉内。

二、定性征象

1. 基本征象　MRI 检查示左上臂肌群内（三角肌、小圆肌、冈下肌）多发分叶状、多结节状肿块，长轴与肌肉走行一致，边界相对清楚，与周围肌肉组织关系密切，周围可见轻度水肿。病灶 T_1WI 呈稍低信号（高于水，稍低于肌肉组织），其内可见高信号区（图 5-16-1A 白箭）。T_2WI 及 T_2WI 抑脂呈不均匀高信号，内见线状 T_2WI 低信号分隔（图 5-16-1B 白箭）。DWI 序列示病灶弥散受限，ADC 不均匀减低，增强扫描病灶呈扇形边缘样、肿瘤内斑片状、分隔样明显强化，并可见延迟强化。左上臂骨质未见破坏。

2. 特征性征象

（1）病灶 T_2WI 呈明显高信号：提示病灶含水、黏液样透明软骨基质较多。

（2）纤维血管束包绕征：增强扫描可显示扇形边缘样的强化，提示肿块被纤维血管束包绕。

（3）分隔样强化：肿瘤内曲线状分隔样强化为清楚的环状及弓状，反映病灶典型的分叶状生长的形态。

三、综合诊断

老年男性，左腋窝及左上臂无痛性包块，质硬。影像学检查发现左上臂多发结节状、分叶状软组织肿块，边界相对清楚，T_2WI 呈明显高信号，弥散可见受限，增强扫描不均匀明显强化，病灶内可见特征性的"纤维血管束包绕征"及"分隔状强化"。综合上述资料考虑为左上臂软骨源性恶性肿瘤性病变，软骨肉瘤可能性大。

四、鉴别诊断

1. 多形性未分化肉瘤　一般常见于中老年人，男性多于女性，四肢多见，以大腿及下肢多见，转移也常见，病灶形态不规则，影像学检查显示肿块密度／信号不均匀，多见坏死、囊变及出血，增强扫描明显均匀强化，部分影像征象重叠，鉴别困难。

2. 黏液型脂肪肉瘤　脂肪肉瘤是最常见的软组织的恶性肿瘤，肿瘤多边界清楚，瘤内多可发现脂肪成分，一般无钙化。影像学 T_2WI 表现为多个分叶状高信号肿块，无低信号间隔；增强扫描普遍表现为均匀或不均匀强化，而骨外软骨肉瘤主要表现为分隔状强化。

3. 滑膜肉瘤　青少年最常见的软组织肿瘤之一，好发年龄在 30 岁左右。最常见的发病部位是膝关节周围，其他较少见的累及部位包括头颈部和胸壁。肿瘤好发于四肢深部大关节附近，典型者由于病灶的囊性变、坏死和营养不良性钙化和纤维化条带于 T_2WI 表现为"三重信号征"，少数患者病灶内可出现多发液平面，呈"葡萄碗"征象。T_1WI 图像上呈稍高信号，但内部无流空血管影，肿瘤体积较大时囊变较显著。

临床证据

1. 术中探查　从左肩前外侧和左上臂后内侧切开皮肤、皮下组织及深筋膜，见肿物一枚，主要位于三角肌内及三角肌后组、小圆肌、冈下肌内，与周围肌肉组织分界不清，无明显包膜，周围肌肉纤维可见小卫星病灶。

2. 病理结果

大体所见：肿瘤呈圆形或椭圆形，分叶状或结节状，肿瘤质地不一，中央部较软，有纤维包膜，部分切面呈胶冻样，呈灰白色即灰红质软改变。

镜下所见：送检组织内见套索及散在分布的肿瘤细胞，瘤细胞胞浆红染，具异型性，间质显著黏液样变性，高度疑为恶性肿瘤（图 5-16-2）。

免疫组织化学：瘤细胞 Vimentin（+），INI-1（+），CK，S-100、Syn、Actin、Desmin、EMA、MyoD1，Myogenin 均（−）。

分子检测：SR1（−）。现有免疫组化结果支持间叶源性恶性肿瘤，不除外骨外黏粘液样软骨肉瘤。

补充免疫组织化学：瘤细胞 C17（+），CD57 弱（+），CD56 部分（+），P63（±），H-Caldesmon（−）。

分子检测：SR1（−）。

结合 HE 形态、免疫组化及分子检测结果，病变符合骨外黏液样软骨肉瘤。

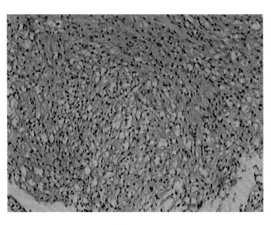

图 5-16-2

病例综述

骨外软骨肉瘤又称软组织软骨肉瘤，是一种少见的软组织低度恶性肿瘤，组织学来源于滑膜或软骨母细胞，可以分为分化型软骨肉瘤、黏液样软骨肉瘤、间叶型软骨肉瘤、骨外高分化软骨肉瘤和去分化软骨肉瘤，各类骨外软骨肉瘤占软组织恶性肿瘤的 2.6%。骨外软骨肉瘤的病因目前尚未明确，有家族遗传病史的人群好发，目前我国尚无完整的流行病学统计，其中骨外黏液样软骨肉瘤好发于 35 岁以上青年人，儿童及青少年少见，平均年龄为 50 岁左右，男女比例大约为 2∶1。肿瘤大多数发生于四肢，尤其是大腿和腘窝，大多数肿瘤位于深处，仅少数位于皮下软组织。肿瘤生长缓慢，多数无明显的临床症状，可因肿瘤部位不同有相应部位的症状。病灶以手术治疗为主，骨外黏液样软骨肉瘤由于肿瘤生长较为缓慢，手术治疗后预后多良好，但也可以发生转移；间叶型软骨肉瘤由于肺转移发生率高，一般行手术预后不良，复发与转移的可能性大。骨外软骨肉瘤的影像学表现主要包括：

（1）肿块多为分叶状生长，与肿瘤的多结节组成相关，为其特点之一。病灶内存在丰富的黏液基质，CT 平扫肿块密度较低，但高于水，低于肌肉组织，增强扫描不均匀强化。

（2）MRI 表现为：①肿块呈多发结节、多房样改变，内有富含血管的纤维血管分隔、包绕成多个结节，可有纤维包膜；②T_1WI 呈低信号，介于水和肌肉组织之间，T_2WI 呈明显高信号，高信号内有低信号分隔；③增强扫描肿瘤呈扇形边缘样的强化，T_2WI 内的低信号分隔增强扫描呈延迟强化。

重要提示

本病例是典型的骨外黏液样软骨肉瘤，诊断核心点在于掌握软组织内软骨肉瘤的影像特点。中老年患者，软组织多发结节状、多房样肿块，信号混杂，可见出血、坏死等信号，T_2WI 呈明显高信号，病灶内可见特征性的"纤维血管束包绕征"及"分隔样强化"，应考虑到骨外软骨源性肿瘤的可能。

（官倩文　曾玉蓉　蓝博文）

5-17 肌成纤维细胞肉瘤

临床资料

男，16岁，发现左肘部肿物1年余。患者1年前无意中发现左肘部一肿物生长，无其他不适。近期肿物增大明显。专科检查：左肘部外侧扪及大小约5cm×3cm的椭圆形肿物，表面光滑，质地坚硬，局部皮温稍高，轻压痛，固定无活动度，左腕、肘关节活动时不移动。

影像学资料 （图5-17-1）

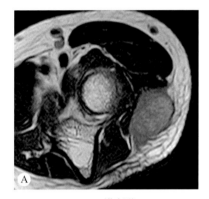

T₂WI 横断位

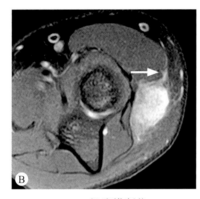

T₂WI 抑脂横断位

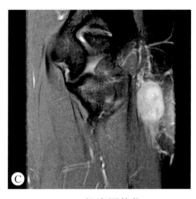

T₂WI 抑脂冠状位

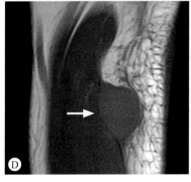

T₁WI 矢状位

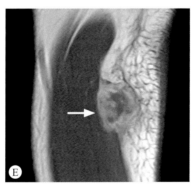

T₁WI 增强矢状位

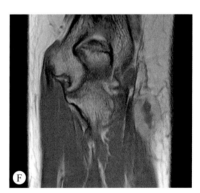

T₁WI 增强冠状位

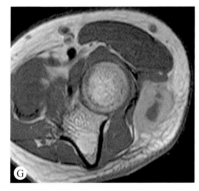

T₁WI 增强横断位

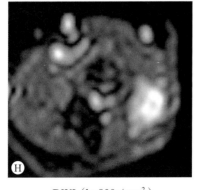

DWI（b=800s/mm²）

图 5-17-1

诊断思路分析

一、定位征象

本病例病变定位于左肘关节外侧皮下脂肪层深面，与邻近桡侧腕长伸肌、腕短伸肌浅面分界不清，局部向肌内浸润。左肘关节骨质未见异常。

二、定性征象

1. 基本征象　MRI 检查示左肘关节外侧皮下脂肪层深面纵行生长的椭圆形肿块，边缘毛糙，与邻近桡侧腕长伸肌、腕短伸肌浅面分界不清，局部向肌内浸润（图 5-17-1D、E）。病灶信号均匀，T_1WI 呈等信号，T_2WI 呈稍高信号，T_2WI 抑脂呈高信号，周围脂肪间隙模糊，并可见多发迂曲、增粗血管影（图 5-17-1C），邻近桡侧腕长伸肌、腕短伸肌筋膜增厚（图 5-17-1B 白箭）。DWI 示病灶弥散受限，增强扫描病灶不均匀明显强化，内可见斑片状低强化区，呈延迟、渐进性强化（图 5-17-1E、F、G）。

2. 特征性征象

（1）筋膜尾征、刀切征：病灶以宽基底紧贴肌肉筋膜并沿筋膜延伸（图 5-17-1B），与周围组织结构紧密难分离，此种现象与病灶内的炎性渗出、浸润密切相关。

（2）病灶周围脂肪间隙模糊，可见多发迂曲、增粗血管影。

（3）延迟、渐进性强化：病灶平扫信号均匀，增强扫描内可见斑片状延迟、渐进性强化区，实质上为病灶的黏液胶原化组织成分，对比剂通过瘤体内不成熟的新生肿瘤血管渗入间质，被血管外的大量纤维间隔阻挡、蓄积，从而使病灶整体呈延迟强化持续上升型。

三、综合诊断

青少年男性，左肘部肿物，近期增大明显。影像学检查发现左肘部外侧皮下脂肪层深面占位，向邻近肌内浸润性生长，周围脂肪间隙模糊并多发迂曲、增粗血管影，可见"筋膜尾征"，增强扫描呈延迟强化持续上升型。综合上述资料考虑为左肘部皮下纤维组织源性肿瘤，并具有浸润性、侵袭性，炎性肌成纤维细胞瘤或低级别肌成纤维细胞肉瘤可能。

四、鉴别诊断

1. 未分化多形性肉瘤　一般发病年龄较大，青少年少见，最常见于四肢软组织，常见出血、坏死及囊变。肿块恶性程度高，易侵犯邻近组织并发生远处转移，CT/MRI 增强扫描呈明显不均匀强化。

2. 脂肪肉瘤　为比较常见的软组织恶性肿瘤，好发年龄为 40～60 岁，多发生于深部软组织，可起源于肌筋膜或深部血管丰富的部位，低分化的脂肪肉瘤与之很难鉴别。

3. 结节性筋膜炎　更常见于青年人，其病理形态与软组织肉瘤部分相似，极易误诊，临床以短期迅速生长为特征，病灶呈梭形肿大，病变无钙化、坏死囊变与出血，增强扫描呈轻度强化或无强化可与之鉴别。

临床证据

1. 术中探查　切开皮肤、皮下组织，可见血管增生、扩张及扭曲，病灶位于皮下，无法分离深筋膜，病灶质地坚硬，边界不清楚，深面切除未累及环状韧带及桡神经，邻近肌肉侵犯明显。

2. 病理结果

大体所见：左肘部肌肉样组织一块，切面可见灰黄色肿物（图 5-17-2A）。

镜下所见：肿瘤边界不清楚，明显穿插浸润周围韧带及横纹肌，呈结节状生长，周围杂有少量炎细胞，核分裂象易见（图 5-17-2B）。

免疫组织化学及特殊染色：vimentin（＋）、CK（－）、S100（－）、CD34（－）、ALK（－）、CD68（散在＋）、

desmin（-）、Lys（-）。PAS（+），六胺银染色（+）。

结合 HE 及免疫组织化学及特殊染色结果，病变符合低级别肌成纤维细胞肉瘤。

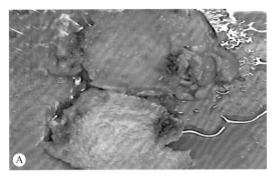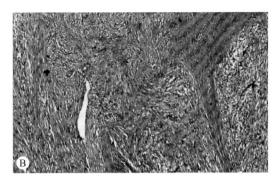

图 5-17-2

病例综述

低级别肌成纤维细胞肉瘤（low-grade myofibroblastic sarcoma，LGMS）是少见的间叶组织肿瘤，2002 年 WHO 在软组织肿瘤分类中将 LGMS 作为一种独立的类型，归入中间性（偶有转移）成纤维细胞 / 肌成纤维细胞肿瘤。LGMS 可发生于任何年龄，多见于青少年，男性略多于女性，好发部位极为广泛如四肢、躯干、头颈部的软组织，最常见于比较表浅的软组织，尤其是头颈部。多数患者起病早期生长缓慢，质地坚实与周边分界欠清，可活动，一般没有明显的临床症状。软组织 LGMS 和 IMT 均属于肌成纤维细胞肿瘤，组织学形态相似，主要区别在于 LGMS 很少或无炎症细胞浸润，而瘤细胞具有一定的异型性；IMT 间变性淋巴瘤激酶阳性。LGMS 和 IMT 均为中间型或低度恶性肿瘤，易局部复发，转移少见，以血行转移为主，转移灶依次多见于肺、骨、肝及脑等组织，很少转移到局部淋巴结。IMT 多次复发后可恶变，患者预后与肿瘤细胞生长的活跃程度及出现坏死灶有关。

软组织 LGMS 及 IMT 影像学表现具有一定的异同，与其病理学基础相一致。①肿块形态、边界：LGMS 多呈分叶状或不规则，边界不清楚；IMT 多呈椭圆形，边界清楚，复发者则多呈分叶状或不规则，边界不清楚。LGMS 无包膜，多呈浸润性生长，易侵犯邻近的脂肪、纤维或肌肉组织，少数呈推压式生长；而 IMT 多呈膨胀性推压式生长，可见假包膜，少数呈浸润性生长，其浸润性相对 LGMS 较弱。②肿块 MRI 信号特征：LGMS 及 IMT 信号特征相似，T1WI 多为等信号，T_2WI 多为稍高信号，少数呈高信号或等、稍低信号，病灶内坏死、出血及钙化少见。有文献报道认为 T_2WI 信号强度可以反映肿瘤的组织形态学分型。③强化方式：软组织 LGMS 及 IMT 均呈富血供，增强扫描明显强化，与肿瘤间质内丰富的薄壁血管有关，病灶的黏液胶原化组织成分呈延迟、渐进性强化。④周围组织受累情况：两者均易侵犯邻近脂肪、肌肉或神经血管组织，可侵犯邻近骨质，但 LGMS 较 IMT 更具侵袭性。

LGMS 与 IMT 的 MRI 特征相似，不易区分，这与两者具有相似的瘤细胞排列方式、间质内伴有不同程度的胶原纤维增生、黏液变性和丰富的间质血管相一致。但两者的生长特性不同，致其形态、边界不同，有助于鉴别诊断。

重要提示

本病例初诊为炎性肌成纤维细胞瘤，诊断肌成纤维细胞肉瘤有一定难度，最终诊断需依赖病理组织学和免疫组织化学检查。诊断核心点：青少年患者，病程长，症状轻，四肢表浅部位软组织肿块，浸润邻近脂肪、肌肉或神经血管组织，周围间隙模糊可见迂曲增粗血管影及筋膜尾征，需考虑到纤维类肿瘤，炎性肌成纤维细胞瘤及低级别肌纤维母肉瘤的可能。

（官倩文　曾玉蓉　蓝博文）

5-18 腋窝弥漫大 B 细胞淋巴瘤

临床资料

男，55 岁。右腋窝肿物 7 年余。患者于 7 年前发现右腋窝肿物，逐渐增大。近 1 年来肿物增大明显并伴疼痛、皮肤红肿。专科查体：右腋窝触及巨大肿物，大小约 90mm×85mm，质地硬，与周围组织分界不清楚，活动性差，无波动感及搏动感，未扪及震颤，体表皮肤完整。B 超示右腋窝以低回声为主的混合回声包块，探及条点状血流信号。

影像学资料 （图 5-18-1）

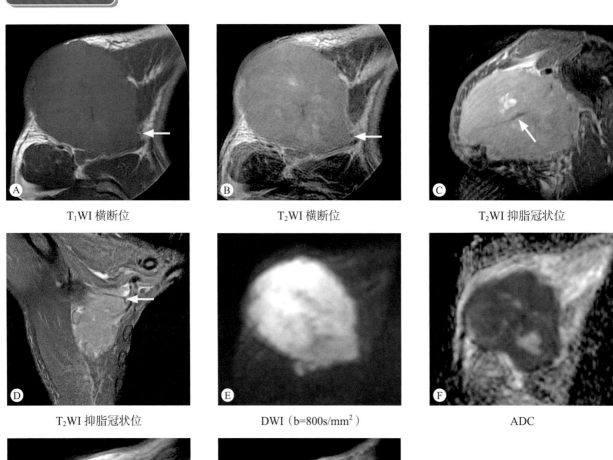

A T₁WI 横断位	B T₂WI 横断位	C T₂WI 抑脂冠状位
D T₂WI 抑脂冠状位	E DWI（b=800s/mm²）	F ADC

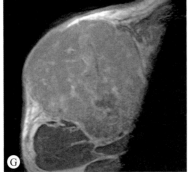
G T₁WI 增强冠状位

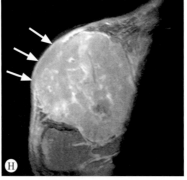
H T₁WI 抑脂增强冠状位

图 5-18-1

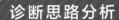

诊断思路分析

一、定位征象

本例病变定位于右侧腋窝肌间隙，肿块与周围肌肉分界不清楚，向前推移胸大肌、胸小肌，向后推移三角肌、肩胛下肌，皮下脂肪局部浸润，真皮层局部受累，周围间隙可见轻度片状水肿。

二、定性征象

1.基本征象　右侧腋窝肌间隙内见一巨大浅分叶状肿块，形态尚规则，局部尖角钻缝样（图 5-18-1A、B 白箭）生长，并向真皮层浸润（图 5-18-1H 白箭），与周围肌肉分界欠清，周围间隙轻度水肿。病灶密实，内可见流空血管（图 5-18-1C 白箭）与腋窝血管延续（图 5-18-1D 白箭），实质大部分信号均匀，T_1WI 整体呈稍低信号，内混杂斑片状稍高信号，T_2WI 及抑脂序列呈中等高信号，弥散可见明显受限，ADC 明显减低。增强扫描后实性成分不均匀中度强化，中心可见裂隙状、斑片状坏死无强化区。

2.特征性征象

（1）血管包埋征，肿块包埋血管犹如血管"插入"肿块内呈莲蓬状，不造成其形态的改变（图 5-18-1C、D 白箭）。

（2）类三角形征：病灶局部尖角样、钻缝样生长（图 5-18-1A、B 白箭）。

（3）病灶大而密实，但坏死不明显，弥散明显受限，中等程度强化提示血供相对不丰富。

三、综合诊断

中年男性，无痛性进行性生长肿物，进展缓慢，近期肿物增大并疼痛。影像学检查示右腋窝肌间隙内巨大肿块，肿物密实并弥散明显受限。肿块局部钻缝样生长并包绕血管呈"血管包埋征"，增强扫描均匀中度强化。综合考虑右腋窝淋巴源性肿瘤，淋巴瘤可能性大。

四、鉴别诊断

1.平滑肌肉瘤　肿块形态不规则，肿块内密度及信号不均匀，病灶内易出现坏死、液化，周围软组织水肿较淋巴瘤明显，增强扫描肿块多呈不均匀强化，实性成分大多强化明显。

2.滑膜肉瘤　青少年最常见的软组织肿瘤之一，好发年龄在 30 岁左右。最常见的发病部位是在膝关节周围，其他较少见的累及部位有头颈部和胸壁。肿瘤好发于四肢深部大关节附近，典型者由于病灶的囊性变、坏死和营养不良性钙化和纤维化条带于 T_2WI 表现为"三重信号征"，少数患者病灶内可出现多发液平面，呈"葡萄碗"征象。T_1WI 图像上呈稍高信号，但内部无流空血管影，肿瘤体积较大时囊变较显著。

3.神经源性肿瘤　表现为沿血管神经束走行的梭形肿块，长轴与肌肉或血管神经束走行一致，可见"脂肪分离征"，T_2WI 信号相比淋巴瘤更高。

4.巨淋巴结增生　以深部、浅表淋巴结肿大为主（纵隔为主，腋窝较少见），病灶早期呈明显强化，边缘强化为主，增强扫描呈流出型，淋巴结门虽存在但为异常表现。

5.转移瘤　一般发病年龄较大，常伴有原发恶性肿瘤病史，病灶进展快，液化、坏死等相对明显，强化程度相对较低且变化多样。

临床证据

1.术中探查　术中沿浅筋膜分离肿物，见肿物质地硬，无包膜、与周围浅筋膜及肌肉粘连，血流较丰富。

2. 病理结果

大体所见：右腋窝肿物一块，11cm×10cm×5cm，似带包膜，带少量皮肤，切面灰红、灰黄（图5-18-2A）。

镜下所见：镜下见皮下中等偏大核异型肿瘤细胞呈弥漫分布，核染色质粗，核分裂象易见（图5-18-2B）。

免疫组织化学：肿瘤细胞 LCA（+）、CD20（+）、CD79（+）、BCL-6（+）、BCL-2（+）、Vim（+）、MUM1（+）、CD5（−）、CD10（−）、CD3（−）、CD30（−）、CK（−）、Ki67index>95%。

结合 HE 形态和免疫组织化学结果，诊断符合弥漫大 B 细胞淋巴瘤，非特殊类型。

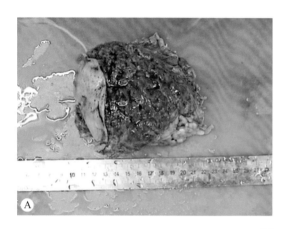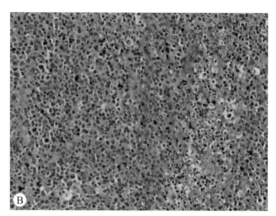

图 5-18-2

病例综述

软组织淋巴瘤是指发生于皮下组织、脂肪组织及肌肉组织等处的淋巴瘤，可分为原发性和继发性，原发性淋巴瘤罕见。软组织淋巴瘤可发生于各年龄段，以中老年为发病高峰期，多数为非霍奇金淋巴瘤，其中 B 细胞来源最为多见，最常见的病理类型是弥漫大 B 细胞淋巴瘤。我国最常见的为非霍奇金淋巴瘤，占70%～80%，男性发病率高于女性。淋巴瘤的临床特点多样，表现各异，症状不同，但最常见的临床表现为无痛性进行性增大的包块，部分可伴有发热、肿胀和疼痛等。

影像学上软组织淋巴瘤常表现为椭圆形或分叶状软组织肿块，与周围肌肉相比，T1WI 呈等或稍低信号，T2WI 呈稍高信号，低于绝大多数的软组织恶性肿瘤。病灶常大而密实、坏死不明显，弥散受限明显，局部浸润性、钻缝样生长，常包绕血管生长呈"血管包埋征"。增强扫描肿块一般轻至中度强化，介于肌肉和血管之间，强化范围一般与 T2WI 范围大致一致。软组织淋巴瘤发生于肌间者可侵犯周围肌群，主要特点为肌肉弥漫肿胀但仍保持轮廓。非霍奇金淋巴瘤常跳跃式转移，累及全身淋巴结及结外淋巴系统，需注意完善全身检查综合评估。

重要提示

本病核心点在于掌握腋窝常见软组织肿瘤以及淋巴瘤的诊断与鉴别诊断。中老年男性无痛性、进行性增大肿块，影像学表现为肿块大而密实、坏死不明显，T2WI 信号相对较低，弥散受限明显，局部浸润性、钻缝样生长并包绕血管生长呈"血管包埋征"，需考虑淋巴瘤可能。

（官倩文　曾玉蓉　代海洋）

5-19 足底恶性黑色素瘤

临床资料

男，50岁。发现左足包块1年。患者于1年前无意中发现左足包块，质地硬，无痛、痒等不适。此后肿物迅速增大，近两个月皮肤破溃、渗液，伴恶臭味。专科检查：左足底肿物，高出皮表，质地硬，边界清楚，未扪及搏动感及波动感。皮温稍高，皮肤破溃、少量渗出，局部有脓性分泌物形成。

影像学资料 （图 5-19-1）

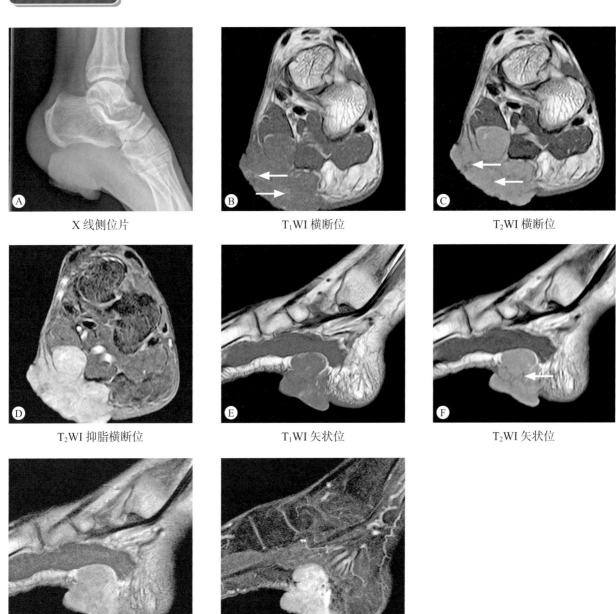

X 线侧位片　　　T₁WI 横断位　　　T₂WI 横断位

T₂WI 抑脂横断位　　　T₁WI 矢状位　　　T₂WI 矢状位

T₁WI 增强矢状位　　　T₁WI 抑脂增强矢状位

图 5-19-1

诊断思路分析

一、定位征象

本病例以足底皮肤为中心，向皮下及皮肤表面生长，边界清楚，局部与踇展肌关系密切。病灶未见侵犯骨质，周围水肿不明显，定位于皮肤来源可能性大。

二、定性征象

1. 基本征象　X线正侧位片示左足底软组织团块状增厚、突起，相应区域密度增高，周围骨质完整。MRI检查示病灶以足底皮肤为中心向皮下脂肪层及皮肤表面生长，边界清楚，周围软组织轻度水肿。病灶密实、边缘分叶，无明显坏死，局部与踇展肌分界欠清楚，T_1WI呈等信号，T_2WI呈稍高信号，内可见斑片状T_1WI高T_2WI低信号（图5-19-1B、C白箭）及条索状长T_1长T_2信号（图5-19-1F白箭），增强扫描病灶欠均匀明显强化，呈多结节状融合状改变。左足骨质完整。

2. 特征性征象

（1）病灶以足底皮肤为中心向皮下脂肪层及皮肤表面生长，考虑起源于皮肤的肿瘤性病变可能性大。

（2）病灶内含T_1WI高T_2WI低信号，考虑出血或黑色素颗粒；病灶内条索状长T_1长T_2信号，考虑为纤维成分。

三、综合诊断

中年男性患者，左足底无痛性肿物，质地坚韧，伴皮肤破溃、流脓。影像学检查示左足底皮肤来源向表面及皮下生长的占位性病变，病灶密实无明显坏死。MRI特点为T_1WI呈等信号，T_2WI呈稍高信号，内伴出血或黑色素沉着及纤维成分，肿块穿透皮层、出现坏死流脓等恶性生长征象；增强明显强化。结合病灶斑痣史，考虑为左足底皮肤来源恶性肿瘤性病变，恶性黑色素瘤可能。

四、鉴别诊断

1. 皮肤鳞癌　多发生于40～70岁成人，男性多于女性。多表现为溃疡或深达肌层的菜花状肿块，局部疼痛。CT表现为不规则软组织肿块，可有低密度坏死，增强扫描肿瘤实质部分明显强化，坏死区无强化。可破坏邻近骨质。

2. 隆突性皮肤纤维肉瘤（DFSP）　是一种少见的来源于真皮及皮下间叶组织的低度恶性肿瘤，"子结节外突征"是DFSP的特征性影像表现，表现为突出皮肤的肿块表面有一个或多个更小结节单独突起。无论肿块大小，其中心层面均可显示与隆起的皮肤密不可分。MRI平扫T_1WI肿瘤等于或略低于肌肉信号，T_2WI多呈高信号，信号特点可与黑色素瘤鉴别。

3. 未分化多形性肉瘤　最常见的皮下恶性软组织肿瘤，占所有软组织肉瘤的24%，发病年龄较大，多见于老年人，以四肢及腹膜后多见，MRI显示通常无筋膜受累，可伴出血，由于未分化多形性肉瘤组织学形态多样，其影像学表现常不典型，肿块多较大，有报道平均直径为11.2cm，除坏死及钙化区，肿瘤显著均匀强化。

4. 皮肤及皮下平滑肌肉瘤　常见于成人，多发生于四肢，有复发和转移倾向。CT示肿瘤较小时，实性多见，密度均匀，较大时伴有坏死、出血，MRI示T_1WI等低信号，T_2WI等高信号。增强扫描肿瘤多表现为渐进性持续、不均匀强化，这与肿瘤内合并出血、坏死、黏液变性有关。

临床证据

1. 术中探查　术中切开皮肤、皮下组织、足底肌层，术中发现病灶边界尚清楚，质硬（图5-19-2A）。

2.病理结果

镜下所见：肿瘤细胞均匀一致，呈巢样或束样。肿瘤细胞呈多角形或梭形，有丰富的嗜酸性或透明胞质，核团空泡状，有明显核仁，可见纤维间隔（图 5-19-2B）。

免疫组织化学：瘤细胞 Vim（+），S-100（+），Melan-（+），HMB-45（+），余 CK、EMA、LCA 均（-），Ki67index 约 40%。四周切缘未见肿瘤，基底部局部可见肿瘤组织残留。

结合 HE 形态和免疫组织化学结果，病变符合恶性结节性黑色素瘤。

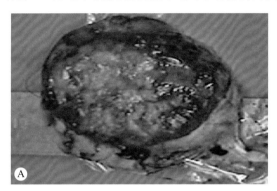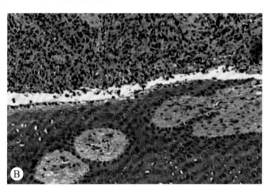

图 5-19-2

病例综述

恶性黑色素瘤（malignant melanoma，MM），是一种少见的来源于表皮成色素细胞和痣细胞的恶性肿瘤，其恶性程度极高，侵袭性强，多发生颈部淋巴结转移或远处转移，预后较差。MM 以中老年患者多见，男性多于女性。黑色素瘤可发生于皮肤、口腔、消化道、生殖系统的黏膜及眼球的睫状体、虹膜、脉络膜和脑等处。在各种组织器官的 MM 中，发生于皮肤的最多，发生部位以下肢、外阴、肛周为最。病理上黑色素瘤根据瘤细胞黑色素含量分为色素型和无色素型，其中后者占 1/3。MM 的诊断主要依靠临床表现和病理，免疫组化肿瘤细胞 Melan-A 和 HMB-45、S100 阳性是诊断 MM 的金标准。临床上 MM 瘤患者多有斑痣史，且发生恶变的斑痣大多有色素加深和迅速增大，表面可有溃疡形成，易早期发生淋巴结转移。MM 的影像特点主要包括：

（1）CT 表现无明显特征性，平扫一般表现为类圆形、团块状稍高密度影，可有囊变、坏死区，但钙化一般少见。增强扫描肿瘤呈轻至中度强化，部分病例强化不均，与肿瘤内部囊变、坏死有关。肿瘤可造成邻近骨质溶骨性破坏，边缘整齐，无明显硬化边。

（2）黑色素成分为顺磁性物质能缩短 T_1、T_2 时间，因此含黑色素的黑色素瘤具备特征性的 MRI 特征（T_1WI 高信号、T_2WI 低信号），与其他肿瘤信号相反。有学者根据不同 MRI 表现把黑色素瘤分为四种类型：①黑色素型：T_1WI 高信号、T_2WI 低信号。②无黑色素型：T_1WI 低或等信号、T_2WI 等或高信号。③混合型：当肿瘤较大、黑色素含量少时，T_1WI 以等信号为主，局部可见斑片状、条状高信号；黑色素含量多时，T_1WI 以高信号为主，局部可见斑片状、条状低信号（肿瘤内部丰富的血管网和胶原纤维间隔有关）。④伴出血型：表现为出血的影像特征。

重要提示

本病例诊断核心点在于皮肤来源肿瘤性病变的诊断与鉴别诊断。中年男性患者，足底来源于皮肤的密实肿块，相应病灶区有斑痣史，肿块坏死不明显，内伴 T_1WI 高、T_2WI 低信号及条索状长 T_1 短 T_2 信号，需注意含有黑色素及胶原纤维，需考虑到黑色素瘤的可能。

（官倩文 曾玉蓉 代海洋）

5-20 侵袭性纤维瘤病

临床资料

女，31 岁。3 个月前发现左腕部肿物生长，无疼痛、麻木、不适，无感觉功能障碍，伸屈活动无影响。近期发现肿物较前增大伴疼痛不适。专科检查：左腕部扪及一大小约 4cm × 2cm × 3cm 肿物，圆形、质地坚韧，无明显压痛，固定无活动，左前臂旋转受限，腕部屈伸活动受限，手部感觉、活动功能无明显异常。

实验室检查：癌胚抗原 CEA 5.63μg/L（↑）。

影像学资料 （图 5-20-1）

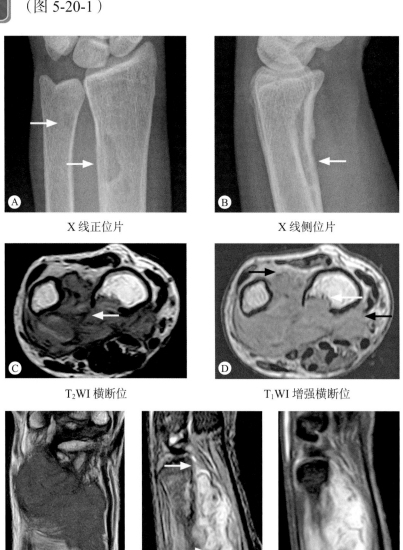

X 线正位片   X 线侧位片

T₂WI 横断位   T₁WI 增强横断位

T₁WI 冠状位 T₂WI 抑脂矢状位 T₁WI 抑脂增强矢状位

图 5-20-1

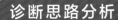 **诊断思路分析**

一、定位征象

本例病变位于左前臂远端掌侧软组织内，范围广泛，侵袭性生长，占据下桡尺关节间隙，部分包绕尺桡骨，局部突破骨皮质侵入髓腔。

二、定性征象

1. 基本征象　X线正侧位片示左前臂软组织肿胀，左桡尺骨远端见偏心性骨质破坏，硬化边不明显，侧位可见骨皮质变薄缺损（图5-20-1A、B白箭）。MRI示病灶浸润性、侵袭性生长，无明显囊变、坏死。与周围肌肉相比，T_1WI呈等信号，T_2WI整体信号偏低，T_2WI抑脂呈高信号，内混杂条索状、网格长T_1短T_2信号（图5-20-1C、F白箭），增强扫描肿块呈中度、明显不均匀强化。肿块边界不清，占据掌侧肌群及肌间隙为主，包绕邻近神经血管束，并向背侧延伸至下尺桡骨间隙，侵入尺桡骨髓腔（图5-20-1D白箭）。

2. 特征性征象

（1）病灶浸润性生长，邻近尺桡骨受侵，提示病变具有侵袭性。

（2）条带征：病灶T_2WI信号偏低，内可见条索状、网格状长T_1短T_2信号，增强扫描渐进性强化，提示病变主要为纤维成分可能性大（图5-20-1F白箭）。

（3）触角状突起：病灶周围多发结节状、毛刺状突起（图5-20-1D黑箭）。

（4）筋膜尾征：病灶邻近筋膜增厚，信号及强化同病灶一致（图5-20-1F、G白箭）。

三、综合诊断

青年女性患者，左腕部无痛性肿物逐渐增大。影像学检查提示左前臂远端掌侧软组织占位性病变，病灶内以纤维成分为主、浸润性生长并具有侵袭性。综合上述资料考虑为左腕部纤维组织来源具有侵袭性的良性或低度恶性肿瘤性病变，侵袭性纤维瘤病可能性大。

四、鉴别诊断

1. 结节性筋膜炎　发病年龄轻，青中年多见（20～40岁）。可发生于全身各部位，上肢多见（尤其是前臂掌侧），呈单发、实性软组织肿块，生长迅速。病变小（小于5cm），位置浅（皮下多见）。根据解剖部位可分为皮下型、肌内型和筋膜型（肌间型）三个亚型。CT/MRI表现与组织成分密切相关，黏液瘤型及肉芽肿型（细胞型）CT呈稍低密度，MRI呈稍长T_1、长T_2信号；纤维型CT为等密度，T_2WI呈等、稍低信号，任何序列均低于周围肌肉信号。病变内部出血、囊变及坏死罕见，增强扫描呈均匀或不均匀、中度或明显强化。

2. 纤维肉瘤　发病年龄较大，多见于老年人。纤维肉瘤通常无包膜，瘤周常有水肿，邻近骨骼、血管神经常受侵，疼痛出现早而重。而侵袭性纤维瘤病发生年龄较小，常呈浸润性生长，肿瘤内部很少出现液化坏死区，一般无瘤周水肿，邻近骨骼一般无改变，血管神经可受压移位。

3. 神经鞘瘤　良性神经鞘瘤生长缓慢，包膜完整，其内囊变坏死常见。而恶性神经鞘瘤其内可见钙化斑，常侵犯邻近骨骼，可见包膜，其特点是瘤体多有神经伴行，沿其包膜伸展，但并不穿入肿瘤实质内，与韧带样纤维瘤鉴别并不困难。

4. 神经纤维瘤　为多发病变，位置表浅、边界清晰，常紧贴皮肤浅层，沿神经走行，与邻近血管神经束关系密切。一般生长缓慢，多无明显临床症状。肿瘤密度较均匀，不易发生坏死及恶变。

临床证据

1. 术中探查　病灶呈白色鱼肉状，顶端存在外膜，质地坚韧如骨质，与周围组织结构（如肱桡肌肌腱、桡尺关节韧带、桡尺骨骨膜及骨间膜等）粘连紧密。

2.病理结果

大体所见：灰白红组织一块，4.0cm×3.5cm×3.0cm，质硬，切面见直径约2.5cm灰白肿物（图5-20-2A）。

镜下所见：镜下见肿瘤组织向横纹肌侵袭性生长，可见萎缩的横纹肌岛，结合病史符合间叶源性肿瘤，侵袭性纤维瘤病改变（图5-20-2B）。

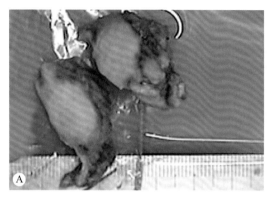
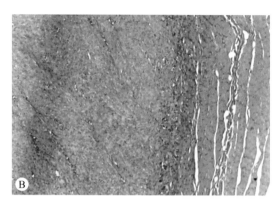

图 5-20-2

病例综述

侵袭性纤维瘤病（aggressive fibromatosis，AF）又称硬纤维瘤、韧带样纤维瘤病或肌腱膜纤维瘤病，来源于成纤维细胞和肌成纤维细胞，是一种罕见的、具有局部侵袭而又无远处转移的交界性纤维增生性病变，2013年WHO在软组织和骨肿瘤分类中，将其归类为成中间性（局部侵袭性）的成纤维细胞/肌成纤维细胞肿瘤。AF的临床及影像学表现具有一定的特征性：

（1）好发于30～50岁成人，青春期至40岁内的患者多为女性，儿童及40岁以上患者，男女发病率无差异。女性在产后1～3年腹壁出现不规则条索状质硬肿块，多能诊断腹壁韧带样瘤。全结肠家族性腺瘤病患者，肠切除后1～2年内，腹腔再发质硬肿物，也诊断为纤维瘤病，但属于Gardner综合征。

（2）AF依据发生部位可分为腹壁型、腹内型和腹外型，其中腹外型最多（50%～60%），之后依次为腹壁型（25%）和腹内型（15%）。其中腹外型最常发生于四肢肌肉、肌间隙内，其次为胸背部，发生于骨骼肌者罕见。

（3）AF的CT表现无明显特异性，平扫通常边界显示欠清楚，病变密度相对均匀，多数密度略高于或等于同层面肌肉，无出血、坏死及钙化，增强扫描多数病变呈中等不均匀强化且呈延迟强化，临近骨质受累时可有边缘骨质破坏。

（4）AF的MRI表现为类圆形或不规则形肿块，因临床体征出现较晚，病灶范围较大，形态多数不规则或呈分叶状，可呈触角状向周围延伸，部分呈侵袭性生长，可侵及周围骨质、肌肉及神经血管束。病灶长轴常与肌纤维走行一致，肿瘤边缘沿筋膜走行条形影，其信号与肿瘤相似，称为"筋膜尾征"。肿瘤与肌肉之间形成的脂肪信号，又称"脂肪裂隙征"。

（5）T_1WI呈等或稍高信号，T_2WI呈混杂高信号，脂肪抑制序列呈高信号，信号不均匀，且以上三种序列中均可见斑点状或条片状致密胶原纤维低信号区，增强扫描致密胶原纤维多无强化或轻度强化是该病的重要特征。

重要提示

本病例诊断核心点：年轻女性，发生于上肢的软组织肿物，浸润性、侵袭性生长，MRI检查T_2WI

信号偏低，呈现特征性条带征、触角状突起及筋膜尾征，增强扫描呈中度、明显渐进性强化，提示纤维源性病变，AF 的可能。

（官倩文　曾玉蓉　代海洋）

5-21　外周神经纤维瘤

临床资料

男，39 岁。发现左小腿肿物 5 年，近 1 年较前增大。患者于 5 年前无意中发现左小腿中下段内侧有一肿物生长，无明显其他不适。近 1 年来发现肿物较前增大，伴有压痛。B 超提示左小腿内侧皮下实性结节，血管瘤可能。专科检查：左小腿中下段内侧扪及一大小约 4.0cm×2.0cm 椭圆形肿物，质软，表面光滑，活动度差，轻压痛。

影像学资料　（图 5-21-1）

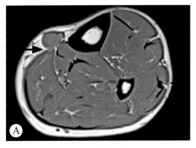

T₁WI 横断位

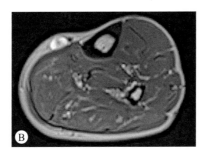

T₂WI 横断位

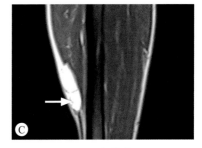

T₂WI 矢状位

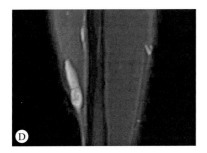

T₂WI 抑脂矢状位

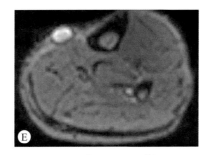

DWI（b=800s/mm²）

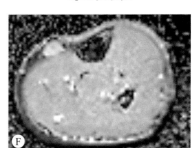

ADC

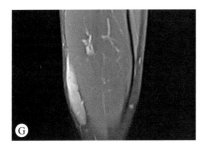

T₁WI 抑脂增强矢状位

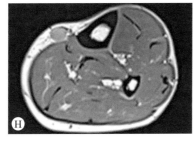

T₁WI 增强横断位

图 5-21-1

诊断思路分析

一、定位征象

本病例肿块位于左小腿中下段小腿肌后群前方，病灶与邻近胫骨分界清楚，整体位于皮下脂肪内，与邻近肌肉紧贴，需要分析病例来源于皮下肌肉外还是肌肉 / 肌间隙。

1. 脂肪包绕征　肿块整体位于皮下脂肪内，T₁WI 可见脂肪包绕，病灶边缘光整，与周围组织分界清晰，位于肌肉外（图 5-21-1A 黑箭）。

2. 脂肪尾征　在冠 / 矢状位图像上，椭圆形肿块长轴与胫骨长轴平行，上下两极可见线状 T₁WI 高信号脂肪影（图 5-21-1C 白箭）。

综合上述征象，肿块位于左小腿中下段皮下肌肉外，未侵犯邻近肌肉、骨质。

二、定性征象

1. 基本征象　MRI 示病灶呈椭圆形，边缘光整，与周围软组织分界清晰，与邻近肌肉相比，T₁WI 呈等信号，T₂WI 呈高信号，可见线状低信号分隔，部分层面病灶中心可见斑点状低信号影，DWI 及 ADC 示病灶弥散无受限，增强扫描病灶整体呈轻度均匀强化，邻近组织无异常强化，提示病变良性可能性大。

2. 特征性征象

（1）病灶 T₁WI 表现为等信号，T₂WI 及压脂呈高信号，可见低信号分隔，提示病灶含纤维及富含黏液可能。T₂WI 上病灶部分层面中心区域见点状低信号，周围高信号包绕，包膜呈低信号，呈"靶征"。

（2）肿块边缘光整，周围间隙清晰，可见"脂肪包绕征"，提示缓慢生长，推压周围脂肪。

（3）病灶上下极可见线状 T₁WI 高信号影，"脂肪尾征"阳性，提示神经源性肿瘤可能。

三、综合诊断

中青年男性患者，发现左小腿肿物 5 年，缓慢增大近 1 年，无其他不适。影像学检查示病灶位于左小腿中下段皮下肌肉外，呈椭圆形肿块，边缘光整，无明显囊变、坏死成分，周围间隙清晰，未侵犯邻近肌肉、骨骼，增强扫描呈轻度强化。综合上述资料考虑为良性病变，神经源性肿瘤，神经纤维瘤可能性大。

四、鉴别诊断

1. 神经鞘瘤　良性神经鞘瘤好发于深部或四肢屈侧较大的神经干，偏心性生长。神经鞘瘤多呈囊实性改变，囊变区在 MRI T₁WI 呈低信号，T₂WI 呈高信号，增强扫描可见囊壁或实性部分强化，囊变区无强化。

2. 血管瘤　病灶无包膜，T₁WI 一般为等信号或稍高信号，T₂WI 呈高信号，有"灯泡征"征象，内可见迂曲条形、管状流空信号。另外当血管瘤合并钙化时，T₁WI、T₂WI 均为低信号。增强扫描血管瘤明显强化，强化程度明显高于神经源性肿瘤。

3. 肌内黏液瘤　发生于肌内的良性病变，最常发生在股部，其次为肩部、臀部及上臂等处，好发于中老年人。绝大多数肌肉内黏液瘤单发，边界清楚，内含有大量黏液成分，呈长 T₁、长 T₂ 信号，增强扫描肿瘤可呈不均匀强化。肿瘤周围可出现"周围脂肪带"征（周围肌肉的萎缩）和周围肌肉内水肿。

临床证据

1. 术中探查　肿块位于皮下组织，呈黄白色，质地坚韧，局部与大隐静脉及隐神经粘连，连续性存在。

2. 病理结果

镜下所见：病变符合神经纤维瘤（图 5-21-2）。

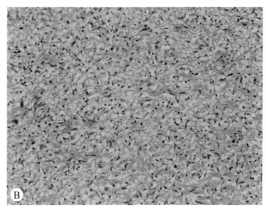

图 5-21-2

病例综述

外周神经纤维瘤起源于神经鞘细胞，约占各种良性软组织肿瘤的 5%，组织学上分为局限型、弥漫型及丛状型，目前认为神经纤维瘤的三种分型和神经纤维瘤病有一定的联系。

局限性神经纤维瘤（localized neurofibroma，LN）好发于皮肤浅表神经，也可以累及深部神经，MRI 上主要表现为椭圆形、纺锤状或者分叶状的软组织肿块，T_1WI 为等信号（与肌肉相似），T_2WI 信号混杂，以高信号为主，内可见多发低信号条状分隔，增强扫描分隔可见延迟强化。

丛状神经纤维瘤（plexiform neurofibroma，PN）表现为多个部位对称性生长，主要以颈部、躯干和四肢多见，累及神经时可出现功能障碍和感觉异常。沿着神经束及其分支走行的轴线生长，多发者可在神经周围呈簇状分布或串珠样生长是丛状神经纤维瘤的最大特点，在 MRI 上，T_1WI 常为等信号，T_2WI 为高信号，增强病灶中等强化。

弥漫性神经纤维瘤（diffuse neurofibroma，DN）表现为皮下软组织内沿着结缔组织生长的纤维性肿块，质地一般偏硬，血供丰富。MRI 信号与局限型类似，但 DN 于 T_2WI 上可见明显增粗的血管影，增强扫描明显强化。

神经纤维瘤虽然鲜有转移的案例，但却具有相当高的邻近肌肉侵袭性与原位复发的可能性，所以定期复诊非常有必要。

重要提示

本病例诊断核心点在于皮下常见肿瘤的影像诊断，以及神经鞘瘤和神经纤维瘤的鉴别诊断。左小腿皮下占位，边界清楚，沿神经走行纵行生长，伴有"脂肪包绕征""脂肪尾征"，需考虑到神经源性肿瘤的可能。病灶密实无明显囊实性改变，首先考虑神经纤维瘤的诊断。

（周睿 曾玉蓉 蓝博文）

5-22 丛状纤维组织细胞瘤

临床资料

男，64 岁。1 个月前无意中发现右小腿包块，质地较软，无痛、痒等不适，肿物逐渐缓慢增大。

专科检查：右小腿较对侧肿胀，腓肠肌侧可触及一椭圆形肿物，边界清楚，质地软，移动度尚可，按压时无疼痛，未扪及搏动感及波动感。皮温不高，皮肤无破溃、渗出。B超检查示右小腿内侧中段肌肉回声不均匀，可见条状低回声，边界欠清楚，血供无明显异常增多及减少。

影像学资料 （图 5-22-1）

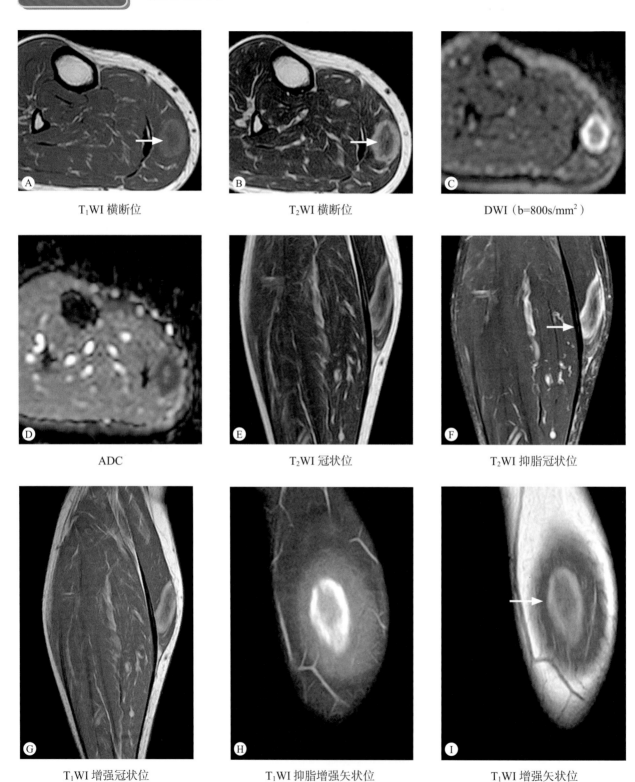

图 5-22-1

诊断思路分析

一、定位征象

本病例病灶主体位于腓肠肌内（图 5-22-1F 白箭），边界欠清楚，邻近皮下脂肪间隙水肿，肿块呈浸润性、塑形性生长，长轴与腓肠肌走行一致，占位效应不明显。

二、定性征象

1.基本征象　右小腿内侧腓肠肌内见团片状异常信号，浸润性生长，边界欠清楚。病灶边缘呈 T_1WI、T_2WI 稍高信号（与相应肌肉组织相比），DWI 示肿瘤呈环状弥散受限，增强扫描明显不均匀强化（图 5-22-1I 白箭），提示病变低度恶性或交界性肿瘤性可能性大。病灶中心区 T_1WI 及 T_2WI 均呈低信号，弥散无明显受限，增强扫描轻度延迟强化，考虑纤维组织成分可能。

2.特征性征象

（1）病灶浸润性、塑形性生长，长轴与腓肠肌走行一致，占位效应不明显。

（2）病灶边缘明显强化，中心区 T_1WI 及 T_2WI 均呈低信号（图 5-22-1A、B 白箭），考虑为纤维组织成分。

三、综合诊断

老年男性，右小腿肿物就诊，病程缓慢，临床症状轻微。影像学检查提示右小腿内侧腓肠肌内浸润性、塑形性生长肿物，弥散不均匀受限。增强扫描病灶边缘明显强化，内含纤维组织成分。综上考虑纤维组织来源交界性或低度恶性肿瘤可能性大。

四、鉴别诊断

1.侵袭性纤维瘤　可发生于身体各部，肌肉、肌腱及深筋膜好发，浸润性生长，易复发，不转移，边界大多不清楚。病灶 T_1WI 及 T_2WI 均呈低信号，表明含有胶原纤维成分，无明显弥散受限，增强扫描可见不同程度强化，以轻、中度不均匀渐进性强化为主要特点。

2.结节性筋膜炎　发病年龄轻，青中年（20~40 岁）多见。可发生于全身各部位，上肢多见（尤其是前臂掌侧），呈单发、实性软组织肿块，生长迅速。病变小（小于 5cm），位置浅（皮下多见）。根据解剖部位可分为皮下型、肌内型和筋膜型（肌间型）三个亚型。CT/MRI 表现与组织成分密切相关，黏液瘤型及肉芽肿型（细胞型）CT 呈稍低密度，MRI 呈稍长 T_1、长 T_2 信号；纤维型 CT 为等密度，T_2WI 呈等、稍低信号，任何序列均低于周围肌肉信号。病变内部出血、囊变及坏死罕见，增强扫描呈均匀或不均匀、中度或明显强化。

3.多形性脂肪肉瘤　具有浸润性的高度恶性肿瘤，属去分化类型。T_1WI 序列常无脂肪性的高信号，但坏死及出血常见，T_1WI 及 T_2WI 信号不均匀。此型脂肪肉瘤浸润性强，无包膜，MRI 显示肿瘤边界不规则，与周围组织分界不清，肿瘤侵犯肌间隔累及邻近肌肉，瘤周水肿明显，增强扫描呈大片不规则、不均匀明显强化。

临床证据

1.术中探查　切开皮肤、皮下组织，分离肌膜，充分暴露肿物。见肿物呈实性变性鱼肉状结构，边界尚清，侵犯腓肠肌，深面达比目鱼肌膜表面，未侵入比目鱼肌，未侵犯血管神经，将肿物完整切除。

2.病理结果

大体所见：右小腿肿物与周围组织分界不清，浸润肌肉与脂肪组织中（图 5-22-2A）。

镜下所见：细胞增生较活跃，偶见核分裂。送检侧切缘及基底部均未见肿瘤残留（图 5-22-2B）。

免疫组织化学：瘤细胞 CK（-）、EMA（-）、Vim（+）、Des（-）、SMA（-）、S100（-）、CD34（-）、lys（+）、CD68（+）、Ki67index 约 30%。

结合 HE 形态和免疫组织化学结果，病变符合间叶源性肿瘤 / 瘤样病变，倾向丛状纤维组织细胞瘤，需要密切随诊（建议按中间型肿瘤对待，不除外有复发可能）。

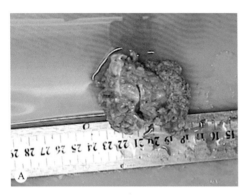
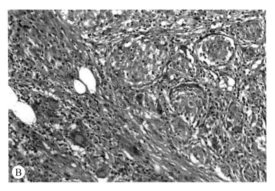

图 5-22-2

病例综述

丛状纤维组织细胞瘤（plexiform fibrohistiocytic tumor，PFT）是纤维组织细胞瘤的一种罕见类型，1988 年由 Enzinger 和我国的张仁元教授首先报道，2002 年 WHO 在软组织和骨肿瘤病理学和遗传学分类中将其归为中间型偶有转移型肿瘤。PFT 极少见，国内仅有几例个案报道。

根据已报道的病例资料显示，PFT 好发于儿童和年轻人，多见于 20 岁以下，且以女性患者为多，男女比例为 1：3。发病部位以手指、腕、肘等上肢部位多见，也可见于下肢，发生于头颈部者较少见。临床上 PFT 多表现为边界欠清楚或不清楚的无痛性小肿块，质韧，生长缓慢。肿块多位于真皮或皮下，浸润性生长，向上可累及真皮浅层，但不累及表皮，向下侵犯皮下层，甚至肌肉层。肿瘤以形成显微镜下肉芽肿样结节为特征，结节由单核组织细胞样细胞、多核巨细胞以及梭形成纤维细胞样细胞构成，呈丛状分布于致密胶原纤维。

影像学上 PFT 易误诊为良性肿块，明确诊断依赖于病理检查。病灶塑形性、浸润性生长，占位效应不明显，MRI 病灶信号不均，T_1WI 略高于肌肉信号，T_2WI 呈稍高信号，T_1WI 及 T_2WI 病灶均呈低信号的成分为纤维组织。病灶弥散受限部分主要为病灶边缘，增强扫描边缘弥散受限区不均匀明显强化。

PFT 具有浸润性生长的特点，手术后容易复发，并可发生区域淋巴结或肺转移，治疗上应作低度恶性肿瘤处理，需做局部广泛切除。

重要提示

本例病变罕见，影像学特点有待更多病例总结，诊断核心点在于病变性质和来源的判定。腓肠肌内浸润性、塑形性生长肿物，占位效应不明显，病灶边缘区明显弥散受限，应考虑低度恶性或交界性肿瘤。病灶中心区 T_1WI 及 T_2WI 均呈低信号，增强扫描轻度延迟强化，考虑为纤维组织成分，综合以上本病例应考虑到纤维组织来源的低度恶性或交界性肿瘤性病变，临床工作中应注意到 PFT 的可能。

（赵铄娜　曾玉蓉　蓝博文）

5-23　颞部血管平滑肌瘤

临床资料

女，58岁。患者于2年前发现右耳后无痛性肿物，渐进性增大，自觉右耳闷胀感。发病来无听力下降、耳鸣，无局部溃烂，无畏寒、发热。专科检查：右侧耳后、耳甲腔可扪及肿物，质硬，表面光滑，固定不能活动，右侧外耳道口狭窄。

影像学资料　（图 5-23-1）

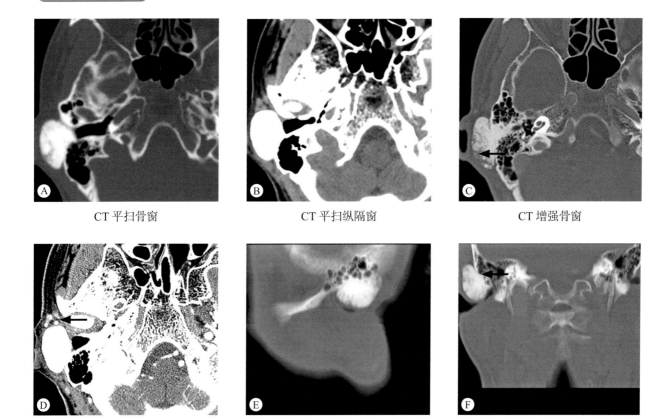

A CT 平扫骨窗	B CT 平扫纵隔窗	C CT 增强骨窗
D CT 增强软组织窗	E CT 骨窗矢状位	F CT 骨窗冠状位

图 5-23-1

诊断思路分析

一、定位征象

本例病变位于右侧颞部皮下耳廓区，局部与邻近颞骨乳突关系密切。肿块边界清楚，大部分呈钙化及骨化密度，边缘可见少许软组织成分（图 5-23-1C 黑箭），需要分析病变是颞骨还是皮下软组织来源。主要定位征象有：

1. 软组织来源的征象

（1）直接征象：病灶主体位于软组织内，边界清楚，相应软组织无明显推压外移改变。病灶大部分骨化、钙化，与邻近髓腔不相通，增强扫描病灶前缘软组织内可见迂曲、强化血管影（图 5-23-1D 黑箭）。

（2）间接征象：病灶颞骨面呈窄基底，与邻近颞骨皮质可见细小缝隙（图5-23-1F黑箭），相应颞骨乳突形态保持，外侧皮质增生硬化，无明显膨胀或侵蚀改变。

2.骨源性的征象　病灶与颞骨皮质关系密切但不连续，可见细线样缝隙，相应区域颞骨皮质反应性增生硬化但形态、结构完整，相应皮质及髓腔均无膨胀或成骨、溶骨性破坏。

综合以上考虑颞部皮下软组织来源占位并邻近颞骨皮质反应性增生硬化可能性大。

二、定性征象

1.基本征象　CT平扫显示病灶几乎完全钙化或骨化，边界清楚，与邻近颞骨皮质之间可见细线样缝隙，周围及中心见多发裂隙状、小斑片状低密度分隔（图5-23-1A、B），部分分隔与皮下脂肪密度相似。增强扫描病灶内未见明确强化，肿块前方可见增粗、明显强化血管影（图5-23-1D黑箭）。

2.特征性征象

（1）瘤体呈实性，钙化、骨化成分为主，边界清楚，邻近颞骨皮质反应性骨质增生硬化，提示良性可能性大。

（2）钙化、骨化灶内部及边缘可见多发裂隙状、小斑片状低密度影，局部密度与脂肪相似，主瘤体周围部分钙化灶之间存在分隔，这种钙化的特点常见于血管瘤的钙化中（瘤内血栓机化、静脉石形成）。

三、综合诊断

中老年女性患者，病程长，临床症状轻微。影像学检查发现右侧颞部耳廓区占位，以钙化、骨化为主，内伴裂隙状低密度影，部分密度与皮下脂肪类似，增强扫描肿块前方有增粗强化血管影，邻近颞骨皮质反应性增生硬化。综合上述资料考虑为右侧颞部皮下软组织来源良性肿瘤性病变，血管相关性肿瘤，血管平滑肌脂肪瘤可能。

四、鉴别诊断

1.骨瘤　是发生于膜内化骨的良性骨肿瘤，起源于骨膜下层，不侵及骨髓，以颅面骨多见。好发年龄为20～50岁，男性多于女性。骨瘤生长缓慢，临床多无症状，发生于颅面骨者常突入额、筛窦腔内，发生于骨旁者则呈致密骨性隆起。X线及CT影像上，骨瘤表现为一与正常骨皮质相连的骨性高密度影，呈圆形或卵圆形，边缘光整锐利，发生于颅面骨者常以宽基底与颅面骨相连，局部或软组织向外推移，无骨质破坏及骨膜反应。

2.软骨瘤　系常见的良性骨肿瘤，根据病变部位可分为内生性软骨瘤和外生性（皮质旁）软骨瘤，但无论发生部位，这种良性病变均是以形成成熟的透明软骨为特征。外生性软骨瘤的X线特点为骨皮质碟样受侵，导致骨膜新生骨形成骨包壳，内缘伴锐利的硬化边，病变内常见点状钙化。CT显示骨皮质扇贝样改变及基质钙化更有优势，还可显示病变与骨髓腔存在分界。

3.软组织机化灶　常有相应的临床病史支持，如外伤后血肿机化、代谢性疾病引起的钙化等。

4.骨旁骨肉瘤　好发于20～40岁中青年，最常见于长骨干骺端，包绕骨干生长。组织学上由分化较好的骨基质或骨小梁组成，骨小梁排列似正常骨组织。可见软骨分化，形成软骨结节或软骨帽，也可以纤维成分为主，伴有丰富胶原。影像学上表现为基底部附于骨表面的骨性肿瘤，包绕状生长，中心大量骨化，可伴有非骨化区（基底部向周围），与骨干间可见特征性透明间隙，可伴有髓腔侵犯，一般无骨膜新生骨及无软组织肿块。发病年龄及部位可作鉴别。

临床证据

1.术中探查　肿物呈白色，质硬，与周围组织分界清楚，移动度差，表面光滑。

2. 病理结果

镜下所见：右耳后肿物符合软组织血管平滑肌瘤伴多灶骨化生（图 5-23-2）。

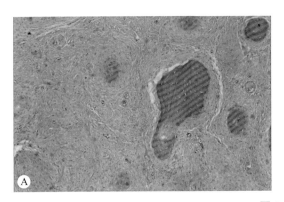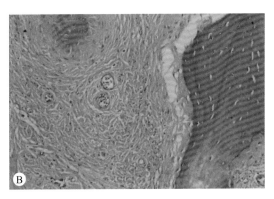

图 5-23-2

病例综述

　　血管平滑肌瘤（angioleiomyoma，ALM）是一类起源于血管平滑肌的软组织肿瘤，2020 年 WHO 在软组织分类中，将 ALM 纳入周细胞性（血管周细胞性）肿瘤。ALM 发病原因不明，轻度外伤、静脉瘀滞、性激素水平改变等被推测为该肿瘤的可能病因。ALM 多见于女性，肾脏是最常见的发病部位，其次是肝脏。肝、肾以外的血管平滑肌脂肪瘤可见于结肠、肠系膜、腹膜后、肾上腺、膀胱、阴囊、睾丸、附睾、子宫、纵隔、颈髓、肢体、气管等部位。头颈部血管平滑肌脂肪瘤极为罕见，多为个例报道，可能与平滑肌缺乏有关。目前的文献中，有鼻腔、鼻咽、会厌、舌、腮腺、下唇等处的病例报道，发生在耳廓的血管平滑肌脂肪瘤仅见 1 例报道。

　　ALM 患者常表现为无痛性缓慢生长肿块，较大者可引起压迫症状。CT 平扫表现为密度不均的肿块，肿块内部可见间隔及不同程度、形态不一的钙化。CT 增强扫描肿瘤强化不均匀，病灶密度稍高部分一般有轻度不均匀强化，坏死及脂肪区不强化，少数病灶密度稍高部分有明显强化。MRI 上实性软组织部分 T_1WI 为稍低、等信号，T_2WI 为非均质高信号，增强后肿瘤实性部分明显强化，内偶可见条索状流空结构。

重要提示

　　本病例定性诊断相对容易，诊断核心点在于病灶的定位诊断。右侧耳廓区皮下单发肿块，邻近颞骨可见皮质增生硬化，但病灶与颞骨间可见裂隙，且颞骨的形态、结构保持，未见膨胀或侵蚀性改变，相应区域软组织无推压外移的表现，应考虑到皮下软组织来源占位并邻近颞骨皮质反应性增生硬化的可能。病灶大部分钙化、骨化，病灶前缘伴有迂曲增粗血管影，需注意到血管相关性良性占位的可能。

（周睿　曾玉蓉　蓝博文）

5-24　腹壁隆突性纤维肉瘤

临床资料

　　女，57 岁。发现腹壁肿物 17 年，再发增大 1 年。患者于 17 年前无意中发现腹壁一包块，质地较韧，无痛痒等不适，于外院行手术切除，术后复发，之后未再就诊。1 年前腹壁肿物明显增大，伴疼痛。专科检查：上腹可触及大小约 20cm×10cm 的巨大包块，质地韧。包块隆起于皮面，边界不清楚，无明显触痛，未扪及搏动感及波动感，未闻及血管杂音。局部皮肤发红，压之不褪色，皮温不高，皮肤无破溃、渗出。

影像学资料 （图 5-24-1）

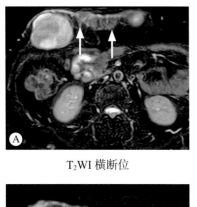
T$_2$WI 横断位

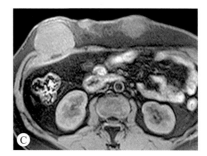
T$_2$WI 横断位

T$_1$WI 横断位

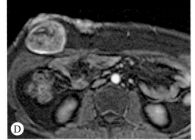
增强动脉期横断位

增强静脉期横断位

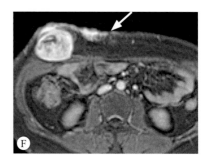
增强延迟期横断位

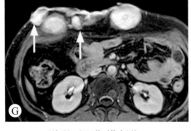
增强延迟期横断位

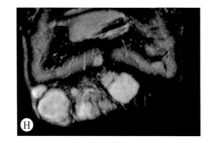
增强延迟期冠状位

图 5-24-1

诊断思路分析

一、定位征象

本例病变定位于上腹壁皮肤及皮下脂肪层，呈多结节、肿块改变，相应皮肤不规则增厚、隆起，与病灶分界不清楚，右上腹壁肌层（腹外斜肌、腹横肌）局部受累。

二、定性征象

1. 基本征象　病灶位于上腹壁皮肤及皮下脂肪层，呈多结节、肿块改变，相应皮肤弥漫增厚、隆起。病灶密实，信号相对均匀，无明显出血、坏死，T$_2$WI 抑脂呈高信号，T$_1$WI 呈等信号，动态增强扫描呈渐进性明显强化，增厚皮肤亦渐进性明显强化，内可见点状、条索状低强化区，综合信号及强化特点考虑富含纤维成分的肿瘤性病变。病灶局部与右上腹壁肌层（腹外斜肌、腹横肌）分界不清，考虑具有一定侵袭性。

2. 特征性征象

（1）病灶密实、无明显出血、坏死，T_2WI 抑脂呈高信号，动态增强扫描呈渐进性明显强化，提示纤维源性肿瘤可能。

（2）病变区皮肤增厚，增强扫描明显强化，呈"皮肤尾征"（图 5-24-1F 白箭）。

（3）病灶多发，肿块样病灶周围多发结节状病灶，呈"周围卫星灶"（图 5-24-1G 白箭）。部分病灶向皮肤外突出呈"悬吊征"（图 5-24-1B 白箭），部分向深层组织浸润呈"树根征"（图 5-24-1A 白箭）。

三、综合诊断

中年女性，病程长，病史提示病灶为术后复发，近期增大明显。影像学检查示腹壁皮肤及皮下多发结节、肿块，呈现"周围卫星灶""悬吊征""树根征"，相应皮肤增厚并明显强化，呈现"皮肤尾征"，提示病变皮肤来源可能。病灶 T_2WI 抑脂呈高信号，增强扫描渐进性明显强化，提示纤维类肿瘤可能。病灶与皮肤、部分腹壁肌分界不清楚，考虑具有侵袭性，且为术后复发，近期增大明显，需注意局部恶变。综合考虑为腹壁皮肤来源，具有侵袭性且易术后复发的纤维类肿瘤，隆突性皮肤纤维肉瘤可能性大。

四、鉴别诊断

1. 神经纤维瘤　病灶多发者多见于 I 型神经纤维瘤病，为染色体显性遗传病，发病年龄广泛，男性较女性多见，临床常伴有皮肤咖啡牛奶斑、虹膜 Lisch 结节、智力低下等表现。病灶分布广泛，可见于全身各部位，大部分浅表病灶多而体积小，增强扫描强化程度低于 DFSP。

2. 侵袭性纤维瘤病　主要与腹壁型侵袭性纤维瘤病鉴别。侵袭性纤维瘤病病因不明，常与创伤、手术、内分泌因素相关。肿瘤好发于皮下或肌间，长轴与肌肉长轴方向一致，病灶内低信号致密胶原纤维区常位于周围，高信号纤维组织细胞区位于中心，内可见特征性的条带状长 T_1 短 T_2 信号。病灶边缘可见触角样突起，向周围组织浸润时常见"筋膜尾征"。

3. 炎性肌成纤维细胞瘤　多见于儿童及青少年，可伴有发热。肿瘤周围脂肪间隙模糊，与周围结构粘连，该表现与肿瘤内的炎性渗出、浸润密切相关，是炎性肌成纤维细胞瘤的特征性征象之一。炎性肌成纤维细胞内多见血管穿行或漂浮征，增强扫描可见明显强化的迂曲血管影。

4. 海绵状血管瘤　发生于腹壁者常位于皮下脂肪层或腹壁肌间，病程长，常无明显临床症状。病灶质地软，MRI 检查 T_2WI 序列呈明显高信号，瘤体内可见粗大流空血管，可伴有出血、含铁血黄素沉积及钙化。

5. 结节性筋膜炎　常见于青年人，儿童少见，老年人罕见。病变好发于上肢，尤其是前臂屈侧，常有短期增大病史，具有自限性，病变区常伴疼痛及触痛。皮下型筋膜炎多呈单发结节状，圆形或卵圆形，体积通常小于 2cm，边界不清楚。

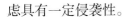

1. 术中探查　切开皮肤、皮下组织，直达腹外斜肌筋膜浅层，于此层面锐性分离，可见实质性肿块，质中等，灰白色，与周围组织分界不清楚。完整切除肿物（图 5-24-2A）。

2. 病理结果

镜下所见：腹壁肿物符合隆突性皮纤维肉瘤（图 5-24-2B）。

免疫组织化学：肿瘤细胞 Vim（+）、CD34（+）、SMA（−）、Desmin（−）、CD68（−）、S-100 灶性（+）、CK（−）、Ki67index 约 20%。

结合镜下所见及免疫组织化学结果，病变符合隆突性皮纤维肉瘤。

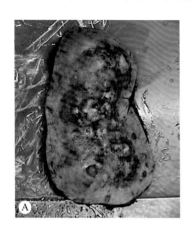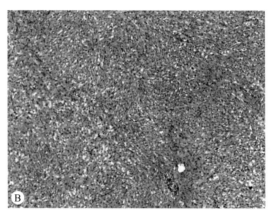

图 5-24-2

病例综述

隆突性皮肤纤维肉瘤（dermatofibrosarcoma protuberans，DFSP）是一种起源于真皮及皮下间叶组织的低度恶性纤维组织细胞性肿瘤，2013 年 WHO 在软组织肿瘤新分类中将其归类于成纤维细胞/肌成纤维细胞性肿瘤中的中间型（罕见转移）。DFSP 发病高峰为 20～50 岁，男性多见，临床常表现为无痛性皮肤结节或肿块，皮肤可增厚或萎缩变薄，易破溃和出血。病灶生长缓慢，病程可长达数年至数十年，随着病情进展，肿瘤可短期迅速增大。DFSP 主要采取手术扩大切除治疗，切除后复发者肿瘤分化程度较原发肿瘤差，恶性程度高。

DFSP 最常发生于躯干表浅的皮肤及皮下组织，浸润性生长，远处转移少见但易切除后局部复发。影像学表现为单发或多发的结节或肿块，多发者表现为大病灶周围多发小病灶，呈"周围卫星灶"改变。肿瘤由皮肤处向外隆起呈"悬吊征"，向内浸润皮下组织和肌肉时瘤灶周围呈"树根征"。CT 平扫病灶密度均匀，稍低于肌肉和皮肤，坏死、出血及钙化少见。MRI T$_2$WI 病灶呈高信号，复发者信号可混杂，增强扫描瘤灶呈渐进性明显强化，内可见点状、条索状低或中等强化区，符合纤维类肿瘤的影像学表现。

重要提示

本例病变结合病史考虑为 DFSP 术后复发，病灶多发且局部侵袭、浸润明显，考虑局部恶变。患者病程长，达数年至数十年，影像学表现为皮肤及皮下单发或多发结节、肿块，可伴有"周围卫星灶""悬吊征""树根征"，MRI T$_2$WI 序列呈高信号且呈渐进性明显强化，符合纤维类肿瘤的影像学表现时需考虑本病可能。

（曾玉蓉　代海洋　蓝博文）

5-25　竖脊肌韧带样纤维瘤病

临床资料

男，28 岁。1 年前发现右背部肿物，肿物缓慢增大，不伴疼痛、麻木。专科检查：右胸背部触及隆起肿物，边界不清楚，质韧，局部皮肤无红肿、溃烂。

影像学资料 （图 5-25-1）

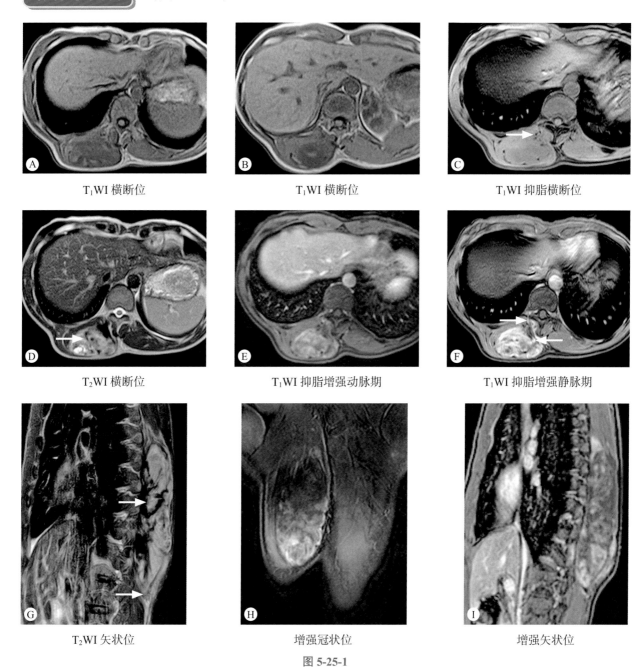

图 5-25-1

诊断思路分析

一、定位征象

本病例肿块位于右侧竖脊肌内，长轴与竖脊肌走行一致，与相应肌束分界不清楚，紧邻胸椎椎弓板，相应竖脊肌肿大，周围皮下脂肪层受压。

二、定性征象

1. 基本征象 右侧竖脊肌内见一巨大肿块，分叶状，与相应肌束、局部与胸椎右侧椎弓板分界不清楚，T_2WI 及 T_2WI 抑脂序列为混杂高信号（图 5-25-1D、G），T_1WI 呈等信号，内见斑片及条片状 T_1WI、T_2WI 低信号影（图 5-25-1C、D、G 白箭）。增强扫描病灶不均匀渐进性明显强化，肿物内的条片状低信号增强扫描未见明确强化（图 5-25-1F 白箭）。

2. 特征性征象

（1）病灶体积较大，长轴与肌肉走行一致，呈浸润性、侵袭性生长。

（2）病灶 T_2WI 呈高信号，增强扫描呈渐进性明显强化。T_1WI 及 T_2WI 病灶内见条片状低信号，增强扫描未见明确强化，考虑为胶原纤维组织。

（3）肿瘤边缘可见沿筋膜走行条形影，其信号与肿瘤相似，称为"筋膜尾征"（图 5-25-1G 白箭）。

综合上述征象，胸背部肿块定位于竖脊肌内，纤维组织来源具有一定浸润或侵袭性的肿瘤性病变，胸椎部分椎弓板可疑边缘性破坏。

三、综合诊断

青年男性患者，渐进性增大的背部肿物，影像学检查发现右胸背部竖脊肌内占位性病变，边界不清楚，邻近胸椎椎弓板可疑边缘性骨质破坏。病灶 T_2WI 呈高信号，增强扫描呈渐进性不均匀明显强化，内伴条状低信号无强化区。综合上述资料考虑为纤维组织来源具有一定浸润性或侵袭性的肿瘤性病变，韧带样纤维瘤病可能。

四、鉴别诊断

1. 神经鞘瘤 良性神经鞘瘤生长缓慢，包膜完整，边界清楚，其内通常可见囊变坏死。恶性神经鞘瘤常侵犯邻近骨骼，边界相对清楚，可见包膜，其特点是瘤体多有神经伴行，沿其包膜伸展，但不穿入肿瘤实质内，与韧带样纤维瘤病鉴别并不困难。

2. 血管瘤 CT 常表现为密度不均匀的结节状或分叶状肿块，其内常可见特征性的类圆形钙化灶，增强后常明显强化。MRI 检查 T_1WI、T_2WI 及 T_2WI 抑脂序列其内很少看到韧带样纤维瘤病的特征性低信号带，但其内可见粗大的钙化和血管流空的低信号，增强扫描明显强化。

3. 纤维肉瘤 发病年龄较大，多见于老年人。纤维肉瘤通常无包膜，瘤周常有水肿，邻近骨骼、血管神经常受侵，疼痛出现早而重。而侵袭性纤维瘤病发生年龄较小，常呈浸润性生长，肿瘤内部很少出现液化坏死区，一般无瘤周水肿，邻近骨骼一般无改变，血管神经可受压移位。

4. 多形性未分化肉瘤 多见于 50 岁左右男性，好发于四肢肌肉和腹膜后等深部软组织，可累及邻近骨质，呈分叶状软组织肿块，多见假包膜，浸润性生长，边界不清楚，易复发。肿瘤信号混杂，多有出血、坏死和囊变。常伴瘤周水肿，增强扫描肿块显著强化，易侵犯血管和造成骨质破坏。

临床证据

1. 术中探查 逐层切开皮肤、皮下、肌肉，下方扪及肿物后，超声刀、电刀沿其边缘分离，将之连同周围少许肌肉组织一并切除。检查肿物大小约 8cm×4cm×17cm，质中，未见明显包膜，与周围组织分界不清楚（图 5-25-2A）。

2. 病理结果

镜下所见：梭形肿瘤细胞呈束状或席纹状排列，部分见轻度核异型，但未见病理核分裂象及坏死，间质见较多薄壁血管及少量炎细胞浸润，边缘可见肿瘤细胞侵及骨骼肌组织，肿瘤组织距标本切缘≤1mm（图 5-25-2B）。

免疫组织化学：Vim（+），CD99（+），SMA（+），Des（−），S-100（−），CD34（−），CK（−），EMA（−），Ki67index2%～3%；特殊染色 Masson 三色显示纤维及肌纤维阳性。

结合 HE 染色及免疫组织化学结果，诊断考虑中间型或低度恶性成纤维 / 肌成纤维细胞肿瘤，符合韧带样纤维瘤病。由于本瘤呈浸润性生长，边界不清楚，注意病变局部扩大切除后密切随访。

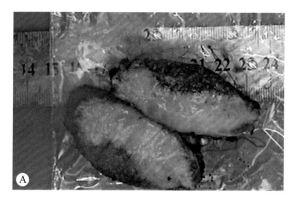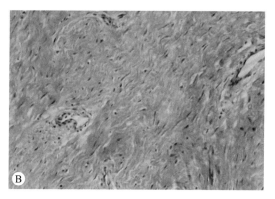

图 5-25-2

病例综述

韧带样纤维瘤病（desmoid-type fibromatosis，DF），又名侵袭性纤维瘤病、硬纤维瘤或肌腱膜纤维瘤病，来源于成纤维细胞和肌成纤维细胞，是一种罕见的、具有局部侵袭而又无远处转移的交界性纤维增生性肿瘤，2013 年 WHO 在软组织和骨肿瘤分类中，将其归类为成中间性（局部侵袭性）的成纤维细胞 / 肌成纤维细胞肿瘤。DF 的临床及影像学表现具有一定的特征性：

（1）好发于 30～50 岁成人，青春期至 40 岁内的患者多为女性，儿童及 40 岁以上患者，男女发病率无差异。女性在产后 1～3 年腹壁出现不规则条索状质硬肿块，多能诊断腹壁韧带样瘤。全结肠家族性腺瘤病患者，肠切除后 1～2 年内，腹腔再发质硬肿物，也诊断为纤维瘤病，但属于 Gardner 综合征。

（2）DF 依据发生部位可分为腹壁型、腹内型和腹外型，其中腹外型最多（50%～60%），之后依次为腹壁型（25%）和腹内型（15%）。其中腹外型最常发生于四肢肌肉、肌间隙内，其次为胸背部，发生于骨骼肌者罕见。

（3）DF 的 CT 表现无明显特异性，平扫通常边界显示欠清，病变密度相对均匀，多数密度略高于或等于同层面肌肉，无出血、坏死及钙化，增强扫描多数病变呈中等不均匀强化且呈延迟强化，邻近骨质受累时可有边缘骨质破坏。

（4）DF 的 MRI 表现为类圆形或不规则形肿块，因临床体征出现较晚，病灶范围较大，形态多数不规则或呈分叶状，可呈触角状向周围延伸，部分呈侵袭性生长，可侵及周围骨质、肌肉及神经血管束。病灶长轴常与肌纤维走行一致，肿瘤边缘沿筋膜走行条形影，其信号与肿瘤相似，称为"筋膜尾征"；肿瘤与肌肉之间形成的脂肪信号，又称"脂肪裂隙征"。

（5）T_1WI 呈等或稍高信号，T_2WI 呈混杂高信号，脂肪抑制序列呈高信号，信号不均匀，且以上三种序列中均可见斑点状或条片状致密胶原纤维低信号区，增强扫描致密胶原纤维多无强化或轻度强化是该病的重要特征。

重要提示

本病例诊断核心点在于病变性质和来源的判断。位于肌内的体积较大、分叶状肿块，长轴与肌肉走行一致，MRI 检查 T_2WI 以高信号为主，增强扫描渐进性明显强化，T_1WI 及 T_2WI 抑脂序列可见斑点状或条片状低信号区，增强扫描相应区域无明显强化，需考虑韧带样纤维瘤病的可能。

（赵铄娜 曾玉蓉 蓝博文）

5-26 肘关节结核

临床资料

女，60岁。4个月前无明显诱因出现右肘部肿胀，范围缓慢增大，伴有轻度疼痛，无明显发热症状。专科检查：右肘部周围软组织稍肿胀、隆起，边界不清楚，伴轻微触痛，未扪及搏动感和波动感，未闻及血管杂音，局部淋巴结未触及肿大。

影像学资料（图 5-26-1）

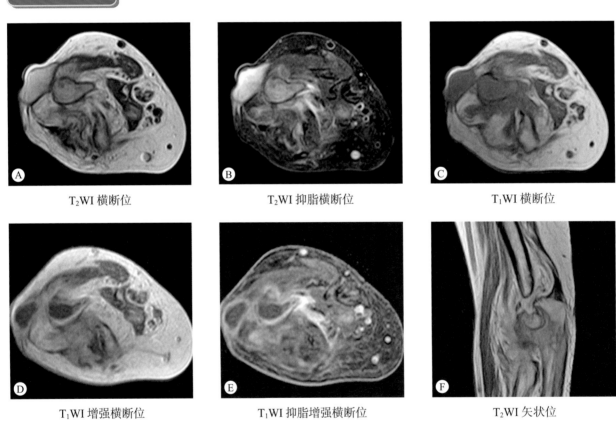

图 5-26-1

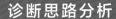
诊断思路分析

一、定位征象

本例病变范围广泛，累及右肘全关节（组成骨及滑膜、关节囊）、周围软组织，边界不清楚。病变主体位于右肘关节区，关节受累范围大于周围软组织，考虑为右肘关节病变向周围软组织、皮下蔓延。

二、定性征象

1. 基本征象　右肘关节滑膜明显增厚，呈结节状、团块状改变，关节面破坏并侵蚀关节下骨质，相应关节间隙不规则狭窄。病变向周围软组织内蔓延、达邻近皮下及皮肤，边界不清楚，软组织层次模糊。T_2WI 序列病灶呈稍高信号，T_2WI 抑脂呈高信号，T_1WI 呈等信号，增强不均匀明显强化。右肘关节周围肌肉萎缩。病变累及范围广泛、周围软组织层次模糊呈蔓延改变，倾向于关节及软组织慢性感染性病变。

2. 特征性征象

（1）右肘关节腔旁、皮下可见厚壁环形强化灶，囊内呈 T_2WI 稍高 T_1WI 稍低信号，提示非单纯性积液，考虑脓肿形成。

（2）右肘关节面破坏、关节下骨受累并关节间隙狭窄，周围肌肉萎缩。

三、综合诊断

中老年女性，慢性病程，以慢性肿胀为主要症状，发热、疼痛不明显。影像学检查提示右肘全关节病变，滑膜明显增厚并破坏关节面、侵蚀关节下骨并向周围软组织蔓延，关节旁、皮下冷脓肿形成，肘关节周围肌肉萎缩，综合考虑骨及软组织慢性感染性病变，全关节型结核可能性大。

四、鉴别诊断

1. 关节化脓性炎伴脓肿形成　青少年及儿童四肢长骨的干骺端好发，起病急，高热、寒战，局部红肿热痛的症状与体征明显。病变进展迅速，较早破坏关节软骨致关节间隙变窄，承重面最早破坏且显著。影像表现与关节结核较难鉴别，需结合病史综合考虑。

2. 类风湿性关节炎　常见于 20～40 岁女性，双侧关节对称性发病多见。病变初始好发于关节裸区，呈小囊状骨质缺损，破坏常不明显。受累关节积液常较明显，积液常清亮，不同于结核纤维素性渗出积液。增厚滑膜形成的血管翳急性期明显强化，慢性期纤维化轻度强化。患者多伴有全身性骨质疏松，鉴别于结核局限性关节骨质疏松。单关节侵犯和隐匿性发病过程应怀疑结核。

3. 色素绒毛结节性滑膜炎　好发于青壮年，30～40 岁为发病高峰期。可发生于任何滑膜关节，膝关节最易受累。早期滑膜增生、绒毛结节形成，关节腔内积液伴出血，滑膜结节及关节腔内无或少有含铁血黄素沉着，无钙化或骨化。MRI 检查呈等 T_1、略长 T_2 信号。中晚期关节腔内可见多发、不规则、分布广泛、信号混杂的滑膜结节，关节腔内外散在、多发铁屑状低信号含铁血黄素沉积，表现为 T_1WI 及 T_2WI 均呈低信号。

4. 滑膜肉瘤　多见于成人，病变通常临近关节但不位于关节内。T_2WI 上肿瘤表现为明显以高信号为主的混杂信号，这种信号的不均匀性常被描述为"三重信号征"，即低信号、稍高信号和明显的高信号。肿瘤信号的不均匀性与肿瘤内陈旧出血含铁血黄素沉着、肿瘤的实性部分、坏死以及新鲜出血等复杂多变的组织成分有关，可见钙化。增强扫描明显不均匀强化，很少出现边缘强化。

临床证据

1. 术中探查　切开皮肤、皮下组织，见皮下组织皂化，部分腐烂坏死，予剪除创面坏死及失活组织，见肱骨外侧髁骨皮质缺损、破溃，局部腐烂（图 5-26-2A）。

2. 病理结果

镜下所见：送检右肘部软组织符合皮下软组织慢性肉芽肿性炎，见干酪样坏死及类上皮细胞反应，考虑结核。送检右肱骨外上髁骨组织符合骨及软骨组织急慢性化脓性炎及慢性肉芽肿性炎，见片状干酪样坏死，考虑结核（图 5-26-2B）。

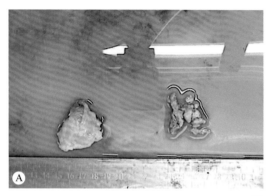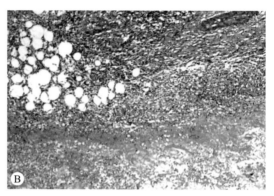

图 5-26-2

病例综述

骨关节结核多发生于儿童、青壮年，老年患者逐年增多。病变好发于血管丰富的骨松质和滑膜，常见于大的承重关节，如膝关节和髋关节等，其次为肘关节、腕关节和踝关节，多为单侧发病。骨关节结核患者很少出现典型的结核中毒症状，而以关节的疼痛、肿胀、关节运动受限为常见特征。肺结核的存在与否，不能作为关节结核的诊断依据。

关节结核病理学上以渗出、增殖或干酪样坏死为主，可分为滑膜型、骨型和全关节型。滑膜型结核早期以关节滑膜充血水肿、渗液为主，后形成结核性肉芽肿、干酪性坏死，随之出现关节边缘部位软骨破坏，最后出现骨性关节面及其下方骨质破坏，此型结核在临床上较多见。骨型结核感染开始出现在骨骺、干骺端、骨端，形成结核性肉芽肿，而后累及邻近关节，骨质破坏和关节间隙狭窄出现较滑膜型早。全关节型结核无法区分始发部位，是关节结核晚期改变。

影像学检查表现为关节囊附着处虫蚀状骨质破坏，关节软骨缺损，关节面下骨小梁不规则、中断，附近骨松质有不规则低密度骨缺损区，其内可有点状、片状较高密度死骨，关节间隙可增宽或变窄，关节诸骨骨质疏松。病变关节滑膜组织增厚，关节囊及周围软组织肿胀，软组织层次模糊，关节腔积液，关节周围冷脓肿形成。关节滑膜增厚形成特异性肉芽组织时可呈团块状、结节状，肉芽组织在 T_1WI 上呈低信号，在 T_2WI 上为不均匀高信号，干酪样坏死在 T_2WI 上为中等信号。增强扫描冷脓肿壁呈完整或不完整的环形强化，增生滑膜明显强化。

重要提示

本病例诊断关节及软组织感染性病变相对明确，核心点在于关节感染性病变的鉴别诊断。患者慢性病程，局部关节肿胀为主。影像学检查表现为关节滑膜明显增厚和关节软骨、软骨下骨的骨质破坏，周围软组织受累并冷脓肿形成、关节间隙狭窄、周围肌肉萎缩，应首先考虑关节结核的可能。

（周健聪　曾玉蓉　蓝博文）

5-27　腰椎布鲁氏菌感染

临床资料

　　女，50 岁。农民，有牛羊密切接触史，半年前有牛羊屠宰史。反复发热 1 个半月。患者于 1 个半月前无明显诱因发热，最高体温达 39.7℃，可下降，但反复，间伴腰背部疼痛。专科检查：腰背部轻压痛，局部皮肤无异常。腰椎过伸过屈及左右侧弯活动度降低。

　　实验室检查：白细胞计数 7.5×10⁹/L（−），中性粒细胞、淋巴细胞及单核细胞百分比（−）；血沉降（快速血沉）46mm/h（↑），超敏 C 反应蛋白 59.71mg/L（↑）；结明试验阴性（−）。

影像学资料　（图 5-27-1）

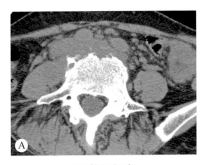
CT 软组织窗

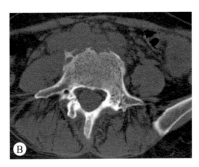
CT 骨窗

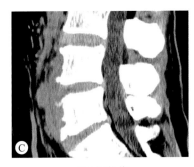
CT 矢状位

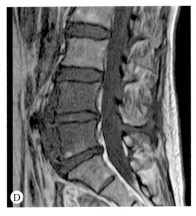
T₁WI 矢状位

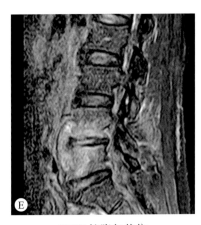
T₂WI 抑脂矢状位

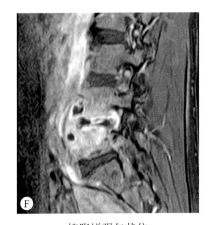
抑脂增强矢状位

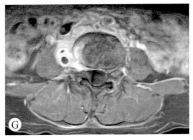
增强横断位

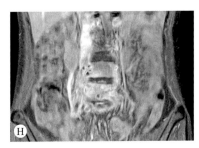
增强冠状位

图 5-27-1

诊断思路分析

一、定位征象

本例病变范围广泛，主体病灶定位于腰4、5椎体及相应椎旁软组织，腰4、5椎间盘受累。

二、定性征象

1.基本征象　腰4、5椎体边缘骨质多发小灶性骨质破坏（图5-27-1A），破坏区无明显硬化边及死骨（图5-27-1B），椎体边缘可见唇样突起骨赘（图5-27-1C）。腰4、5椎体高度保持，T_1WI信号减低，T_2WI抑脂呈不均匀高信号；腰4、5椎间隙狭窄、椎间盘变扁并T_2WI信号增高（图5-27-1D、E）。腰4、5椎旁软组织肿胀，范围相对局限、无明显流注征象（图5-27-1D、E）。增强扫描椎体及椎旁病灶明显强化，椎旁肿胀软组织内可见多发小环形强化灶，环壁均匀较厚，考虑脓肿形成。

2.特征性征象

（1）腰4、5椎体形态基本正常，腰4、5椎间隙狭窄。

（2）腰4、5椎体破坏局限于边缘，破坏灶直径<5mm，呈多灶岛屿状、无死骨形成。破坏灶周围多发骨性密度及增生骨赘，CT横断位呈现"花边椎"，矢状位增生骨赘呈现"鹦鹉嘴征"。

（3）椎旁多发脓肿，体积小，无明显流注征象，脓肿上下径不超过病变椎体长度。

三、综合诊断

中年女性，有牛羊密切接触史，临床提示波状热，感染指标升高。CT提示腰4、5椎体边缘性多发岛屿状骨质破坏，不伴死骨形成，呈现"花边椎""鹦鹉嘴征"改变，腰4、5椎体形态基本保持，相应椎间隙明显狭窄。病变段椎旁软组织肿胀并多发小脓肿形成，脓腔无明显流注征象，上下径不超过病变椎体长度，综合考虑腰椎感染性病变，布鲁氏杆菌性脊柱炎可能性大。

四、鉴别诊断

1.结核性脊柱炎　骨关节结核中最常见，好发于儿童及青年，成人以腰椎多见，儿童以胸椎多见，可伴有结核病史及临床症状，出现盗汗、午后低热等，临床发病隐匿、病程进展缓慢、局部疼痛症状轻微。病变椎体通常累及相邻两个及两个以上椎体，椎体易出现楔形变、后凸及侧凸畸形，易形成椎旁脓肿，脓肿呈流注改变，脓腔大且椎旁受累范围广，椎体破坏区沙砾样死骨形成是脊柱结核的特征性表现。

2.化脓性脊柱炎　以20～40岁多见，患者多数起病急，症状重，病程短。一般由金黄色葡萄球菌血行感染所致，主要继发于身体其他部位感染（菌血症、脓血症）或局部感染，如外伤、椎间盘手术后等。病变椎体变形、塌陷程度轻，破坏区可出现大块死骨，椎旁软组织反应明显，可伴有积气。椎间盘受累、椎间隙狭窄程度轻。影像学鉴别相对困难，主要依据病史情况鉴别。

3.脊柱淋巴瘤　分为原发性和继发性，原发性脊柱淋巴瘤少见。发生于脊柱的淋巴瘤具有典型淋巴瘤的信号、密度特点，好发于胸椎，呈浸润性生长、受累椎体形态正常，骨质破坏不明显而椎旁软组织肿块明显，肿块纵径常大于横径呈长梭形，坏死、出血少见，可侵入椎管内围绕硬膜外环形生长，并顺延硬膜外袖套样浸润，具有一定特征性。椎间盘不受累，病灶较大时可包埋于肿块内。

4.转移瘤　以老年人多见，多有原发肿瘤病史，病灶呈跳跃性、结节状分布，累及椎体附件多见，可伴发病理性压缩骨折及椎旁软组织肿块。转移瘤具有椎间盘回避现象，一般不侵犯椎间盘，转移灶较大时可出现"嵌入征"，椎间隙相对增宽。

临床证据

患者行超声引导下右侧椎旁脓肿穿刺抽液术。患者取俯卧位，常规消毒铺巾，用2%利多卡因局麻，经右腰背部为进针点，用18G PTC穿刺针沿针道进针，针尖到达脓腔中心后拔出针芯，抽出脓性液体6ml，然后用100ml生理盐水反复冲洗，抽净退针。

穿刺脓液病理示（脓液）布鲁氏菌抗体三项阳性。

病例综述

布鲁氏菌病曾称布氏菌病或布病，是由布鲁氏菌引起的人畜共患传染病，侵袭脊柱引起椎间盘炎或椎体炎时称为布鲁氏菌性脊柱炎。布鲁氏菌可累及全身各器官，主要在巨噬细胞内繁殖，因此主要影响富含单核吞噬细胞的器官，如肝、脾、淋巴结和骨髓，尤以脊柱为甚。

布鲁氏菌主要通过破溃的体表黏膜、摄入被污染的食物进入人体。有接触牛、羊等家畜，从事动物皮毛加工，饮用未经消毒灭菌的乳品以及涮牛、羊肉等病史对本病诊断具有重要意义。临床上患者常表现为波状热，可伴有多汗、脊柱关节痛、肝脾肿大等。下列三项中任何一项阳性即可确诊布鲁氏菌病：①具有明确的流行病学接触史；②有相关临床症状和体征；③实验室病原体分离、血清凝集试验、补体结合试验和抗人球蛋白试验阳性。

布鲁氏菌性脊柱炎以腰椎多见，腰4、5椎体发病率最高。受累椎体多为边缘性骨质破坏，破坏灶小而多发，通常表现为小于5mm的岛屿状，不伴死骨形成，破坏灶周围骨质增生、硬化形成"花边椎""鹦鹉嘴"表现。整个病程中，椎体形态基本正常，塌陷、成角、侧弯少见。病程早期即出现椎间隙狭窄，椎间盘被纤维肉芽组织替代、密度增高，关节面增生硬化。病变椎旁软组织增厚，环绕椎体和椎间盘，范围相对局限，软组织内脓肿小而多发，流注现象少见，脓肿一般不超过病变椎体长度。病程晚期可继发增生性关节炎，产生骨性强直，亦可出现自上而下逐渐发展的前后纵韧带索条状钙化。

重要提示

本病为脊柱感染性病变，核心点在于与其他椎体感染，尤其是结核性脊柱炎、化脓性脊柱炎的鉴别。患者具有牛羊密切接触的流行病学史，临床出现波状热，同时影像学提示椎体破坏轻，椎体边缘多发小灶性破坏且不伴死骨形成，呈现"花边椎""鹦鹉嘴"改变，而椎间盘破坏明显，早期即出现椎间隙狭窄，椎旁多发小脓肿、上下径不超过病变椎体长度、无明显流注现象，需考虑到本病的可能。

（曾玉蓉 代海洋 蓝博文）

5-28 指骨慢性肉芽肿性炎

临床资料

女，1岁11个月。左手环指近节指骨肿大半年余。患儿左手环指近端增粗半年，质地较硬，无明显疼痛，此后肿物逐渐增大。专科检查：左手环指近节指骨增粗、变大，质地较硬，无明显触痛，未扪及搏动感及波动感。局部皮肤无破溃、渗出，皮温不高。患指掌指关节、指间关节屈伸活动轻度受限。

实验室检查血常规、嗜酸性粒细胞（-）。

影像学资料 （图 5-28-1）

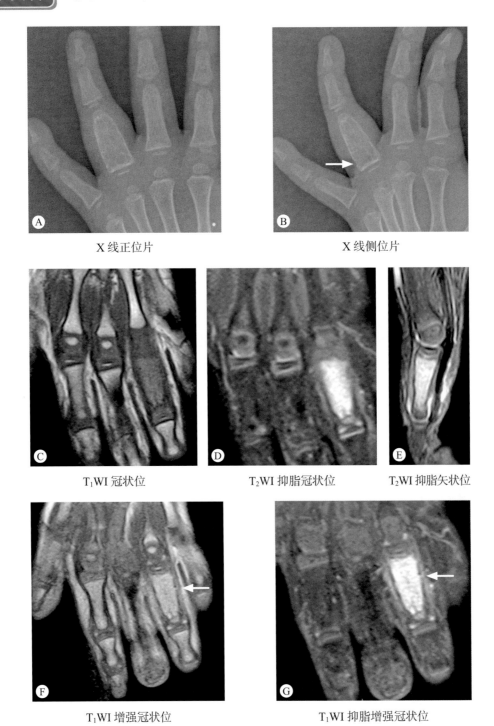

X 线正位片   X 线侧位片

T_1WI 冠状位 T_2WI 抑脂冠状位 T_2WI 抑脂矢状位

T_1WI 增强冠状位 T_1WI 抑脂增强冠状位

图 5-28-1

诊断思路分析

一、定位征象

本例病变定位于左手环指近节指骨，骨髓腔膨胀性破坏，骨皮质变薄，周围软组织肿胀。近节指骨近端骨骺、相应掌指关节及近节指间关节均保持。

二、定性征象

1. 基本征象　X线平片（图5-28-1A、B）示左手环指近节指骨膨胀性骨质破坏，无明显骨膜反应，内可见残存线样骨嵴。病变段骨皮质变薄但相对完整，局部稍凹陷（图5-28-1B白箭），病灶远端可见残存的正常髓腔形态，分界清楚。近侧干骺端骨质硬化、密度增高，近节指骨近端骨骺、掌指关节、近节指间关节均保持，综合考虑病变破坏、侵袭性弱，倾向良性病变。MRI示病灶呈T_1WI低、T_2WI抑脂高信号，周围软组织肿胀（图5-28-1C、D、E）。增强扫描髓腔病灶明显强化，提示肉芽肿样组织可能，周围软组织轻度强化。冠状位示病变指尺侧可见细线样缺损与软组织沟通（图5-28-1F、H白箭）。

2. 特征性征象

（1）病变指膨胀性改变为主，周围骨包壳相对完整，邻近干骺端骨质反应性硬化，骨骺及关节面、关节腔保持，提示病变受骺板阻挡，不累及骨骺及关节腔，侵袭及破坏性弱。

（2）病变指尺侧可见细线样缺损与软组织沟通，周围软组织轻度肿胀。

三、综合诊断

患儿年龄小，以左手环指近端增粗就诊，病程长，临床症状不明显。影像学检查示左手环指近节指骨膨胀性破坏伴髓腔肉芽肿样组织形成可能，周围骨包壳相对完整，邻近干骺端反应性骨质硬化，骨骺及关节腔不受累。尺侧可见线样缺损与软组织沟通，相应软组织轻度水肿。综合考虑指骨慢性感染性病变，肉芽肿性炎可能。

四、鉴别诊断

1. 嗜酸性肉芽肿　是一类病因不明，以朗格汉斯细胞异常增生为特点的疾病。好发于儿童和青年，可有嗜酸性粒细胞轻度增高和血沉加快，常侵犯颅骨和脊柱，发生于指骨的嗜酸性肉芽肿少见。嗜酸性肉芽肿典型影像学表现为类圆形或椭圆形骨质破坏，周围骨膜反应明显，伴周围软组织肿胀或肿块。MRI表现为T_1WI等或稍低信号、T_2WI高信号，抑脂序列示邻近髓腔内广泛高信号。临床症状与影像表现不一致，X线平片表现侵袭性强而MRI表现类似炎症是嗜酸性肉芽肿的特征之一。本例病变临床与影像表现一致，X线提示病变局限、破坏力弱，无明显骨膜反应，皮质旁无软组织肿块形成，且病灶局限于骺板不累及关节，可作鉴别。

2. 内生软骨瘤　肱骨近端、股骨远端、手足短管状骨常见，临床常无症状，多为偶然发现。肿瘤通常位于干骺端中心部位，内伴斑点状、弧形及环形软骨小叶钙化，病灶分叶状生长可形成内骨内膜贝壳样改变（小于骨皮质厚度的2/3）。MRI T_2WI呈明显高信号，增强扫描可见软骨小叶斑点状、弧形及环形强化。

3. 骨囊肿　好发于长管状骨，尤其是肱骨和股骨上段。病灶呈圆形或卵圆形，长径与骨长轴一致，膨胀性生长，骨皮质变薄，外缘光整并有硬化边，伴有骨折时出现"骨片陷落征"。MRI呈现液性长T_1长T_2信号，增强囊性无强化，与本例病变可作鉴别。

4. 骨纤维异常增殖症　是骨纤维组织发育紊乱所致，好发年龄11～30岁，最常见于四肢肱骨、肋骨、股骨以及颅面骨。依据病灶组织成分比例不同可分为囊型和硬化型，本病例主要与囊型鉴别。囊型多见于四肢骨，X线表现为膨胀性囊状骨质密度减低，内伴磨玻璃样钙化，骨内膜呈扇贝样改变，骨皮质外层完整。MRI呈不均匀T_1WI低T_2WI明显高信号，增强扫描囊内液性部分无明显强化。

临床证据

1. 术中探查　切开皮肤、皮下脂肪组织层，推开骨膜，见近节指骨明显增粗，局部膨隆，用咬骨钳咬除少许骨皮质，见骨髓腔内有黏液样的肉芽状组织，用刮匙将骨髓腔内的组织刮除（图5-28-2A）。

2.病理结果

镜下所见：左环指近节指骨肿物符合软组织肉芽肿性炎，肉芽肿中央见炎性坏死（图5-28-2B）。结合大体及镜下所见，病变符合肉芽肿性炎。

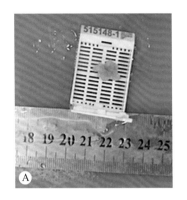 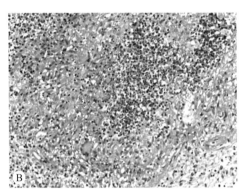

图 5-28-2

病例综述

骨髓慢性炎症是发生在骨髓、骨、骨膜的炎症，好发于儿童和少年，以长骨多见，临床上主要由金黄色葡萄球菌血行播散所致。骨髓慢性炎症相对局限，骨内病灶处于相对稳定状态，全身症状轻微，病变可迁延数年，抵抗力低下时可急性发作。

肉芽肿性骨髓炎（granulomatous osteomyelitis，GO）是骨髓慢性炎症的一种，是网状内皮系统对持续抗原刺激的非特异性反应。骨髓肉芽肿临床少见，骨髓活检发现肉芽肿的概率为0.3%～3%。据报道目前可引起骨髓肉芽肿最常见的原因为感染性疾病，其中分枝杆菌、布鲁氏菌、伤寒杆菌、荚膜组织胞浆菌及EBV等感染最为常见。本例骨髓肉芽肿性炎未进一步做免疫组化及相关检查，具体致病菌不明。

儿童短管状骨肉芽肿性炎常见于骨结核，发病年龄多小于5岁。骨结核常为双侧多发，好发于近节指（趾）骨，临床症状轻微，大多可自愈。病程早期X线即可出现软组织肿胀，病变骨局限性骨质疏松，继而在骨内出现圆形或卵圆形骨质破坏，骨干膨胀，骨皮质变薄，又称"骨气鼓"。病灶内可残存骨嵴，死骨少见，病灶边缘轻度硬化，可伴骨膜反应。

重要提示

肉芽肿性炎临床少见，容易误诊为骨肿瘤或肿瘤样病变，如内生软骨瘤、嗜酸性肉芽肿等。儿童患者慢性病程或急性病程转归，影像学上表现为膨胀性骨质破坏伴残存骨嵴、骨包壳相对完整，软组织水肿但不伴软组织肿块，可伴有反应性骨质硬化，骨骺及关节腔不受累时，需考虑慢性感染性病变的可能。

（曾玉蓉　代海洋　蓝博文）

5-29　腓肠肌化脓性炎

临床资料

男，51岁。2个月前无明显诱因出现左小腿上段内侧红肿、疼痛，曾于当地医院静脉用"消炎药"

治疗，症状稍有好转。专科检查：左小腿腓肠肌处肿胀，可触及一约 5cm×2cm 大小肿物，质地软，皮温不高，触痛明显，未扪及搏动感及波动感，未闻及血管杂音。

实验室检查：抗环瓜氨酸肽抗体（抗 CCP 抗体）>200RU/ml（↑），类风湿因子 662.70U/ml（↑），C 反应蛋白 46.41mg/ml（↑）。

影像学资料　（图 5-29-1）

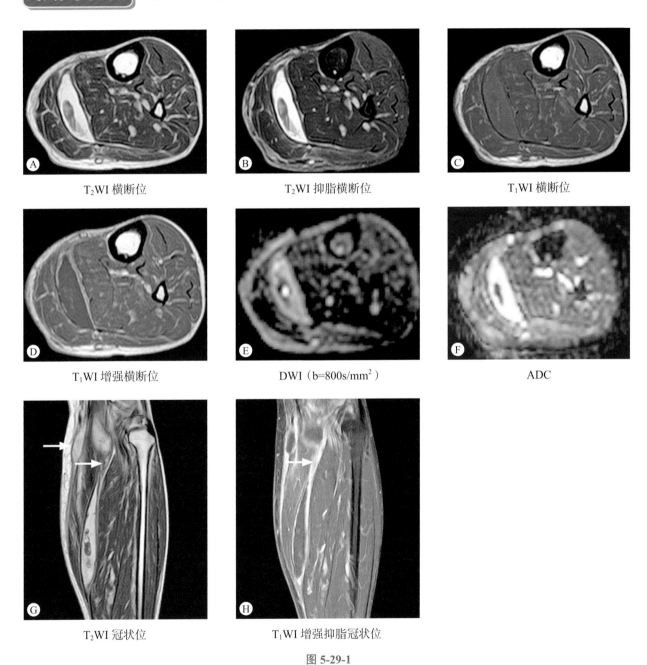

T_2WI 横断位　　T_2WI 抑脂横断位　　T_1WI 横断位

T_1WI 增强横断位　　DWI（b=800s/mm²）　　ADC

T_2WI 冠状位　　T_1WI 增强抑脂冠状位

图 5-29-1

诊断思路分析

一、定位征象

本例病灶多发，大小不一，塑形性生长，伴皮下脂肪层及相应肌肉、肌间隙轻度渗出、水肿，需要分析病变来源于肌肉还是肌间隙。

（1）直接征象：MRI 图像显示部分病灶位于腓肠肌浅面（图 5-29-1G 白箭），最大病灶与邻近肌肉分界清楚，冠状位与血管神经束相延续，可见线样脂肪信号（图 5-29-1H 白箭），腓肠肌呈向外推压改变。

（2）间接征象：腓肠肌形态完整，水肿以皮下及邻近病灶侧为主。

综上所述病灶位于皮下及肌间隙内，包绕、推压邻近腓肠肌，伴相应脂肪间隙轻度渗出、水肿。

二、定性征象

1. 基本征象　左侧腓肠肌内侧头肿胀，T_2WI 信号增高。浅面及腓肠肌 - 比目鱼肌间隙内多发囊状、梭形长 T_1 长 T_2 信号灶，塑形性生长，内见结节状、条索状 T_1WI 混杂等稍高 T_2WI 混杂低高影漂浮其中（图 5-29-1A、B）。浅表及肌间隙内病灶可见沟通（图 5-29-1G 白箭）。DWI 示病灶腔内腔呈稍高信号，ADC 无减低，病灶内结节、索条影未见弥散受限。增强扫描各病灶厚壁环形明显强化，内漂浮病灶无明确强化。各病灶壁均内侧光整，外侧毛糙，周围间隙模糊。

2. 特征性征象

（1）病灶多灶但相互沟通，沿着肌间隙及皮下塑形生长，周围脂肪间隙模糊，范围广但渗出、水肿相对轻，考虑急性渗出用药后吸收期改变。

（2）病灶环壁较厚、弥散无受限，增强明显强化，内壁光整，外壁毛糙，无壁结节形成。

（3）病灶以液性成分为主，内漂浮病灶 T_1WI 及 T_2WI 低信号为主，无强化，考虑坏死碎片、纤维成分伴含铁血黄素沉积或钙化可能。

三、综合诊断

中年男性患者，局部红肿热痛，起病急、病程相对短，实验室检查炎症指标升高。影像学检查提示左侧腓肠肌浅面及相应肌间隙多发病灶塑形生长，伴周围间隙内渗出、水肿，增强扫描病灶厚壁环形明显强化，病灶内无明确强化。综合上述资料考虑为软组织感染性病变，急、慢性化脓性炎可能性大。

四、鉴别诊断

1. 软组织结核伴冷脓肿形成　儿童及青少年多见，多有肺结核病史，起病隐匿、慢性病程，患者可出现低热、盗汗、乏力等全身症状。影像学病灶纤维素性渗出积液呈稍长 T_2 信号，可伴有泥沙样死骨形成。

2. 血肿　多伴外伤史，急性起病，常表现为单块肌肉内边界清楚的分叶状肿块，常伴肌肉水肿、出血。血肿急性期呈 T_1WI 等 T_2WI 低信号，SWI 序列外周低信号环伴中间高信号，亚急性期 T_1WI 及 T_2WI 均呈高信号，慢性期血肿周围含铁血黄素沉着，SWI 显示为更清晰的低信号环。

3. 蔓状血管瘤　增粗的供血动脉、畸形血管团和粗大扭曲的回流静脉是蔓状血管瘤的特征性表现，当动静脉瘘较为明显时于动脉期扫描可观察到回流静脉的早显。可伴有钙化、静脉石形成，脂肪结构增多，侵犯周围组织器官，血栓形成等改变。

4. 黏液型脂肪肉瘤　CT 呈均匀的"囊状"肿块，肿块密度根据肿瘤细胞分化的程度、黏液及纤维组织成分的不同而密度各异。一般周围水肿不明显。增强扫描病灶轻度强化或絮状、网状、岛状延迟强化。MRI T_1WI 大部分呈低、等信号，通常不显示脂肪信号，但可见散在较高信号区。T_2WI 呈明显高信号，内见小叶状纤维分隔。增强扫描肿瘤主体无强化，但其内部间隔明显强化。

临床证据

1. 术中探查　病灶位于腓肠肌内侧间隙及浅面皮下，为大量变性组织，局部液化坏死，与腓肠肌、比目鱼肌粘连不清（图 5-29-2A）。

2. 病理结果镜下所见：左侧腓肠肌肿物符合纤维脂肪组织慢性化脓性炎，伴出血、小血管及肉芽组织增生，并见较多坏死及炎性渗出（图 5-29-2B）。

免疫组织化学：增生小血管 CD34（+），SMA（+），Vim（+），Ki67index 阳性细胞主要分布于炎症区。

结合 HE 形态和免疫组织化学结果，病变符合纤维脂肪组织化脓性炎症。

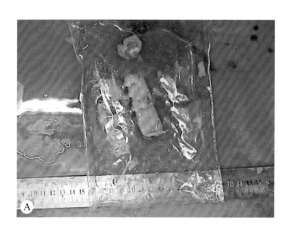
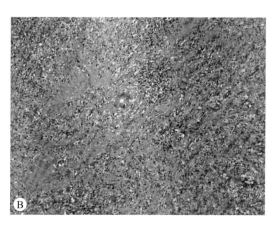

图 5-29-2

病例综述

软组织化脓性感染是经血行或局部外伤等直接感染化脓性菌（主要为金黄色葡萄球菌）后，造成该处充血、水肿，中性粒细胞浸润，发生组织坏死并脓肿形成。临床主要表现为局部红肿、疼痛，感染严重、脓肿形成时，可伴局部跳痛及全身中毒症状。软组织感染在临床上并不少见，像糖尿病、腹部手术的高龄患者、注射毒品等均易出现。软组织化脓性感染的临床及影像特点包括：

（1）局部红肿热痛，病变软组织肿胀，结构层次模糊，皮下脂肪层增厚、可呈稍高密度、信号网状影。肌间隙模糊，肌层增厚水肿、层次不清。脓肿形成时，肿胀的软组织中可见圆形、类圆形或分叶状病灶，密度、信号不均，典型者病灶内可出现液气平面。

（2）增强检查脓肿壁环形强化，内部伴或不伴分隔。脓肿壁 T_2WI 信号偏低，系由纤维组织增生和巨噬细胞吞噬活动中产生的某些顺磁性物质所导致。若脓腔内在 T_2WI 上显示为低信号表示有坏死碎片存在。

（3）软组织脓肿所处时期不同、治疗经过不同、伴发感染的初始液体性不同、脓液的蛋白或其他大分子物质分布不均等均可能引起脓腔内水分子弥散状态及其分布迥异，急性期脓肿，脓腔内 DWI 多呈高信号，ADC 呈低信号。

（4）周围可见积液、渗出性改变，并蔓延，无转移等恶性肿瘤表现。

重要提示

本病例核心点在于掌握软组织感染的影像学表现。本病例脓腔无弥散受限，周围水肿相对轻，不符合典型脓肿的影像表现，可能与患者"消炎药"治疗以及脓肿所处时期、伴发感染的初始液体性不同，脓液的蛋白或其他大分子物质分布不均等有关。临床起病急、病程短、病变区红肿热痛，实验室检查炎症指标升高，影像学上病灶于皮下或肌间隙塑形生长伴厚壁环形强化，需考虑到化脓性感染的可能。

（周健聪　曾玉蓉　蓝博文　王晓冰）

5-30　骨化性肌炎

临床资料

　　女，52 岁。1 年前无意中发现左大腿包块，质地较软，无痛痒等不适。近期肿物增大明显，隆起于皮面。外伤史不明确。专科检查：左大腿触及一椭圆形肿物，约 5.0cm×3.0cm，稍高出皮表，边界不清楚，质地软，活动度一般，无明显触痛，未扪及搏动感及波动感，未闻及血管杂音。表面皮肤未见异常。

影像学资料　（图 5-30-1）

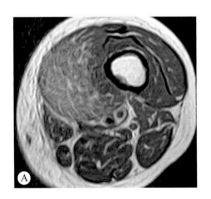

T₂WI 横断位

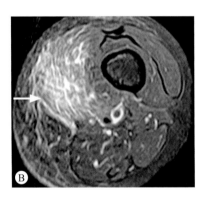

T₂WI 抑脂横断位

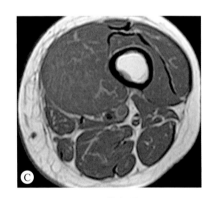

T₁WI 横断位

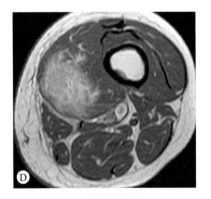

T₁WI 增强横断位

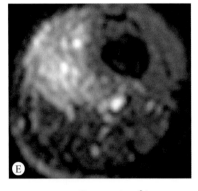

DWI（b=800s/mm²）

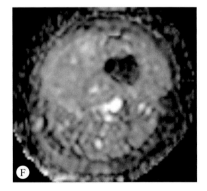

ADC

图 5-30-1

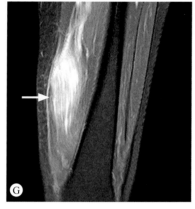
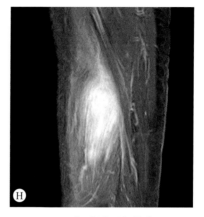

T₁WI 抑脂增强冠状位　　　　　　　　T₁WI 抑脂增强矢状位

图 5-30-1（续）

诊断思路分析

一、定位征象

本病例病变定位于股四头肌内，相应肌肉肿胀，肌间隙清楚，脂肪信号保持。病变呈梭形浸润性分布，顺延肌纤维走行，边界不清楚，周围筋膜增厚，皮下脂肪信号增高呈网格状。左股骨形态、信号保持。

二、定性征象

1.基本征象　左股四头肌肿胀，内见团状长 T_1、长 T_2 信号影，边界不清楚，顺延肌纤维走行，相应区域肌纤维形态仍可见。病灶 T_2WI 抑脂呈高信号，DWI 呈稍高信号，ADC 呈等信号，增强扫描明显强化。左股四头肌筋膜增厚，邻近皮下轻度水肿。左股部各肌间隙保持，脂肪信号存在。左股骨形态、信号保持。

2.特征性征象

（1）病灶沿着肌肉呈梭形、浸润性分布、沿肌纤维走行，无明显占位效应。

（2）病灶无包膜，T_2WI 横断位病灶区不均匀高信号间伴有线样低或等信号，形似棋盘，呈"棋盘征"（图 5-30-1B 白箭）。

（3）病灶增强扫描不均匀明显强化，T_2WI 抑脂和 MRI 增强扫描呈现"羽毛征"（图 5-30-1G 白箭），即在冠状位、矢状位出现平行于肌纤维走行的线样低信号。

三、综合诊断

中年女性患者，外伤史不明确，1 年前无意中发现左大腿包块，近期明显增大。影像学检查发现左股四头肌异常信号，呈梭形、浸润性分布、沿肌纤维走行，边界不清，无明显占位效应，增强扫描明显强化，T_2WI 抑脂和 MRI 增强扫描呈现"羽毛征""棋盘征"。综合以上，考虑早期骨化性肌炎可能。

四、鉴别诊断

1.软组织水肿及血肿　软组织水肿多同时累及皮下及相应肌肉，增强扫描强化轻微，不呈现"羽毛征""棋盘征"改变。软组织血肿常表现为单块肌肉内边界清楚的分叶状肿块，具有占位效应，常伴肌肉水肿、出血。血肿急性期呈 T_1WI 等信号、T_2WI 低信号，SWI 序列外周低信号环伴中间高信号。亚急性期 T_1WI 及 T_2WI 均呈高信号，慢性期血肿周围含铁血黄素沉着，SWI 可显示低信号环。

2. 软组织感染　常经血行或局部外伤等直接感染造成，临床主要表现为局部红肿、疼痛，感染严重伴脓肿形成时，可伴局部跳痛以及全身中毒症状。病变软组织肿胀，肌间隙模糊，肌层增厚水肿、结构层次模糊，皮下脂肪层增厚、周围可见积液、渗出性改变。

3. 肌间血管瘤　主要与弥漫型肌间血管瘤鉴别。本病好发于青年或青少年，弥漫性生长时无明显包膜，形态不规则。T_2WI 上多数病灶内可见迂曲、粗细不均的细条状高信号和低信号间隔，部分病灶可见管状或蚯蚓状流空信号，增强扫描早期强化不明显，延迟期不均匀强化，可伴有瘤内钙化、静脉石或血栓。

4. 软组织肉瘤　软组织肉瘤具有占位效应，可见肿块边界，肿瘤常见出血、坏死、分隔等，瘤周水肿一般明显，但范围往往不及骨化性肌炎广泛，短期随访后水肿不会明显减少，而早期骨化性肌炎肿块周围水肿常大范围累及肌肉，短期随访水肿会逐渐减轻。当出现"羽毛征"并结合水肿范围是鉴别软组织恶性肿瘤的重要征象。

5. 增生性肌炎　与早期骨化性肌炎影像学表现相似，但增生性肌炎在随访中不会出现钙化或骨化。鉴别困难时，往往需要活检确诊，但早期骨化性肌炎为急性水肿期，活检会加重组织损伤，导致病情进一步加重，预后变差。

临床证据

1. 术中探查　肿物位于股四头肌内侧头，钝性分离肿物表面的正常肌肉，见肿块上端内侧贴近股动脉，有粘连。

2. 病理结果

镜下所见：左大腿肿物镜下见肌间纤维组织增生、化生性骨及软骨组织，部分组织疏松富于黏液，呈分带状结构，伴散在炎症细胞浸润，组织学形态符合骨化性肌炎（图 5-30-2）。

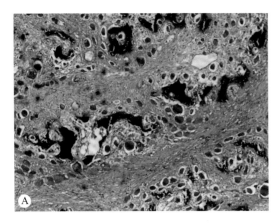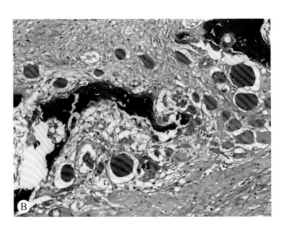

图 5-30-2

病例综述

骨化性肌炎（myositis ossificans，MO）是肌肉、结缔组织内异常骨质沉积而引起正常软组织骨化的一种疾病，常发生于髋、肘及膝等大关节，其病因不明，一般认为创伤、手术、神经损伤和炎症等为诱发因素，这种损伤可很轻微。MO 是肌肉或软组织损伤后常见的继发症，临床可无症状，但通常伴有疼痛，局部肿胀。本病可发生于任何年龄，20～30 岁居多。

MO 的影像学表现与临床及病理变化基本同步，可分为早、中、晚三期。早期（<4 周，急性水肿期）主要由增生的成纤维细胞和肌成纤维细胞组成，细胞之间可见少量早期骨样组织形成；中期（4～8 周，肿块增殖期）从中心到周边由增生的纤维组织逐渐过渡到成熟的骨小梁，形成区带结构；晚期（>8 周，骨化修复期）可见成熟的板层骨，形成骨包壳。

（1）早期：临床表现为局部软组织肿胀，伴疼痛及关节活动受限，可伴发热。影像学表现为边界不清楚的软组织病灶，多呈梭形分布、沿肌肉走行，伴广泛肌肉水肿，邻近骨骼可伴骨膜反应。MRI 病灶 T_1WI 呈等或略高信号，T_2WI 抑脂呈高信号，增强扫描弥漫或边缘明显强化。T_2WI 横断位不均匀的高信号之间伴多发线样低信号，呈现"棋盘征"、T_2WI 抑脂和 MRI 增强扫描呈现"羽毛征"是此期 MO 的特征性表现。早期 MO 极易误诊，易与恶性肿瘤及炎性病变混淆。

（2）中期：病理上出现骨化，从病灶外周向中央发展，呈蛋壳样改变。临床表现为发热、局部肿块及压痛，影像表现为肿块周围逐渐出现骨化，蛋壳样骨化是其特征影像表现。MRI 可呈典型三层表现，外层为骨化层，中间为萎缩肌纤维层，内层为出血层。

（3）晚期：肿块开始收缩，周围水肿减轻乃至消失。X 线或 CT 表现为边界清晰的团块状骨化，可与相邻骨骼相连，与皮质分界不清，但髓腔不受累。MRI 表现为肿块内广泛的双低信号，其内可含脂肪信号。

重要提示

早期 MO 难以诊断，核心点在于 MO 各期影像学表现的掌握。本例患者慢性病程，急性加重，外伤史虽不明确但发生于膝关节附近易受外伤区，MRI 呈现"棋盘征""羽毛征"，需考虑到 MO 的可能。

（周健聪　曾玉蓉　蓝博文　郭泰然）

参 考 文 献

[1] 孙文萍，李梅，孙贞魁，等. 骨旁骨肉瘤的影像学表现及相关病理改变 [J]. 中国医学计算机成像杂志，2020，26（3）：266-270.

[2] HARPER K, SATHIADOSS P, SAIFUDDIN A, et al. A review of imaging of surface sarcomas of bone[J]. Skeletal Radiol, 2021, 50(1): 9-28.

[3] SIMEONE F J, HARVEY J P, YEE A J, et al. Value of low-dose whole-body CT in the management of patients with multiple myeloma and precursor states[J]. Skeletal Radiol, 2019, 48(5): 773-779.

[4] BHURE U, ROOS J E, STROBEL K. Osteoid osteoma: multimodality imaging with focus on hybrid imaging[J]. Eur J Nucl Med Mol Imaging, 2019, 46(4): 1019-1036.

[5] FRENCH J, EPELMAN M, JOHNSON C M, et al. MR Imaging of Osteoid Osteoma: Pearls and Pitfalls[J]. Semin Ultrasound CT MR, 2020, 41(5): 488-497.

[6] 聂佩，郝大鹏，王宁，等. CT 影像组学对中轴骨脊索瘤与骨巨细胞瘤的鉴别诊断价值 [J]. 放射学实践，2021，36（1）：27-32.

[7] 周荣，李明. 单纯性骨囊肿的手术治疗现状 [J]. 中华小儿外科杂志，2019，40（12）：1146-1150.

[8] KOÇ N, PARLAK Ş. Simple bone cyst of the hyoid: A radiological diagnosis and follow-up[J]. Dent Med Probl, 2020, 57(3):

333-337.

[9] 李亚宁，姜永宏，胡俊华，等. CT、MRI 及 CT 联合 MRI 对骨嗜酸性肉芽肿的诊断价值比较 [J]. 实用放射学杂志，2021，37（12）：2035-2038.

[10] CHANG C Y, GUIMARES J B, JOSEPH G, et al. Percutaneous CT-guided corticosteroid injection for the treatment of osseous Langerhans cell histiocytosis: a three institution retrospective analysis[J]. Skeletal Radiol, 2022, 51(5): 1037-1046.

[11] 孟帆，黎海亮，王立峰，等. 腺泡状软组织肉瘤的临床表现与 MRI 特征 [J]. 临床放射学杂志，2020，39（8）：1608-1612.

[12] 高慧，韩雷，郭晓丽，等. 腺泡状软组织肉瘤的磁共振成像表现及临床病理学分析 [J]. 肿瘤影像学，2019，28（5）：315-318.

[13] YUN J S, LEE M H, LEE S M, et al. Peripheral nerve sheath tumor: differentiation of malignant from benign tumors with conventional and diffusion-weighted MRI[J]. Eur Radiol, 2021, 31(3): 1548-1557.

[14] LEE S M, LEE J S, KIM H J, et al. Diffusion-weighted imaging and diffusion tensor imaging as adjuncts to conventional MRI for the diagnosis and management of peripheral nerve sheath tumors: current perspectives and future directions[J]. Eur Radiol, 2019, 29(8): 4123-4132.

[15] SAIFUDDIN A, ANDREI V, RAJAKULASINGAM R, et al. Magnetic resonance imaging of trunk and extremity myxoid liposarcoma: diagnosis, staging, and response to treatment[J]. Skeletal Radiol, 2021, 50(10): 1963-1980.

[16] OLIVEIRA I, SEDDON B, GOUIN F, et al. Early detection of multiple bone and extra-skeletal metastases by body magnetic resonance imaging (BMRI) after treatment of Myxoid/Round-Cell Liposarcoma (MRCLS)[J]. Skeletal Radiol, 2019, 45(12): 2431-2436.

[17] DEVAUD N, VORNICOVA O, ABDUL RAZAK A R, et al. Leiomyosarcoma: Current Clinical Management and Future Horizons[J]. Surg Oncol Clin N Am, 2022, 31(3): 527-546.

[18] GEORGIEV A A, TASHKOVA D, CHERVENKOV L, et al. Primary synovial sarcoma of the shoulder: Case report of the "triple sign" on proton density magnetic resonance imaging[J]. Radiol Case Rep, 2023, 18(3): 943-947.

[19] 付金花，杨秀军. 儿童滑膜肉瘤 CT、MRI 表现 [J]. 医学影像学杂志，2021，31（5）：862-864，868.

[20] 高杰，甄杰，傅晓宁. 滑膜肉瘤影像学诊断与鉴别诊断 [J]. 人民军医，2021，64（2）：175-180.

[21] 张小梅，李玉伟. 骨外黏液样软骨肉瘤的病理及影像学特征 [J]. 医学影像学杂志，2020，30（7）：1331-1333.

[22] ZHU Z Y, WANG Y B, LI H Y, et al. Primary intracranial extraskeletal myxoid chondrosarcoma: A case report and review of literature[J]. World J Clin Cases, 2022, 10(13): 4301-4313.

[23] GAO G, LIU Y, AO Y, et al. Low-grade myofibroblastic sarcoma of the proximal femur: A case report and literature review[J]. Medicine (Baltimore), 2022, 101(45): e31715.

[24] DUAN J, LI H, ZHEN T, et al. A clinicopathologic study of 13 cases of primary lymphoma in soft tissue and review of literature[J]. Am J Blood Res, 2022, 12(4): 144-155.

[25] AHMED B, QADIR M I, GHAFOOR S. Malignant Melanoma: Skin Cancer-Diagnosis, Prevention, and Treatment[J]. Crit Rev Eukaryot Gene Expr, 2020, 30(4): 291-297.

[26] 陈井亚，陈娇，张愉，等. 韧带样纤维瘤病的影像表现及其病理特征 [J]. 医学影像学杂志，2019，29（10）：1793-1796.

[27] GHUMAN M, HWANG S, ANTONESCU C R, et al. Plexiform fibrohistiocytic tumor: imaging features and clinical findings[J]. Skeletal Radiol, 2019, 48(3): 437-443.

[28] 邓华，祝晓宇，陈昱江. 耳廓血管平滑肌脂肪瘤 1 例 [J]. 中华耳科学杂志，2019，17（6）：996-998.

[29] 叶琼玉，潘德润，罗振东，等. 躯干皮肤隆突性纤维肉瘤的影像诊断 [J]. 现代医用影像学，2020，29（6）：1068-1070.

[30] MUJTABA B, WANG F, TAHER A, et al. Dermatofibrosarcoma Protuberans: Pathological and Imaging Review[J]. Curr Probl Diagn Radiol, 2021, 50(2): 236-240.

[31] ZHU H C, LI X T, JI W Y, et al. Desmoid-type fibromatosis: Tumour response assessment using magnetic resonance imaging signal and size criteria[J]. Clin Imaging, 2020, 68: 111-120.

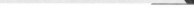

[32] 黄玉芳，杨伟川，胡振洲，等. 四肢关节结核的 CT 及 MRI 表现 [J]. 现代医用影像学，2021，1（30）：21-25.

[33] 范恒华，杨滔，马亮亮，等. 布氏杆菌脊柱炎与脊柱结核的影像学比较 [J]. 医学影像学杂志，2020，9（30）：1699-1703.

[34] BALLARD D H, MAZAHERI P, OPPENHEIMER D C, et al. Imaging of Abdominal Wall Masses, Masslike Lesions, and Diffuse Processes[J]. Radiographics, 2020, 40(3): 684-706.

[35] 王军辉，张国庆，刘玉珂. 等. 骨化性肌炎的多模态影像学表现 [J]. 中国中西医结合影像学杂志，2021，2（19）：165-167，179.

[36] 王玉坚，王鹤翔，张广飞. 等. 磁共振成像对早期骨化性肌炎的诊断价值 [J]. 实用放射学杂志，2020，6（36）：942-944.

中英文名词对照索引

B

膀胱平滑肌瘤（bladder leiomyoma，BL）312

不典型类癌（atypical carcinoid，AC）105

C

肠系膜平滑肌瘤（mesenteric leiomyoma，ML）223

肠系膜硬纤维瘤（mesenteric desmoid tumors，MDT）231

丛状神经纤维瘤（plexiform neurofibroma，PN）437

丛状纤维组织细胞瘤（plexiform fibrohistiocytic tumor，PFT）440

D

大细胞神经内分泌癌（large cell neuroendocrine carcinoma，LCNEC）105

单纯性骨囊肿（simple bone cyst，SBC）398

低度恶性潜能多房性囊性肾肿瘤（multilocular cystic renal neoplasm of low malignant potential，MCRNLMP）278

低级别肌成纤维细胞肉瘤（low-grade myofibroblastic sarcoma，LGMS）425

典型类癌（typical carcinoid，TC）110

多房囊性肾细胞癌（multilocular cystic renal cell carcinoma，MCRCC）278

多形性胶质母细胞瘤（glioblastoma multiforme，GBM）075

E

恶性黑色素瘤（malignant melanoma，MM）431

恶性外周神经鞘肿瘤（malignant peripheral nerve sheath tumor，MPNST）410

F

非霍奇金淋巴瘤（non-Hodgkin Lymphoma，NHL）113

非侵袭性胸腺瘤（noninvasive thymoma，NIT）135

肺孢子菌肺炎（pneumocystis pneumonia，PCP）131

肺鳞状细胞癌（lung squamous cell carcinoma，LSC）096

肺黏液表皮样癌（pulmonary mucoepidermoid carcinoma，PMEC）101

肺隐球菌病（pulmonary cryptococcosis，PC）129

副神经节瘤（paraganglioma）058

腹壁子宫内膜异位症（abdominal wall endometriosis，AWE）365

腹膜后神经鞘瘤（retroperitoneal schwannoma）254

G

肝血管肉瘤（hepatic angiosarcoma）185

睾丸精原细胞瘤（testicular seminoma，TS）335

睾丸淋巴瘤（testicular lymphoma，TL）326

孤立性浆细胞瘤（solitary plasmacytoma，SP）070

孤立性纤维性肿瘤（solitary fibrous tumor，SFT）067

骨化性肌炎（myositis ossificans，MO）464

骨化性纤维瘤（ossifying fibroma，OF）395

骨巨细胞瘤（giant cell tumors，GCT）383

骨旁骨肉瘤（parosteal osteosarcoma，POS）377

骨样骨瘤（osteoid osteoma）389

H

横纹肌肉瘤（rhabdomyosarcoma，RMS）245

后肾基质瘤（metanephric stromal tumor，MST）290

后肾腺瘤（metanephric adenoma，MA）290

后肾腺纤维瘤（metanephric adenofibroma，MAF）290

滑膜肉瘤（synovial sarcoma，SS）419

混合型生殖细胞瘤（mixed germ cell tumor）332

霍奇金淋巴瘤（Hodgkin Lymphoma，HL）113

J

脊髓室管膜瘤（spinal ependymoma，SE）090

脊髓星形细胞瘤 078

脊索瘤（chordoma）049

脊索样脑膜瘤（chordoid meningioma，CM）037

间变型少突胶质细胞瘤（anaplastic oligodendrocyte，AOG）022

间变性室管膜瘤（anaplastic ependymoma）010

腱鞘巨细胞瘤（giant cell tumor of the tendon sheath，GCTTS）404

浆细胞瘤（plasmacytoma）386

节细胞神经瘤（ganglioneuroma，GN）162

48